"十四五"时期国家重点出版物出版专项规划项目

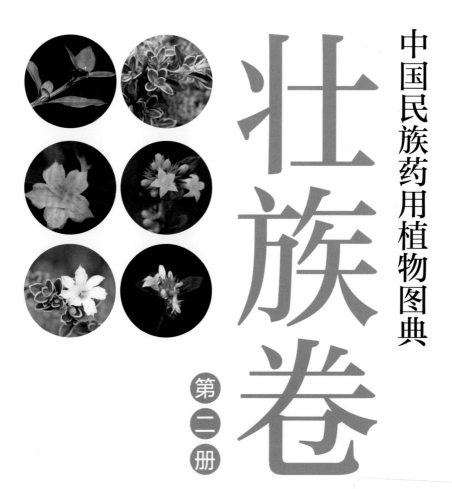

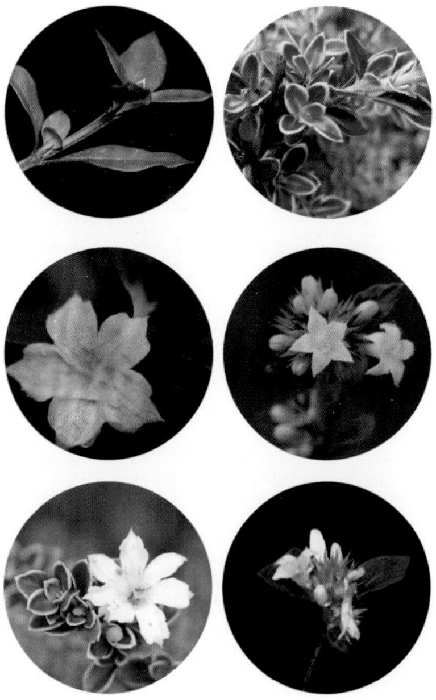

# 中国民族药用植物图典

# 壮族卷

## 第二册

**总 主 编：** 肖培根　诸国本

**主　　编：** 彭　勇　谢　宇　李海霞

**副 主 编：** 齐　菲　杨　芳　马　华　刘士勋　高楠楠　项　红　孙　玉　薛晓月

**编　　委：** 马　楠　王　俊　王忆萍　王丽梅　王郁松　王梅红　卢　军　卢立东　田大虎　冯　倩　吕凤涛　刘　芳　刘　艳　刘士勋　刘卫华　刘立文　孙　宇　孙瑗琨　严　洁　李　惠　李远清　李俊勇　杨　帆　杨冬华　余海文　邹智峰　宋　伟　张　坤　张印辉　陈艳蕊　陈朝霞　罗建锋　郑小玲　赵白宇　赵卓君　段艳梅　饶　佳　秦　臻　耿赫兵　莫　愚　贾政芳　翁广云　郭春芳　黄　红　蒋思琪　程宜康　翟文慧　戴　峰　鞠玲霞　魏献波

**图片摄影：** 周重建　谢　宇　裴　华　邬坤乾　袁井泉　孙骏威　谢　言　钟炯平　李　萍　夏云海

湖南科学技术出版社 · 长沙

国家一级出版社　全国百佳图书出版单位

“十四五”时期国家重点出版物出版专项规划项目

# 《中国民族药用植物图典》丛书编委会

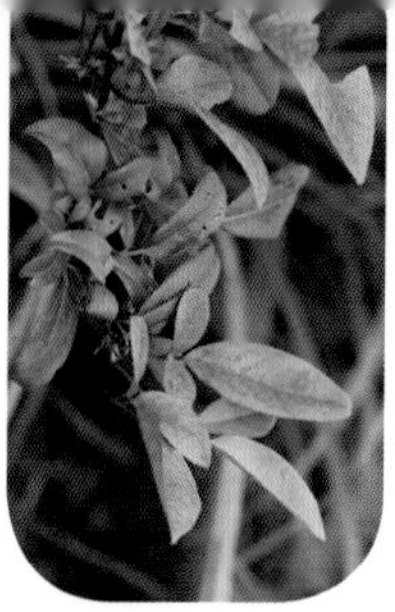

# 目录



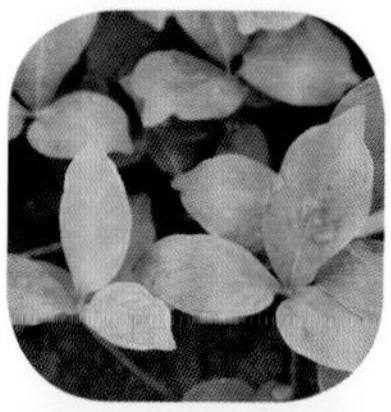

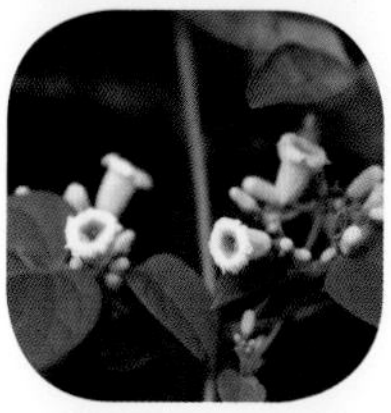

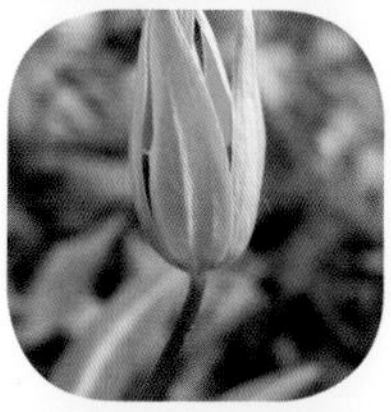

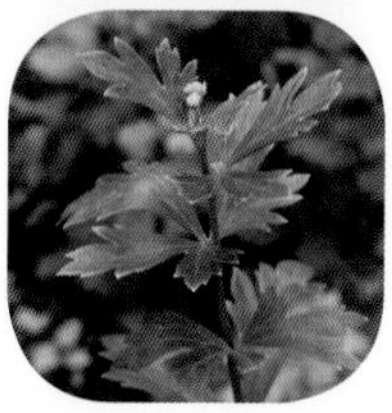

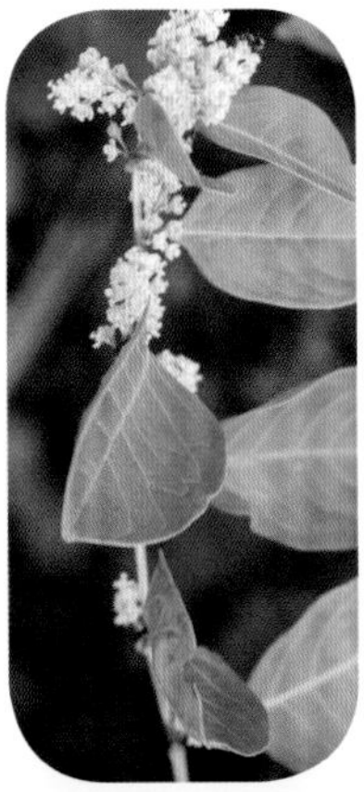

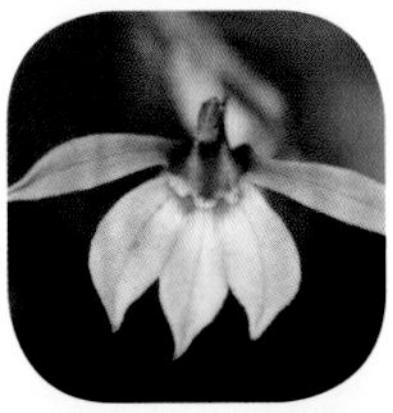

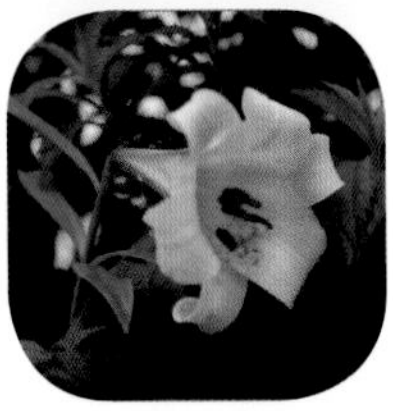

# 中国民族药用植物图典（第一辑）

# 壮族卷（第二册）

中国民族药用植物图典·苗族卷
中国民族药用植物图典·壮族卷
中国民族药用植物图典·藏族卷
中国民族药用植物图典·蒙古族卷
中国民族药用植物图典·水族卷
中国民族药用植物图典·维吾尔族卷

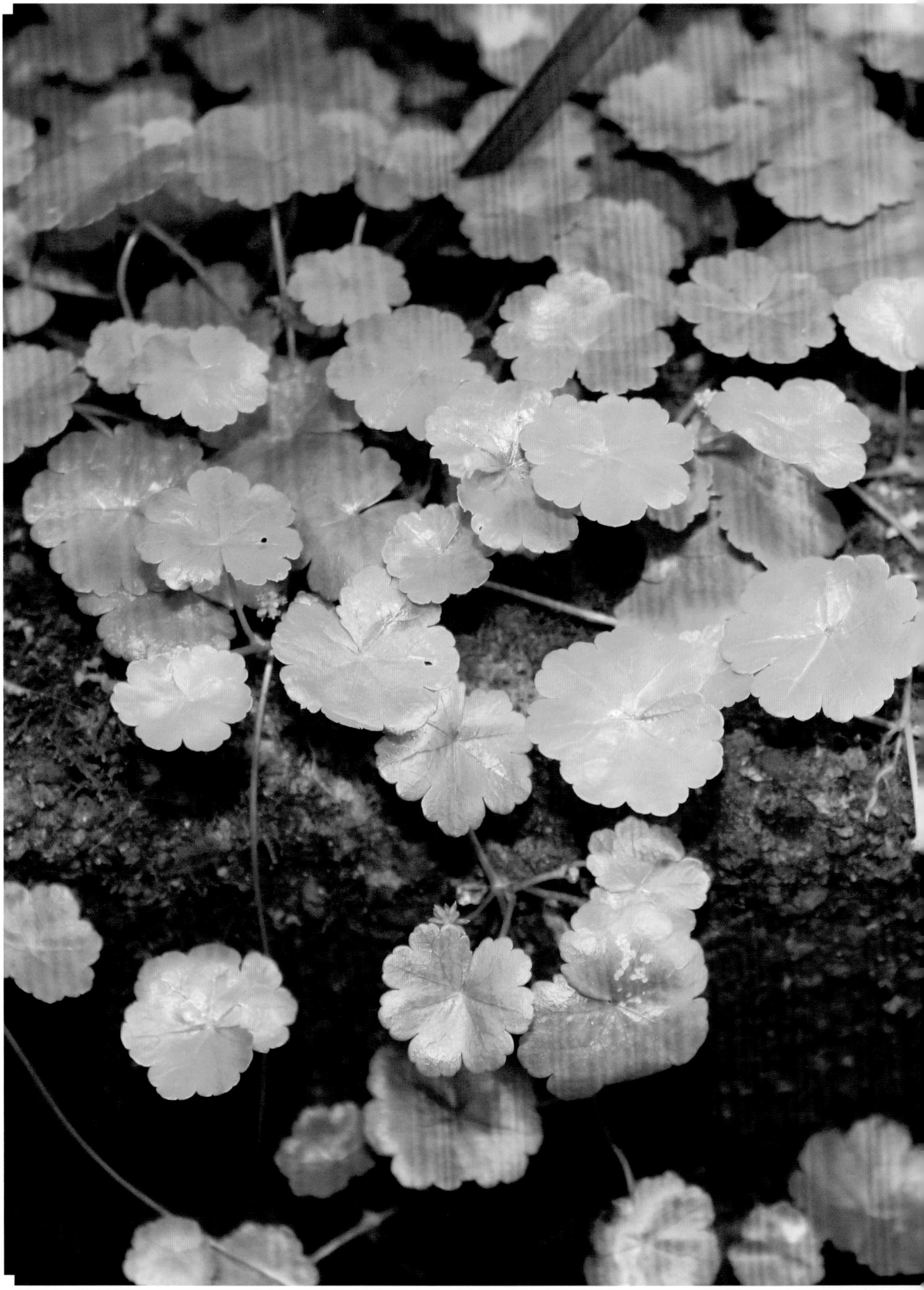

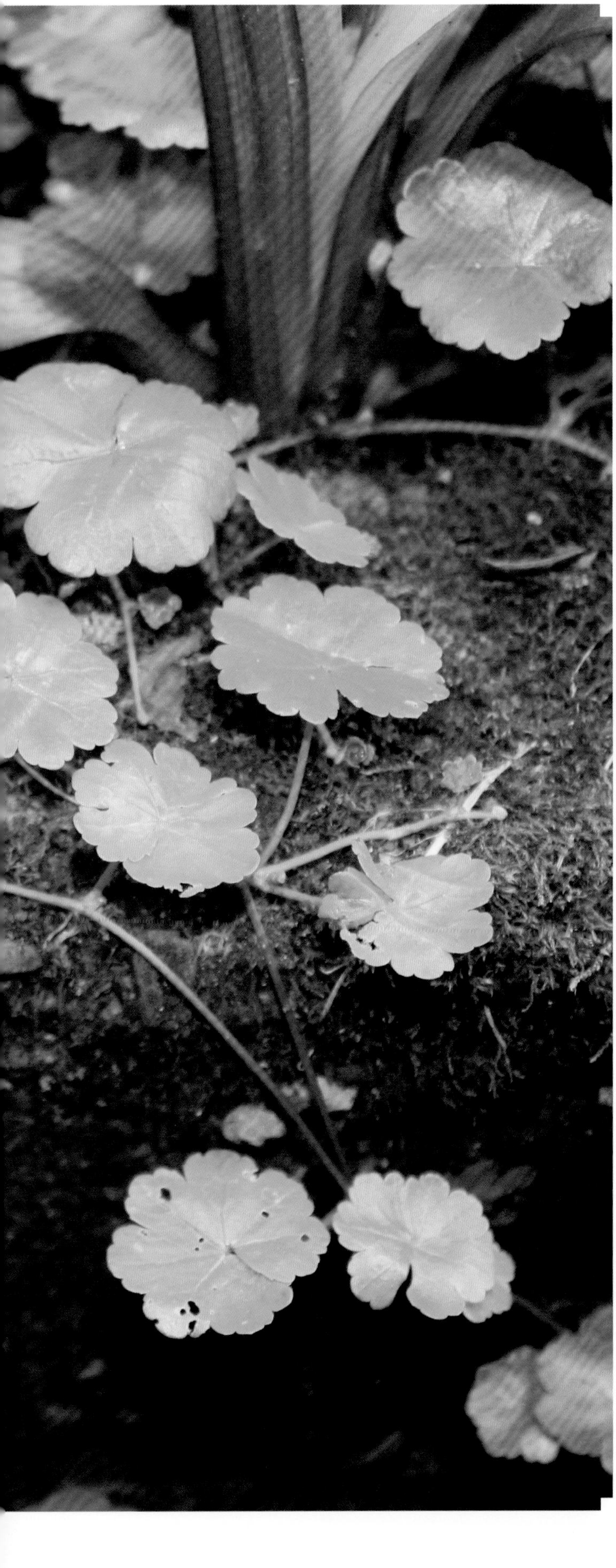

# 天胡荽

**【壮药名】**雅挠内。

**【别　名】**鸡肠草、满天星、破铜钱、铺地锦、落地钱。

**【来　源】**本品为伞形科植物天胡荽 *Hydrocotyle sibthorpoides* Lam. 的全草。

**【性味归经】**味苦，性寒。归肺、脾经。

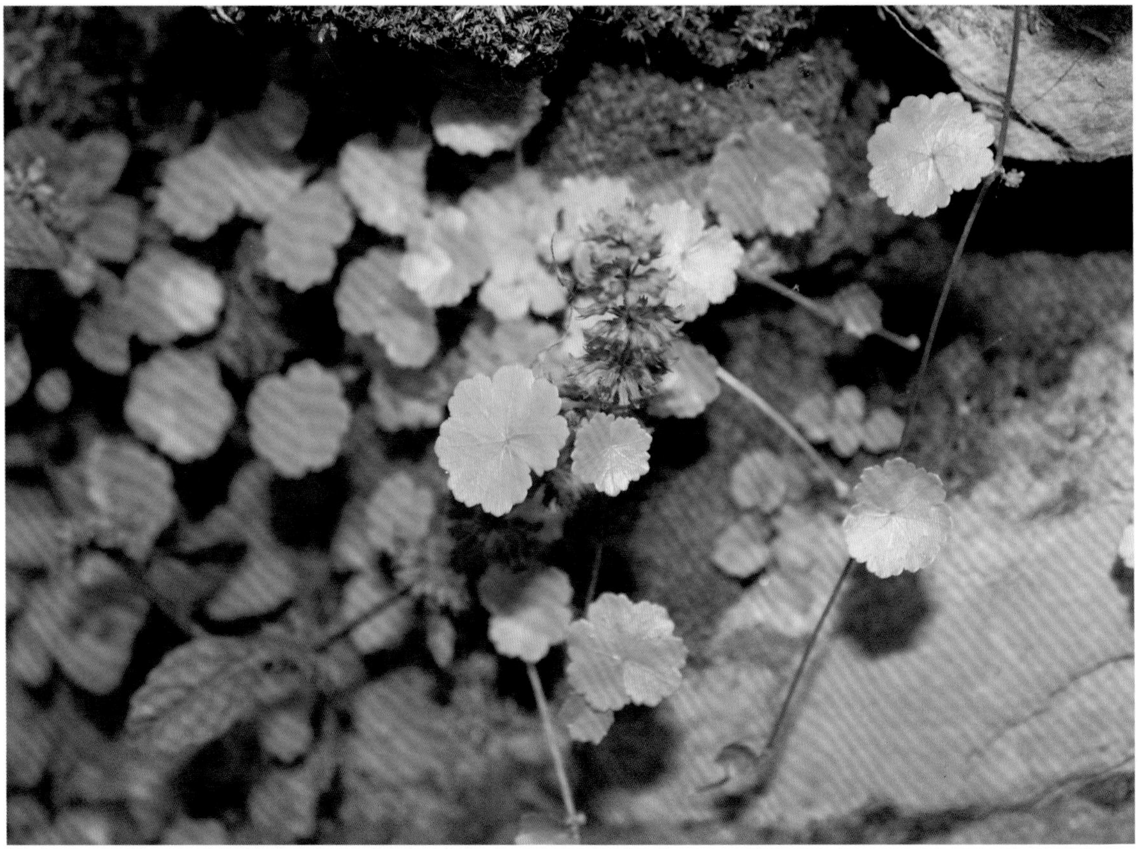

天胡荽

## 识别特征

多年生草本植物。有特异气味。茎细长而匍匐，平铺地上成片。节上生根。叶互生，膜质至草质，圆肾形或近圆形，长 0.5 ~ 1.5 cm，宽 0.3 ~ 2.5 cm，基部心形，不分裂或 3 ~ 7 裂，裂片阔卵形，边缘有钝齿，表面无毛，背面及叶柄顶端疏被白柔毛；托叶略呈半圆形，全缘或稍有浅裂。伞形花序与叶对生，单生于节上；花序梗纤细，长 0.5 ~ 3 cm；总苞片卵形至卵状披针形，有黄色透明腺点，小伞形花序有花 5 ~ 8；花瓣卵形，绿白色，有腺点。雄蕊 5，子房下位。双悬果略呈心形，长 1 ~ 1.4 mm，宽 1.2 ~ 2 mm，两侧压扁，中棱在果熟时极为隆起，成熟时有紫色斑点。花、果期 4—9 月。

## 生境分布

生长于湿润的路旁、草地、沟边及林下。分布于西南及陕西、江苏、安徽、浙江、江西、福建、台湾、湖南、湖北、广东、广西等省区。

## 采收加工

夏、秋二季采收全草，洗净，鲜用或晒干。

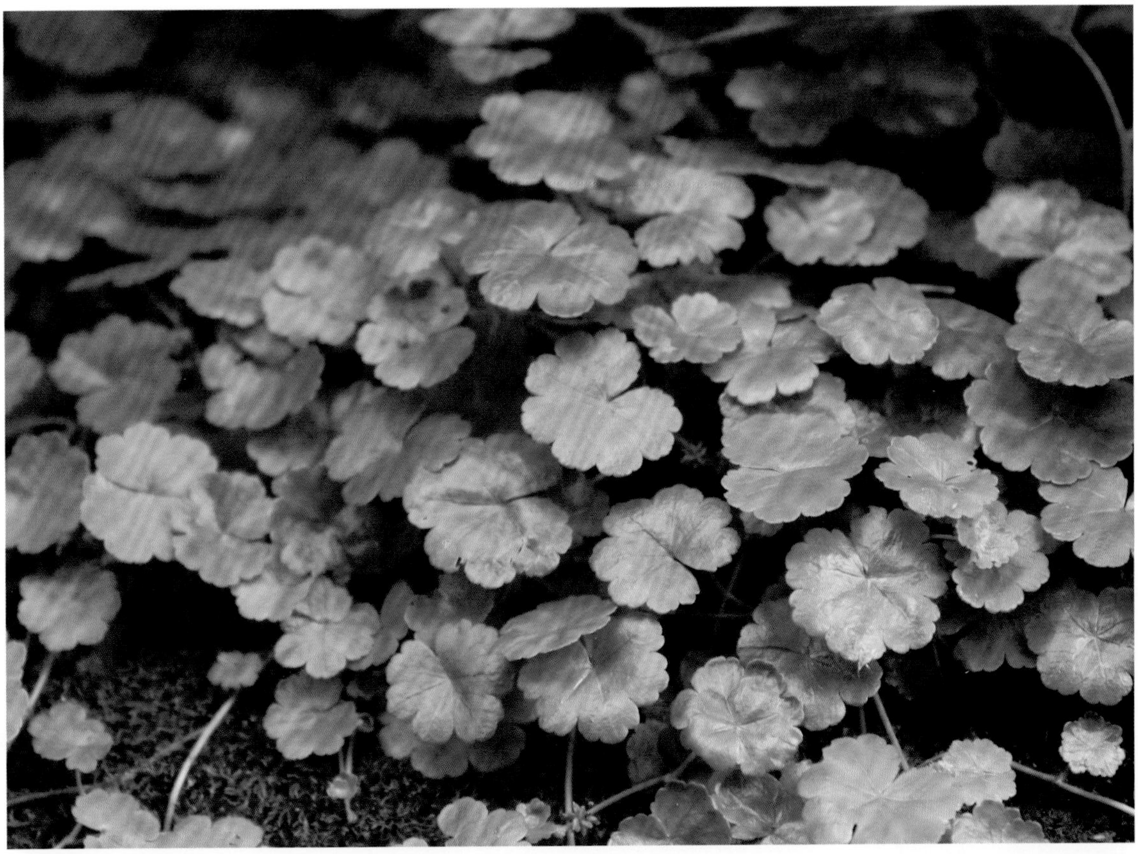

天胡荽

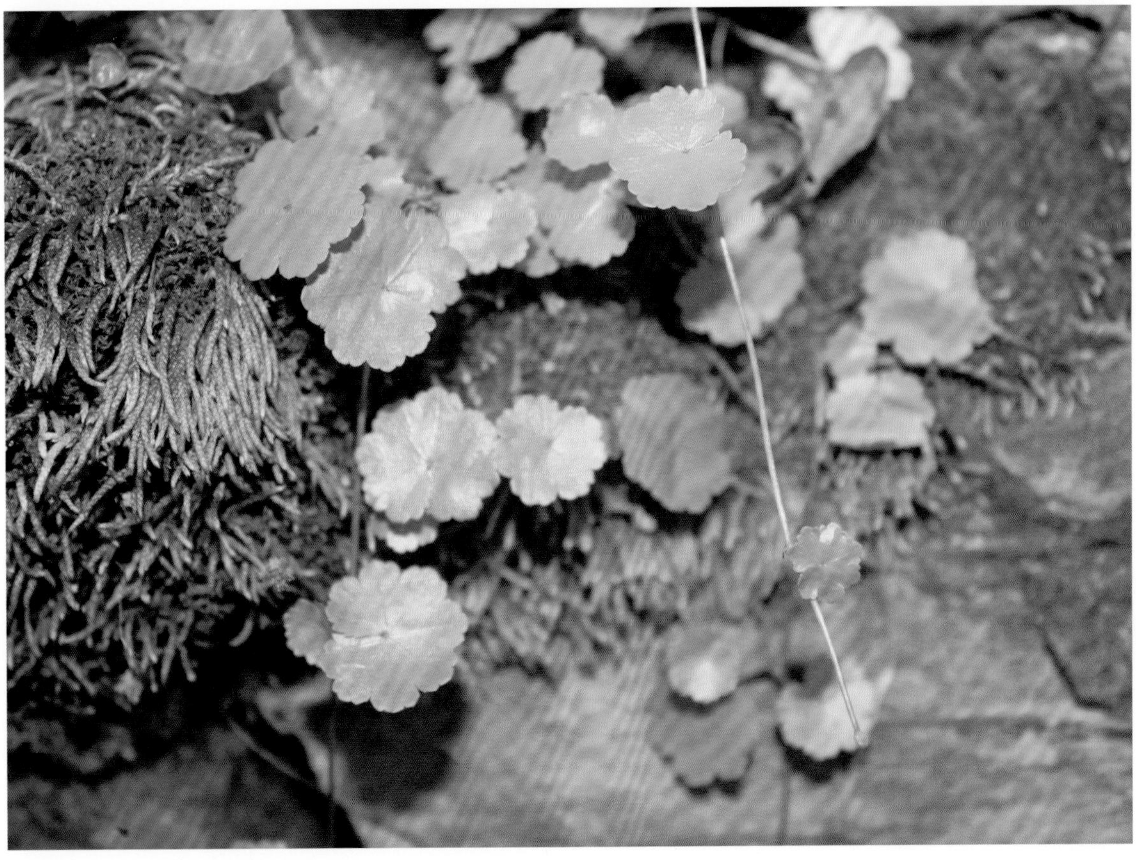

天胡荽

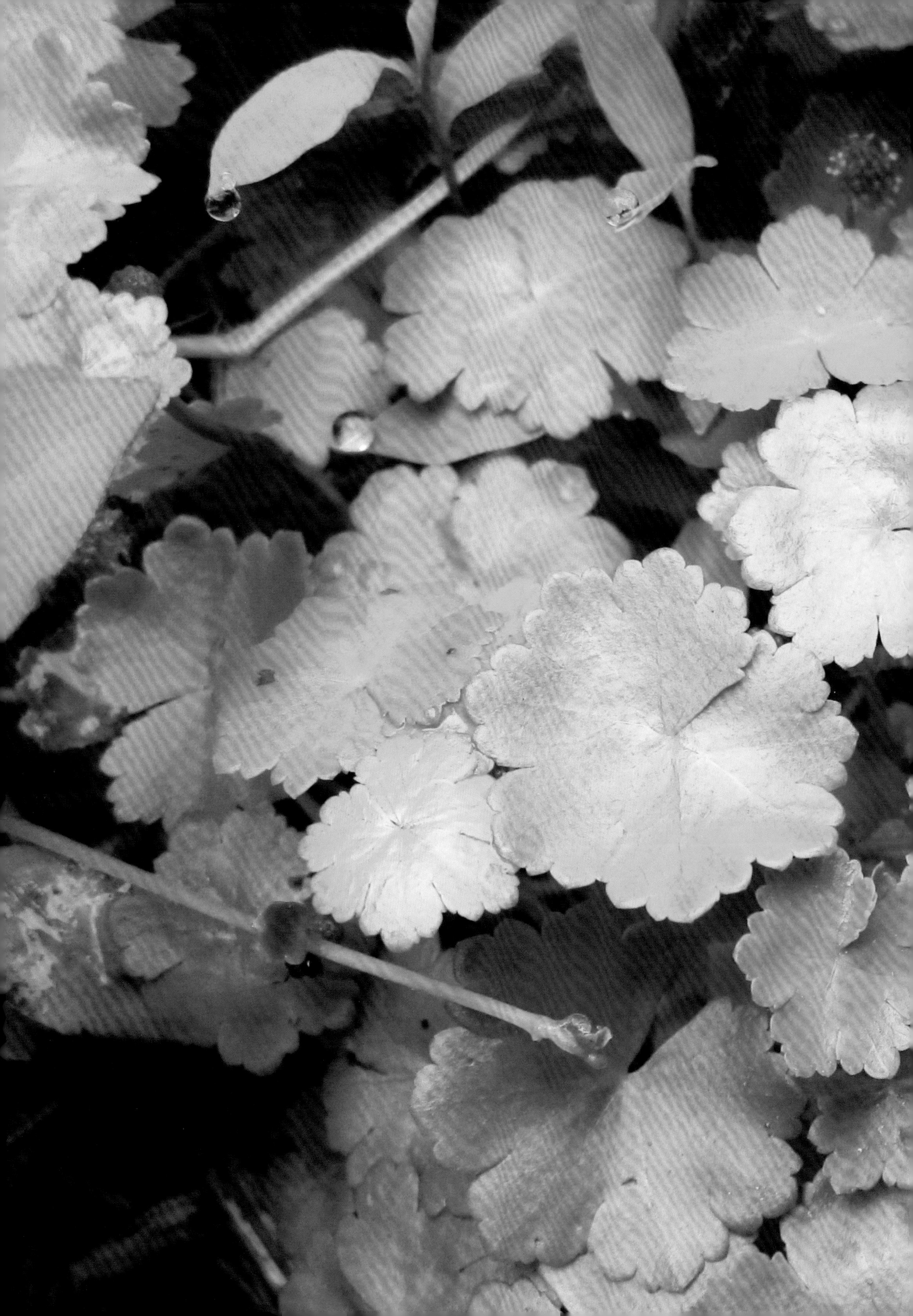

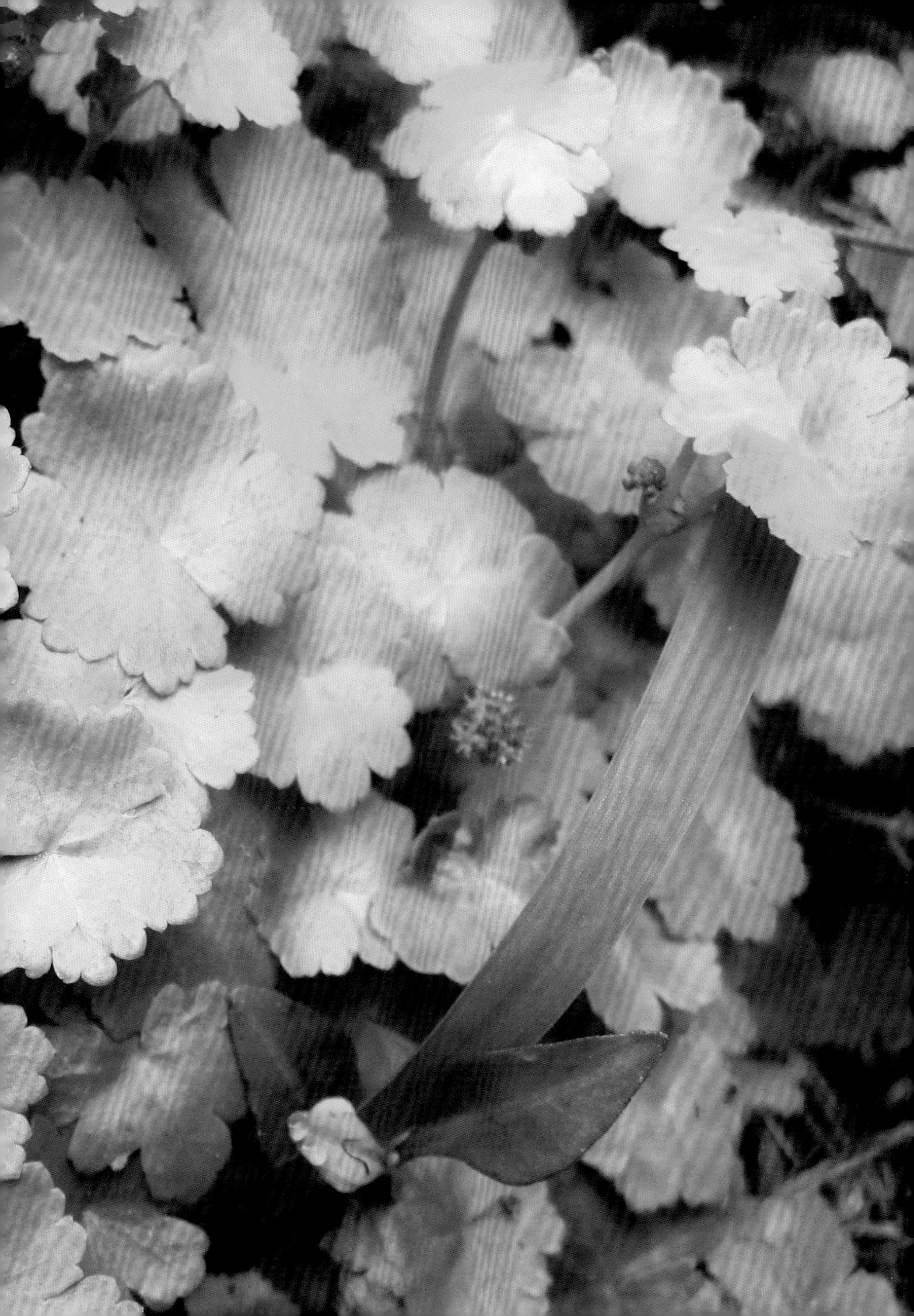

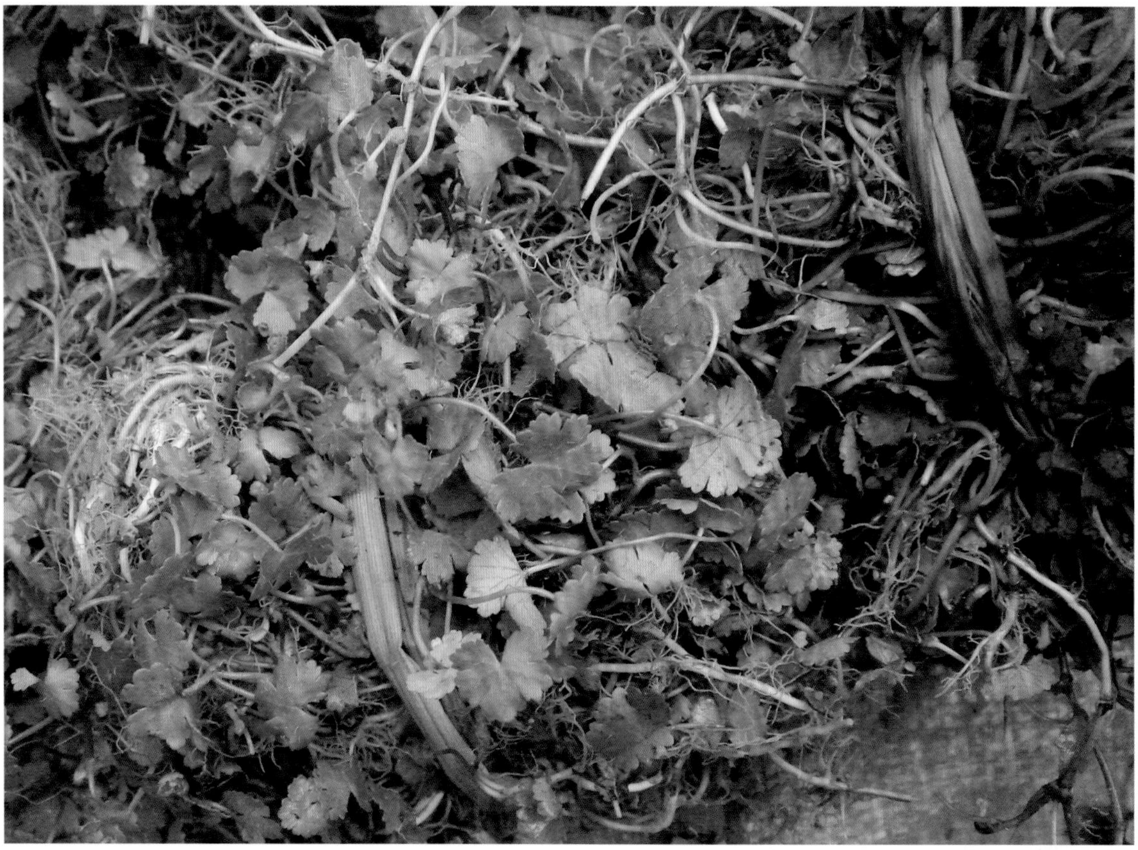

天胡荽药材

## 药材鉴别

本品多皱缩成团。根细，表面淡黄色或灰黄色。茎极纤细，弯曲，黄绿色，节处有根痕及残留细根。叶多皱缩破碎，完整叶圆形或近肾形，5 ~ 7 浅裂，少不分裂，边缘有钝齿；托叶膜质；叶柄长约 0.5 cm，扭曲状。伞形花序小。双悬果略呈心形，两侧压扁。气香。

## 功效主治

清热利湿，解毒消肿。主治黄疸，痢疾，水肿，淋症，目翳，喉肿，痈肿疮毒，带状疱疹。

## 用法用量

内服：9 ~ 15 g，鲜品 30 ~ 60 g，煎汤；或捣汁。外用：适量，捣烂敷；或捣取汁涂。

## 民族药方

**1．肝炎发黄**　鲜天胡荽 25 ~ 40 g（干品 15 ~ 25 g），茵陈蒿 25 g。水煎服，每日 3 次。

**2．急性黄疸性肝炎** 鲜天胡荽 50 ~ 100 g，白糖 50 g。酒水各半煎服，每日 1 剂。

**3．阳黄黄疸，小儿风热** 天胡荽适量。捣烂，加盐少许，开水冲服。

**4．小儿夏季热** 鲜天胡荽适量。捣汁半小碗，每服 3 ~ 5 匙，每日 5 ~ 6 次。

**5．痢疾** 天胡荽、蛇疙瘩、刺梨根、石榴皮各等份。水煎服。

**6．肾结石** 天胡荽 50 ~ 100 g。水煎服。

**7．小便不通** 鲜天胡荽 50 g。捣烂挤水，加适量白糖服；或煎水兑白糖服。

**8．风火眼痛** 天胡荽、墨旱莲各等份。捣烂敷。

**9．跌打瘀肿** 天胡荽适量。捣烂，酒炒热，敷擦患处。

**10．荨麻疹** 天胡荽 50 ~ 100 g。捣汁以开水冲服。

**11．带状疱疹** 鲜天胡荽 1 握。捣烂绞汁 1 杯，加雄黄末 5 g，涂患处，每日 2 次。

**12．牙龈出血** 鲜天胡荽 1 握。冷开水洗净，捣烂浸醋，含在口中，5 分钟后吐出，每日 3 ~ 5 次。

**13．耳烂** 鲜天胡荽适量。揉汁涂。

**14．百日咳** 天胡荽 25 g。捣烂和蜜糖开水冲服。

## 使用注意

体虚、脾胃虚寒者慎用，孕妇禁用。

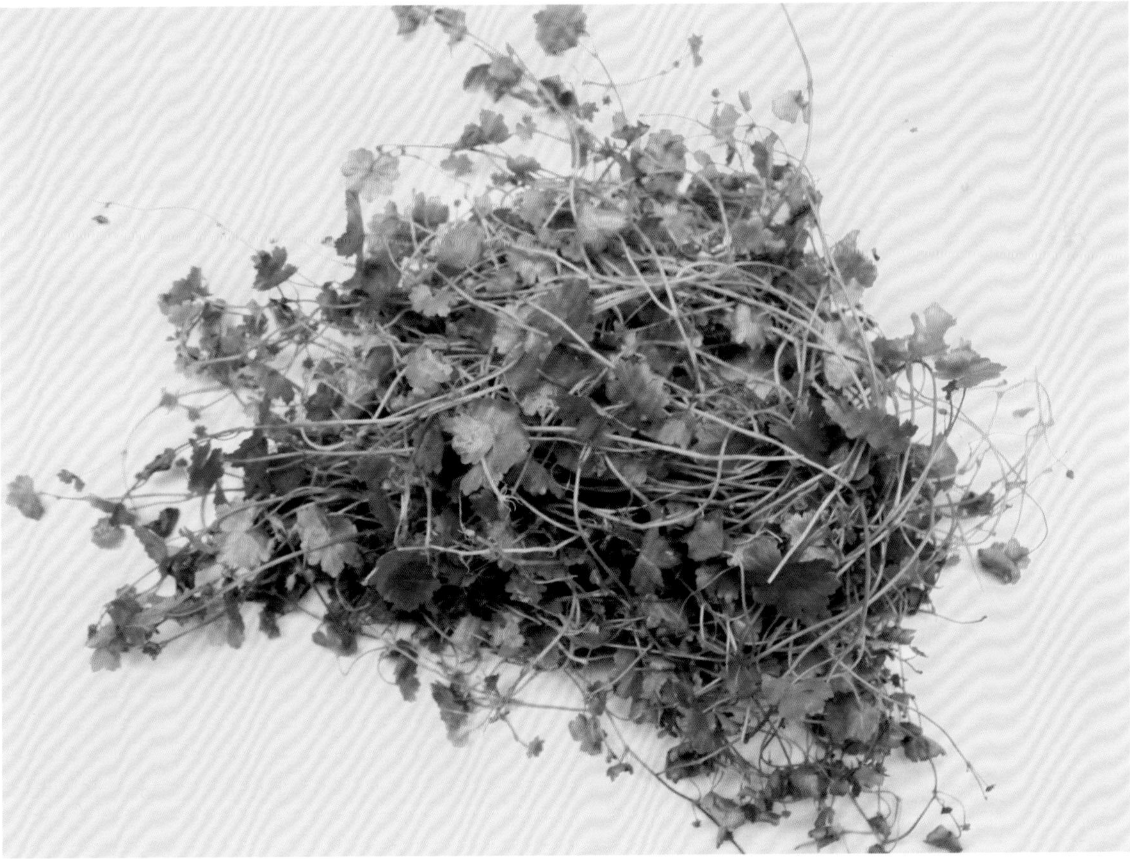

天胡荽药材

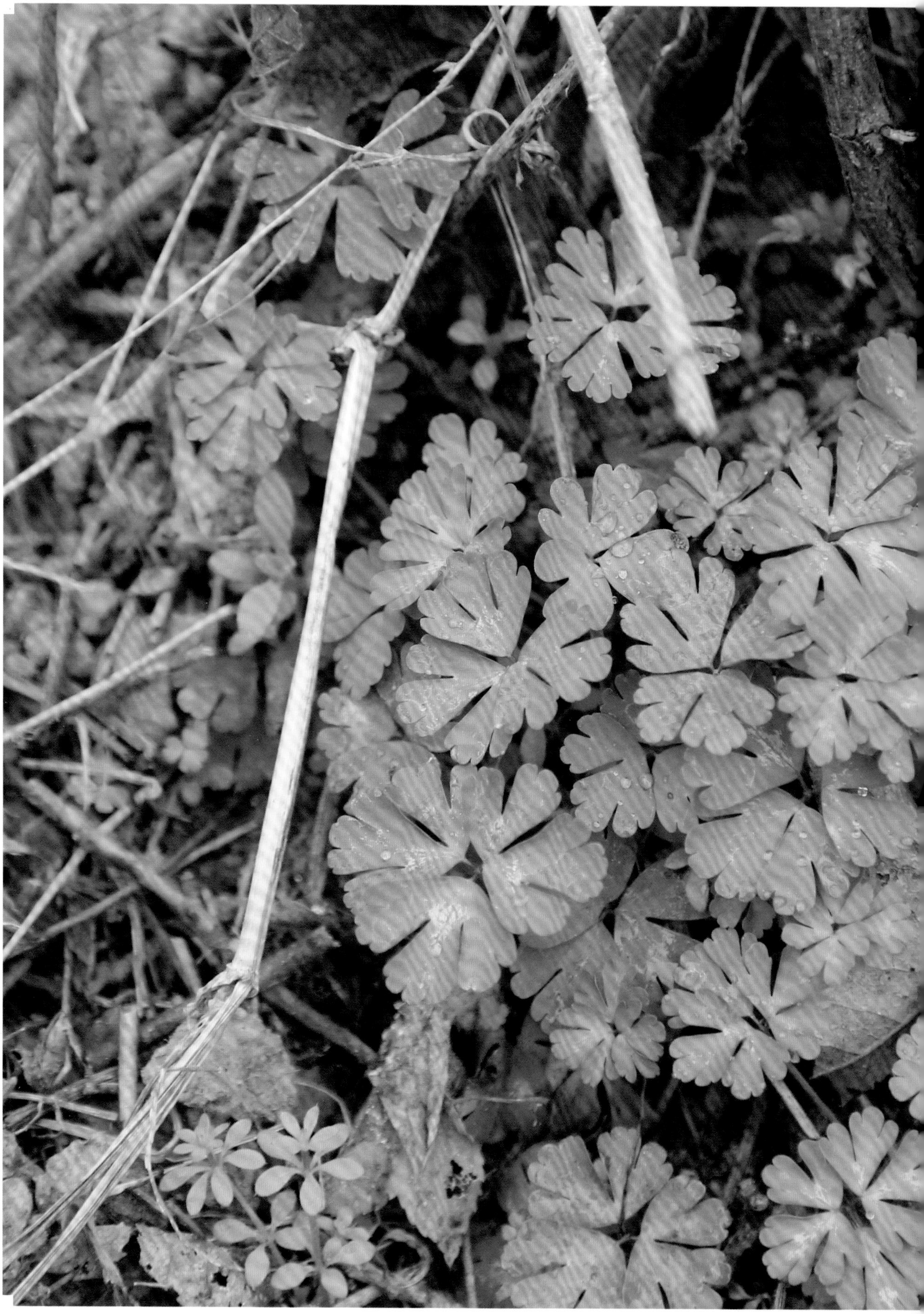

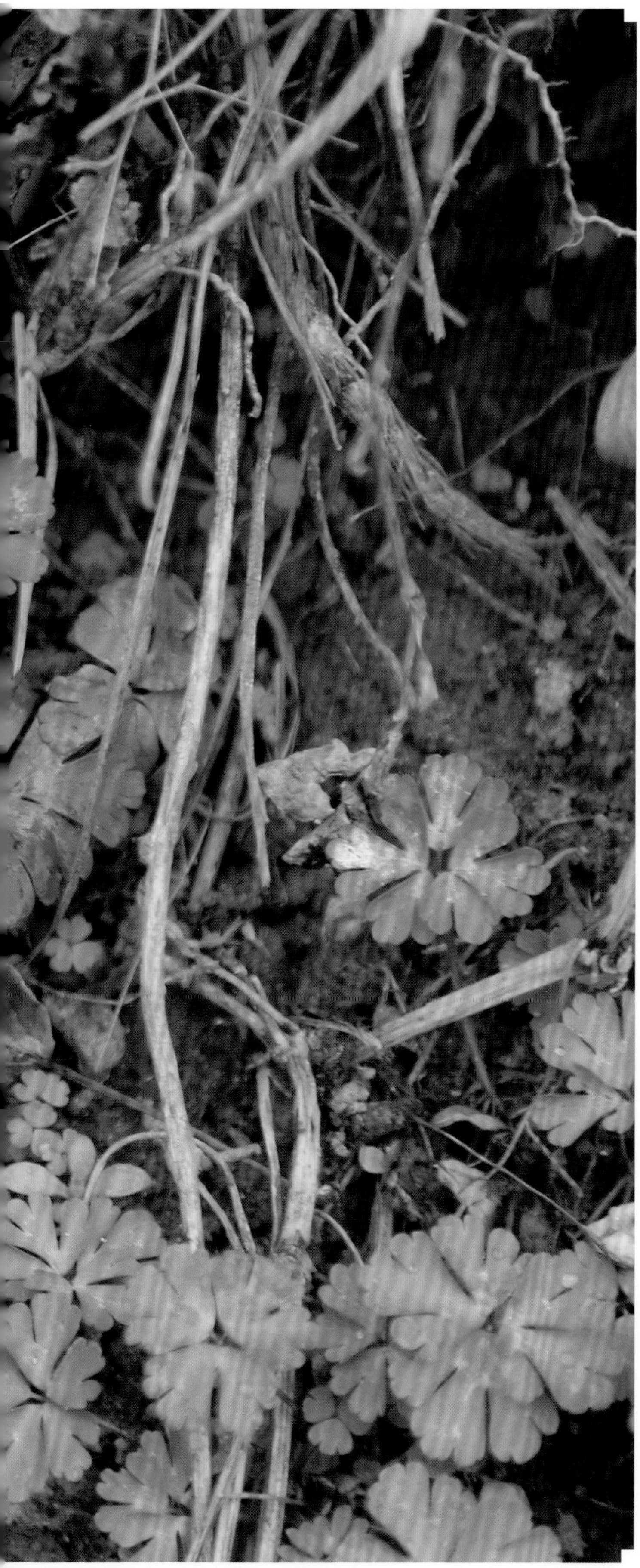

# 天葵子

【壮药名】桑勒楞。

【别　名】天葵、天葵草、夏无踪、散血球、金耗子屎、紫背天葵、千年老鼠屎。

【来　源】本品为毛茛科植物天葵 *Semiaquilegia adoxoides*（DC.）Makino 的干燥块根。

【性味归经】味甘、苦，寒。归肝、胃经。

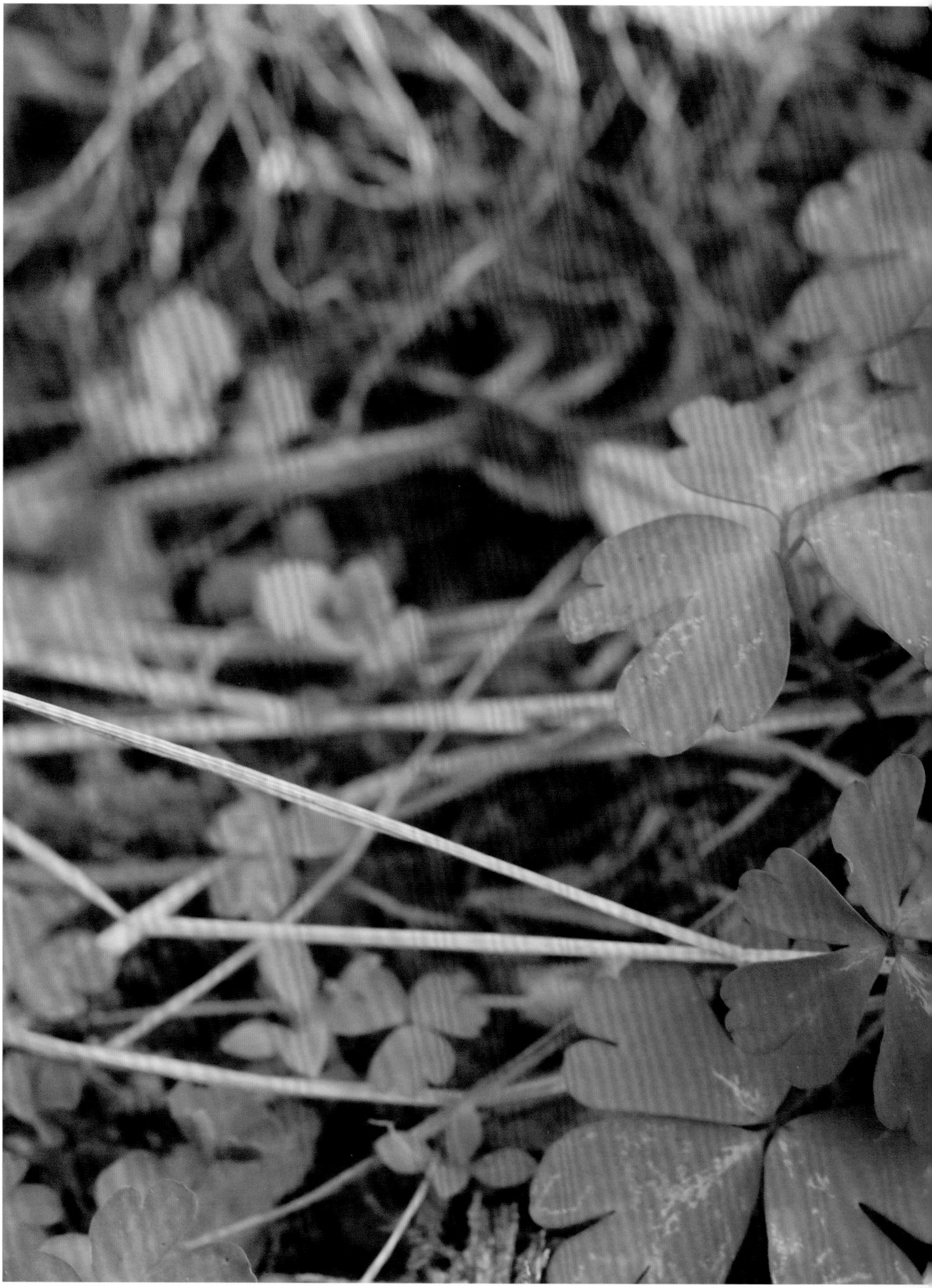

# 天葵子

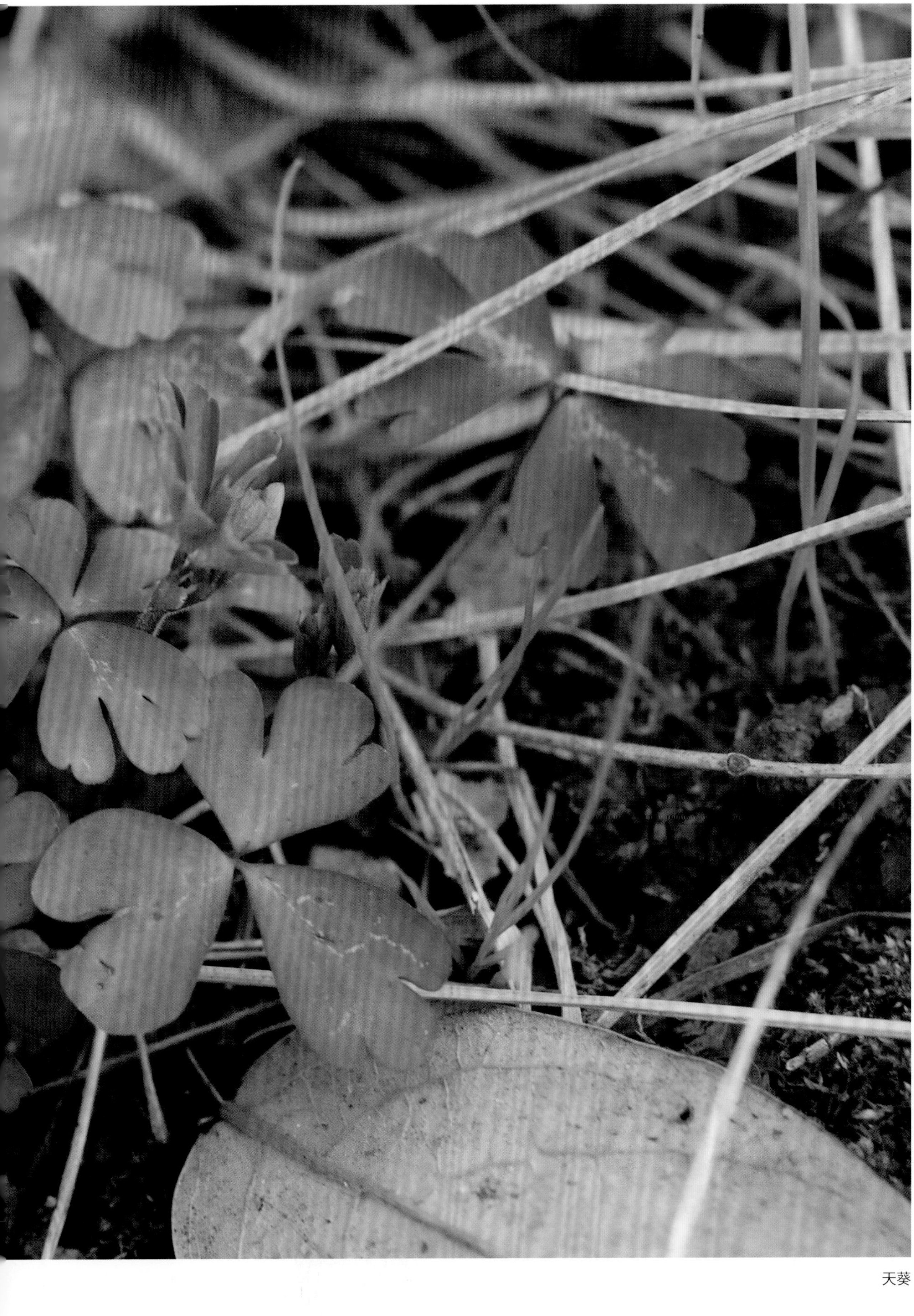

天葵

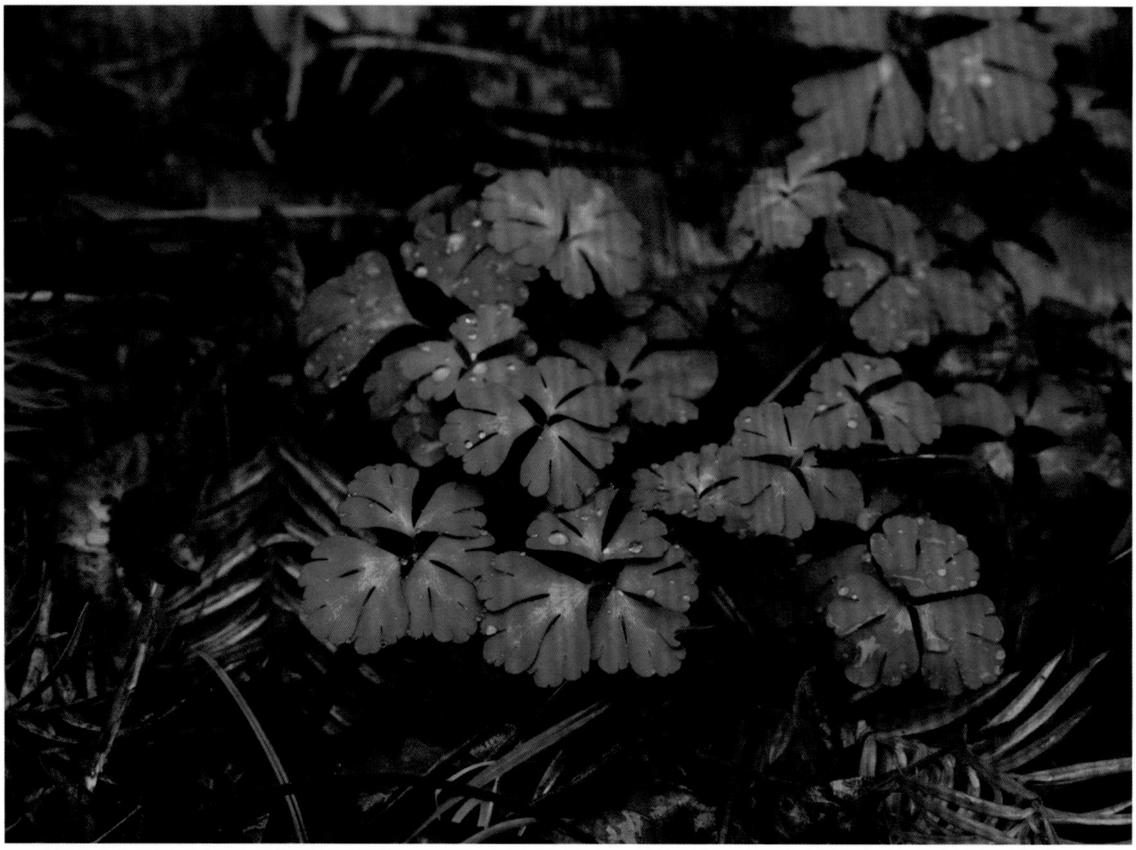

天葵

## 识别特征

多年生小草本，高 10 ~ 30 cm，块根长 1 ~ 2 cm，粗 3 ~ 6 mm，外皮棕黑色。茎直立，1 ~ 3 条，上部有分枝，被稀疏白色柔毛。基生叶为三出复叶；叶柄长 3 ~ 12 cm，基部扩大呈鞘状；叶片轮廓卵圆形或肾形，长 1.2 ~ 3 cm；小叶扇状菱形或倒卵状菱形，长 0.6 ~ 2.5 cm，宽 1 ~ 2.8 cm，3 深裂，深裂片又作 2 ~ 3 圆齿状缺刻裂，两面无毛，下面常带紫色；茎生叶较小，互生，叶柄较短。单歧或二歧聚伞花序，花梗长 1 ~ 2.5 cm，被白色细柔毛；苞片、小苞片状，3 裂或不裂；花两性，小，直径 4 ~ 6；萼片 5，花瓣状，狭椭圆形，长 4 ~ 6 mm，宽 1.2 ~ 2.5 mm，白色，常带淡紫色，先端圆钝；花瓣 5，匙形，长 2.5 ~ 3.5 mm，先端近截形，基部凸起呈囊状；雄蕊 8 ~ 14，花丝下部变宽，花药宽椭圆形，黄色；退化雄蕊 2，线状披针形，位于雄蕊内侧，白色膜质，与花丝近等长；心皮 3 ~ 4，花柱短，先端向外反卷，无毛。蓇葖果 3 ~ 4，长 6 ~ 7 mm，宽 2 mm，表面具横向脉纹，先端有小细喙。种子多数，卵状椭圆形，长约 1 mm，黑褐色，表面有小瘤状突起。花期 3—4 月，果期 4—5 月。

## 生境分布

生长于疏林下、草丛、沟边路旁或山谷地较阴处。分布于陕西、江苏、安徽、浙江、江西、福建、湖北、湖南、广西、四川、贵州等省区。

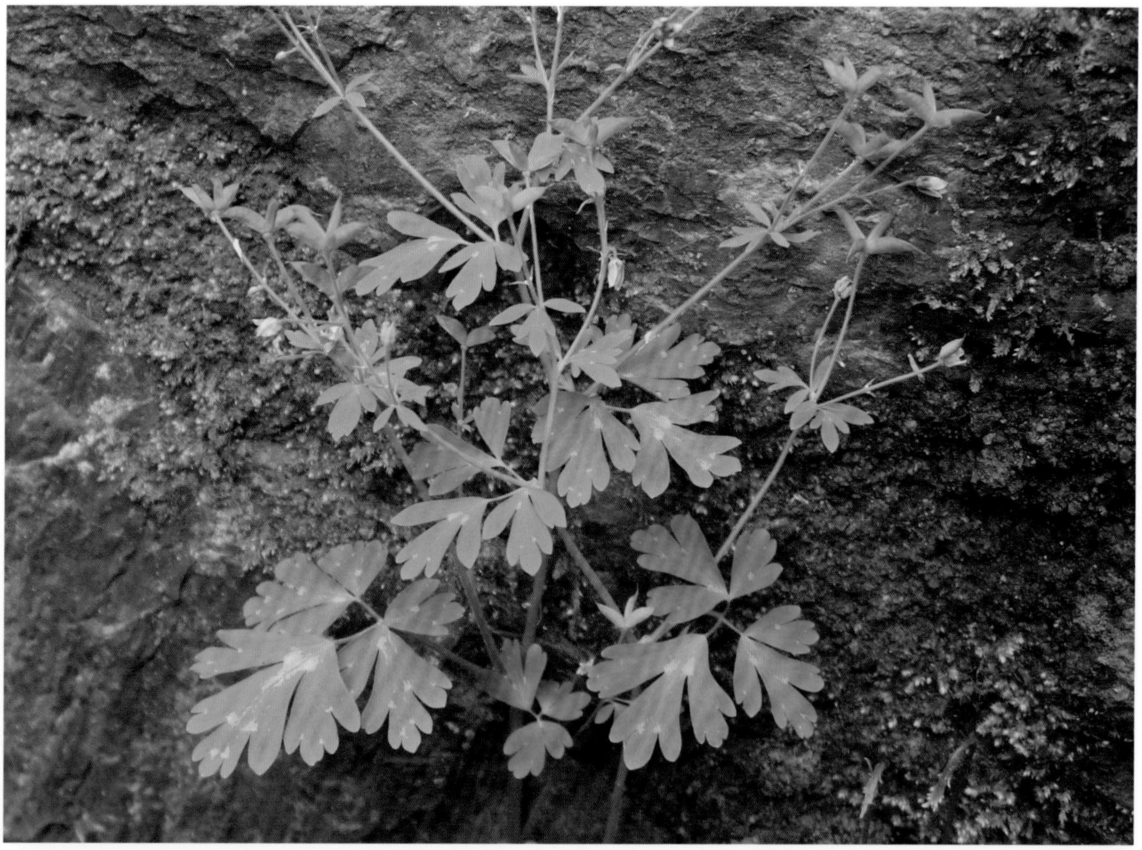

天葵

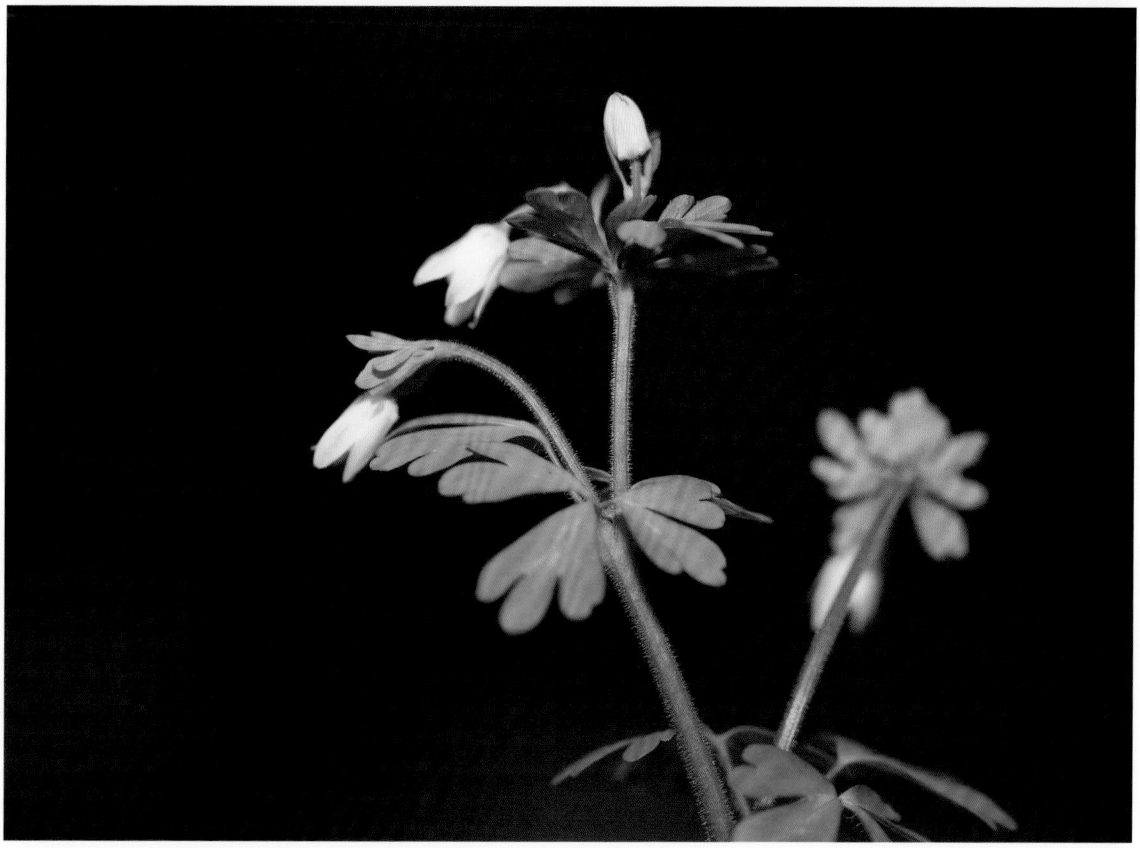

天葵

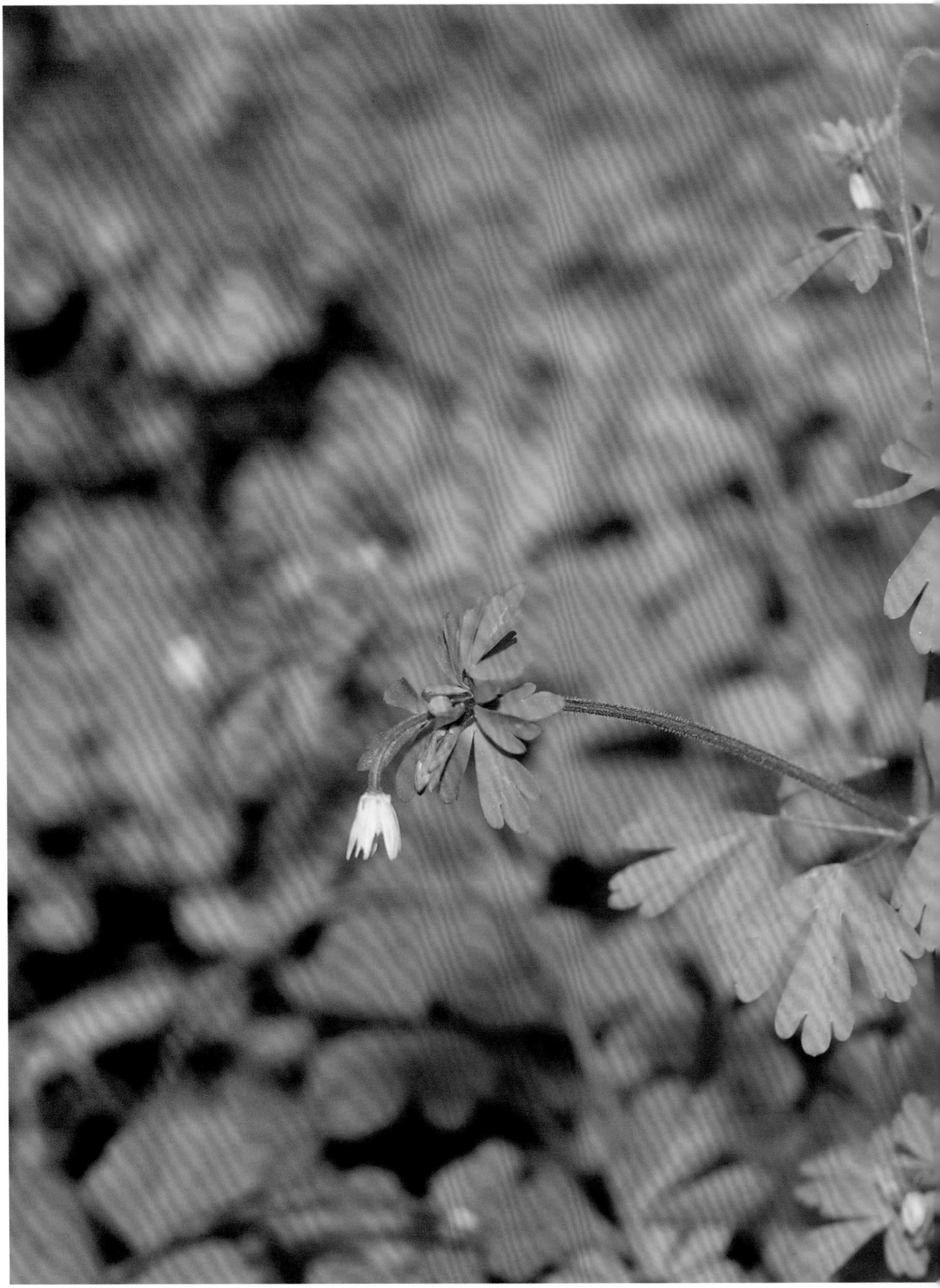

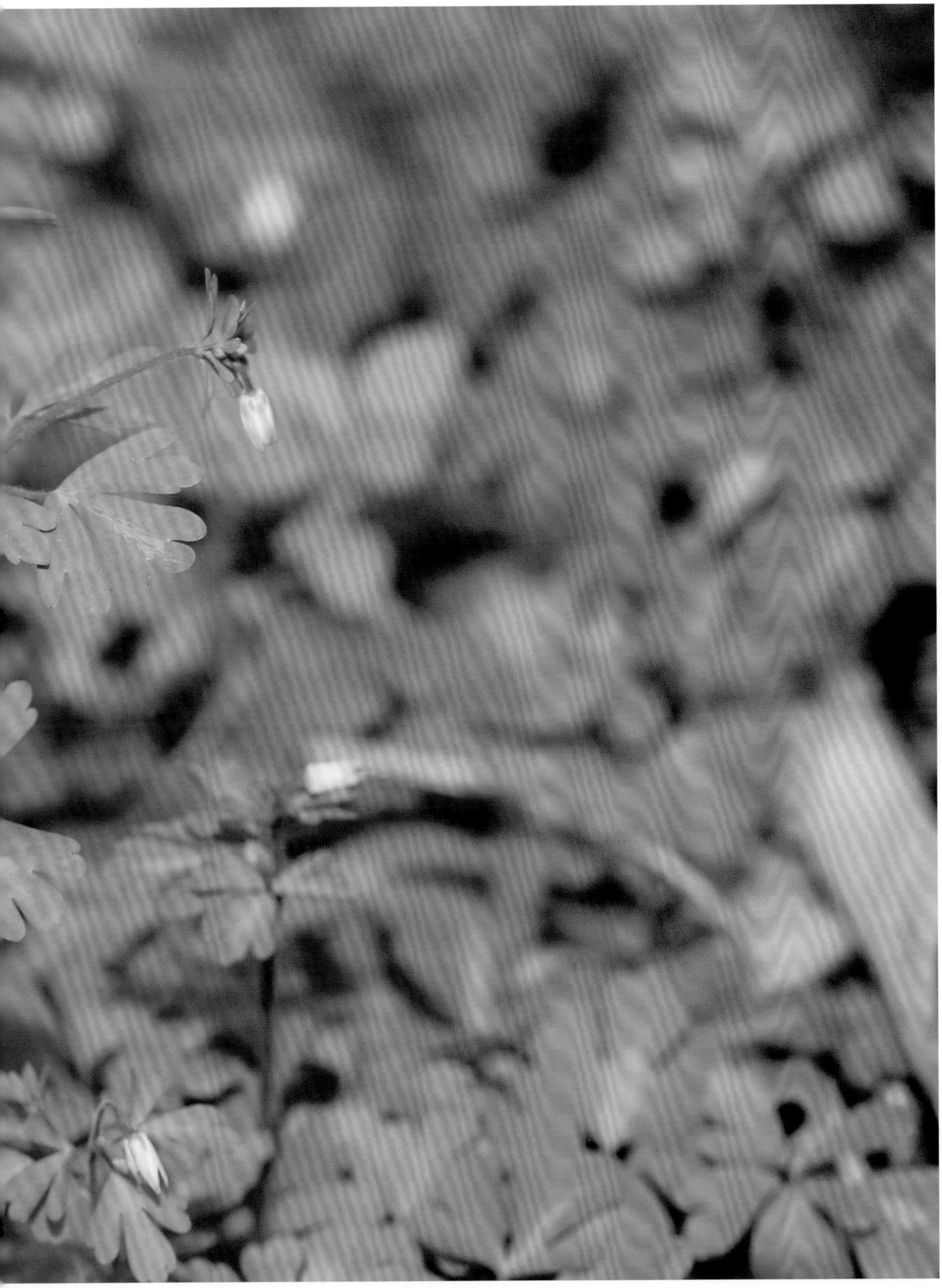

天葵

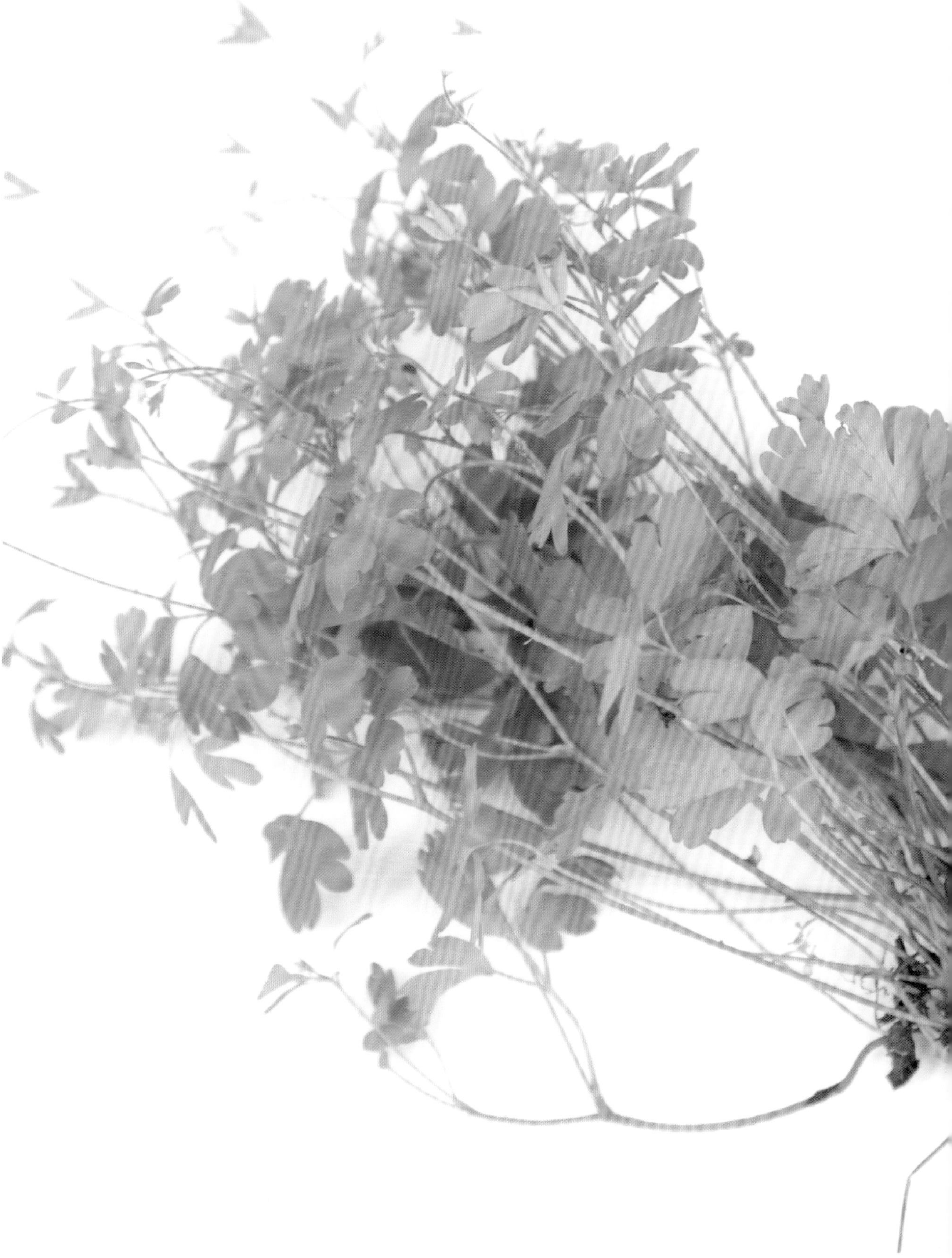

# 天葵子

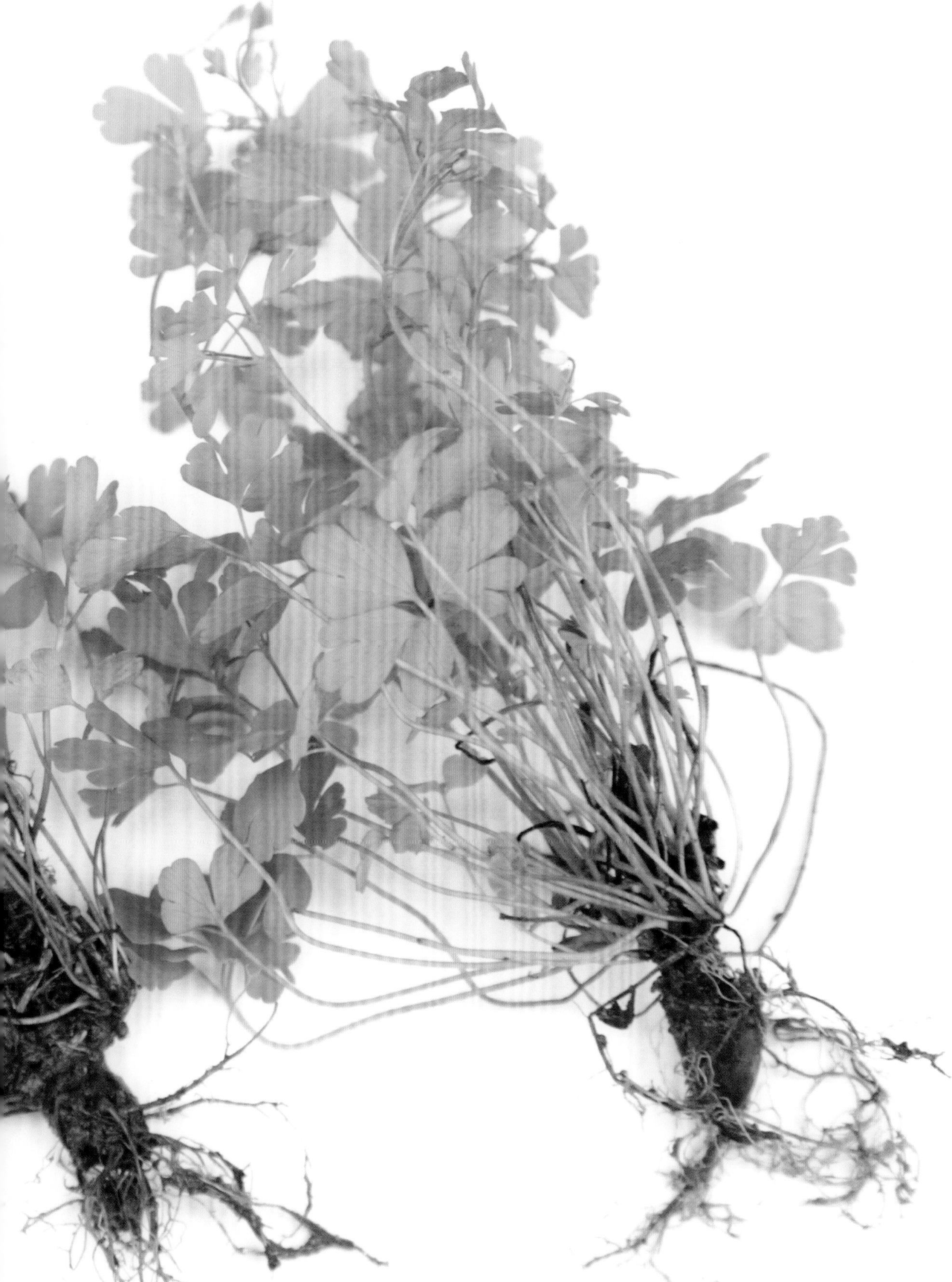

天葵药材

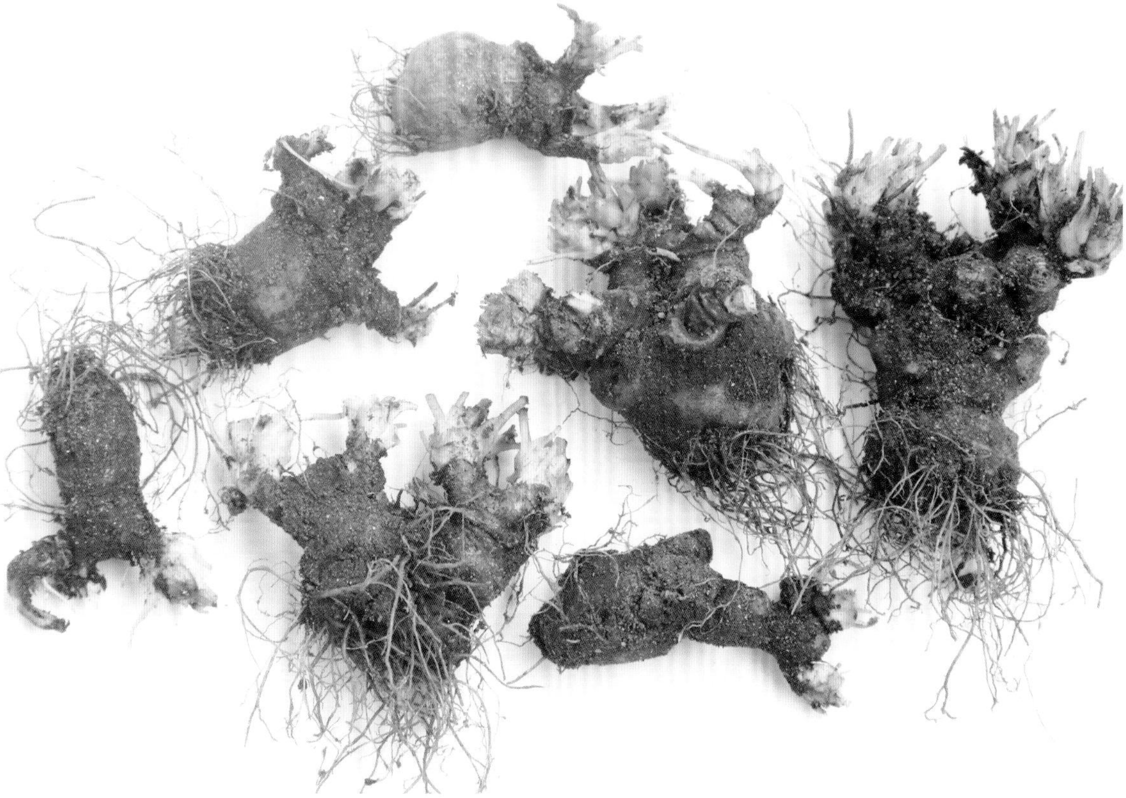

天葵根药材

## 采收加工

夏初采挖，洗净，干燥，除去须根。

## 药材鉴别

本品呈不规则短柱状、纺锤状或块状，略弯曲，长 1 ~ 3 cm，直径 0.5 ~ 1 cm。表面暗褐色至灰黑色，具不规则的皱纹及须根或须根痕。顶端常有茎叶残基，外被数层黄褐色鞘状鳞片。质较软，易折断，断面皮部类白色，木部黄白色或黄棕色，略呈放射状。气微，味甘、微苦辛。以粒大饱满、质重、外褐内白、无须根者为佳。

## 功效主治

清热解毒，消肿散结，利尿。主治痈肿，瘰疬，疔疮，淋浊，带下，肺虚咳嗽，疝气，癫痫，小儿惊风，痔疮，跌打损伤，毒蛇咬伤。

## 用法用量

内服：3 ~ 9 g，煎服，或研末或浸酒。外用：捣敷或捣汁点眼。

## 民族药方

**1．痈疽肿毒** 鲜天葵根适量。捣烂外敷。

**2．瘰疬，乳癌** 天葵根 2.5 g，浙贝母 10 ~ 15 g，煅牡蛎 15 ~ 20 g，甘草 5 g。水煎服，连服数次。

**3．蛇咬伤** 天葵根 10 g。捣烂敷，每日 1 换。

**4．肺痨** 天葵根 200 g，猪肚 1 个。天葵根放猪肚内，煮烂去渣吃，连吃 3 个。

**5．胃热气痛** 天葵根 10 g。捣烂，开水吞服。

**6．小儿惊风** 天葵根 2.5 g。研细末，开水吞服。

**7．外痔** 天葵根适量。磨桐油搽患处。如有漏管，可用天葵根 25 g 捣烂，外敷患处。

**8．骨折** 天葵根、桑白皮、水冬瓜皮、玉枇杷各 50 g。捣烂，正骨后包患处；再用天葵根 50 g。泡酒 500 ml，每次服药酒 25 ml。

**9．眼翳** 天葵根 5 个。捣取汁，合人乳点眼。

## 使用注意

脾虚便溏者和小便清利者忌用。

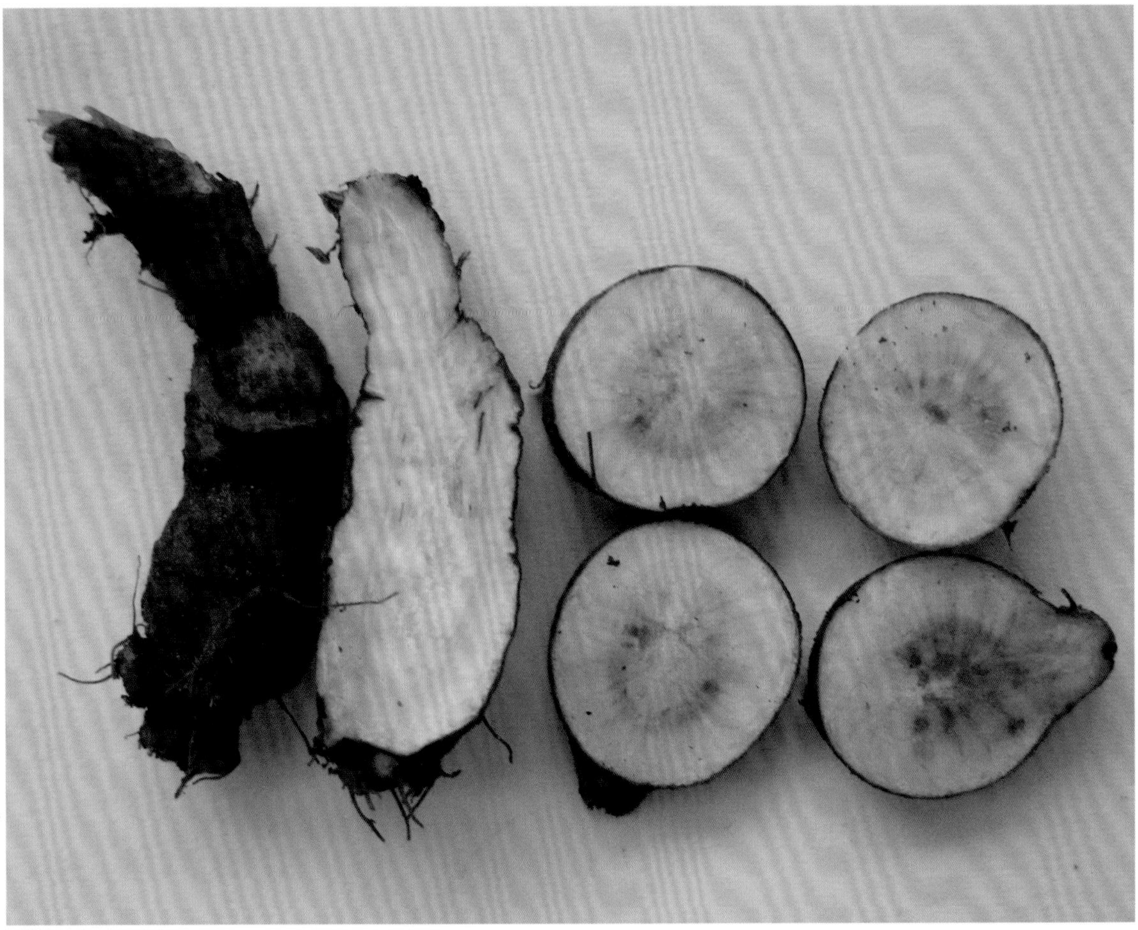

天葵根饮片

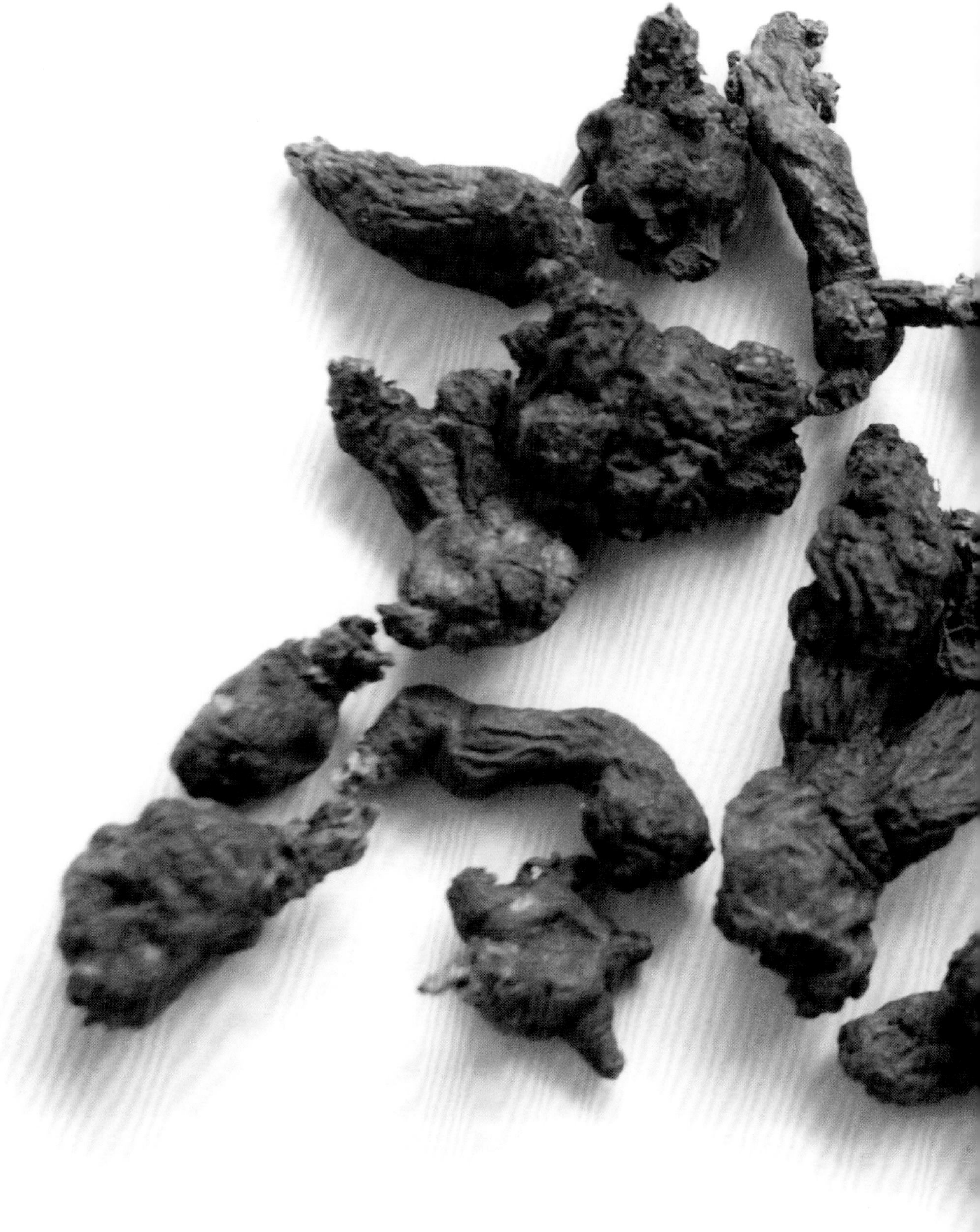

# 天葵子

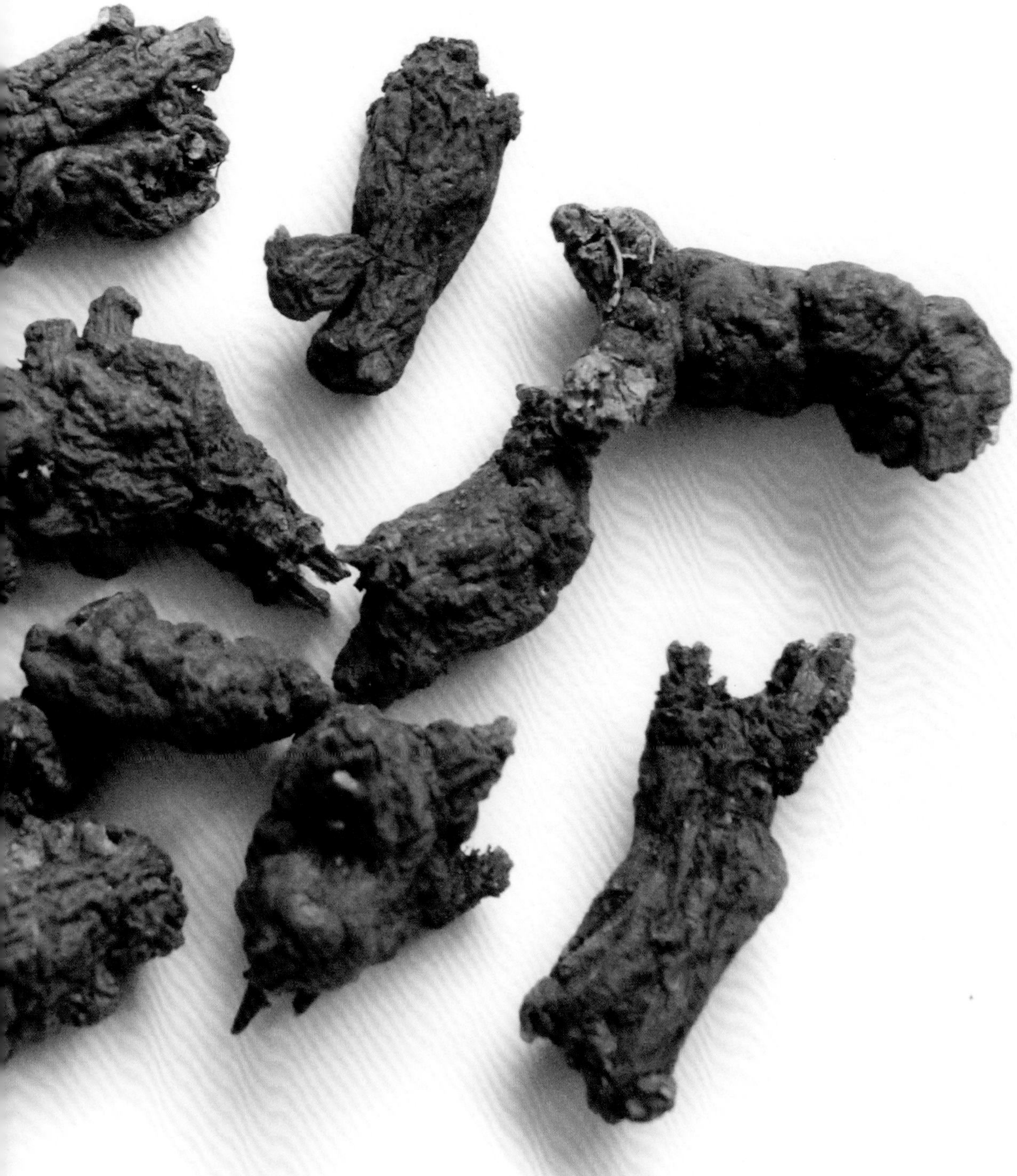
天葵根饮片

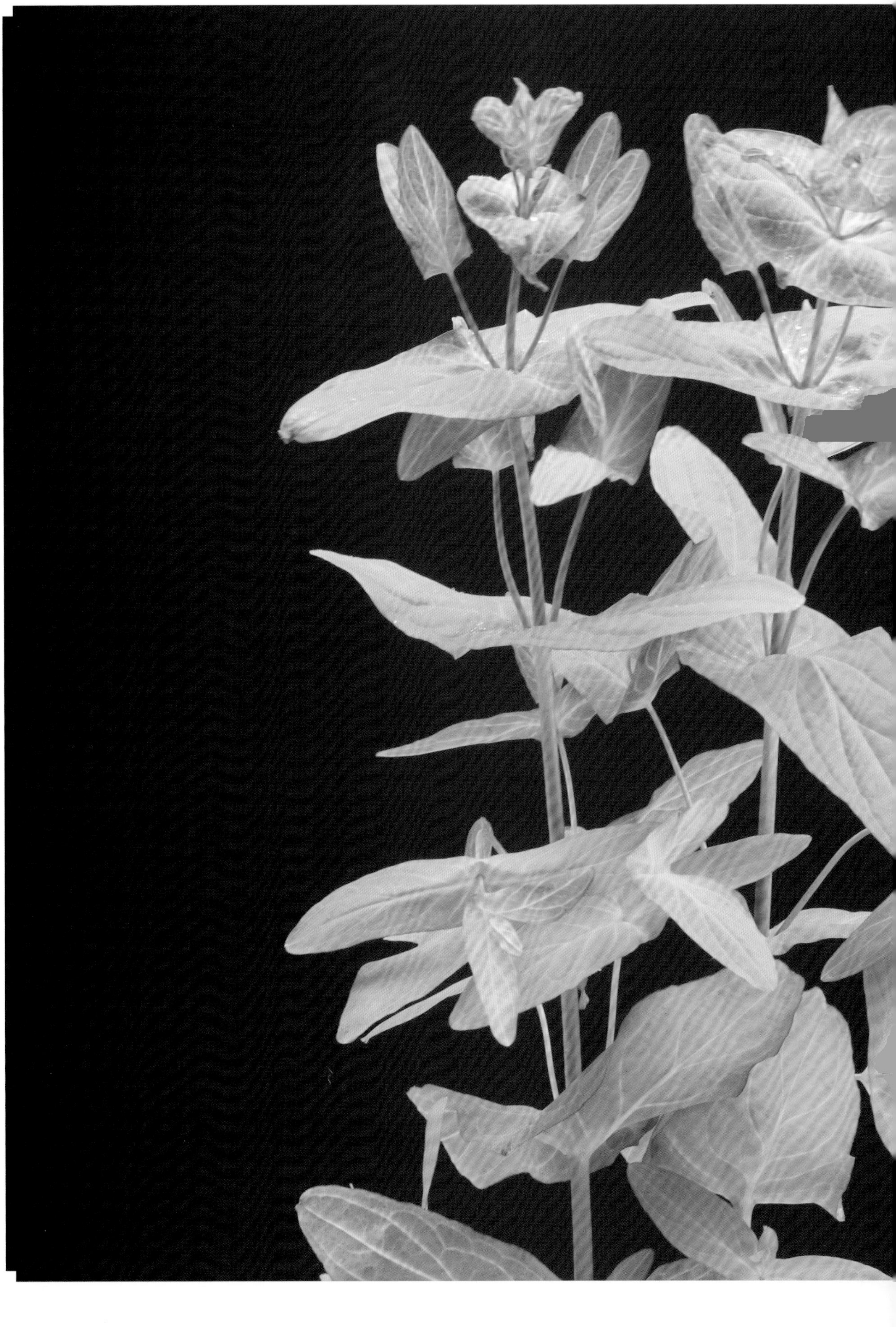

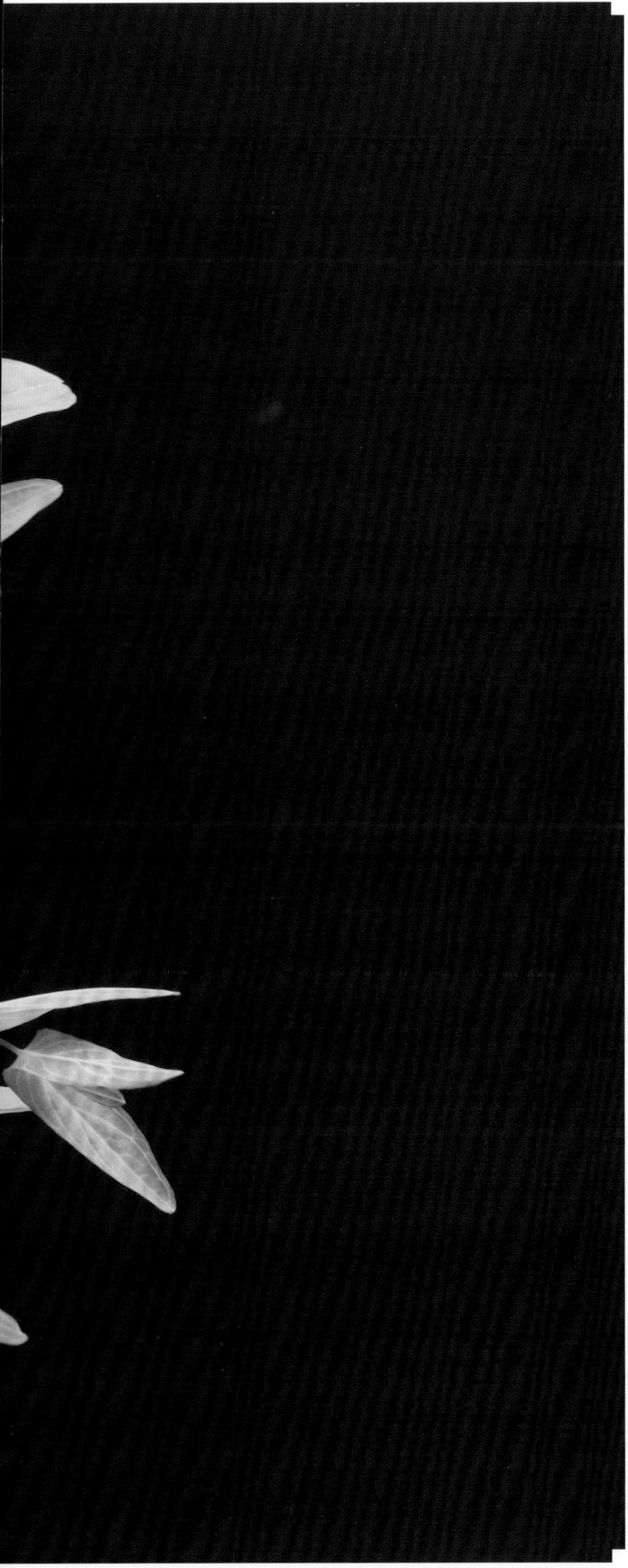

# 元宝草

**【壮 药 名】**棵楣如。

**【别　　名】**穿心草、合掌草、帆船草、对经草、对月草、对月莲、大叶对口莲。

**【来　　源】**本品为藤黄科植物元宝草 *Hypericum sampsonii* Hance 的全草。

**【性味归经】**味苦、辛，性寒。归肝、脾经。

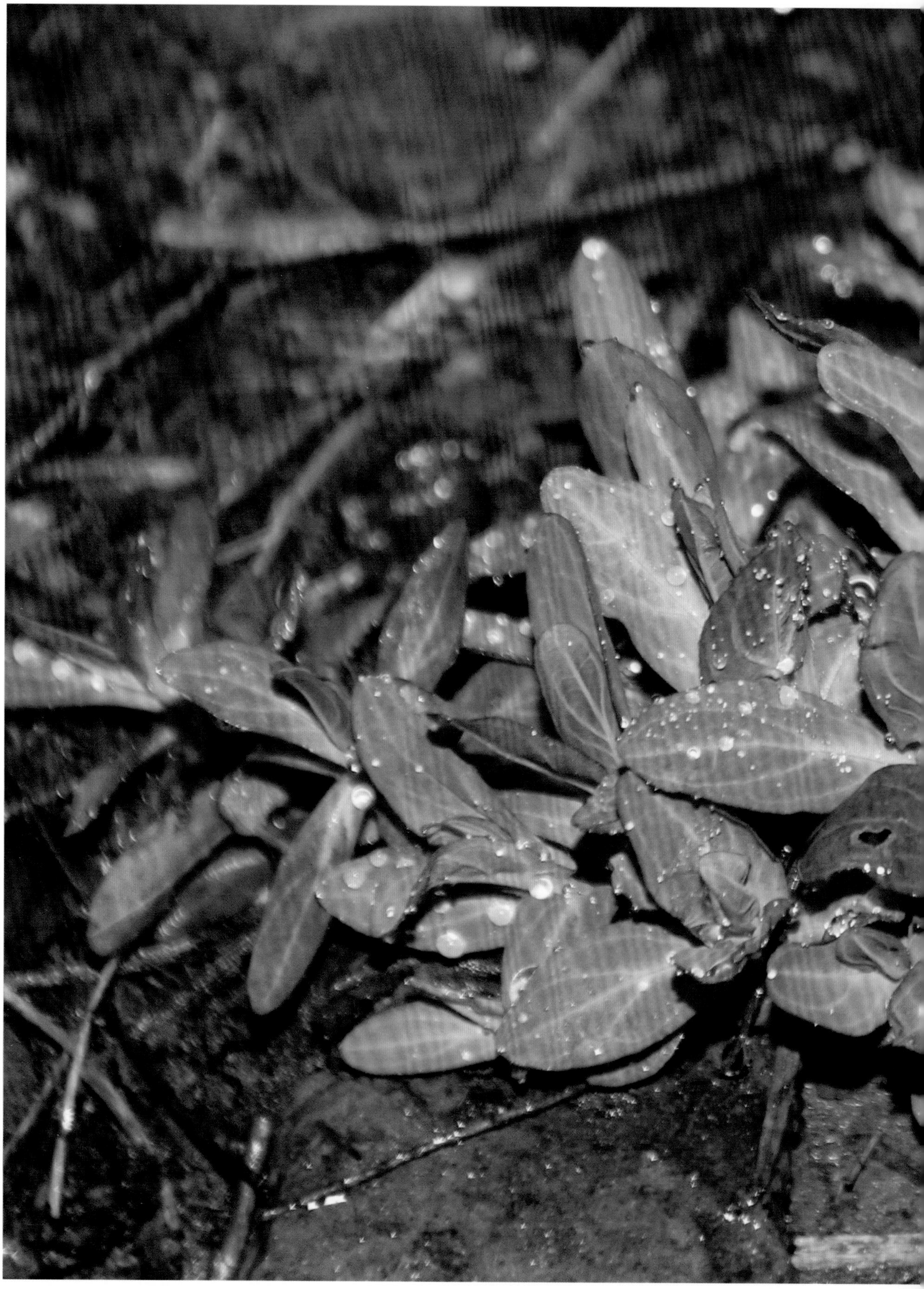

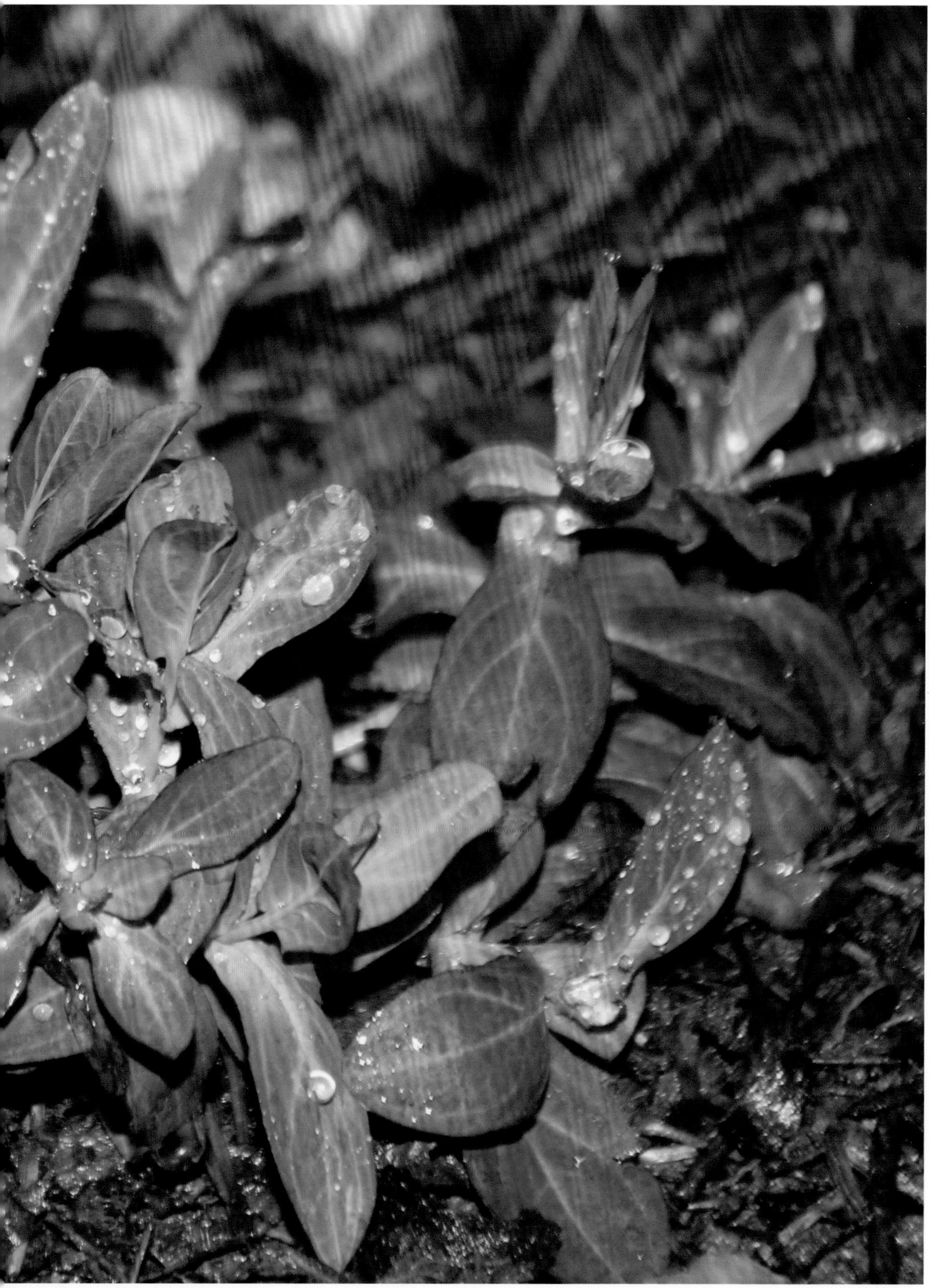

元宝草

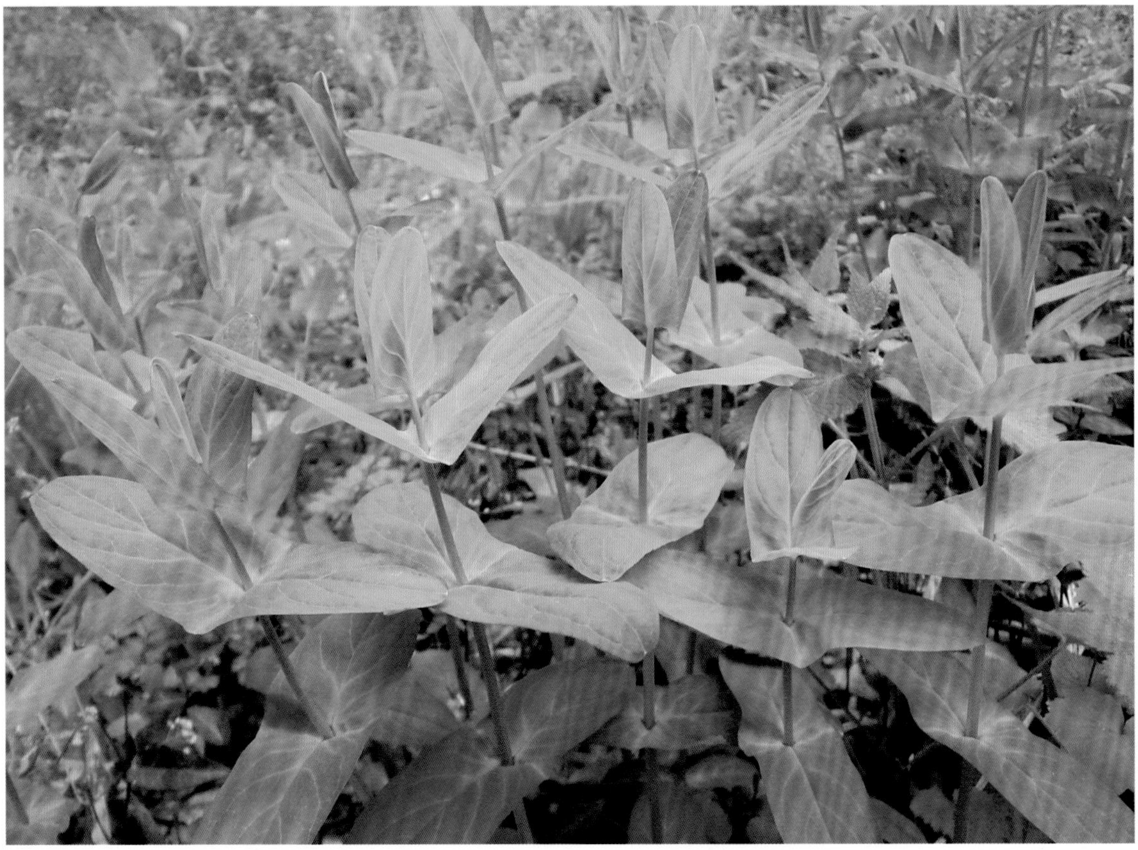

元宝草

## 识别特征

多年生草本植物，高 0.5 ~ 1.0 m，全体无毛。茎圆柱形，有分枝。单叶对生，两叶基部联合为一体向茎贯穿其中；叶片披针形至椭圆状披针形，长 2.5 ~ 7.0 cm，宽 1.0 ~ 3.5 cm，散生黑色腺点。伞房状聚伞花序顶生和腋生，花直径 6 ~ 10 mm；萼片 5，其上散生油点及黑色斑点；花瓣 5，黄色，雄蕊多数 3 束，花药有黑色腺点；子房 3 室，花柱 3。蒴果卵圆形，长 6 ~ 9 mm，散生黄褐色囊状腺点。种子黄褐色，圆柱形。花期 5—6 月，果期 7—8 月。

## 生境分布

生长于山坡、草地、沟边、路旁及灌木丛。分布于西南、中南和华东等地区。

## 采收加工

8—9 月种子成熟时，收割全草，晒干。

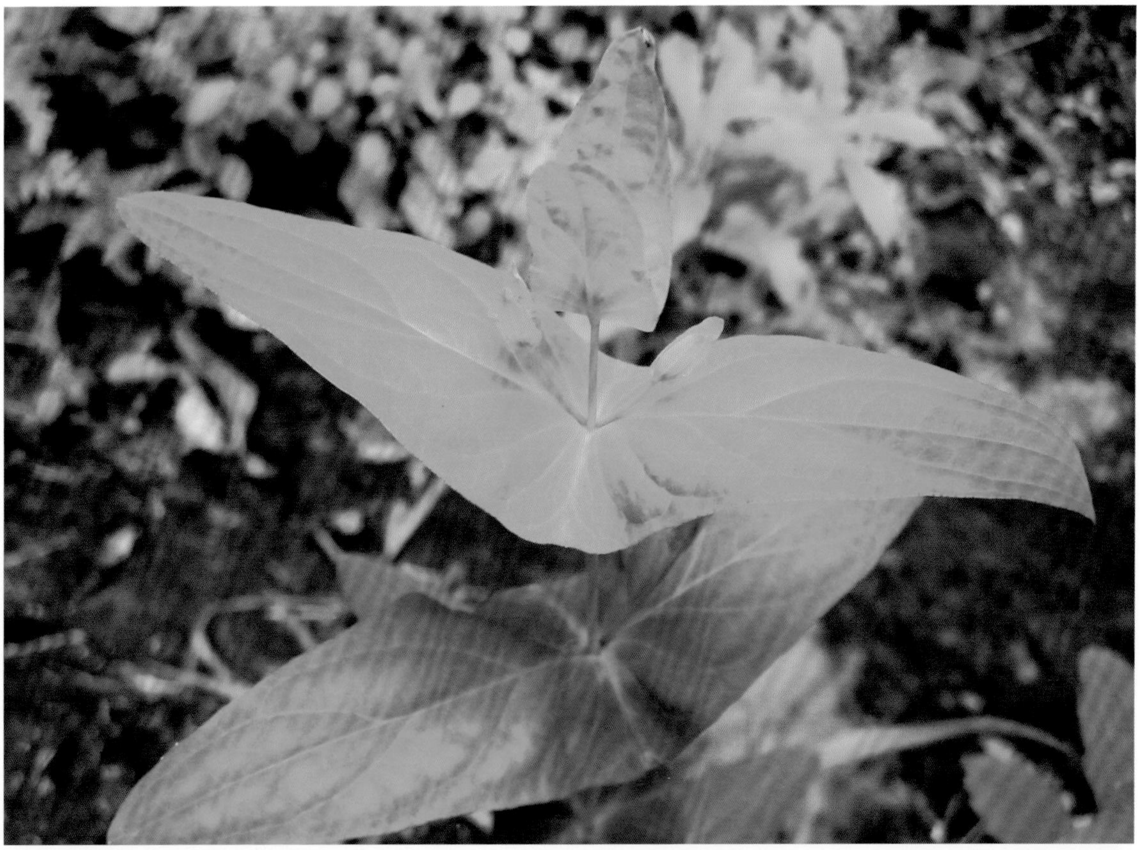

元宝草

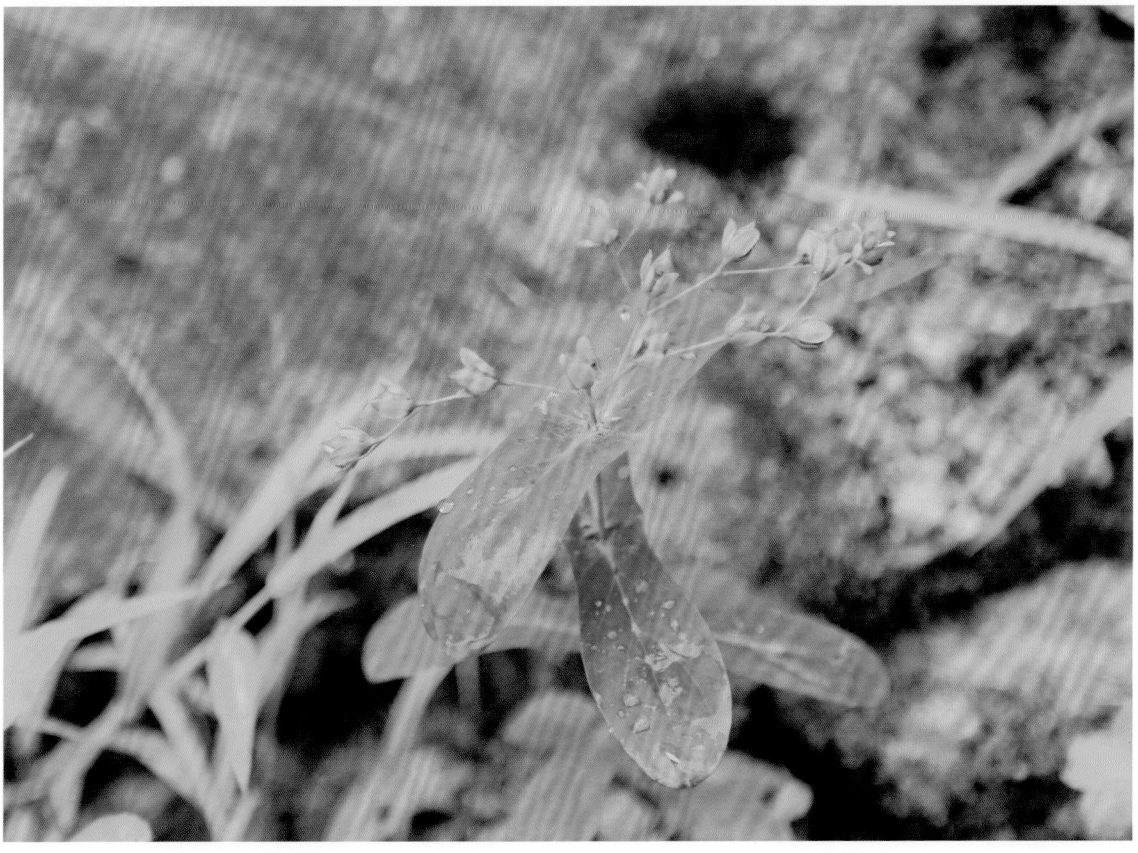

元宝草

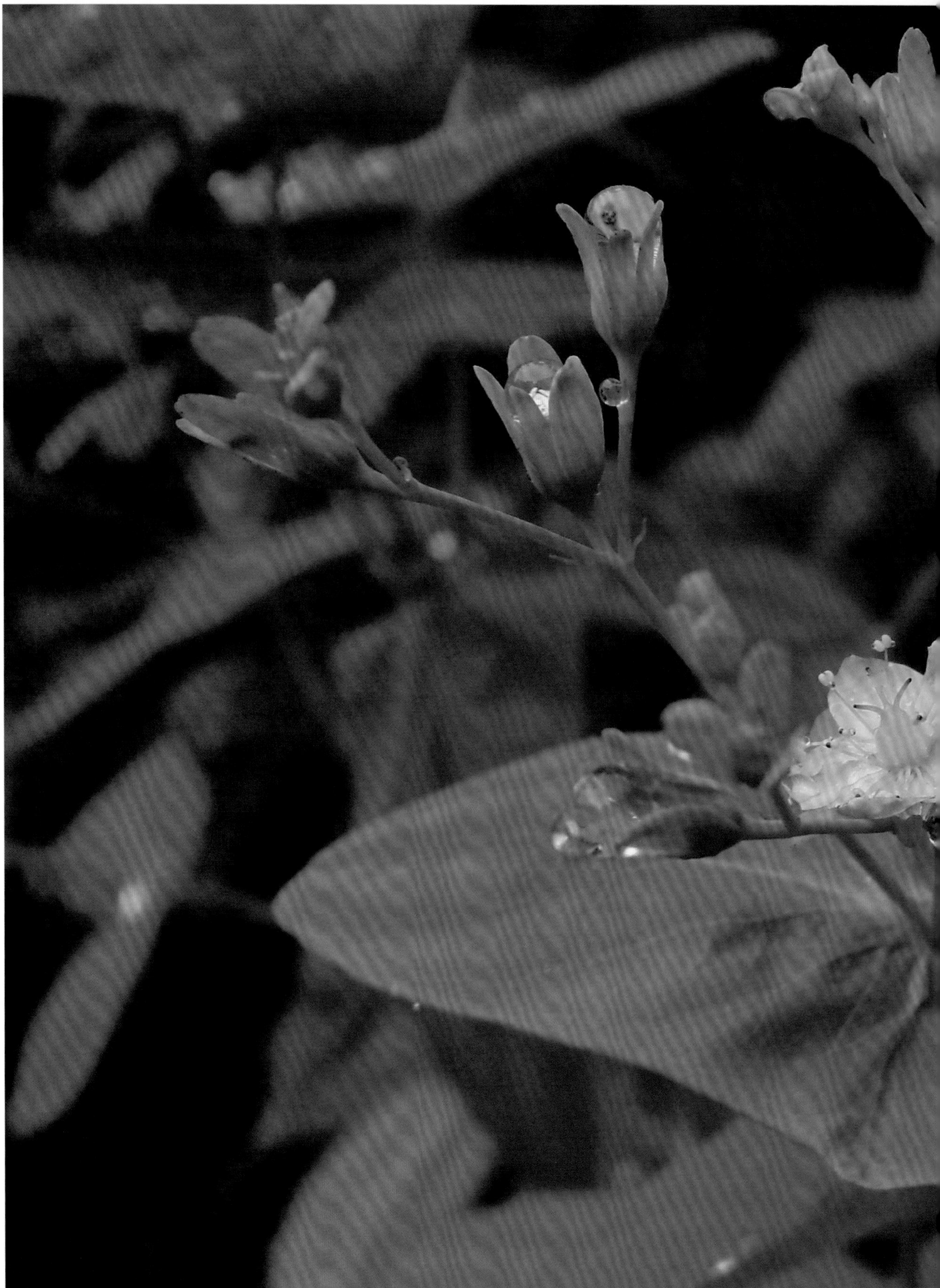

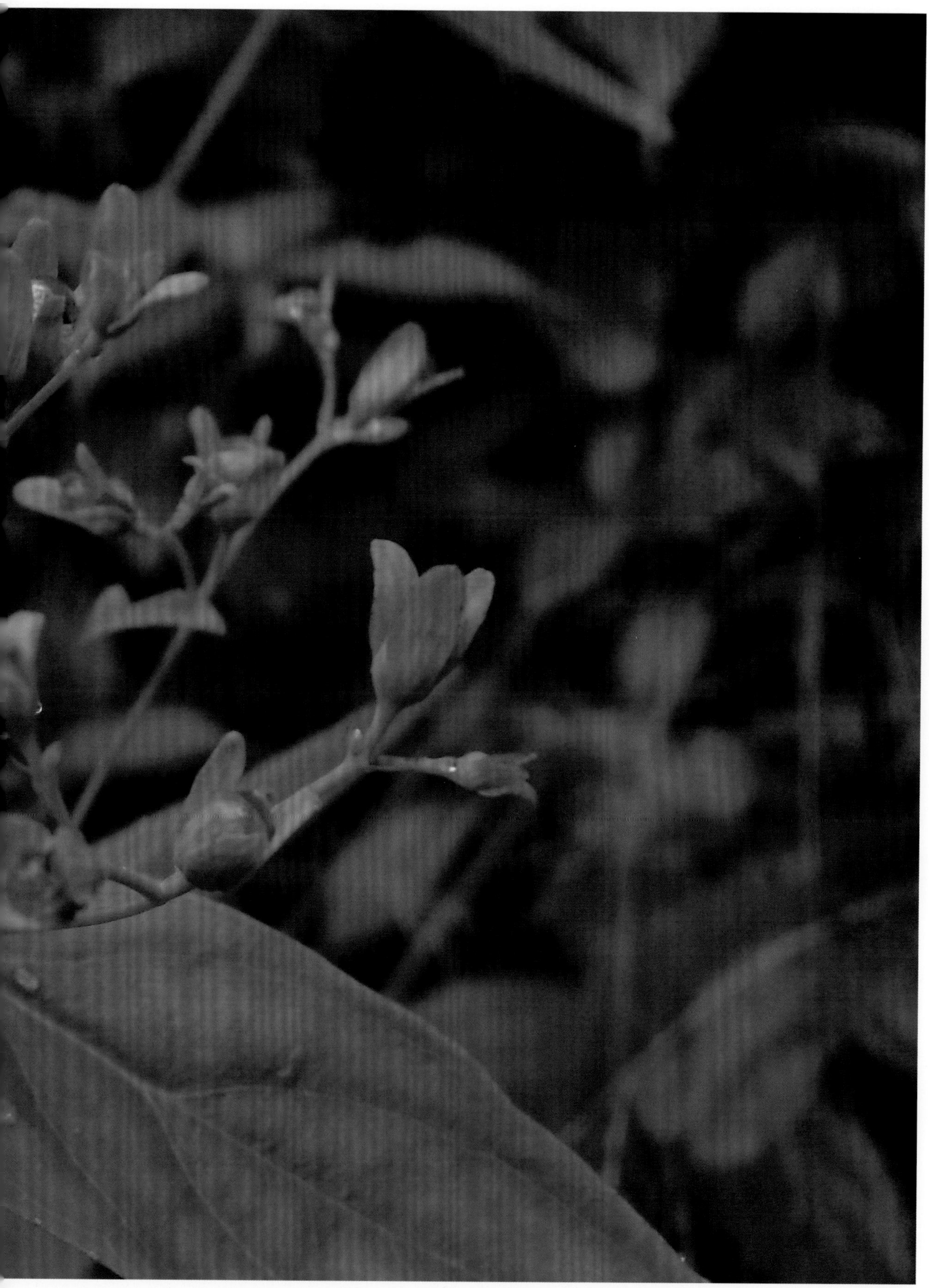

元宝草

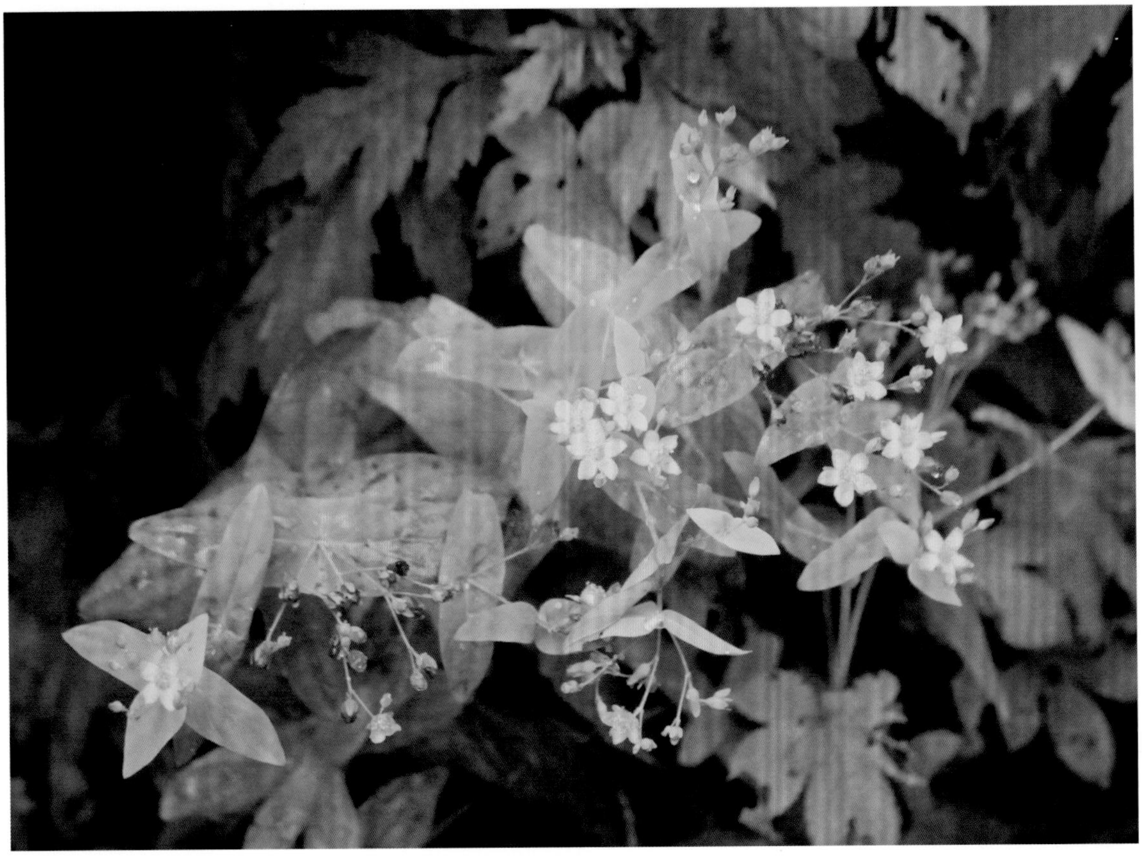

元宝草

## 药材鉴别

全草长 30 ~ 80 cm。根细圆柱形，稍弯曲，长 5 ~ 15 cm，淡棕色。茎圆柱形，直径 0.2 ~ 0.5 cm，表面棕黄色至深棕色，断面中空。叶对生，两叶基部完全合生，棕褐色，多皱缩破碎，完整者两叶长 7 ~ 13 cm，全缘，茎自中部贯穿，下表面有多数黑色腺点。蒴果卵圆形，种子细小，多数。气微，味淡。

## 功效主治

通经活血，止血生肌，清热解毒，祛风通络。主治吐血、尿血，跌打损伤，月经不调，蛇咬伤，小儿高热，痢疾，肠炎，风湿痹痛。外用治乳腺炎，烧烫伤，痈肿疮毒。

## 用法用量

内服：9 ~ 15 g，鲜品 30 ~ 60 g，煎汤。外用：适量，鲜品洗净捣敷，或干品研末外敷。

## 民族药方

**1. 阴虚咳嗽** 元宝草 50 ~ 100 g，大枣 7 ~ 14 枚。水煎服。

**2．月经不调**　①元宝草、月月红、益母草各 30 g，米酒 1 杯。水煎服。②元宝草 15 g，过路黄子 6 g。蒸酒服。③元宝草、红牛膝、玉竹各 15 g。煎甜酒吃。

**3．乳痈**　元宝草 25 g。酒、水各半煎，分 2 次服。

**4．蛇咬伤**　元宝草适量。捣烂敷伤口。

**5．赤白下痢，里急后重**　元宝草适量。煎汁冲蜂蜜服。

**6．痢疾**　元宝草 10 g。水煎服。

**7．咳嗽出血**　鲜元宝草 100 g（干者 50 g），猪肉适量。同炖服，连服 5 ~ 7 次。

**8．吐血，流鼻血**　元宝草、白茅根各 30 g。水煎服。

**9．慢性咽喉炎，音哑**　元宝草、光叶水苏、苦蘵各 50 g，筋骨草、玄参各 25 g。水煎服。

**10．老年支气管炎**　鲜元宝草、鲜果上叶、爬地香、琅琊草各 10 g。水煎浓缩，加蜂蜜，每日 2 次。

**11．跌打扭伤肿痛**　鲜元宝草 25 g。酒、水各半煎服。另用元宝草适量。加酒酿糟同捣匀敷伤处。

## 使用注意

无瘀滞者忌服，孕妇慎用。

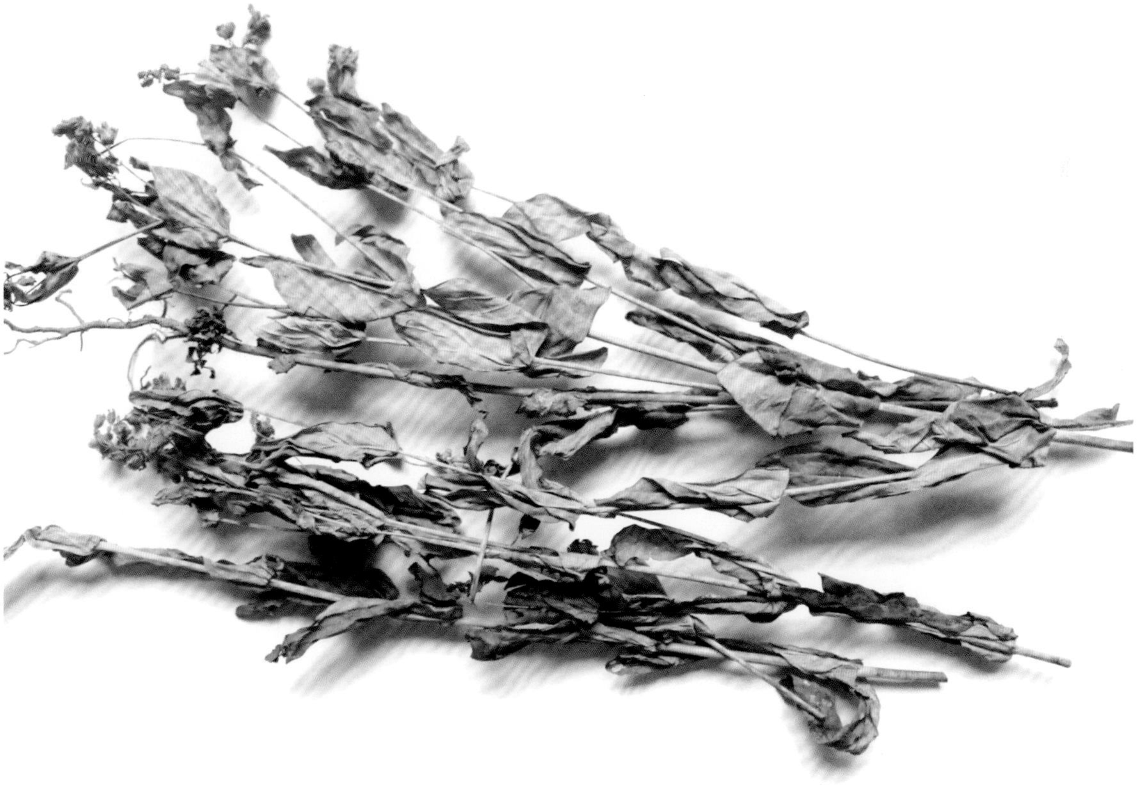

元宝草药材

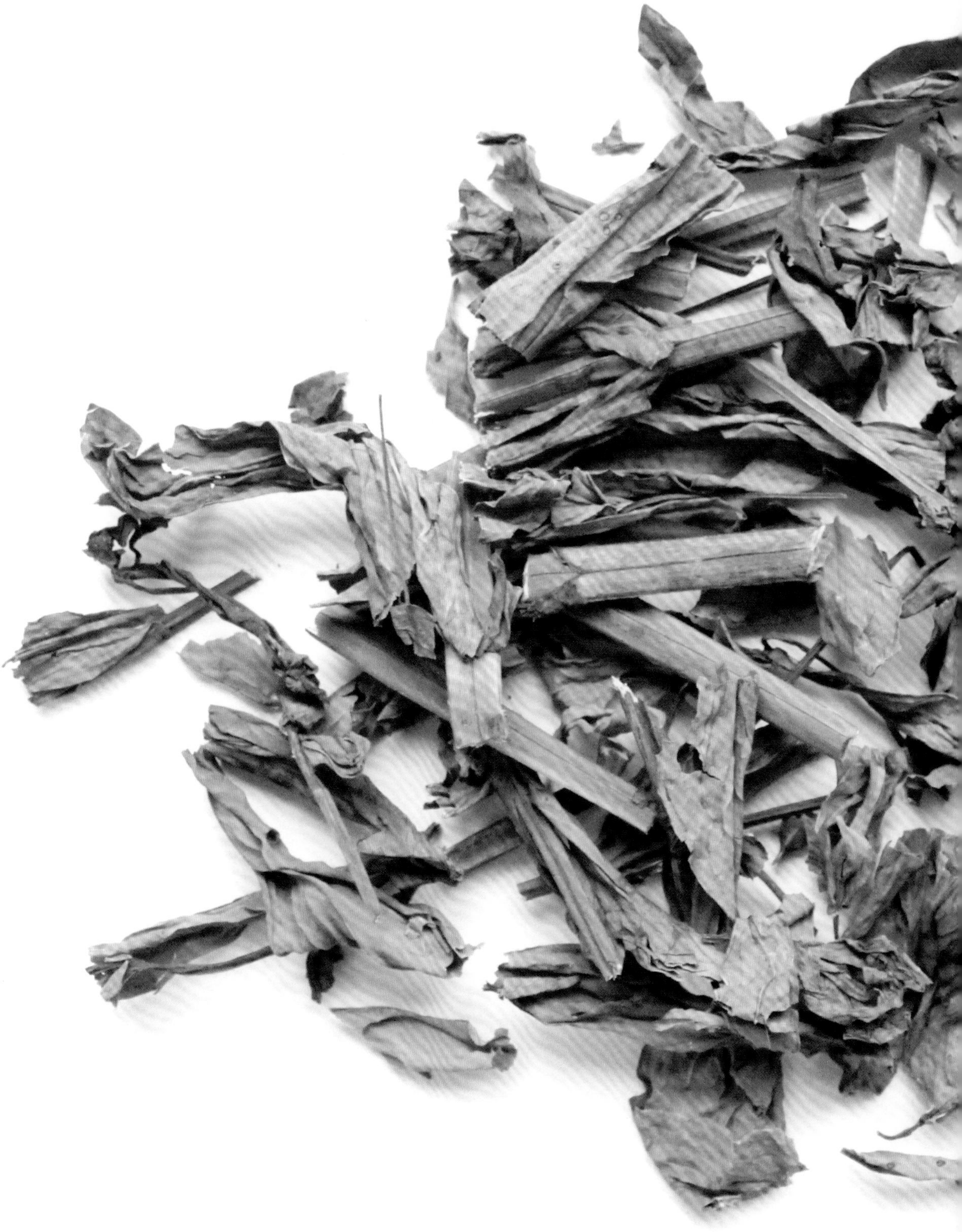

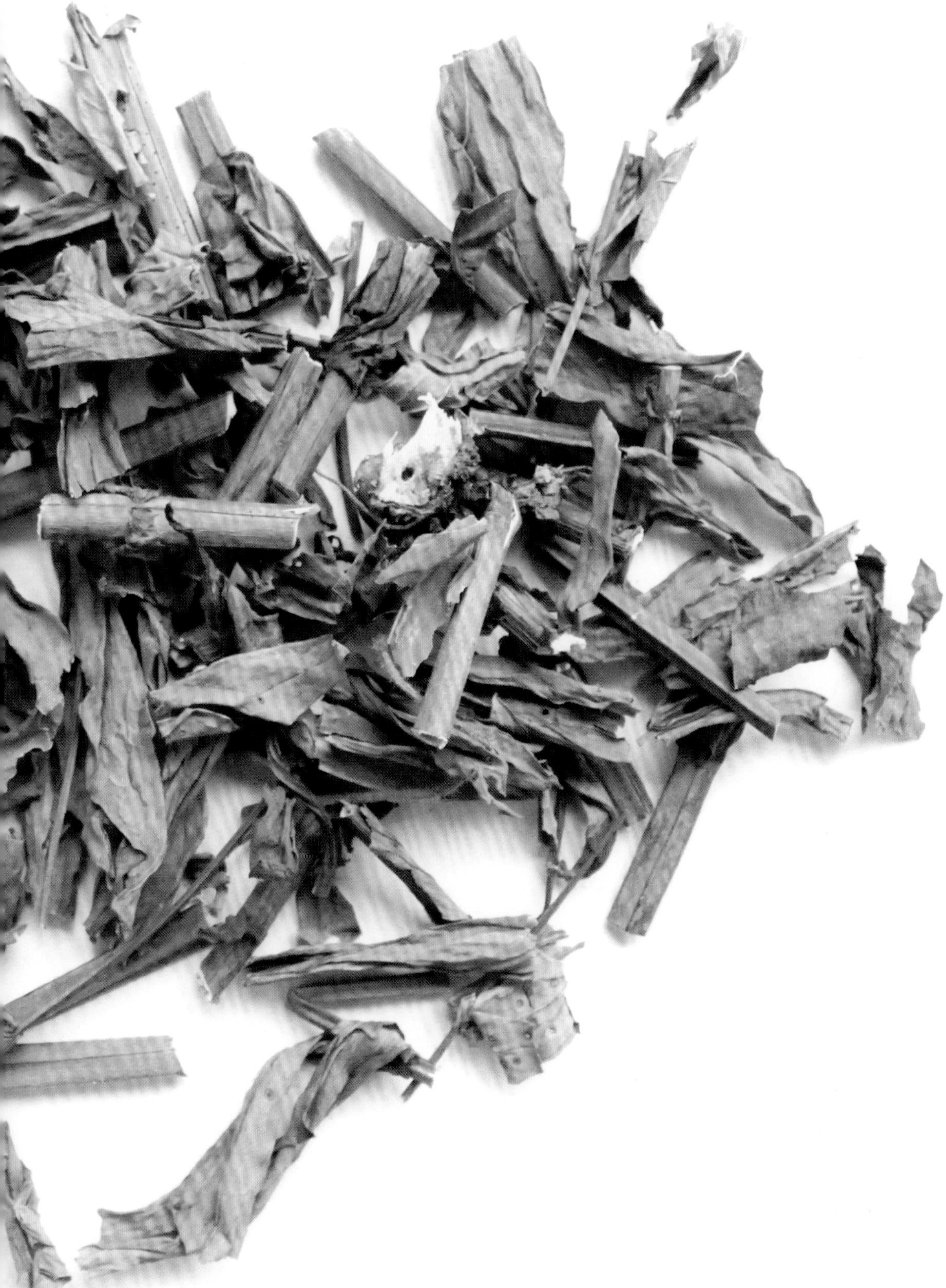

元宝草饮片

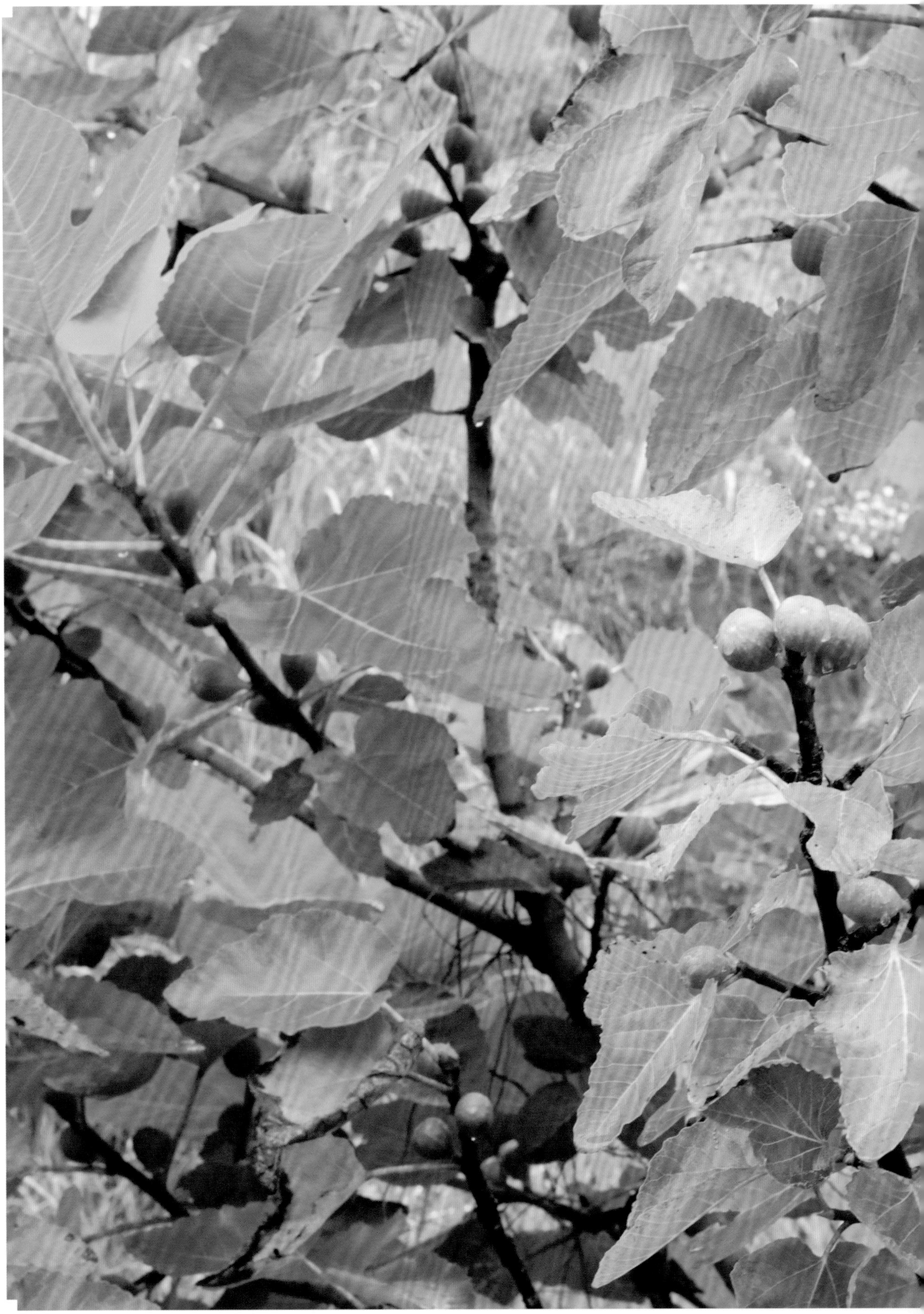

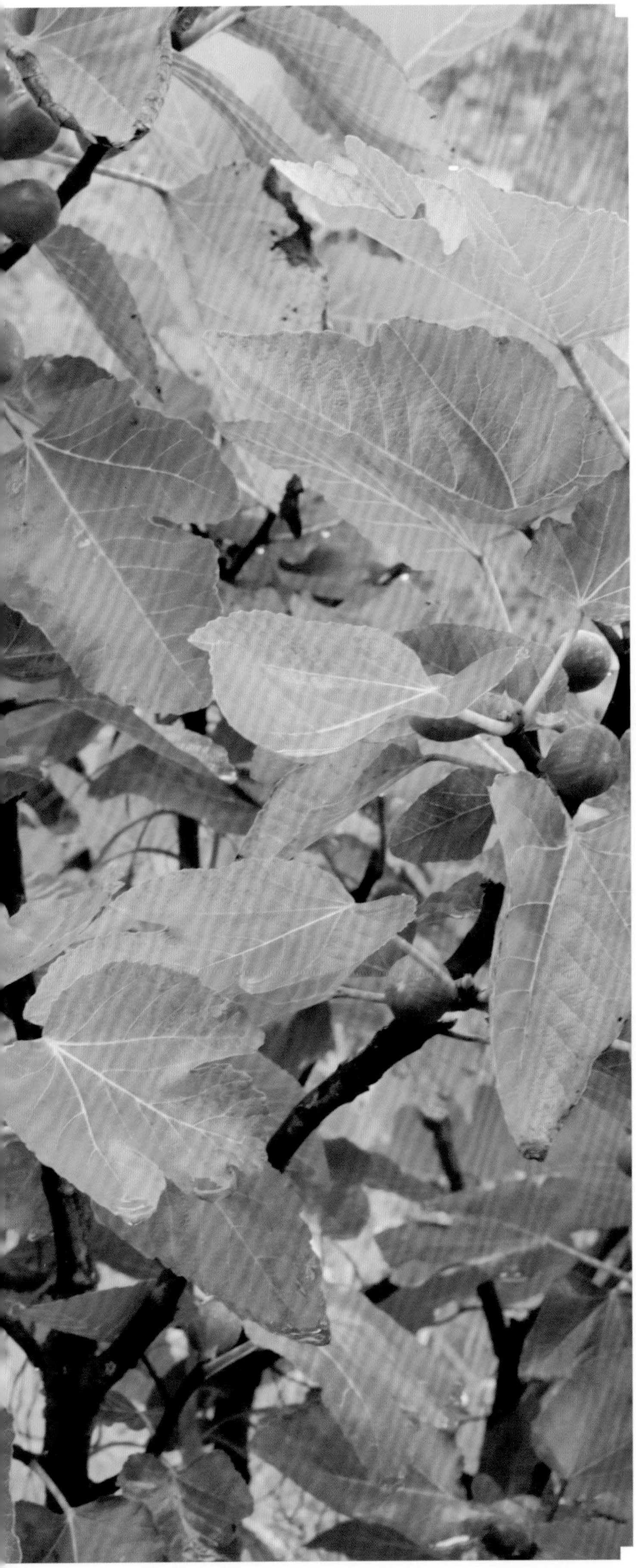

# 无花果

【壮药名】华浮咕。

【别　名】密果、文仙果、映日果、树地瓜、奶浆果、明目果。

【来　源】本品为桑科植物无花果 *Ficus carica L.* 的果实。

【性味归经】味苦，性冷。归肺、胃、大肠经。

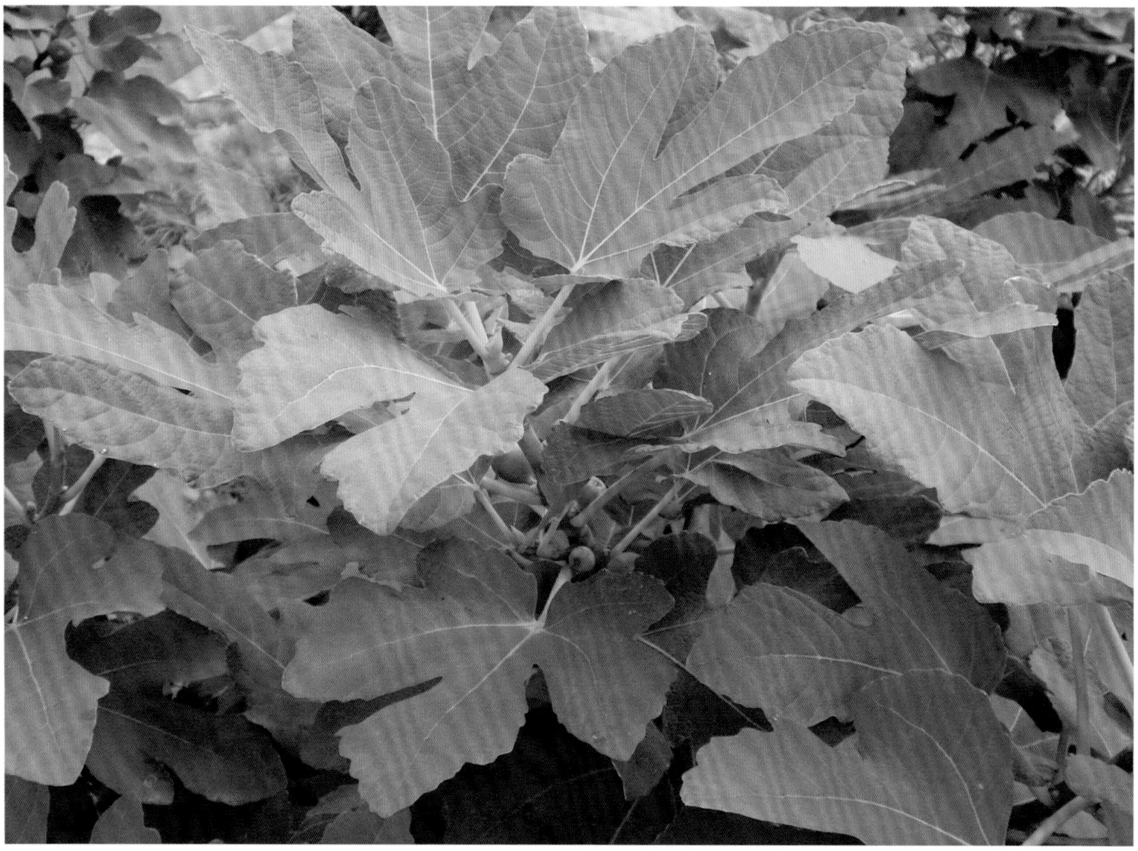

无花果

## 识别特征

落叶灌木或小乔木，高 3 ~ 10 m，有乳汁。多分枝，小枝直立，粗壮；树皮灰褐色，皮孔明显。单叶互生，叶柄长 2 ~ 5 cm；叶片厚纸质，近圆形，长 11 ~ 24 cm，宽 9 ~ 22 cm，掌状 3 ~ 5 深裂，裂片卵形，顶端钝，基部心形，边缘波状或有粗齿，上面粗糙，下面密生黄褐色短柔毛；基生脉 3 ~ 5 出，侧脉 5 ~ 7 对，托叶卵状披针形，长约 1 cm，早落。花序托单生长于叶腋，梨形；雄花和瘿花生于一花序托内壁口部，雄蕊 2 枚，花被片 3 ~ 4；瘿花花柱侧生而短；雌花生于另一花序托中，子房卵圆形，花柱侧生，柱头 2 裂，花被片 3 ~ 4，成熟的花序托紫黑色。果期 8—9 月。

## 生境分布

生长于干燥、向阳、土壤深厚的地方，以及海平面到海拔 1700 m 的岩石地带。全国各地均有栽培。

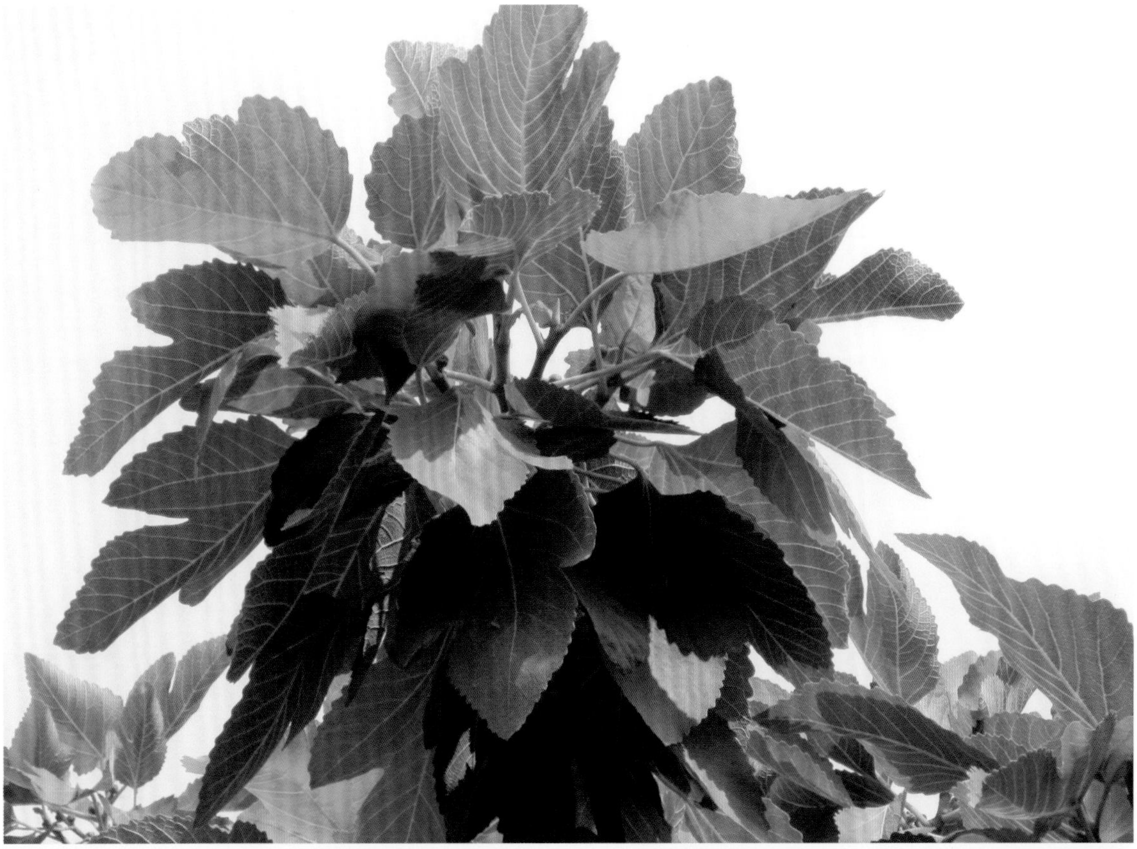

无花果

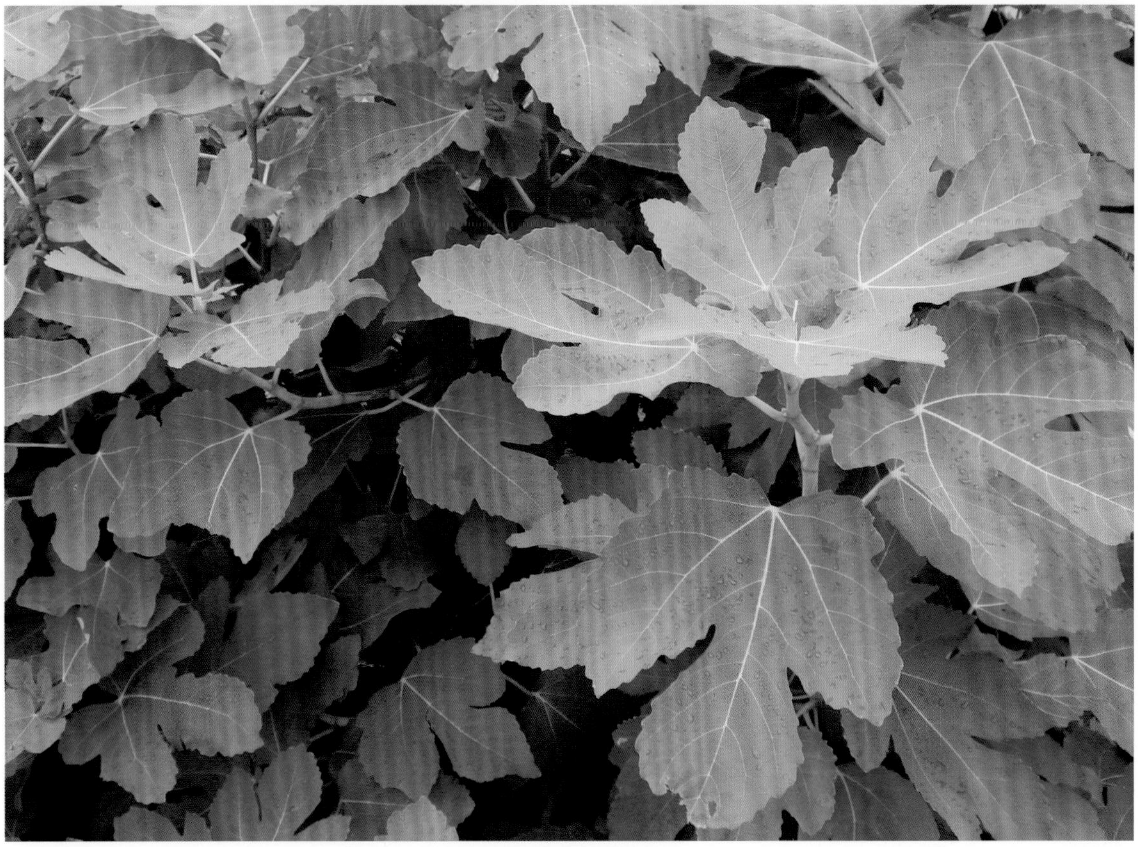

无花果

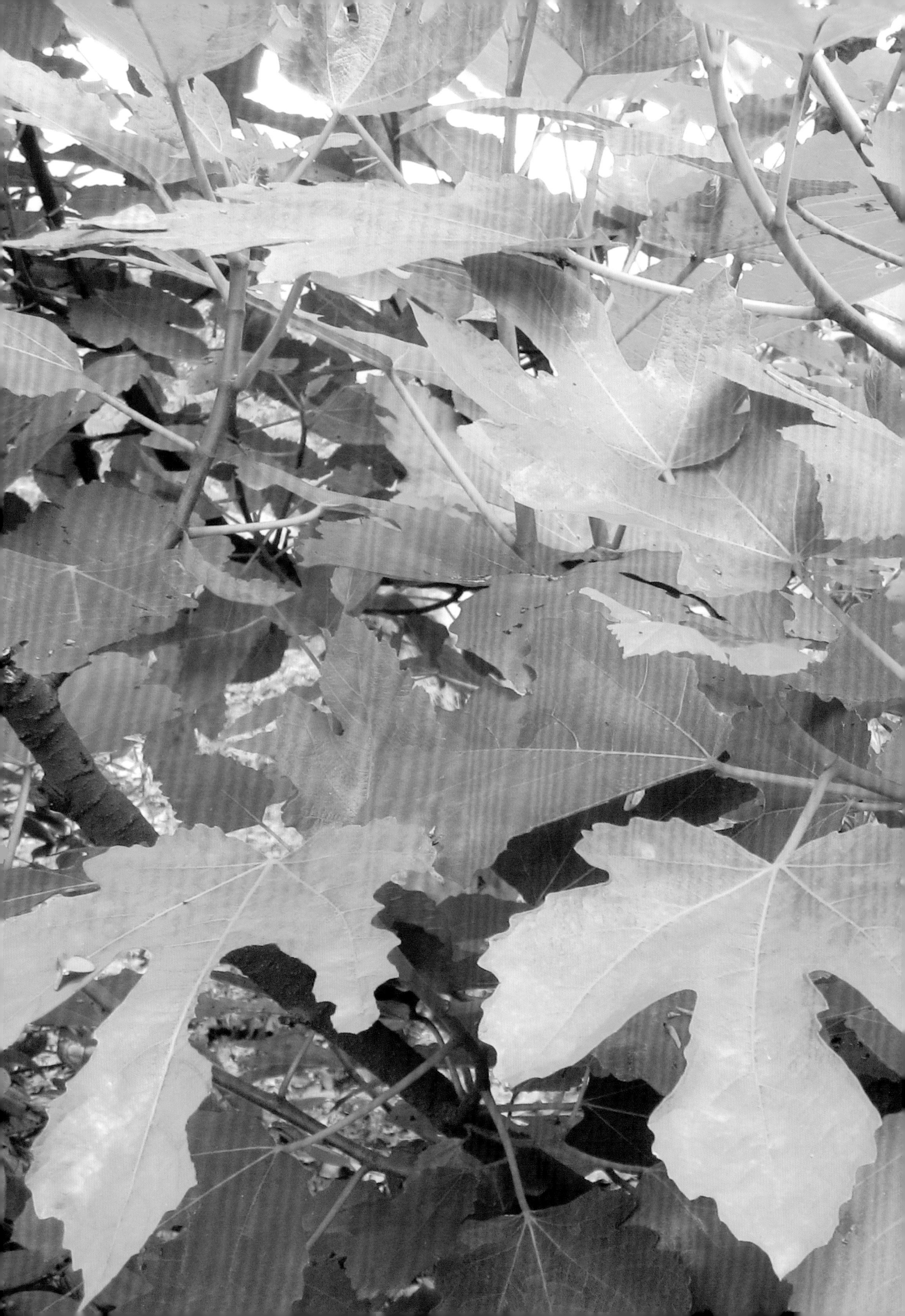

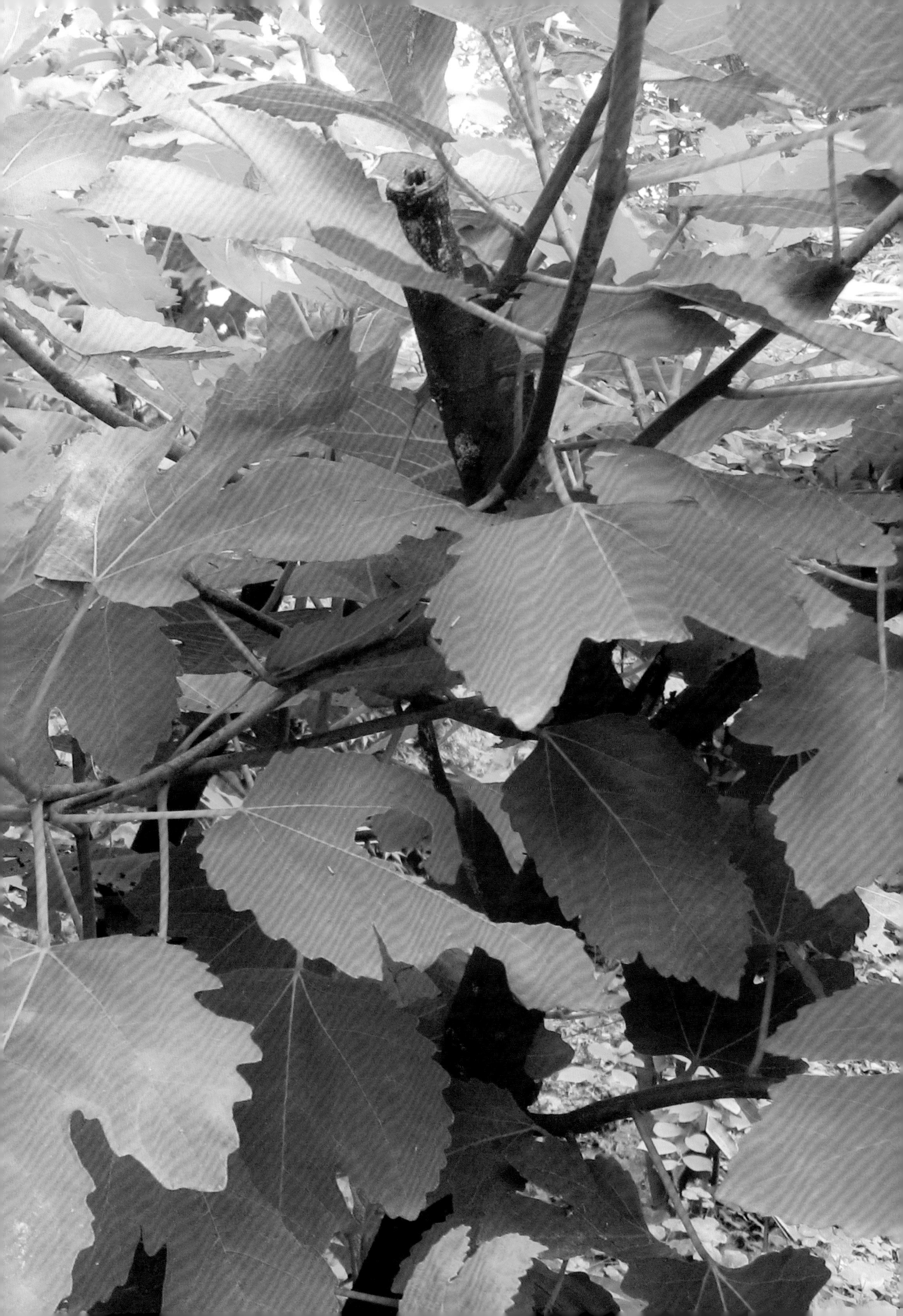

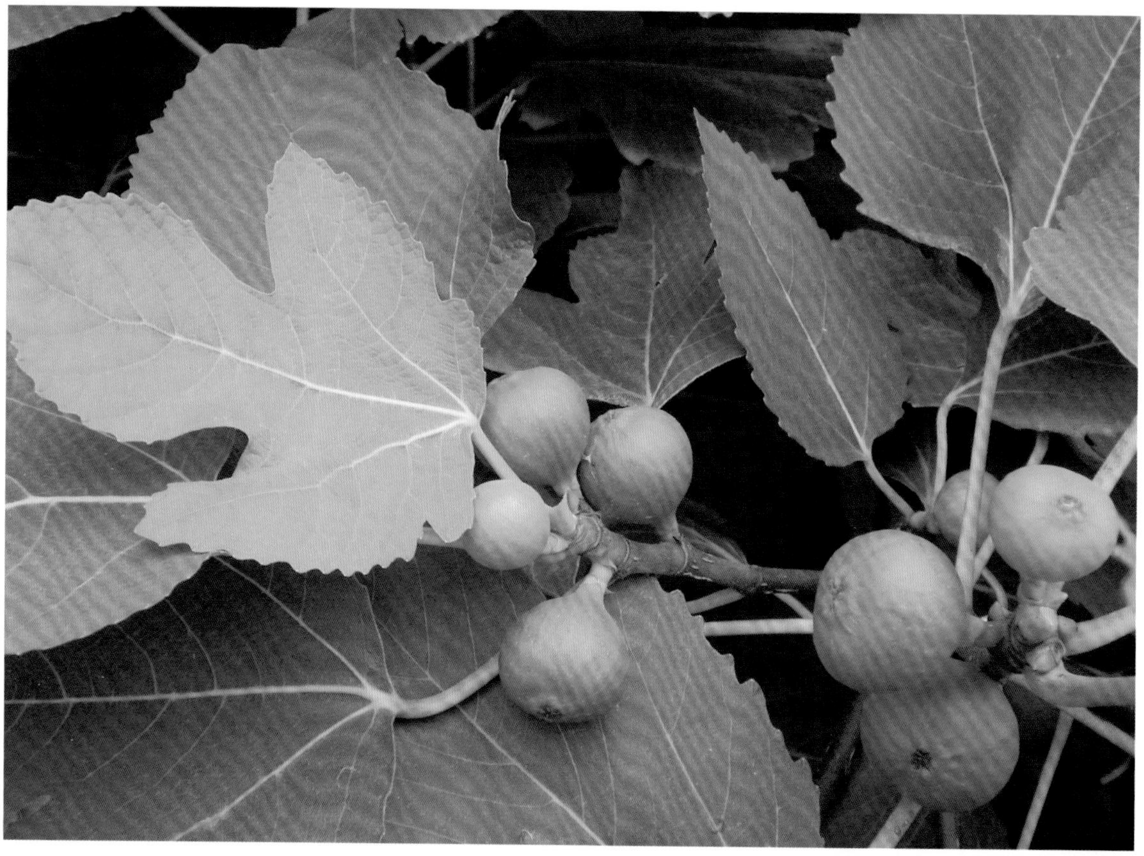

无花果

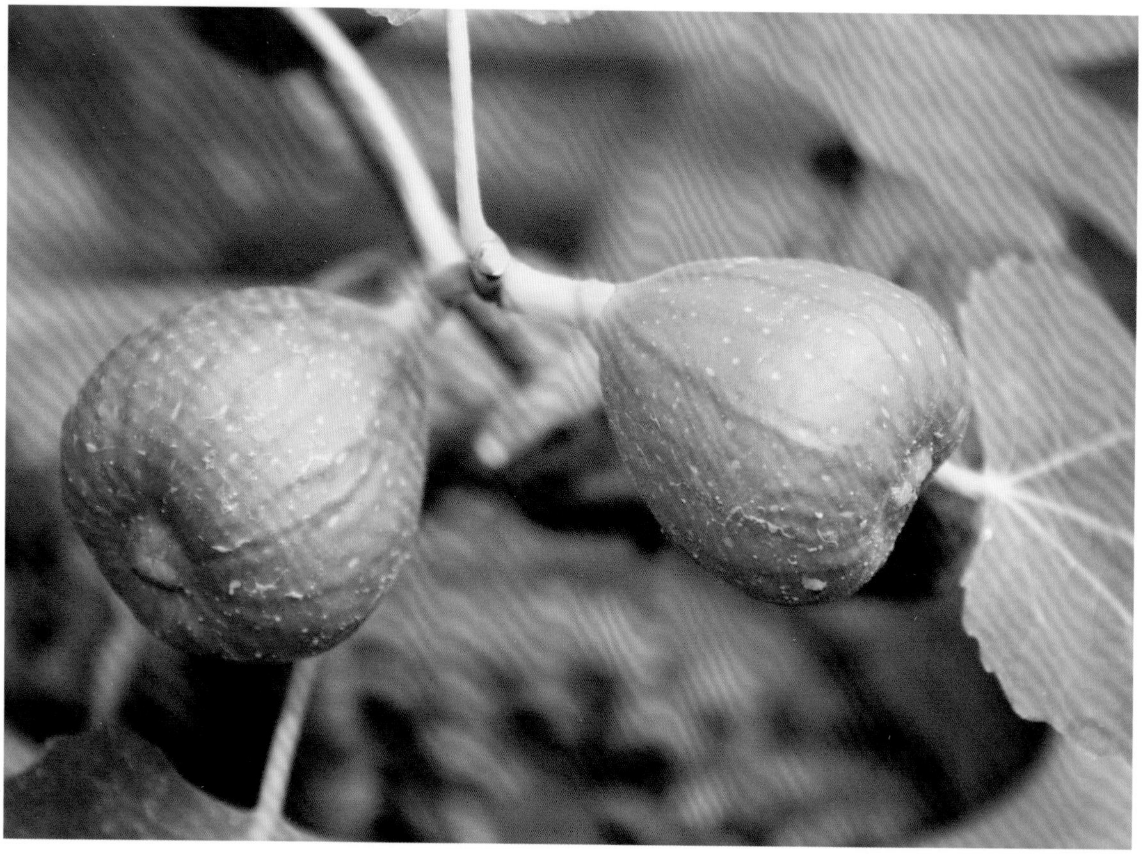

无花果

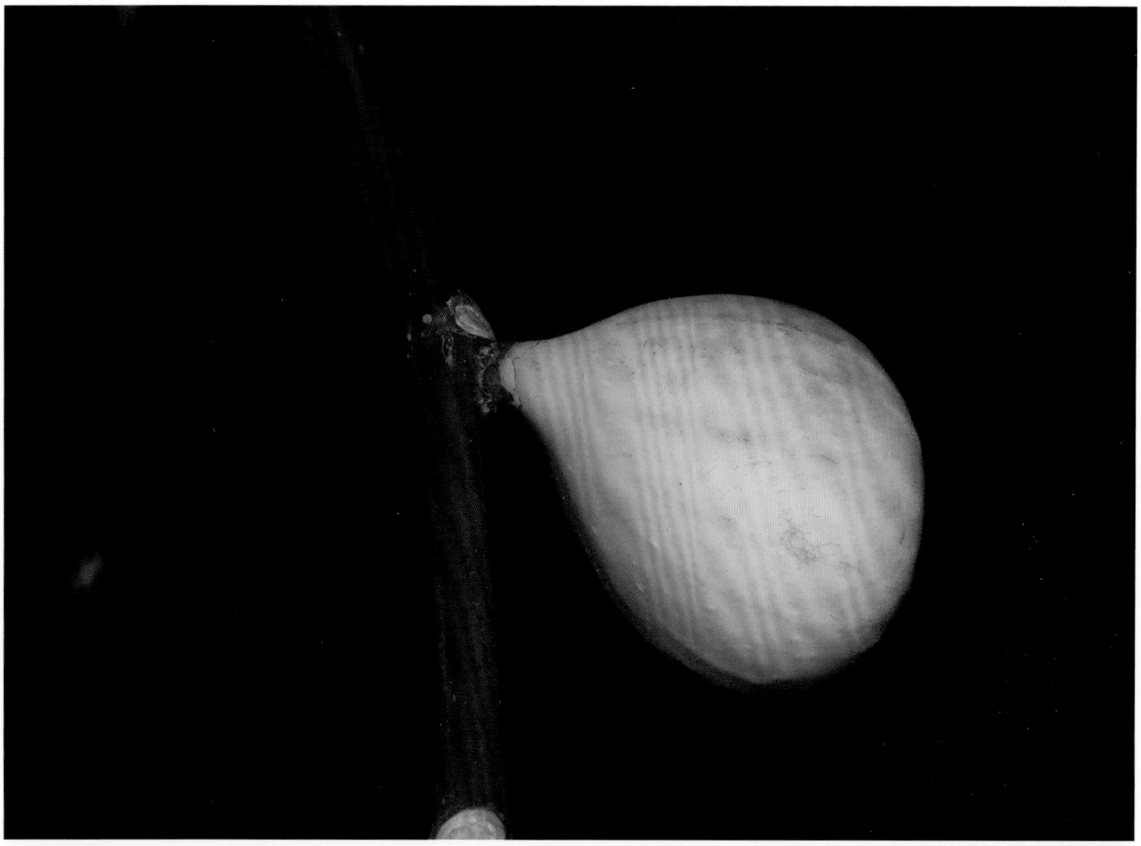
无花果

## 采收加工

7—10 月花序托呈绿色时，分批采摘，用开水烫后，晒干或烘干。

## 药材鉴别

本品花托呈倒圆锥形或类球形，长约 2 cm，直径 1.5 ~ 2.5 cm；表面淡黄棕色至暗棕色或青黑色，有波状弯曲的纵棱线，顶端稍平截，中央有圆形突起，基部较狭，带有果柄及残存的苞片；质坚硬，横切面黄白色，内壁着生众多细小瘦果，有时上部尚见枯萎的雄花。瘦果卵形或三棱状卵形，长 1 ~ 2 mm，淡黄色，外有宿萼包被。气微、味甜、略酸。以干燥、青黑色或暗棕色，无霉蛀者为佳。

## 功效主治

润肺止咳，健脾开胃，解毒消肿。主治咳嗽，便秘，乳汁稀少，食欲不振，脘腹胀痛，咽喉肿痛，带下，痔疮。

## 用法用量

内服：10 ~ 100 g，煎汤。

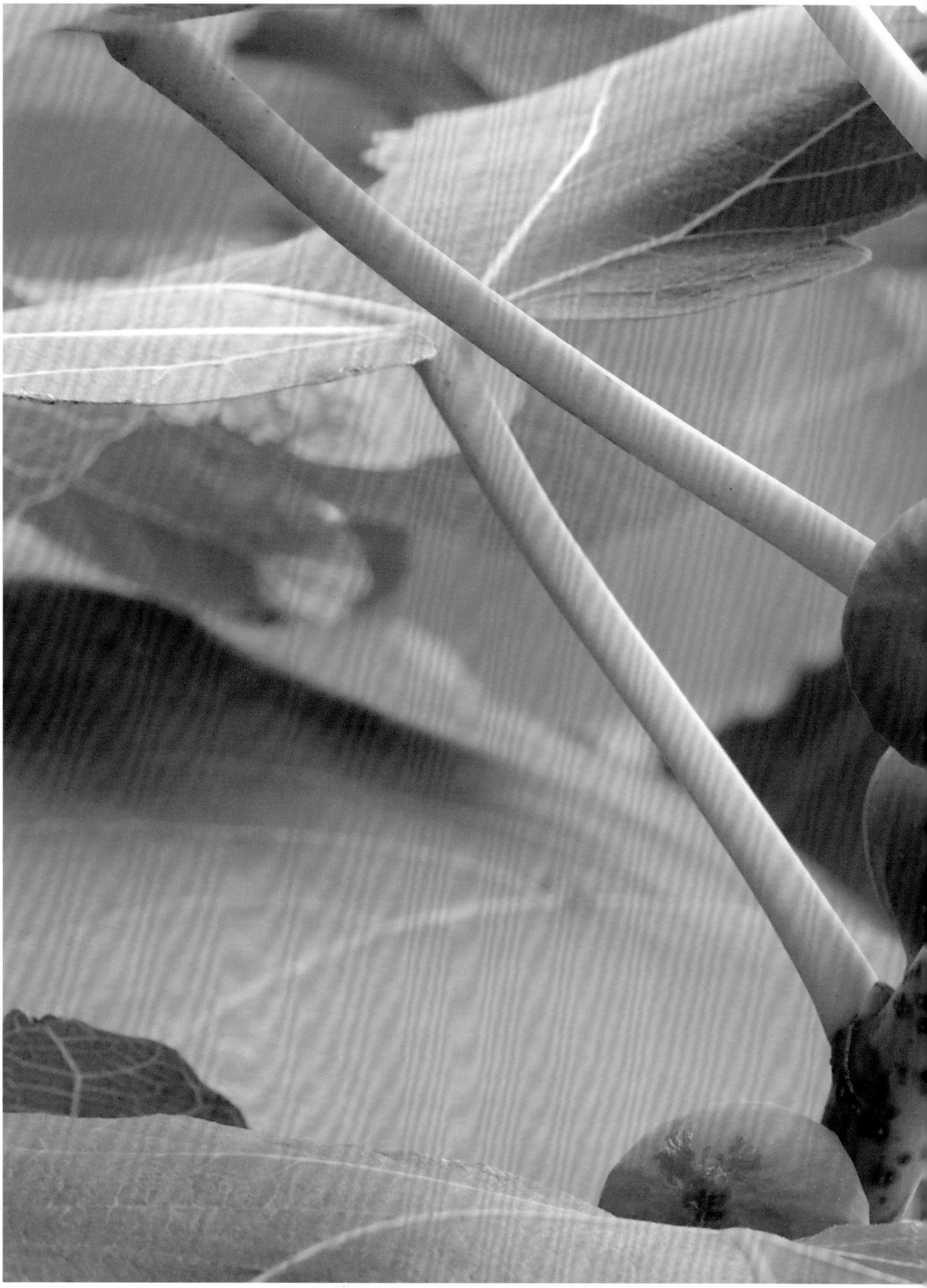

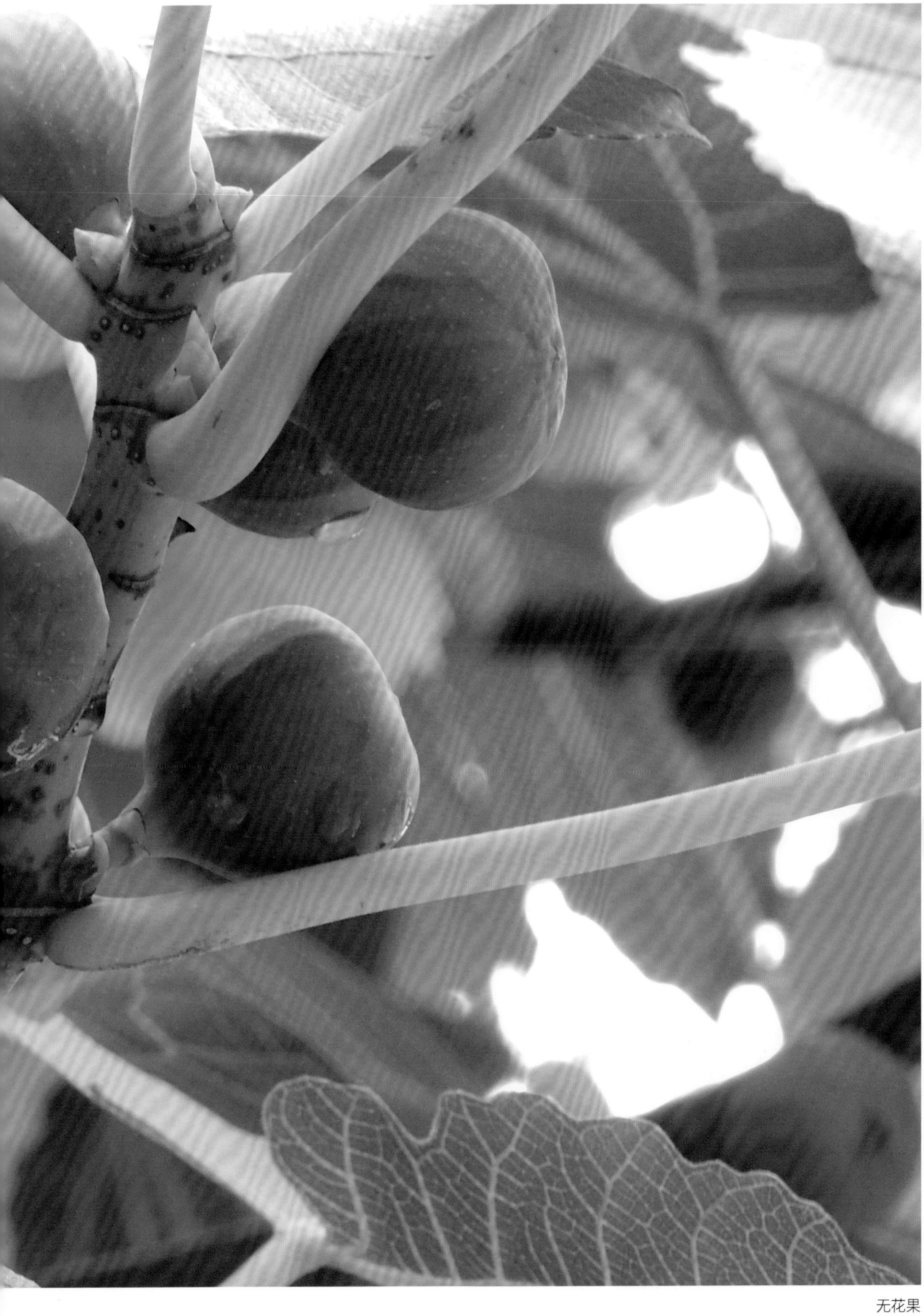

无花果

## 民族药方

**1. 支气管炎，久咳** 无花果 15 g。调冰糖服。

**2. 痔疮** ①鲜无花果生吃或干无花果适量，猪大肠 1 段。水煎服。②无花果枝及果 90 g。煨水服。③无花果 25 g，鲜鹅不食草 60 g。煎水，先熏后洗。

**3. 缺乳** ①无花果 60 g，萝藦藤 30 g。炖猪脚服。②无花果 5 个，阳雀花根 30 g。炖肉吃。

**4. 小儿腹泻** 无花果 30 g，红糖 15 g。无花果炒焦后加红糖，煨水服。

**5. 寻常疣** 无花果果汁或叶柄折断处的白汁适量。擦洗周围皮肤，每日 2 次，每次 20 分钟。

**6. 咽喉刺痛** 无花果适量。研细末，吹喉。

**7. 肺热声嘶** 无花果 25 g。水煎调冰糖服。

**8. 久泻不止** 无花果 5 ~ 7 枚。水煎服。

**9. 疝气** 无花果两个，小茴香 10 克。水煎服。

**10. 哮喘** 无花果适量。捣汁半杯，开水冲服，每日 1 次。

## 使用注意

脾胃虚者不宜食用。

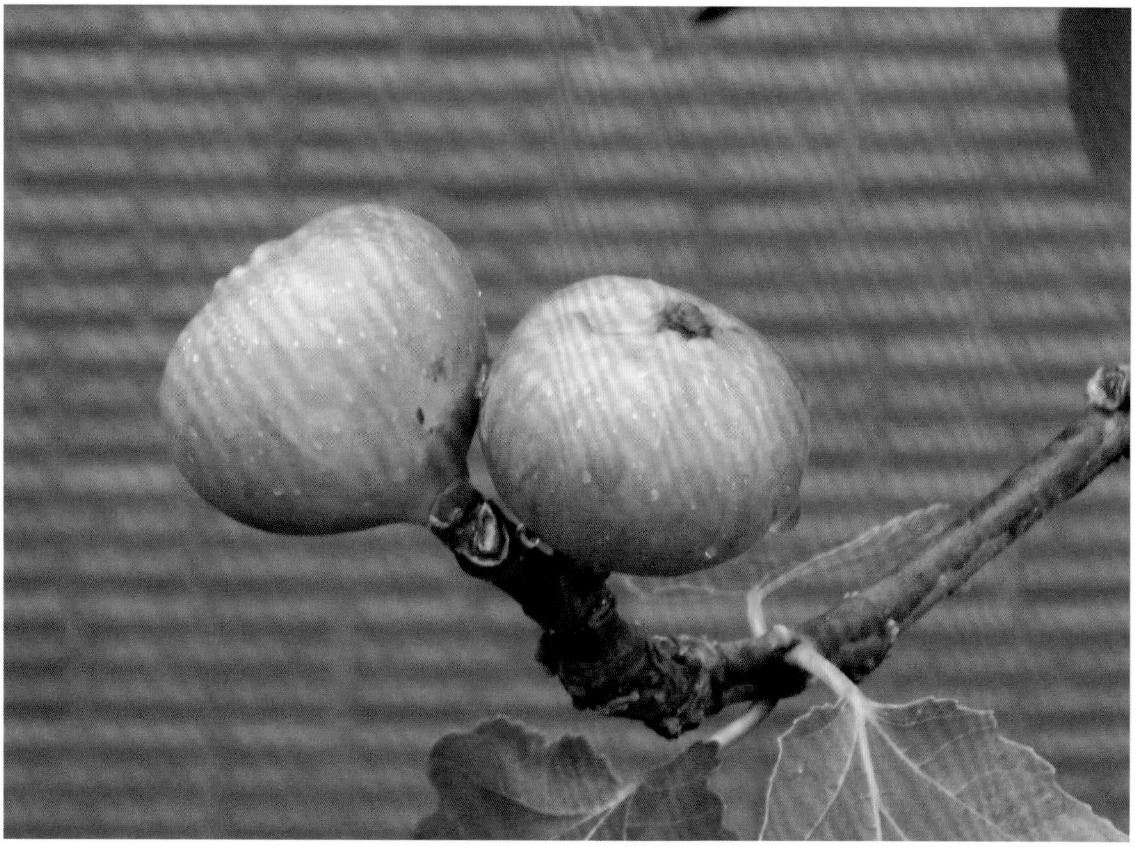

无花果

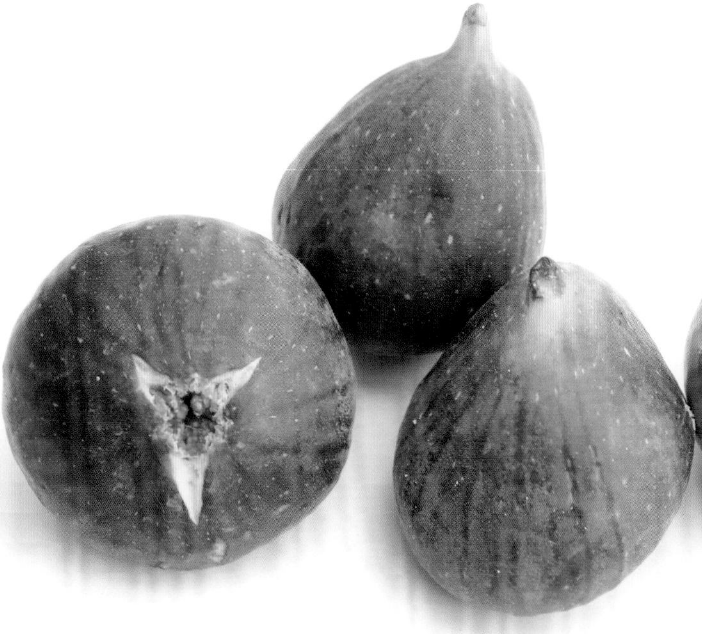

无花果

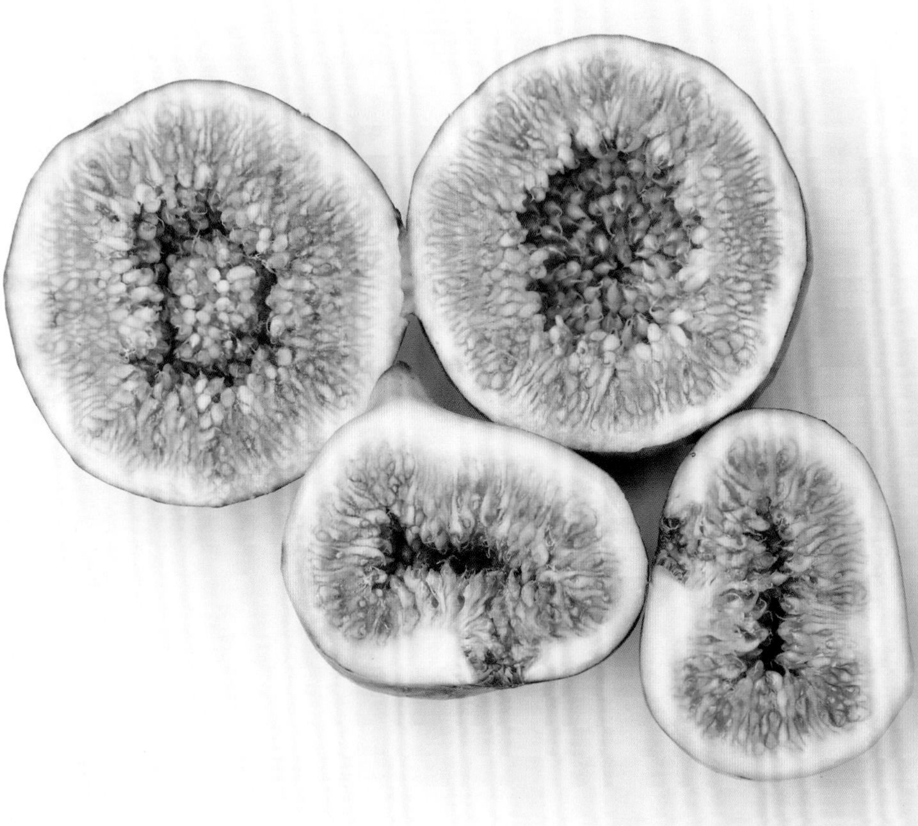

无花果药材

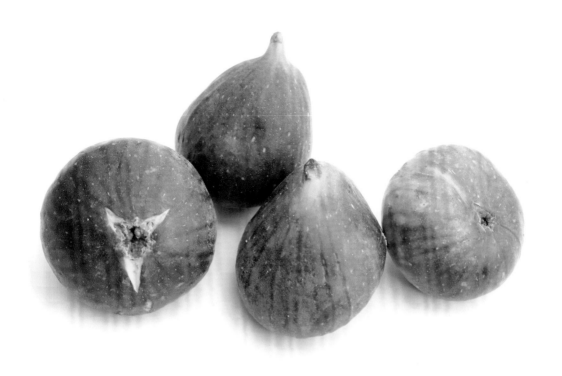

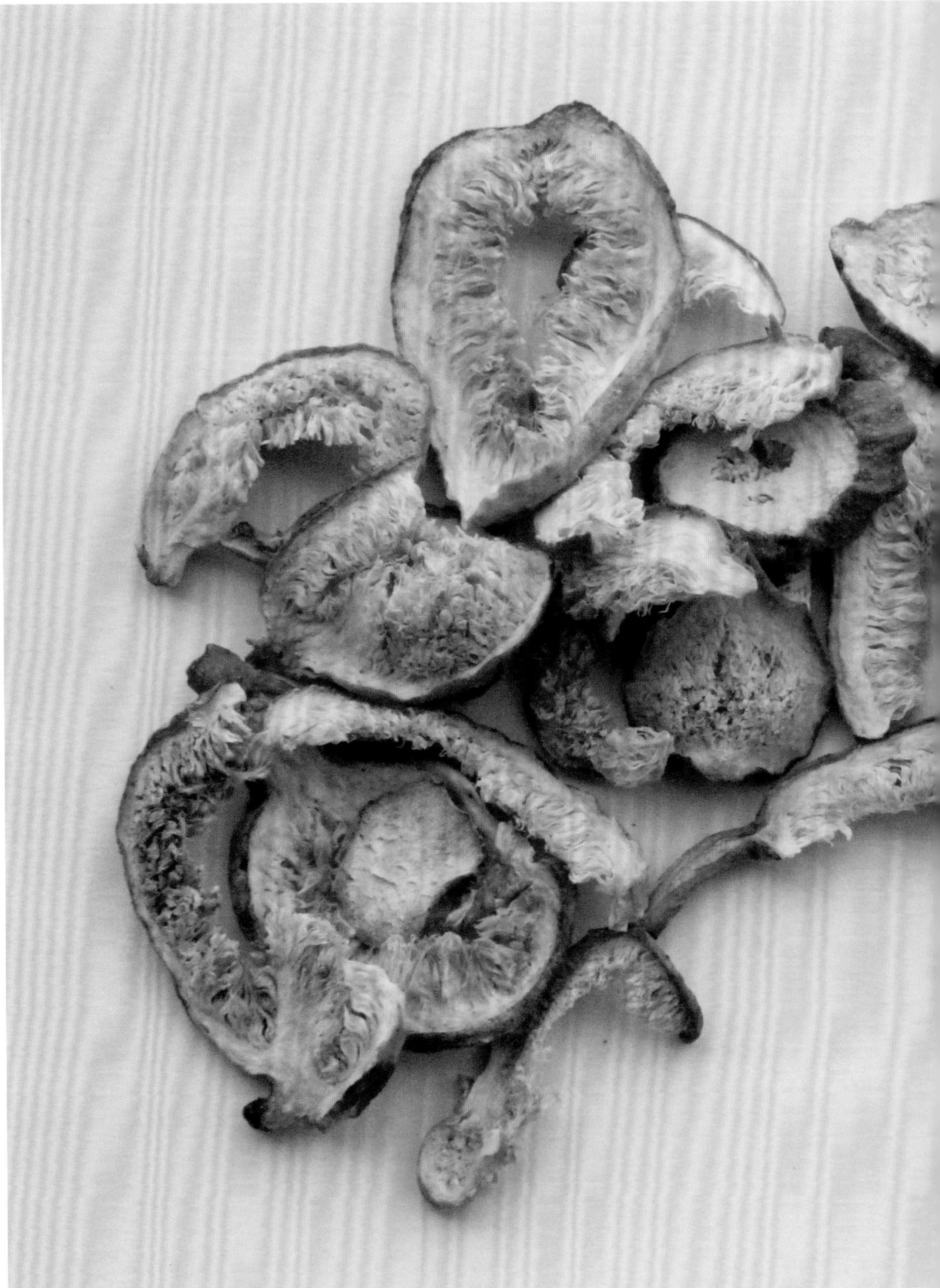

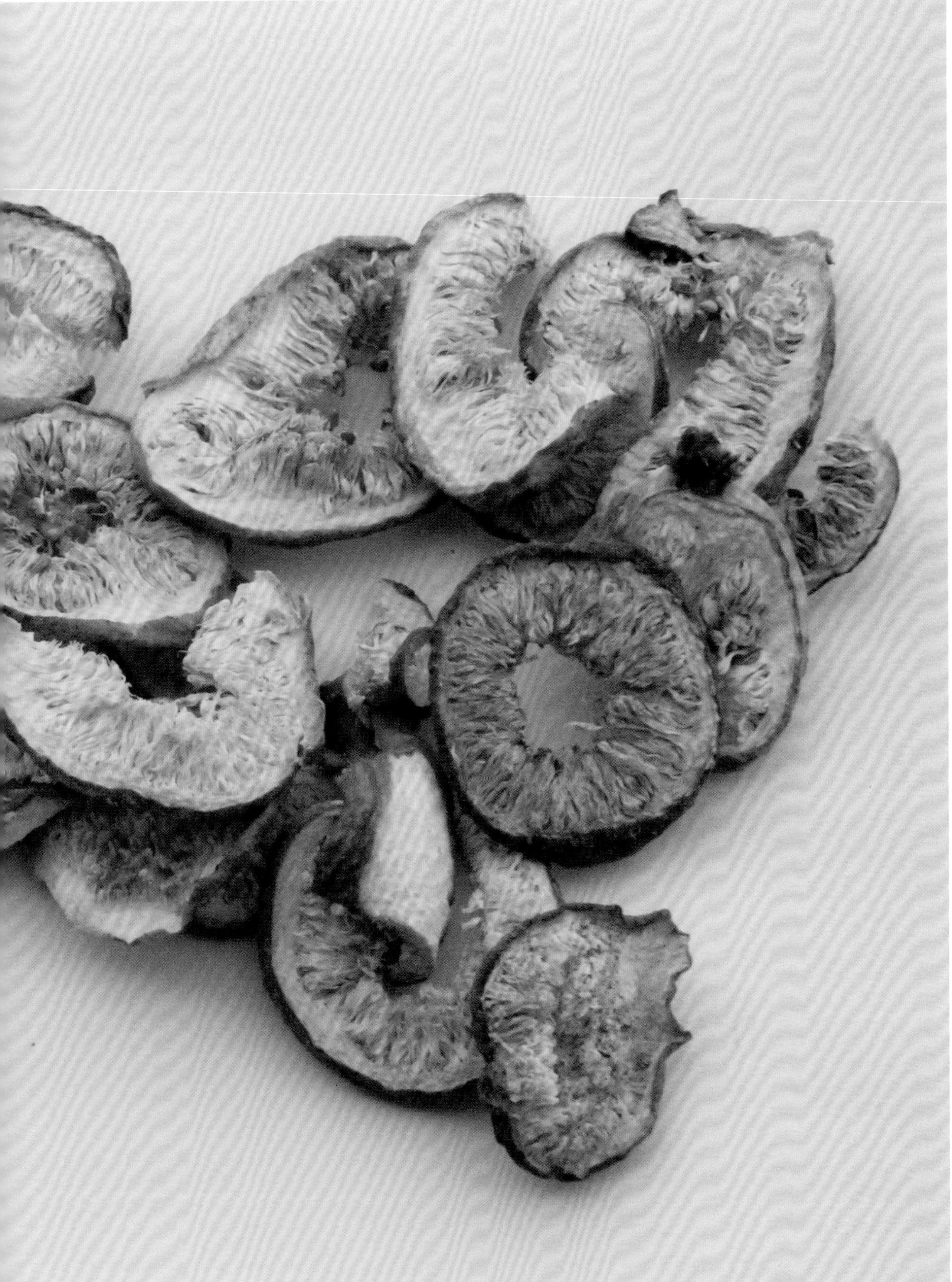

无花果饮片

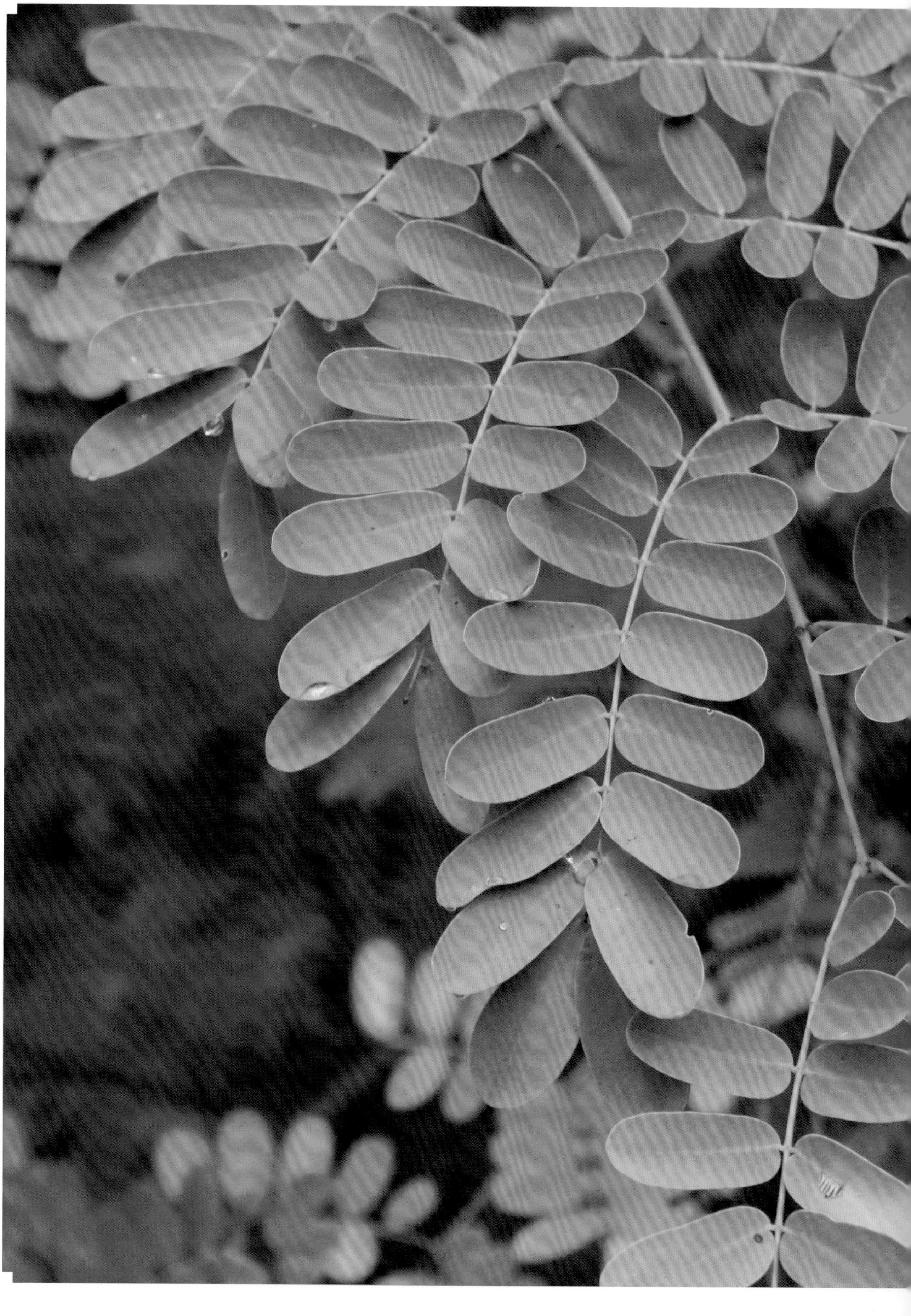

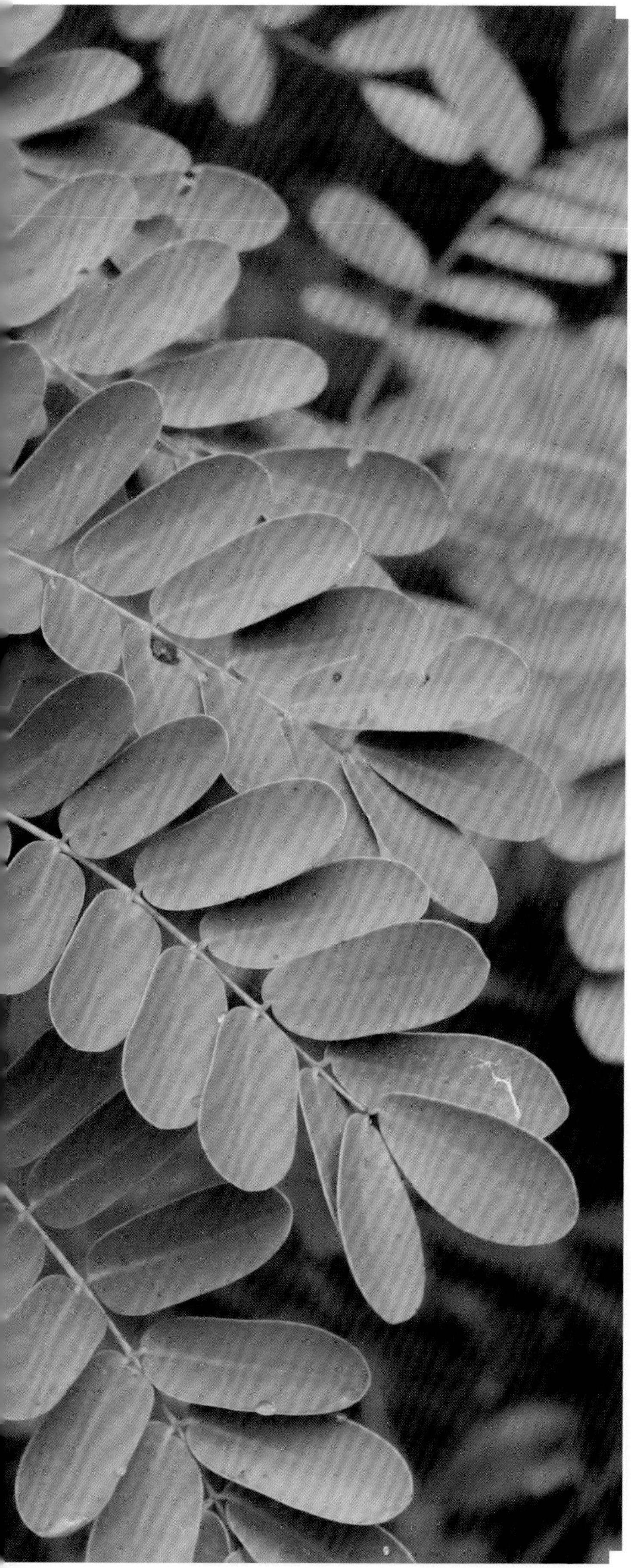

# 云实

【壮药名】宛督痧。

【别　名】牛王刺、黄牛刺、药王子、百鸟不停、老虎刺尖。

【来　源】本品为豆科植物云实 *Caesalpinia decapetala*（Roth.）Alston 的根或根皮。

【性味归经】味辣，性热。归肺、大肠经。

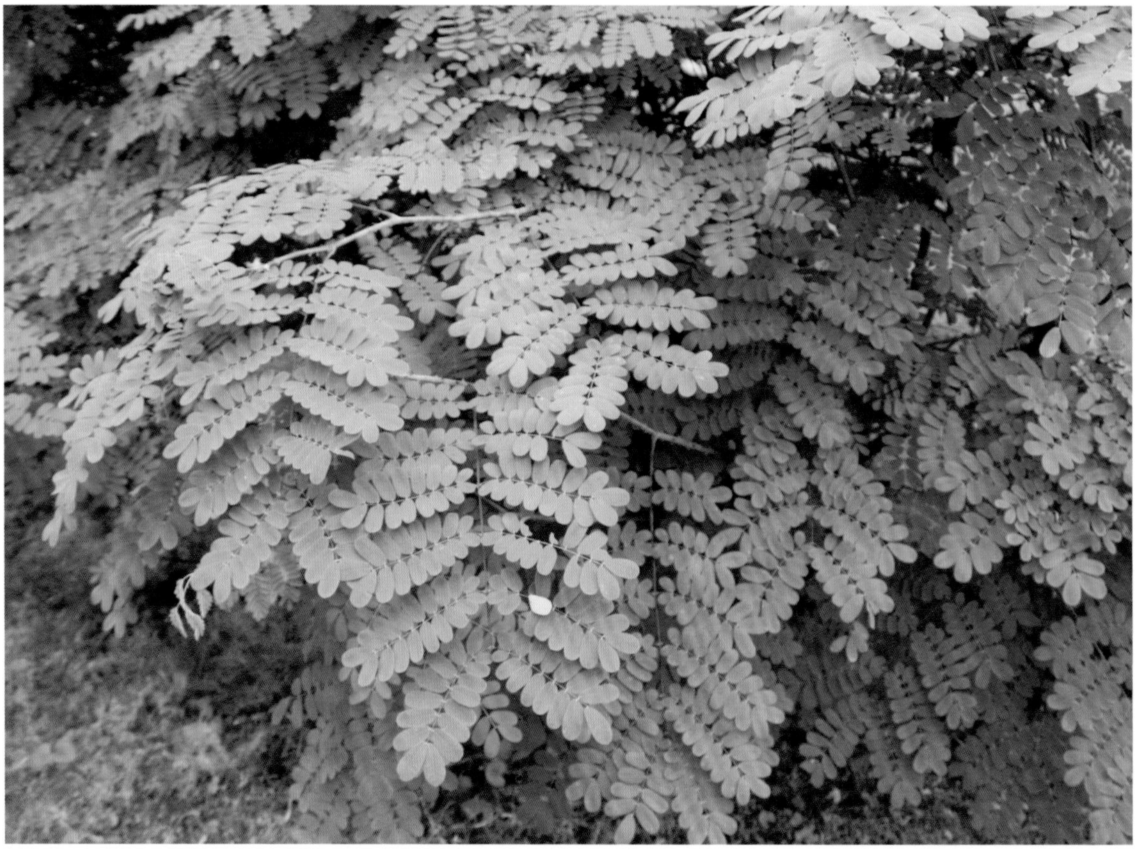

云实

## 识别特征

攀缘灌木，高约 4 m。幼枝密被棕色柔毛，老即脱落；茎枝浅棕红色，具倒钩状短刺。2 回羽状复叶，互生，长 20 ~ 30 cm，羽片 3 ~ 10 对，有柄，长有钩刺；小叶 6 ~ 12 对，膜质，长圆形，长 1.0 ~ 1.5 cm，宽 0.6 ~ 1.5 cm，先端钝或微缺，基部圆，全缘，两面被柔毛。总状花序，顶生，长 15 ~ 30 cm；花对称，花冠黄色，萼片 5，被柔毛，花瓣 5，膜质，倒卵形；雄蕊 10，分离，基部被柔毛；子房上位，1 室，有胚珠数颗。荚果长椭圆形，扁而偏斜，长 6 ~ 12 cm，宽 2 ~ 3 cm，有缘，沿腹缝有宽 2 ~ 4 mm 的狭翅；种子 6 ~ 9 粒，扁圆形，棕黑色。花期 4—5 月，果期 7—8 月。

## 生境分布

生长于丘陵、山谷、林缘，灌丛及溪边。分布于华北、华东、中南、西北、西南等地区。

## 采收加工

全年可采，挖根，除去泥沙，洗净，切片或剥取根皮，干燥。

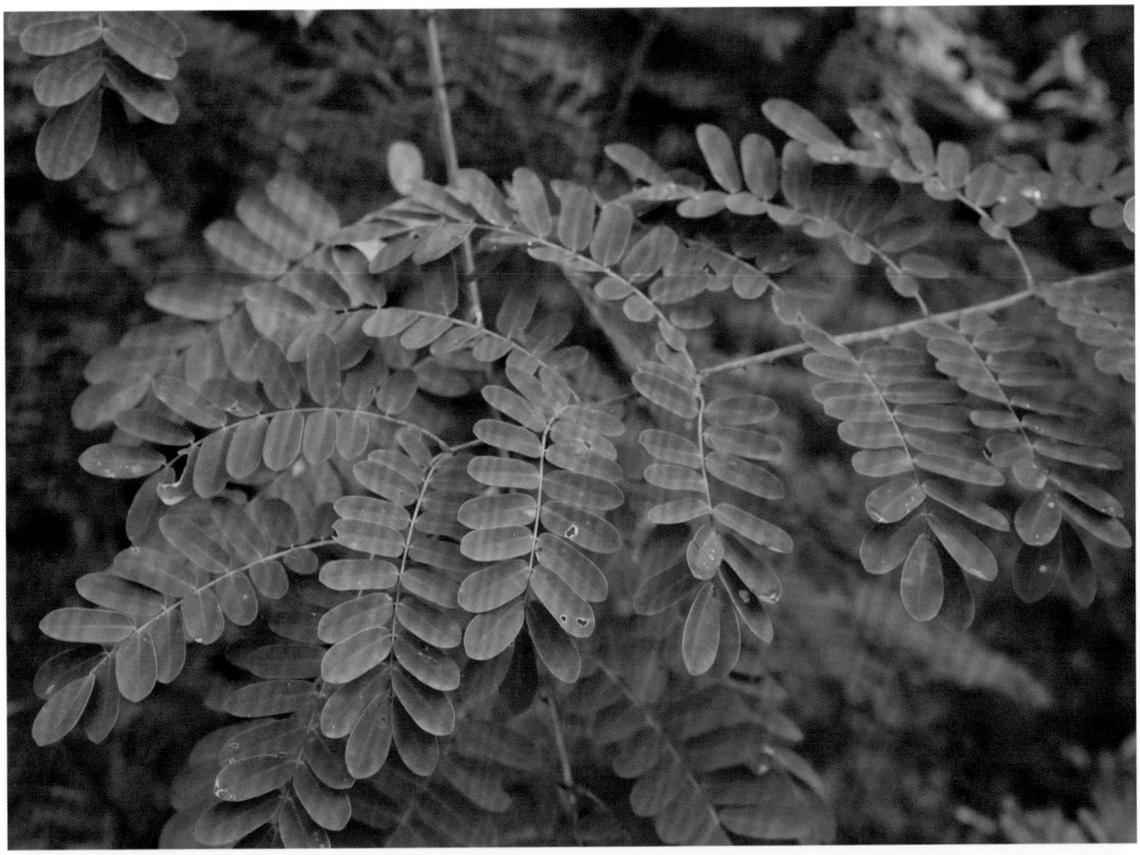

云实

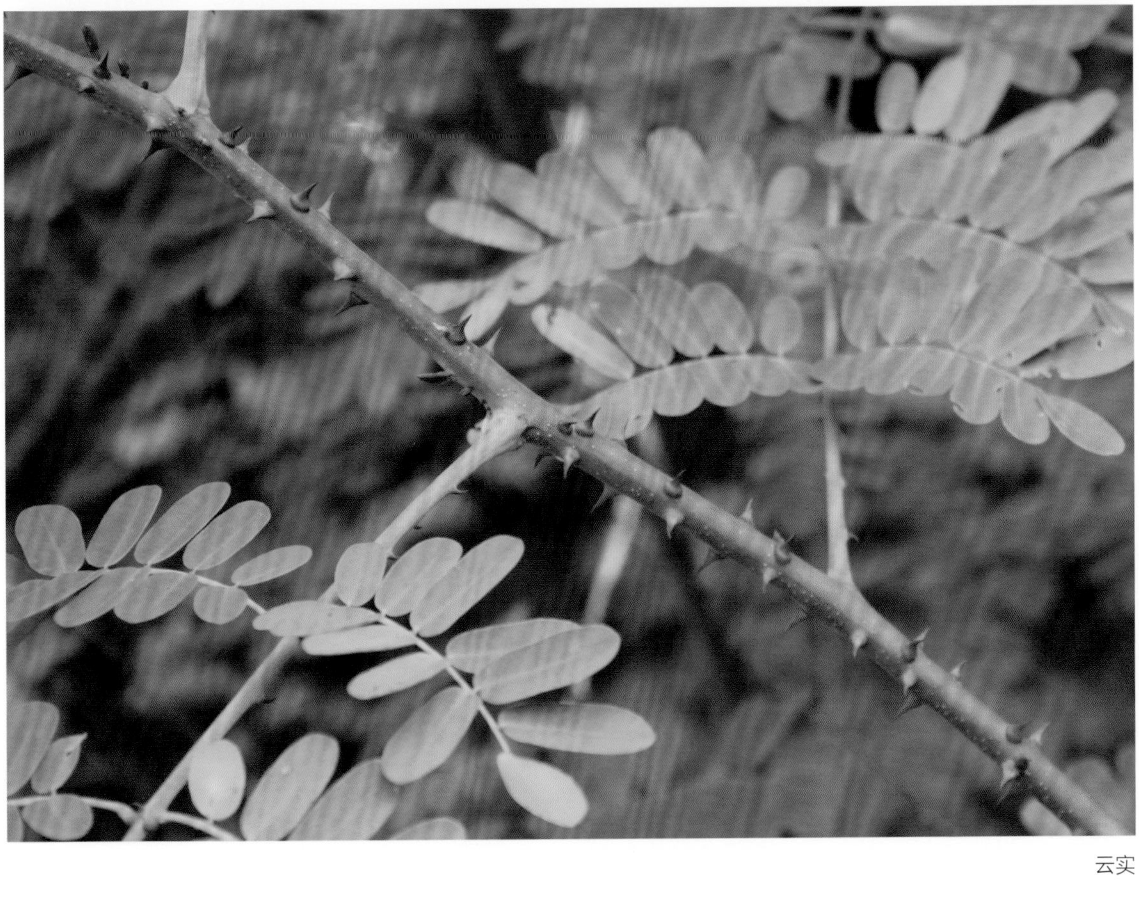

云实

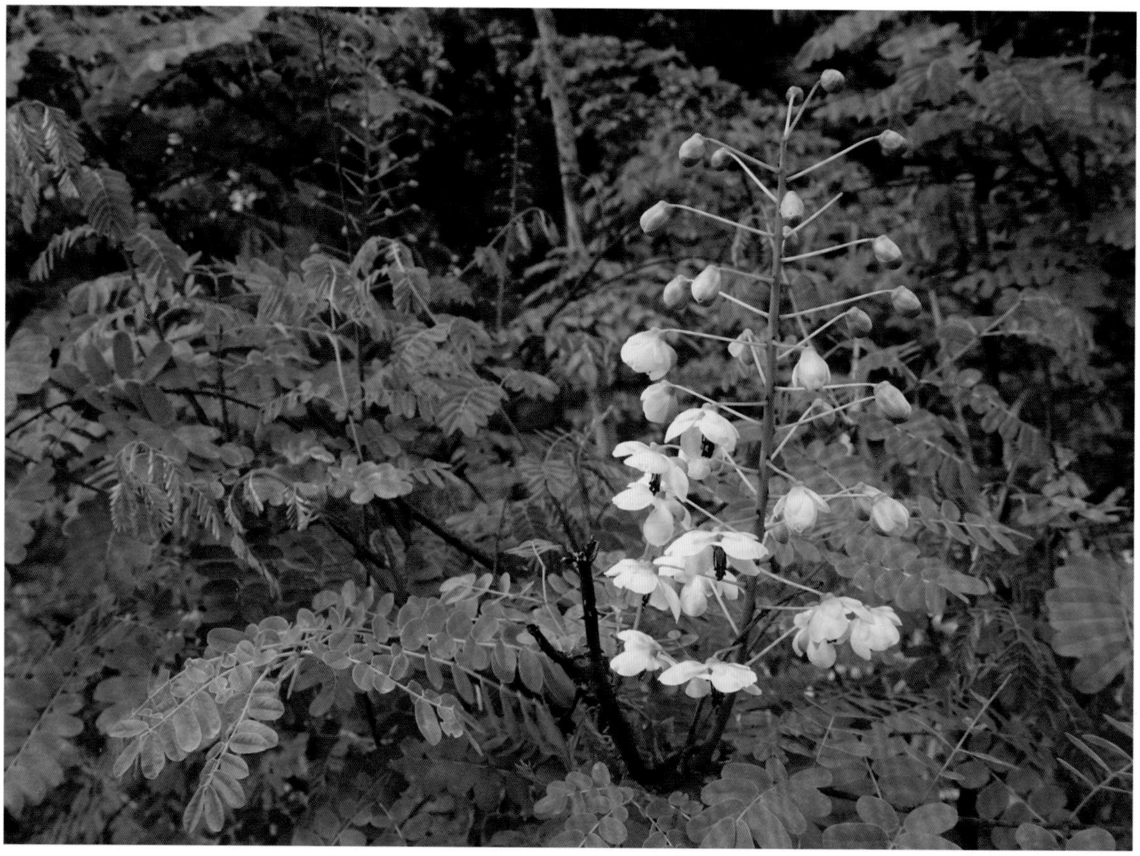

云实

## 药材鉴别

根：圆柱形，弯曲，有分支，不等长，直径 2 ~ 6 cm，根头膨大，外皮粗糙，具纵皱纹及横皮孔，不易折断，灰褐色。断面，皮部棕黄色，木部白色。气微，味辛、涩、微苦。根皮：半卷筒状、槽状或片状，厚 0.2 ~ 0.6 cm，外表皮灰褐色，粗糙，有长 0.2 ~ 0.4 cm 灰白色横向皮孔；内表皮浅灰棕色或红棕色，有纵纹；质脆，易折断；断面可见颗粒状维管束；嚼之口感粗糙。气微，味涩、微苦。

## 功效主治

解表散寒，止咳祛痰，祛风，除湿。主治感冒咳嗽，支气管炎，身痛，腰痛、喉痛，跌扑损伤，风湿疼痛，皮肤瘙痒，蛇咬伤。

## 用法用量

内服：15 ~ 30 g，煎汤；或泡酒服。外用：适量，捣烂外敷。

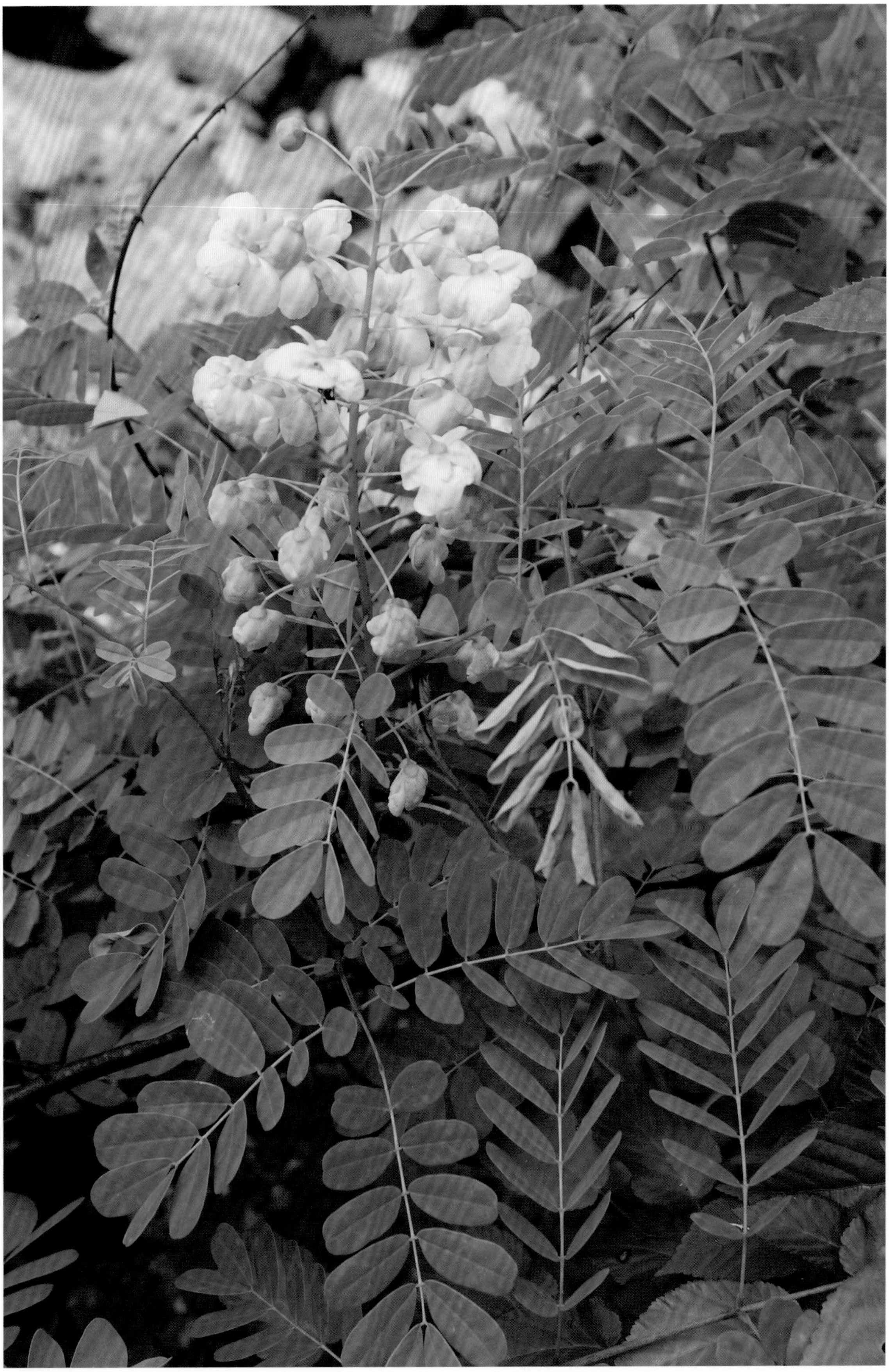

云实

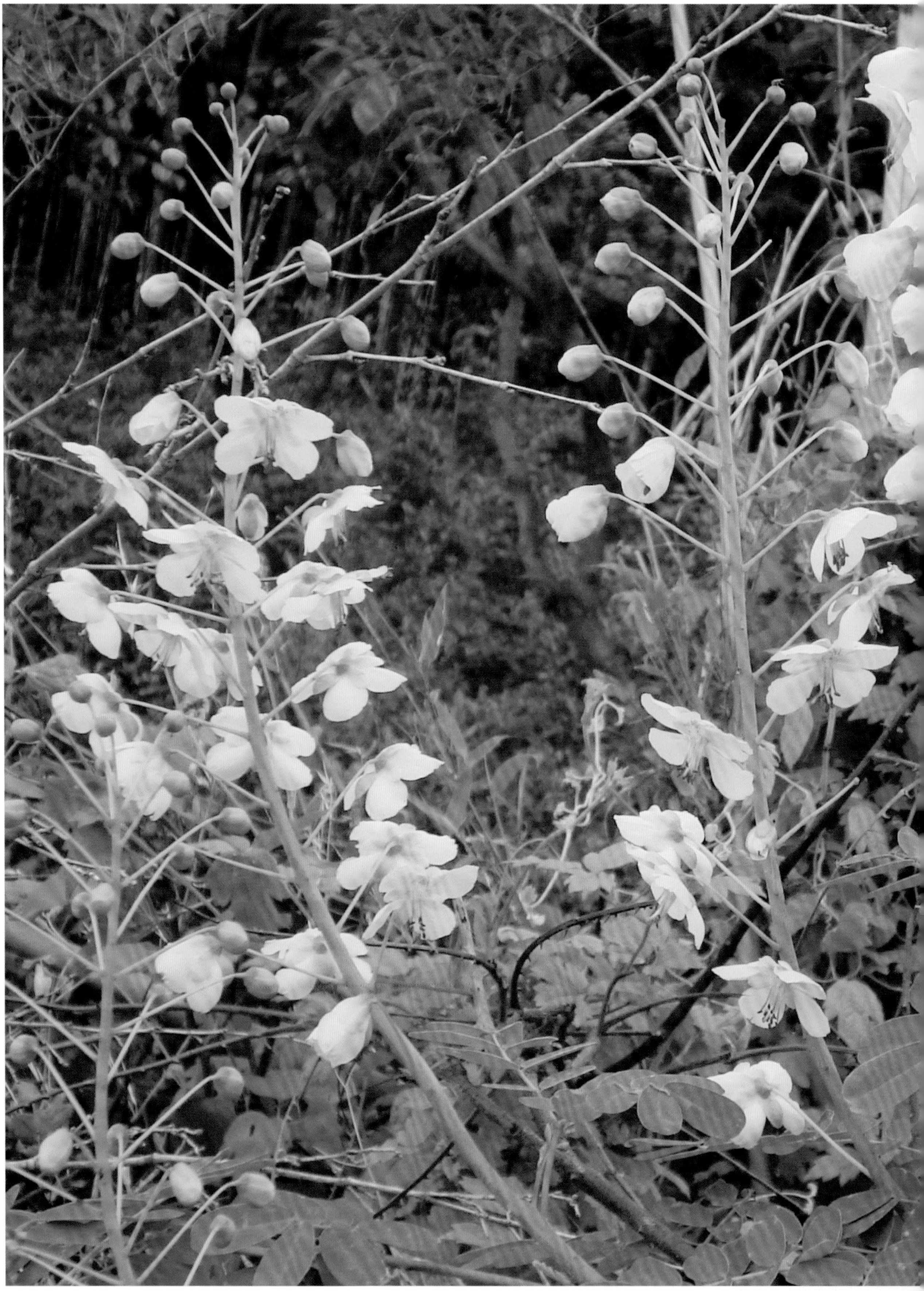

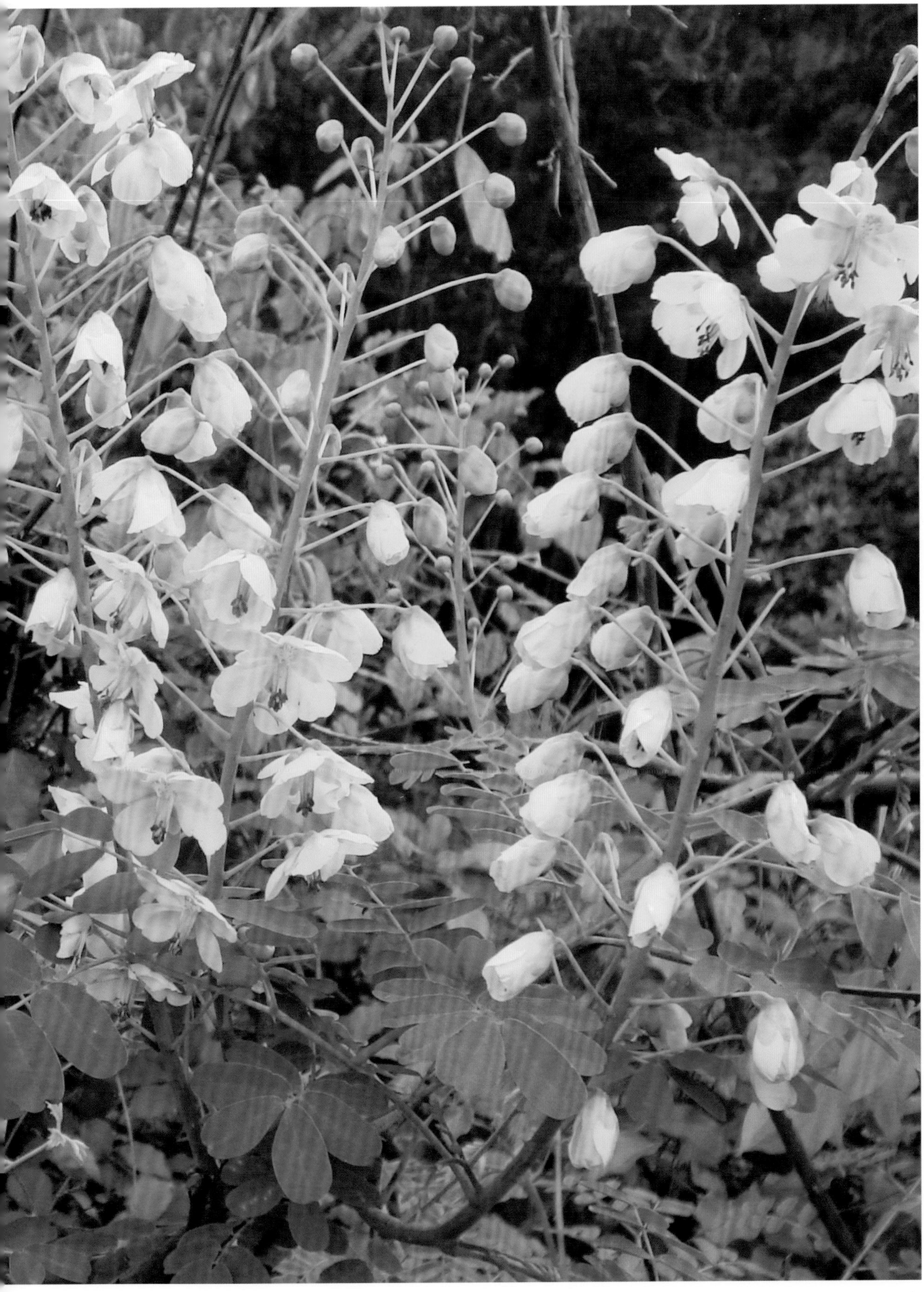

云实

## 民族药方

**1．头痛咳嗽，身寒肢冷** 云实根皮、马鞭草各5 g，南布正7 g，生姜10 g。水煎服。

**2．风寒感冒** 云实根15 g。蒸酒或煨水服。

**3．冷骨风** 云实根、透骨香各9 g，木姜子15 g。泡酒服。

**4．变应接触性皮炎** 鲜云实根50 ~ 200 g。水煎服并外搽。

**5．疟疾** 云实15 g。水煎服。

**6．痢疾** 云实（炒焦）15 g，红糖25 g。水煎服。

**7．毒蛇咬伤** 云实根、竹叶椒叶、娃儿藤根各50 g，白酒500 ml。浸3 ~ 5日，每次25 ~ 50 ml。另用云实根皮、紫花地丁、半边莲各等份（均需鲜品）。捣烂外敷。

**8．阴疮、鱼口便毒** 云实根皮（鲜）适量，白酒少许。捣烂外敷，每日换药2次。

## 使用注意

脾胃虚寒者慎用。

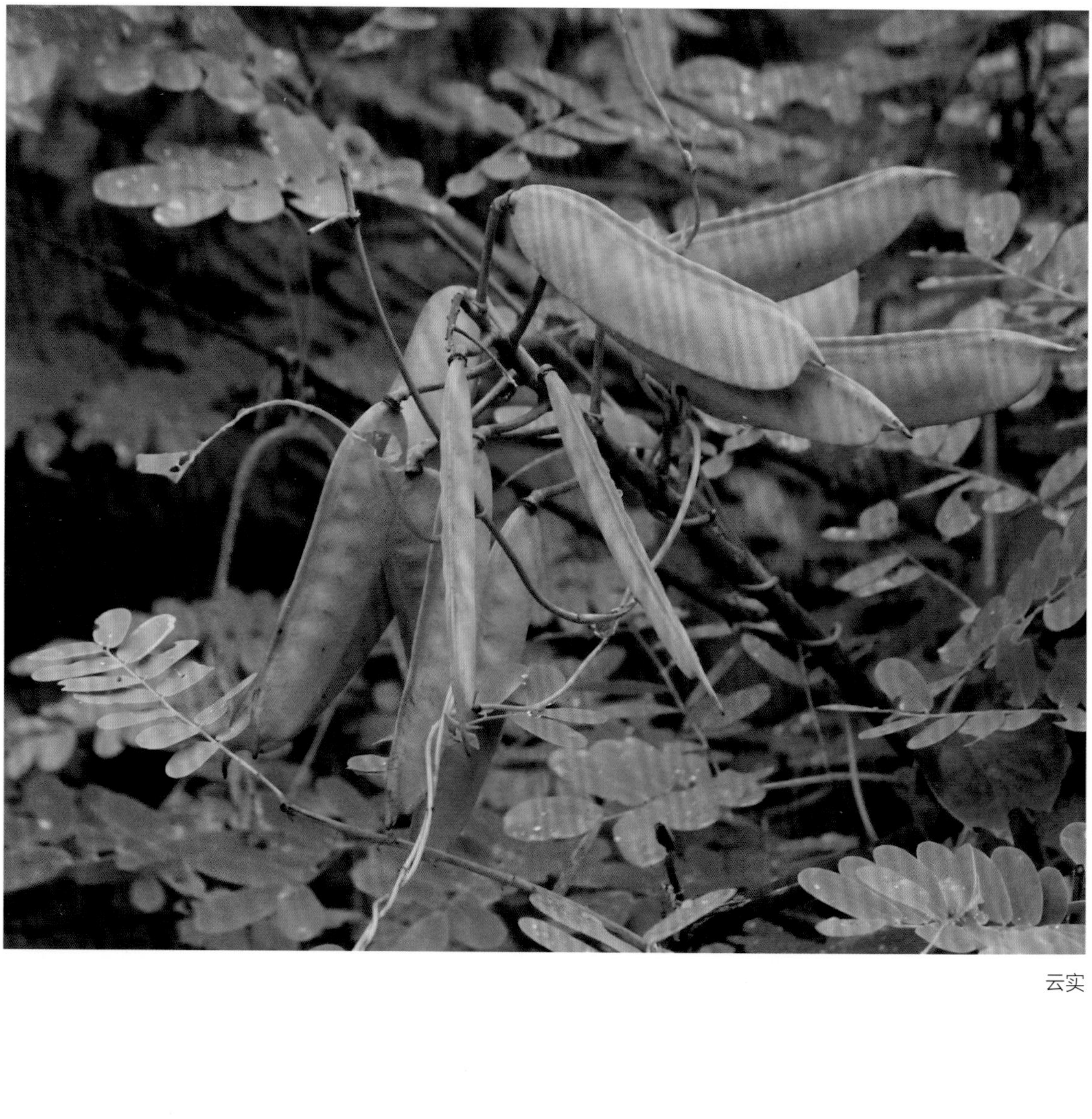

云实

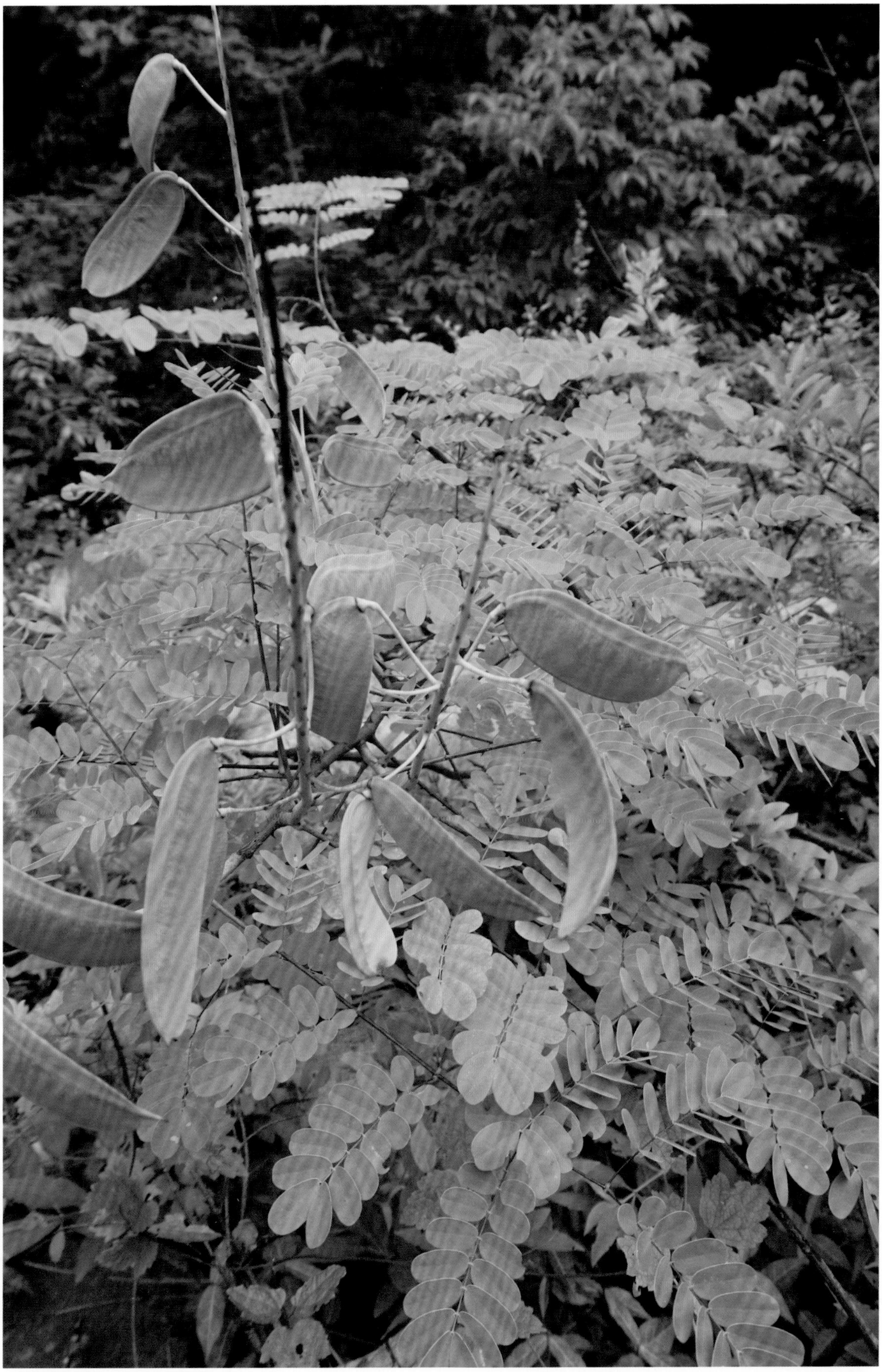

云实

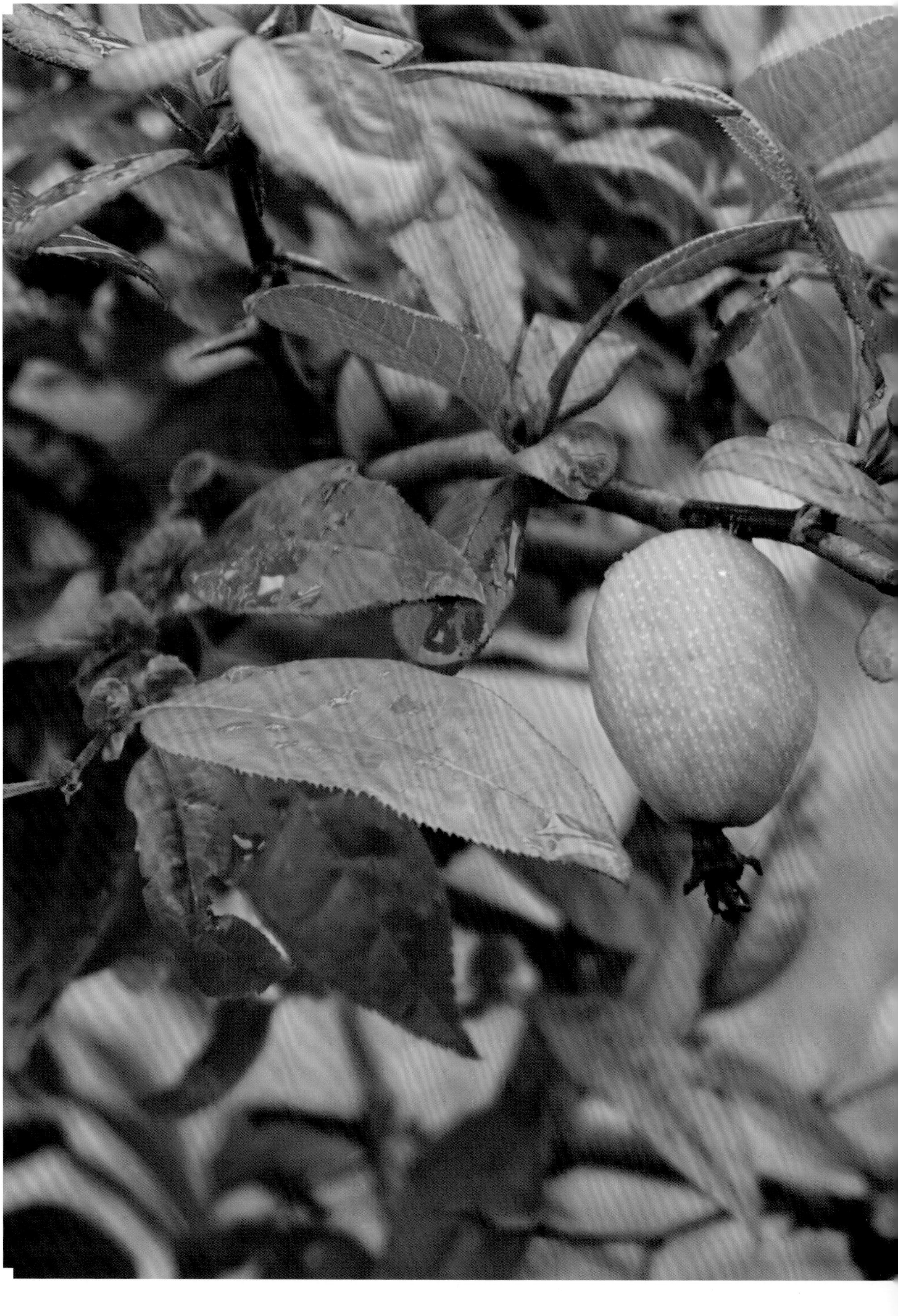

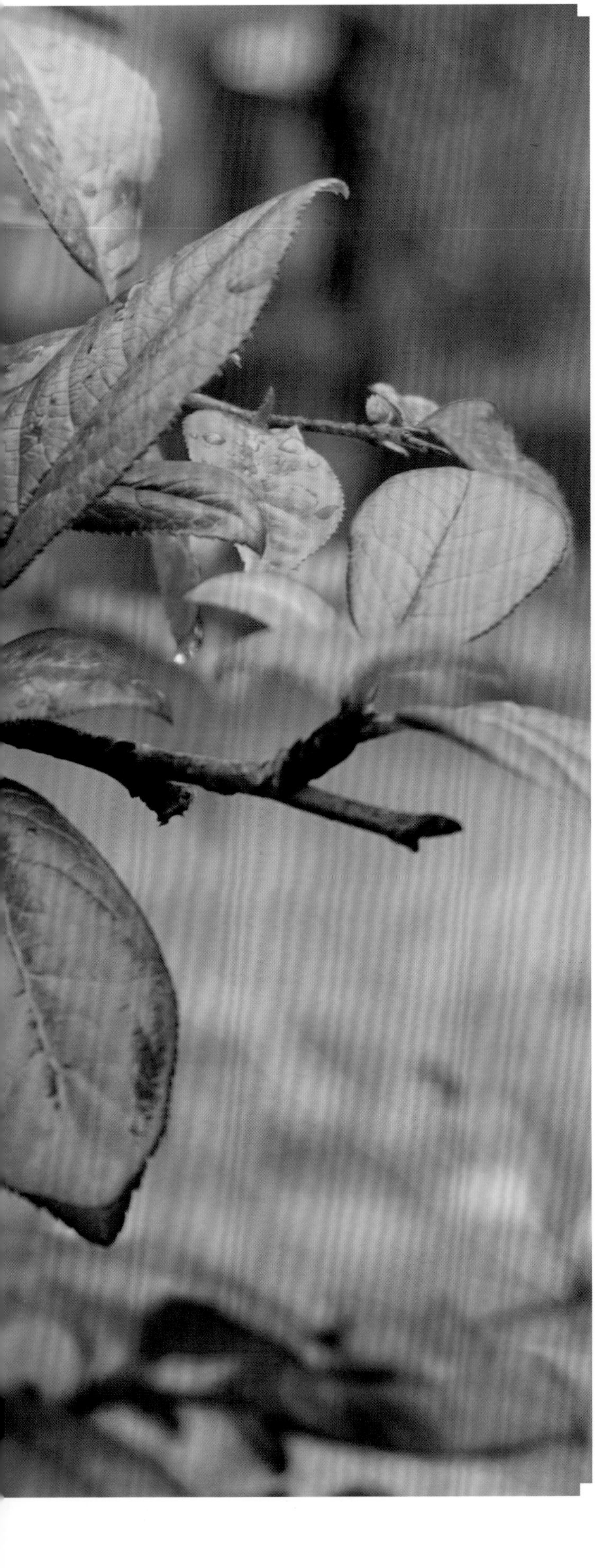

# 木瓜

**【壮药名】**猛瓜。

**【别　名】**宣木瓜、铁脚梨、皱皮木瓜、贴梗海棠。

**【来　源】**本品为蔷薇科落叶灌木贴梗海棠 *Chaenomeles speciosa* (Sweet) Nakai 的干燥近成熟果实。

**【性味归经】**酸，温。归肝、脾经。

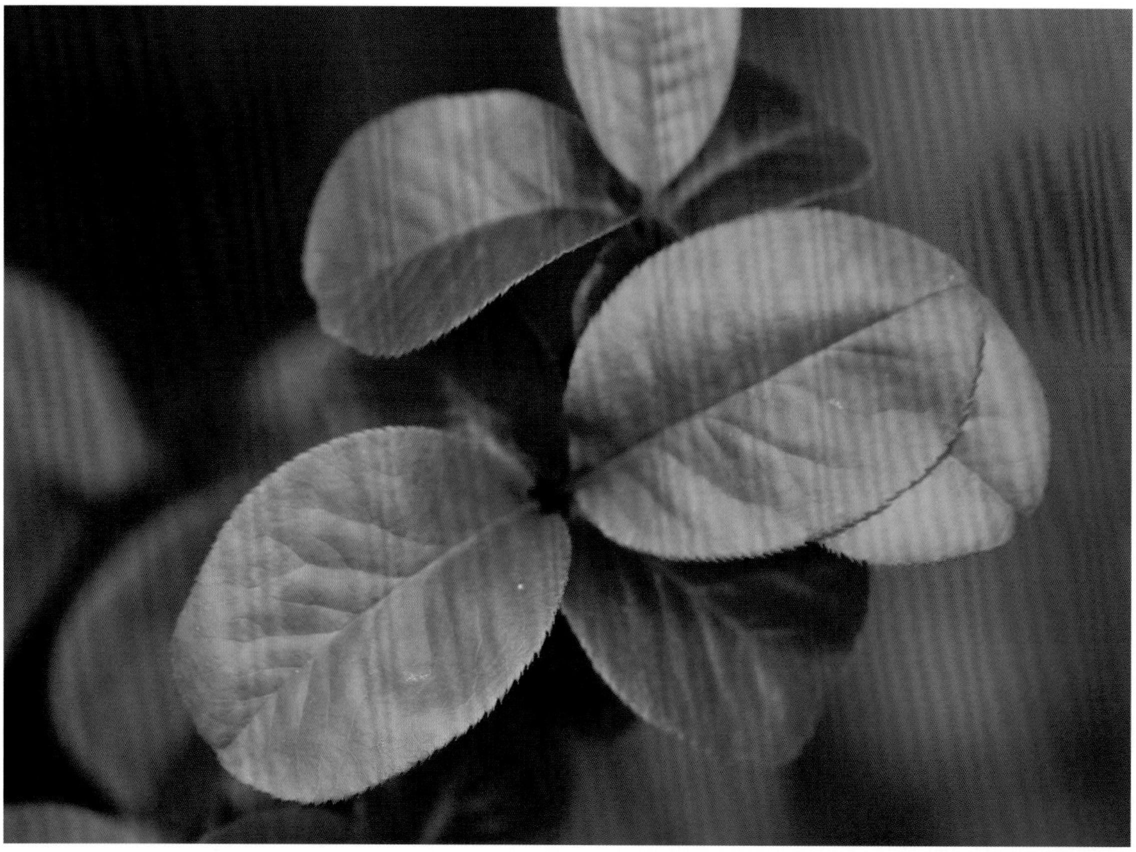

贴梗海棠

## 识别特征

落叶灌木，高达 2 m，小枝无毛，有刺。叶片卵形至椭圆形，边缘有尖锐重锯齿；托叶大，肾形或半圆形，有重锯齿。花 3 ~ 5 朵簇生于二年生枝上，先叶开放，绯红色，稀淡红色或白色；萼筒钟状，基部合生，无毛。梨果球形或长圆形，木质，黄色或黄绿色，干后果皮皱缩。花期 4 月，果期 9—10 月。

## 生境分布

生长于山坡地、田边地角、房前屋后。分布于山东、河南、陕西、安徽、江苏、湖北、四川、浙江、江西、广东、广西等省区。

## 采收加工

夏、秋二季果实绿黄时采摘，置沸水中煮 5 ~ 10 min，捞出，晒至外皮起皱时纵剖为 2 块或 4 块，再晒至颜色变红为度。若日晒夜露经霜，则颜色更为鲜艳。

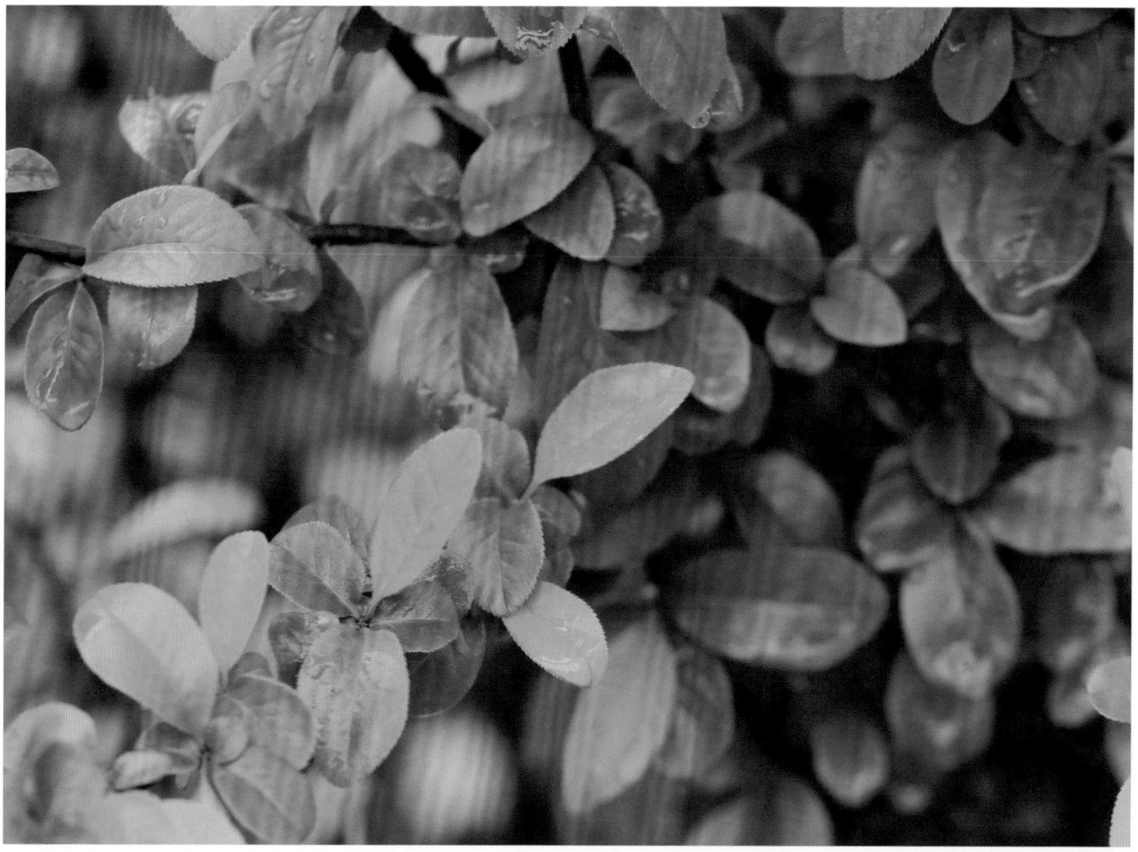

贴梗海棠

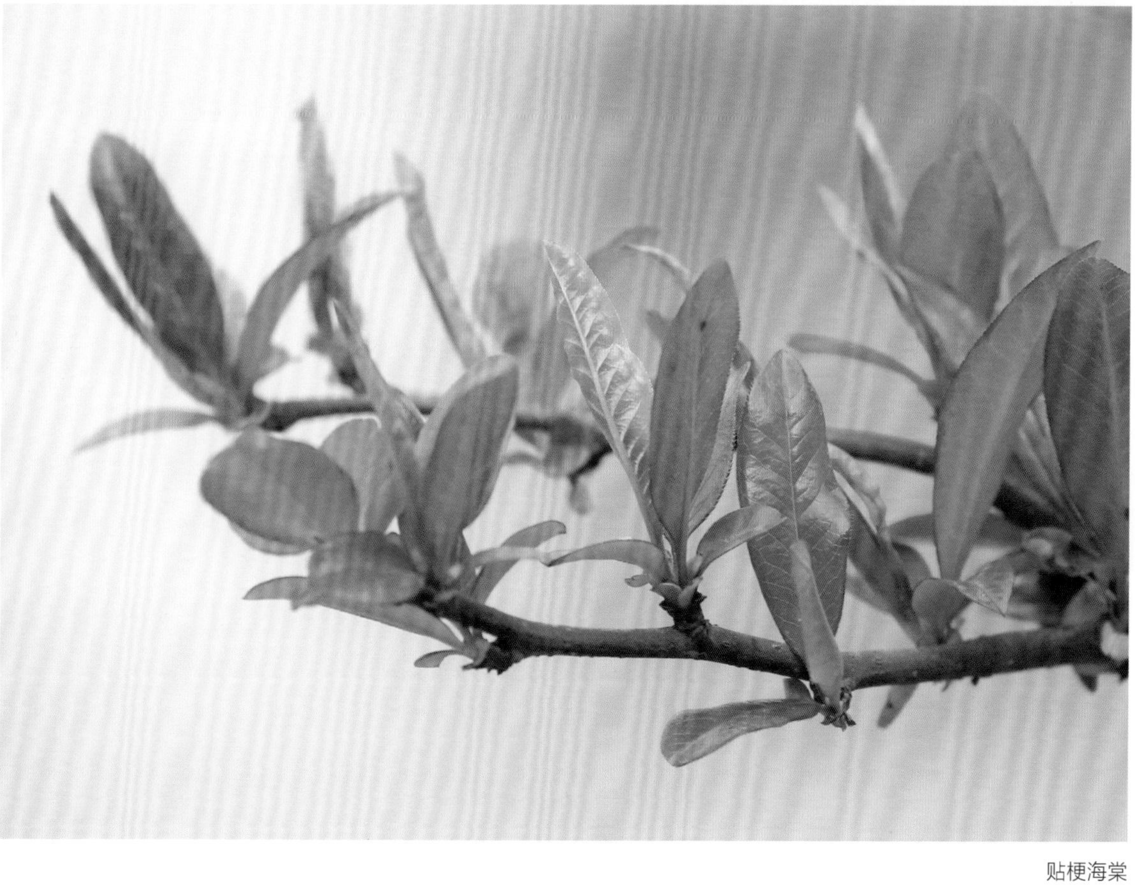

贴梗海棠

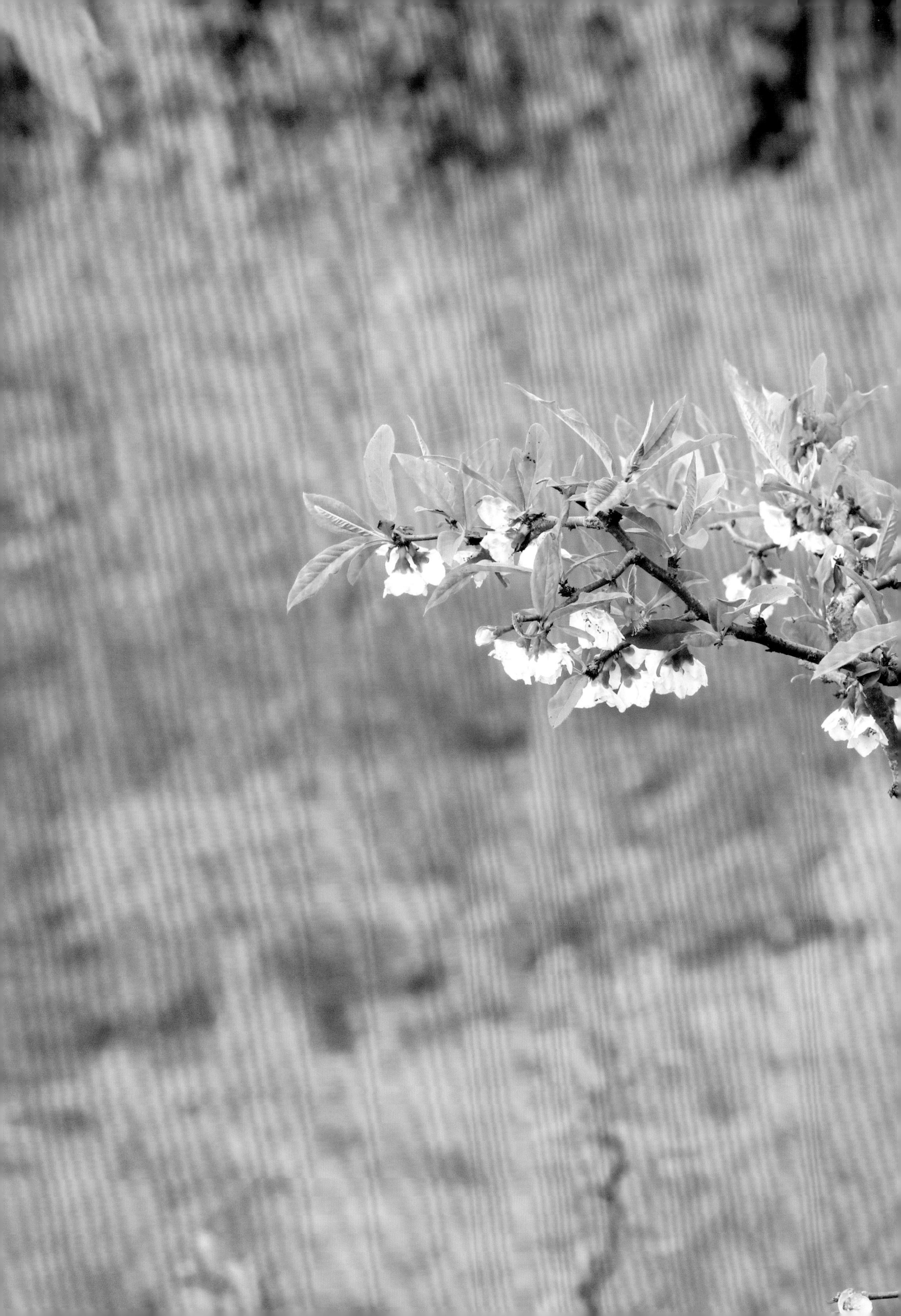

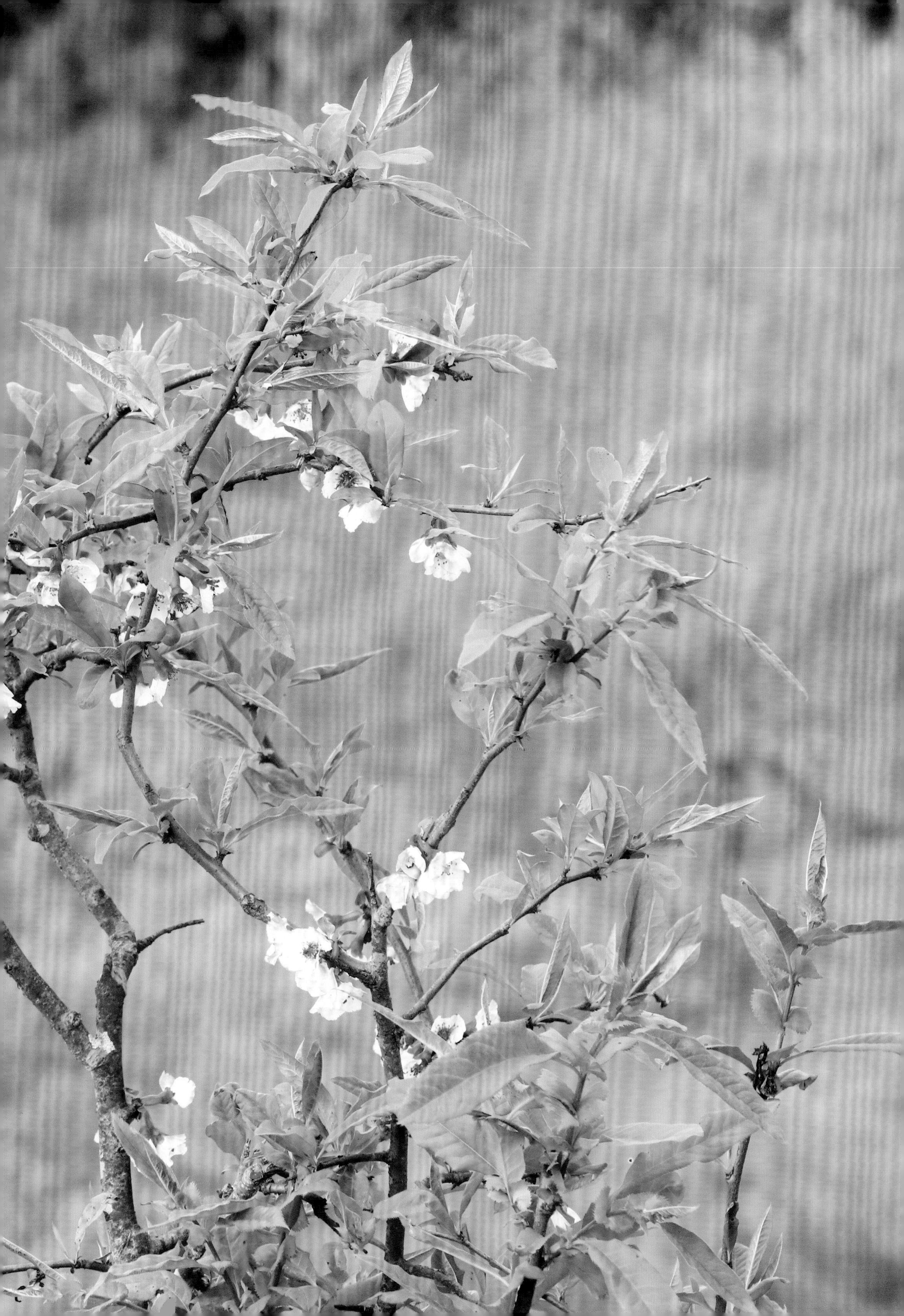

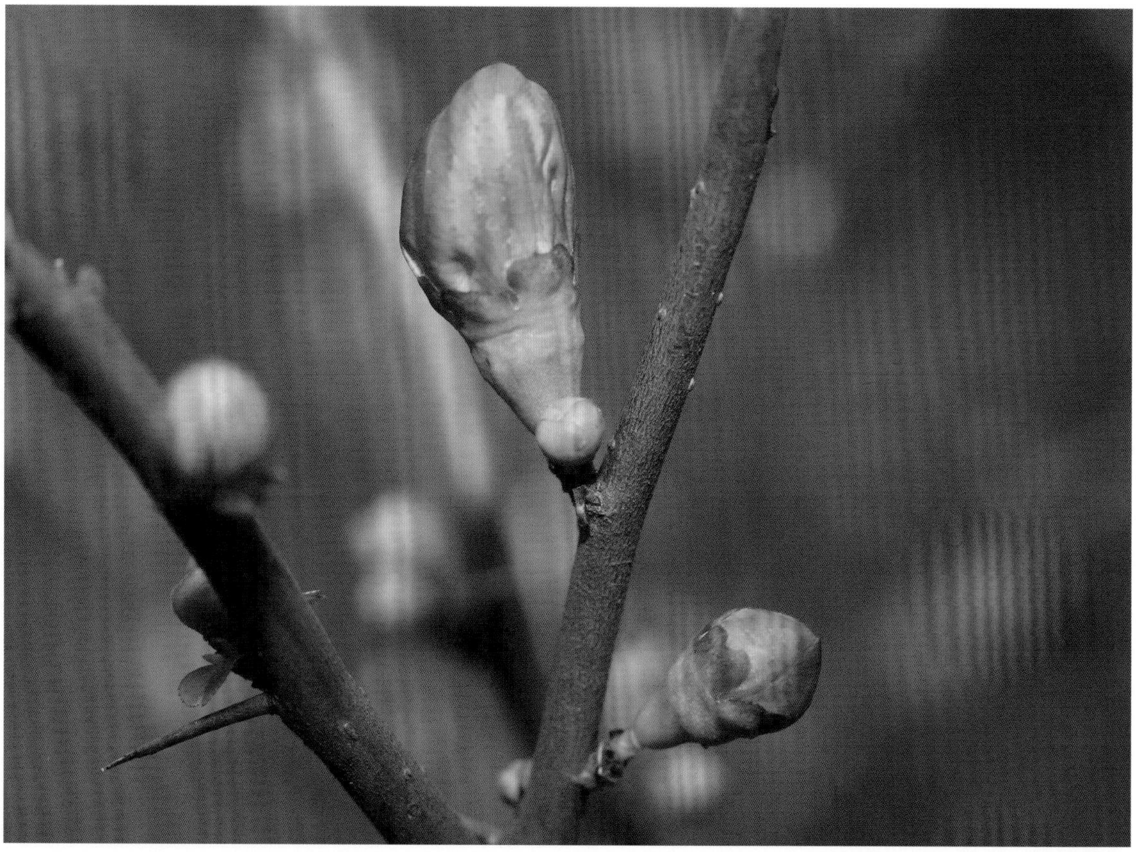

贴梗海棠

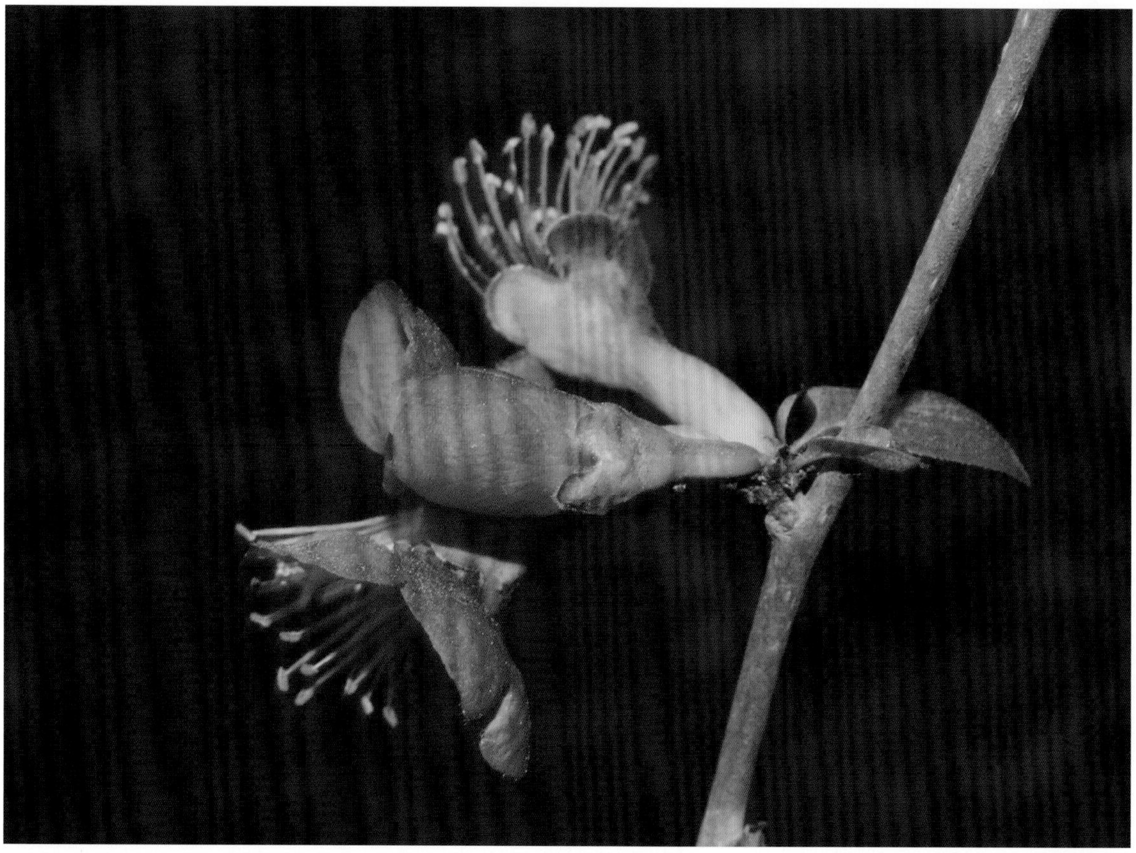

贴梗海棠

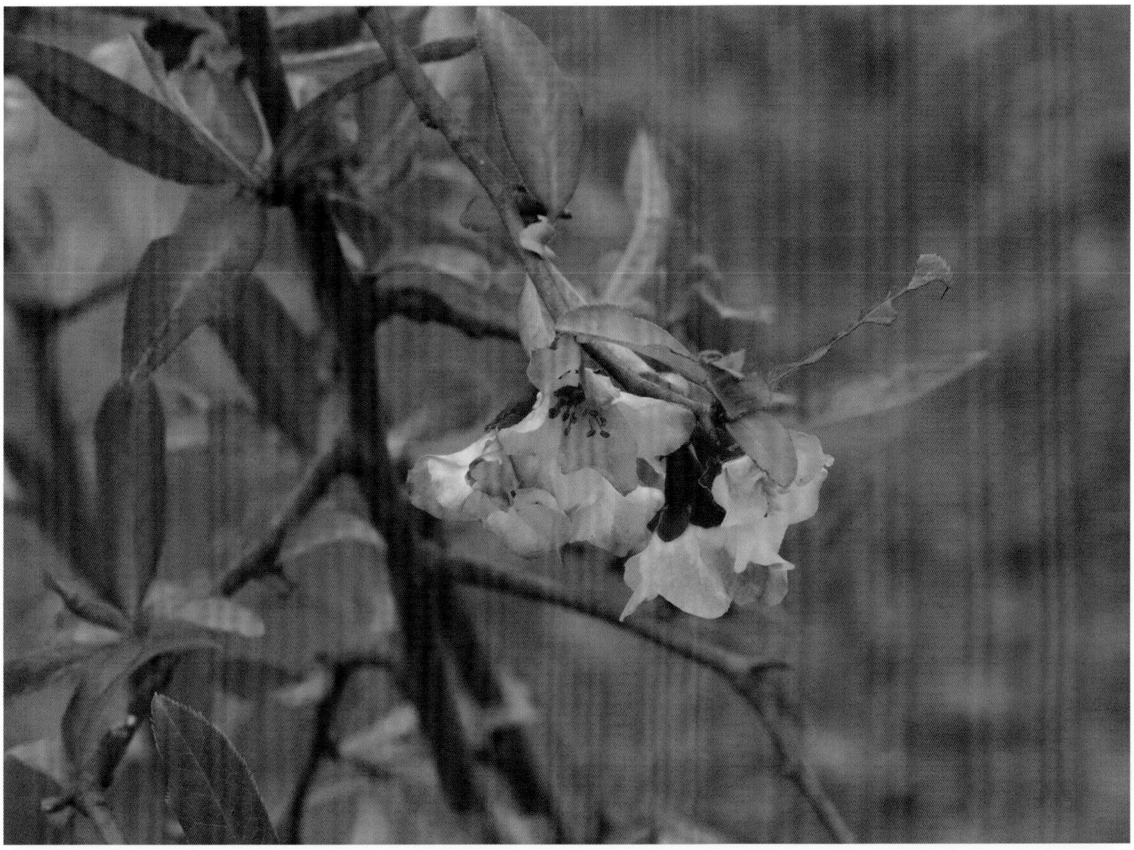

贴梗海棠

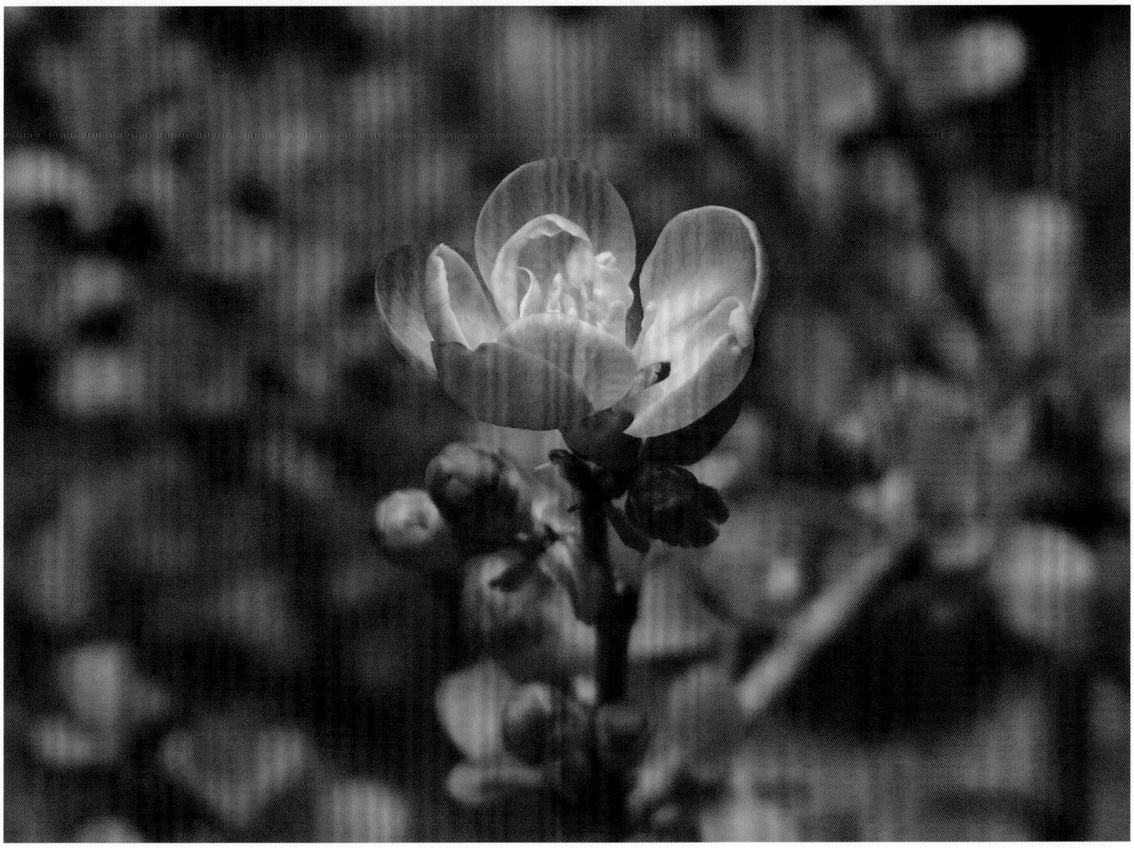

贴梗海棠

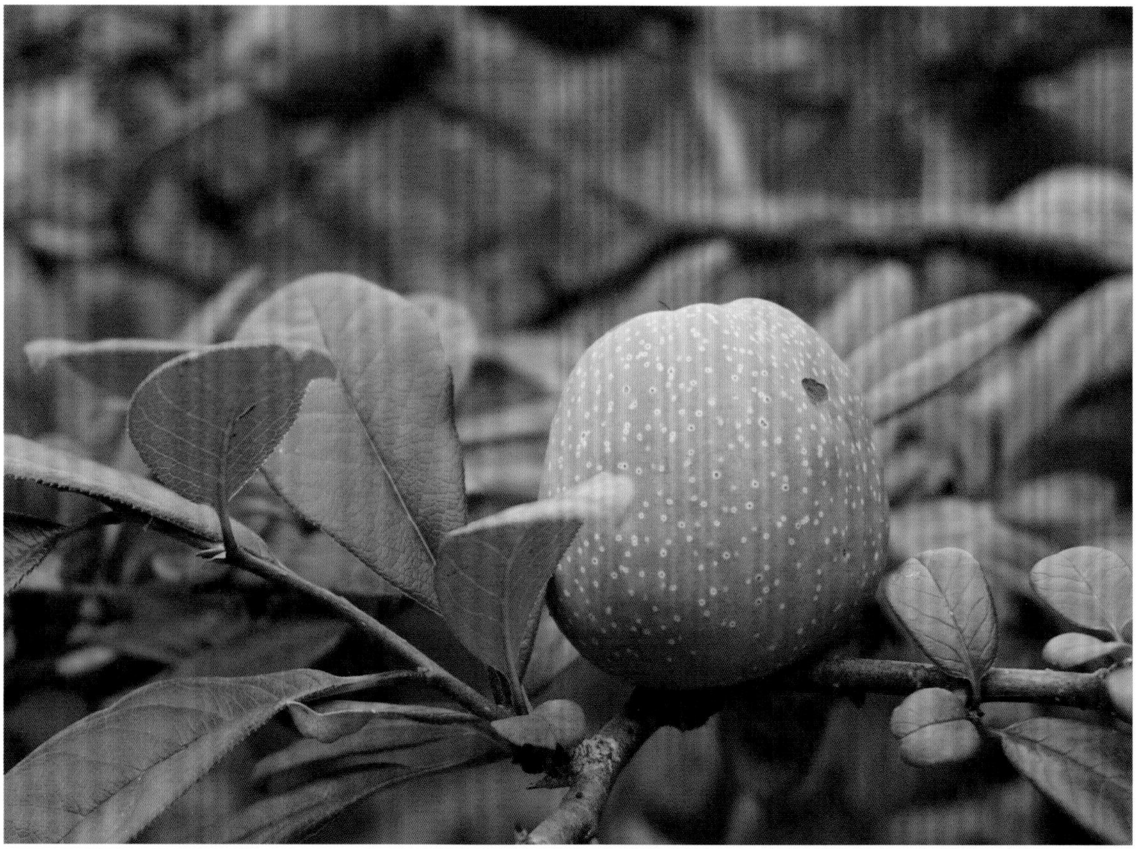

贴梗海棠

## 药材鉴别

本品为干燥果实，呈长圆形，常纵剖为卵状半球形，长 4 ~ 8 cm，宽 3.5 ~ 5 cm，厚 2 ~ 8 mm。外皮棕红色或紫红色，微有光泽，常有皱褶，边缘向内卷曲。质坚硬，剖开面呈棕红色，平坦或有凹陷的子房室，种子大多数脱落，有时可见子房隔壁。种子三角形，红棕色，内含白色种仁 1 粒。果肉味酸涩，气微。以个大、皮皱、紫红色者为佳。

## 功效主治

舒筋活络，除湿和胃。主治湿痹拘挛，腰膝关节酸重疼痛，吐泻转筋，脚气水肿。

## 用法用量

内服：10 ~ 15 g，煎服；或入丸、散服。外用：适量，煎水熏洗。

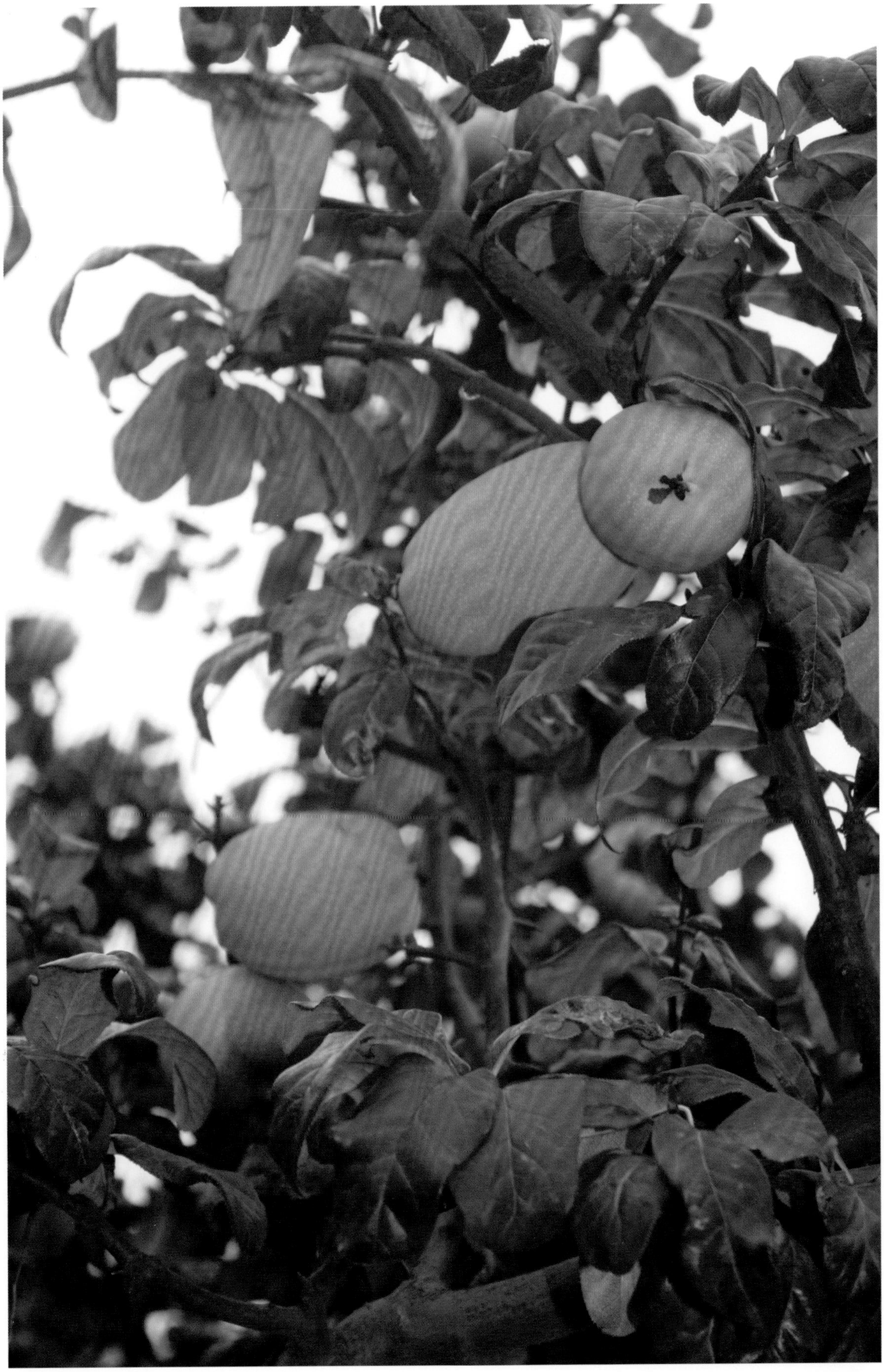

贴梗海棠

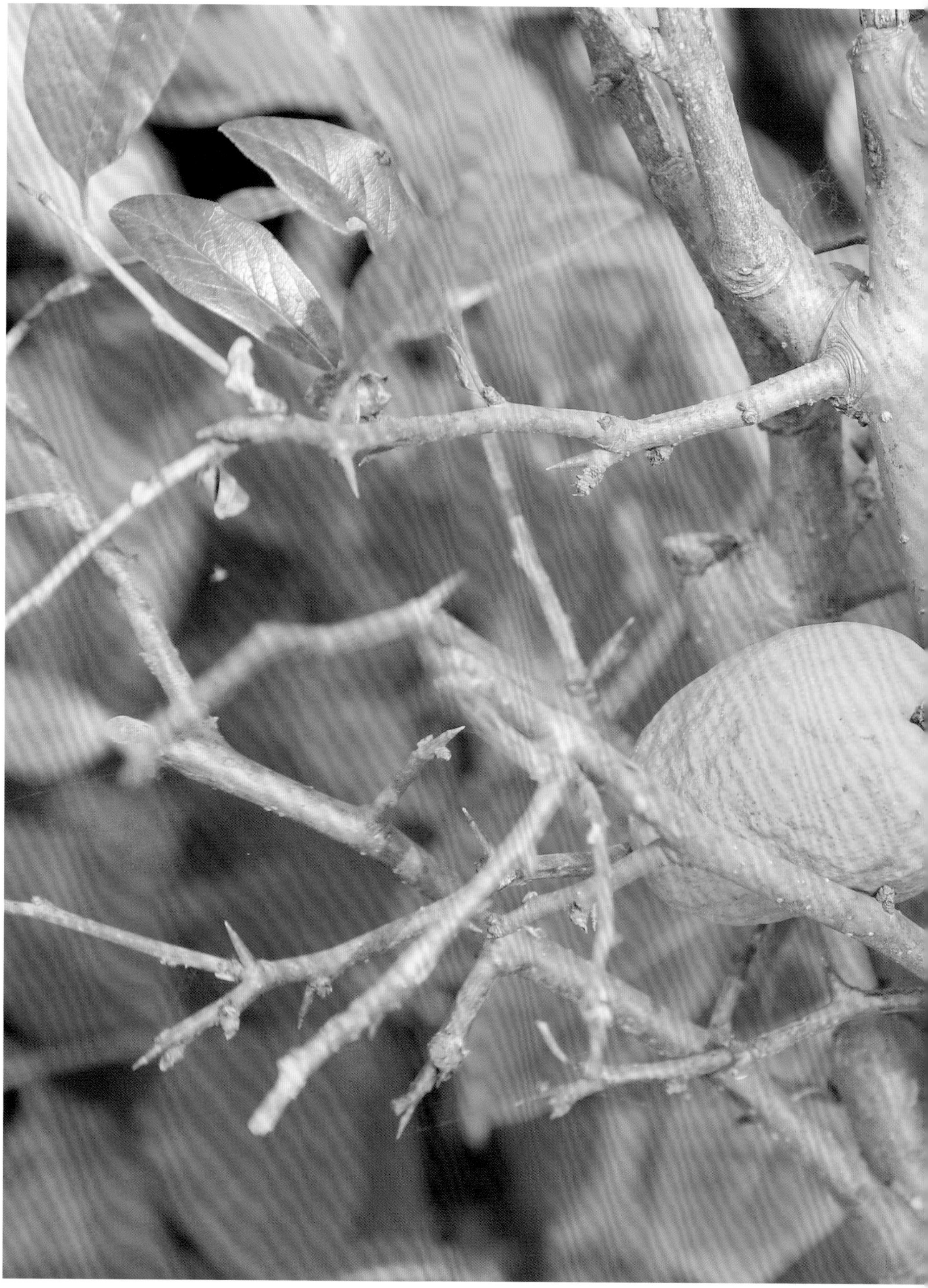

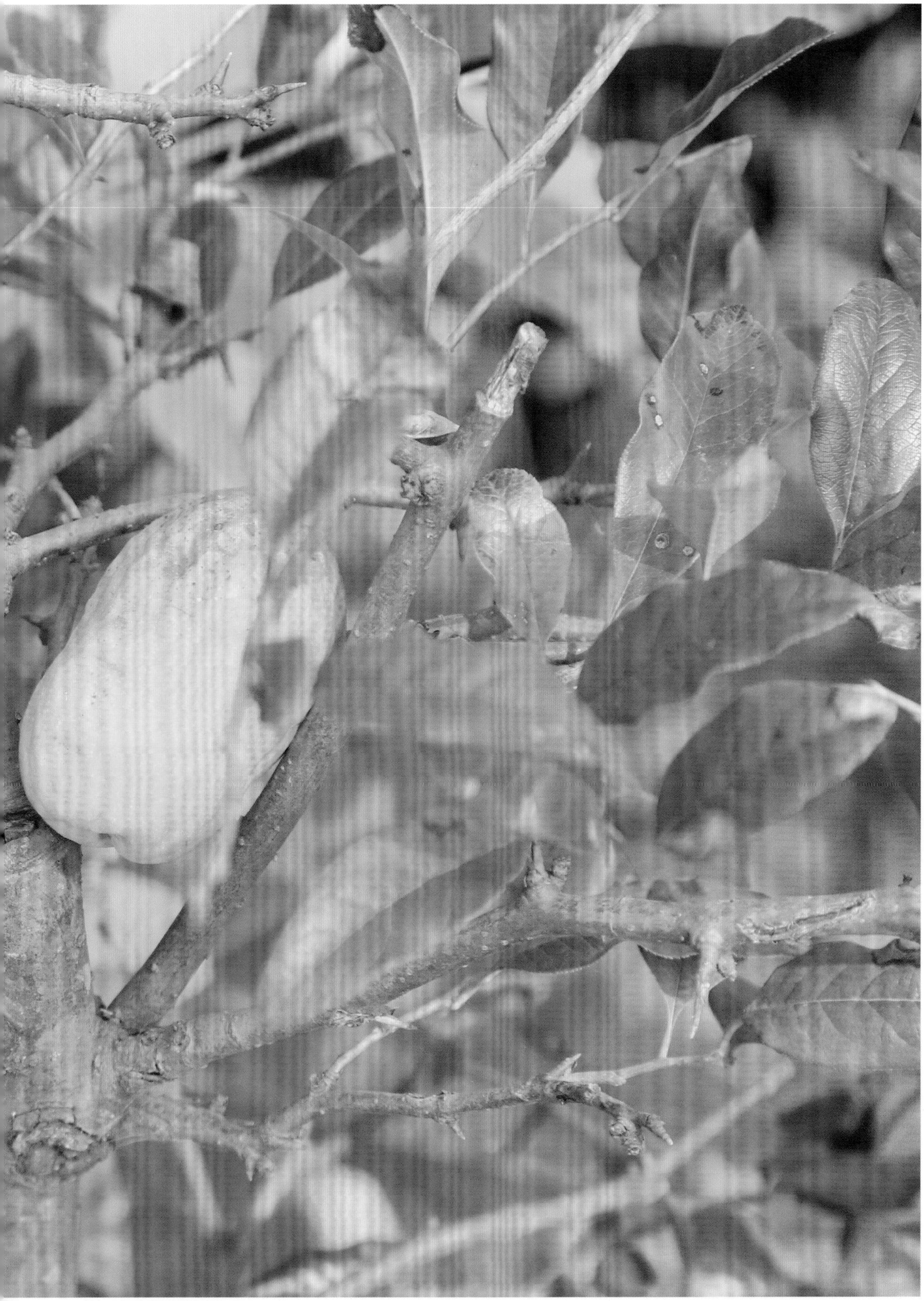

贴梗海棠

## 民族药方

**1．消化不良** 木瓜 10 g，麦芽、谷芽各 15 g，木香 3 g。水煎服。

**2．产后体虚、乳汁不足** 鲜木瓜（切块）250 g，猪蹄 500 g。加水适量，炖熟，再将鲜木瓜放入汤中，炖至烂熟，食用即可。

**3．脚气** 干木瓜 1 个，明矾 50 g。水煎，趁热熏洗。

**4．荨麻疹** 木瓜 18 g。水煎，分 2 次服，每日 1 剂。

**5．银屑病** 木瓜片 100 g，蜂蜜 300 ml，生姜 2 g。加水适量共煮沸，改小火再煮 10 分钟，吃瓜喝汤。

**6．风湿性关节炎** 木瓜、豨莶草、老鹳草各 15 g。水煎服。

**7．支气管肺炎** 木瓜、草豆蔻、百合、乌梅各 6 ~ 9 g，青黛 3 g，银杏 4 ~ 6 g。水煎取药汁，每日 1 剂，分 2 次服，3 ~ 5 日为 1 个疗程，一般需 1 ~ 2 个疗程。

**8．肩周炎，腰背劳损疼痛** 木瓜、桑寄生各 30 g，红花 15 g。放入盛有开水的保温瓶内，浸泡 20 分钟。取汁代茶饮用，每日 1 剂，分服，连服 15 ~ 30 日。

## 使用注意

本品味酸收敛，凡表证未解、痢疾初期，或胃酸过多者不宜用。

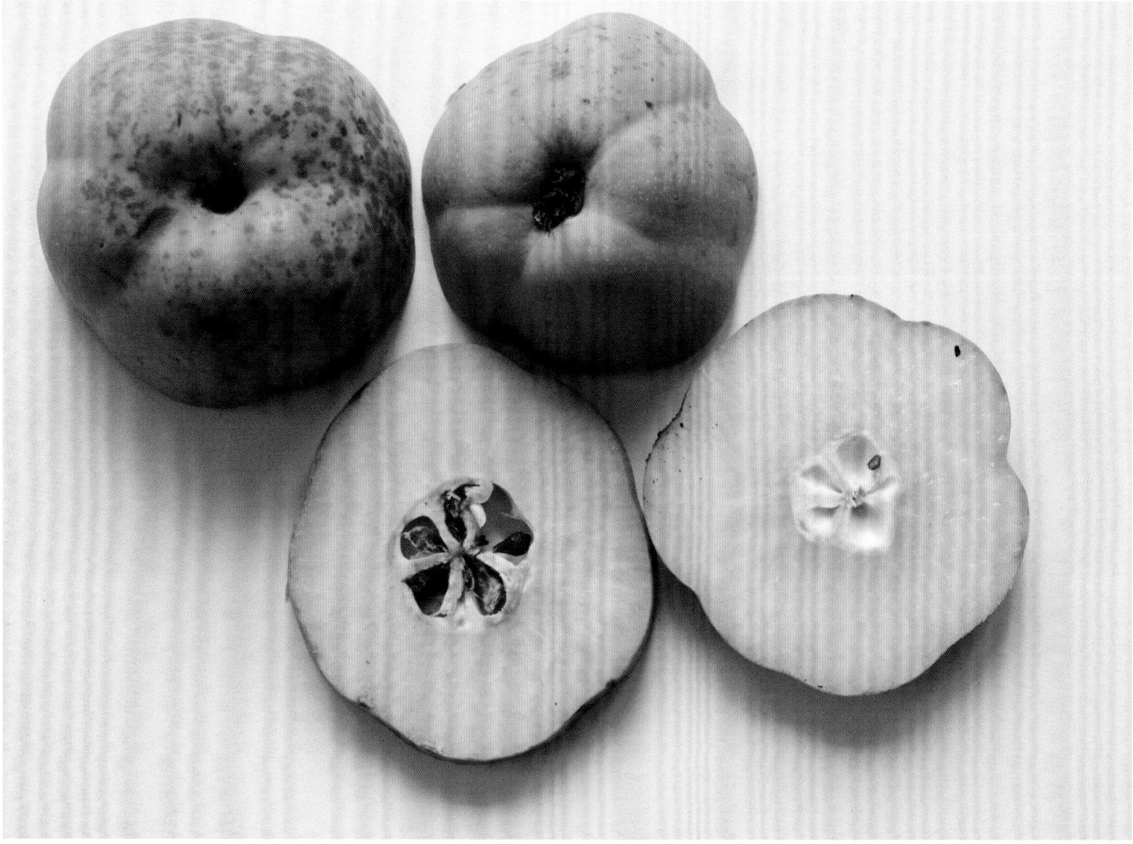

木瓜药材

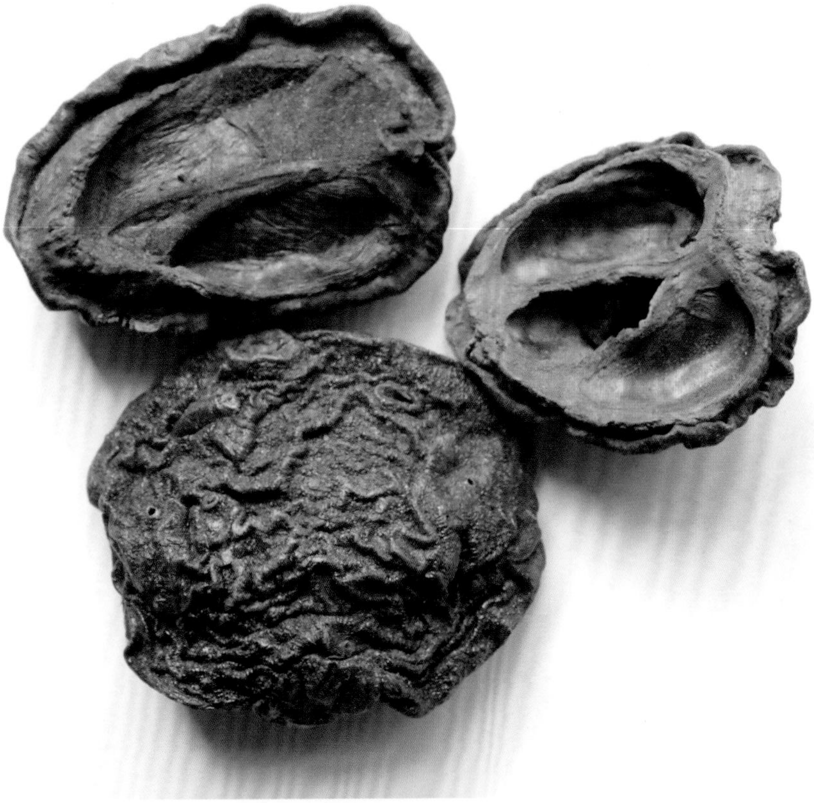

木瓜药材

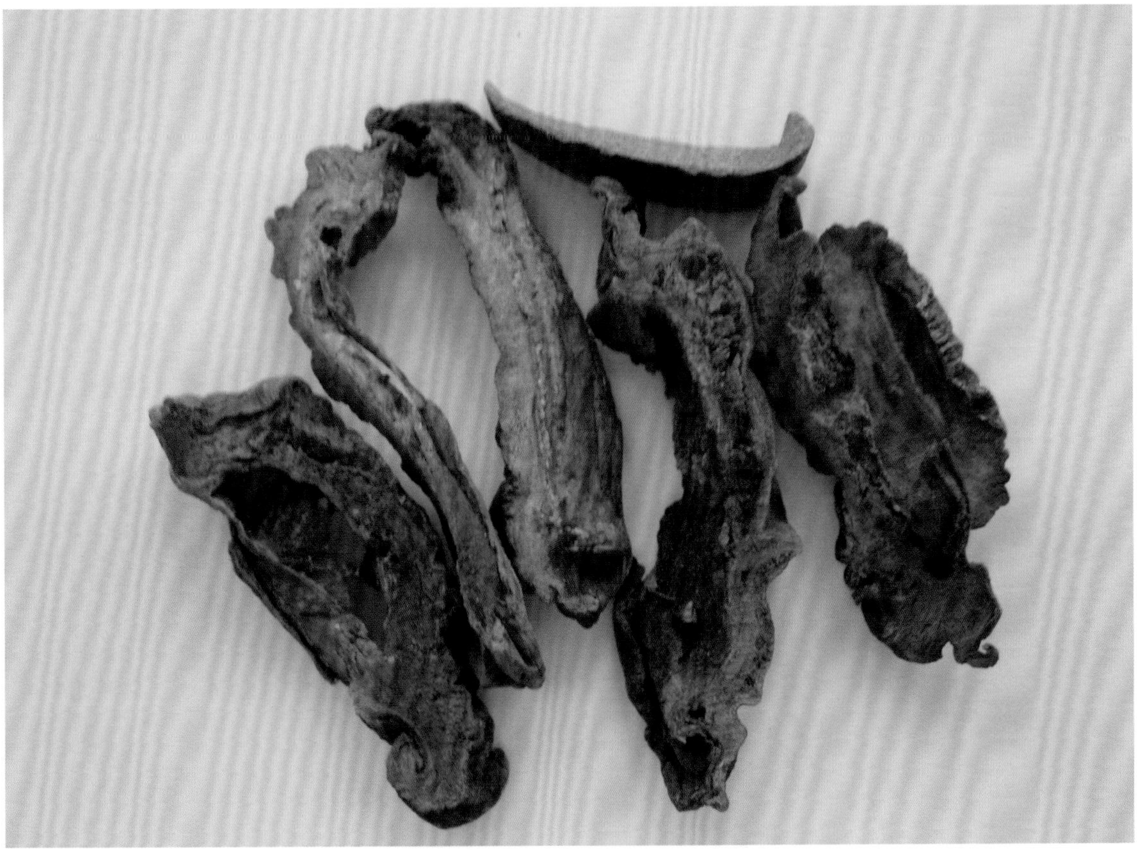

木瓜饮片

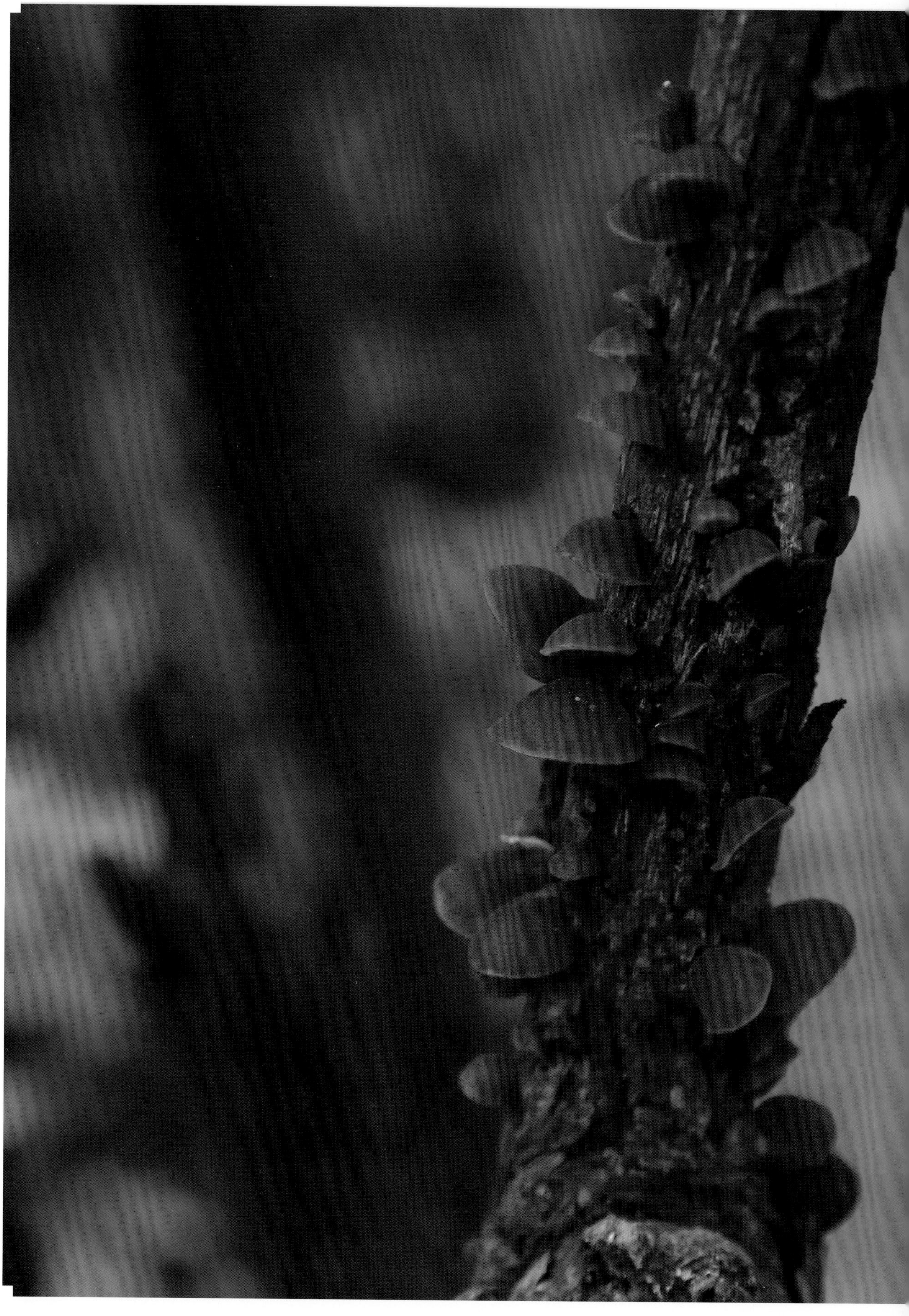

# 木耳

【壮药名】认木矮。

【别　　名】黑木耳、树鸡、木儒、木枞、木蛾、云耳、耳子。

【来　　源】本品为木耳科植物木耳 *Auricularia auricula*（L. ex Hook.）Underwood 的子实体。

【性味归经】味甘，性平。归胃、肝、大肠经。

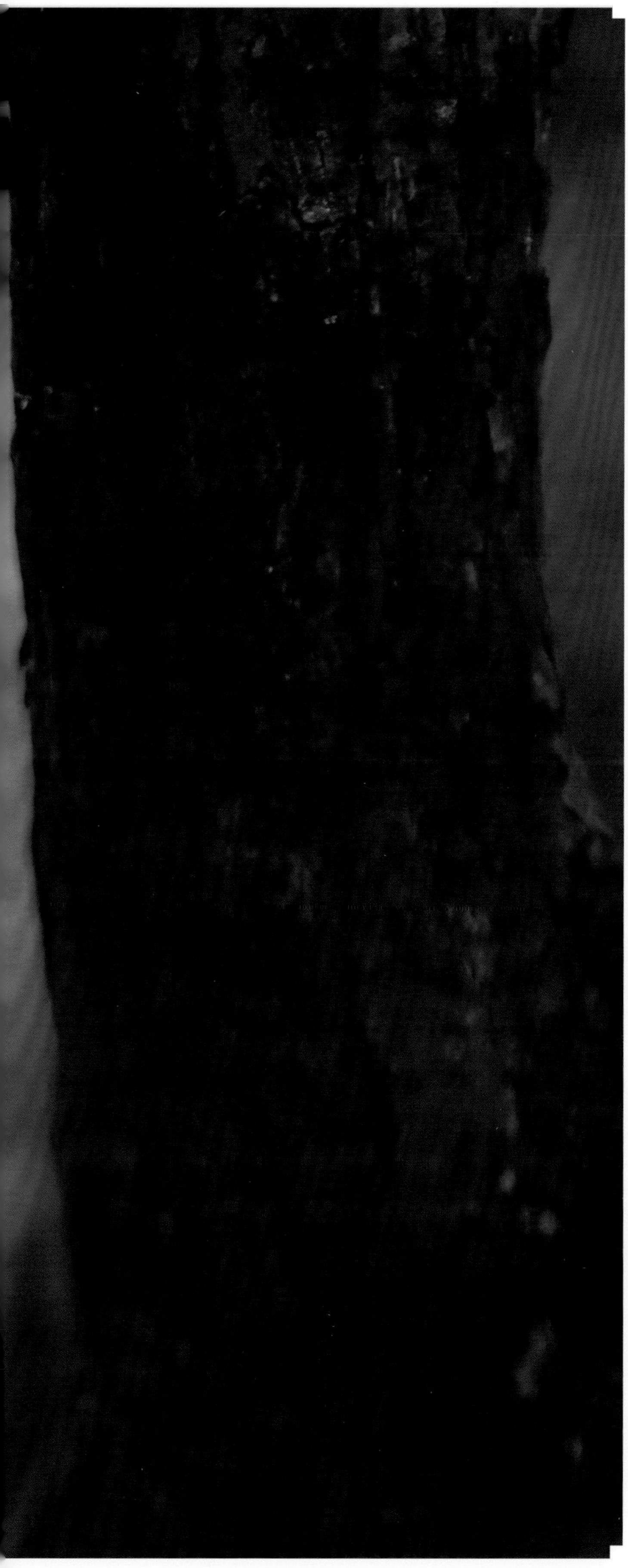

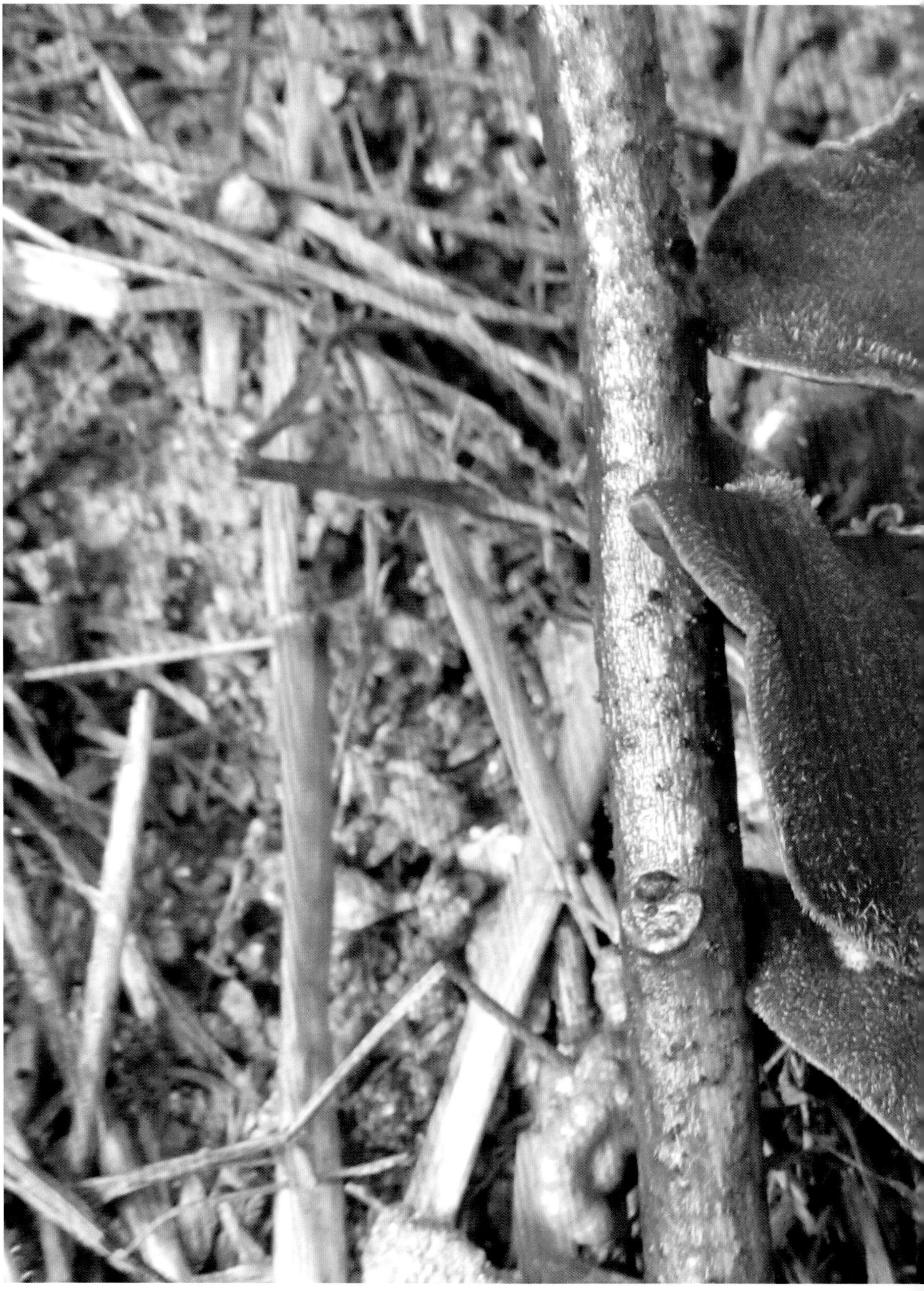

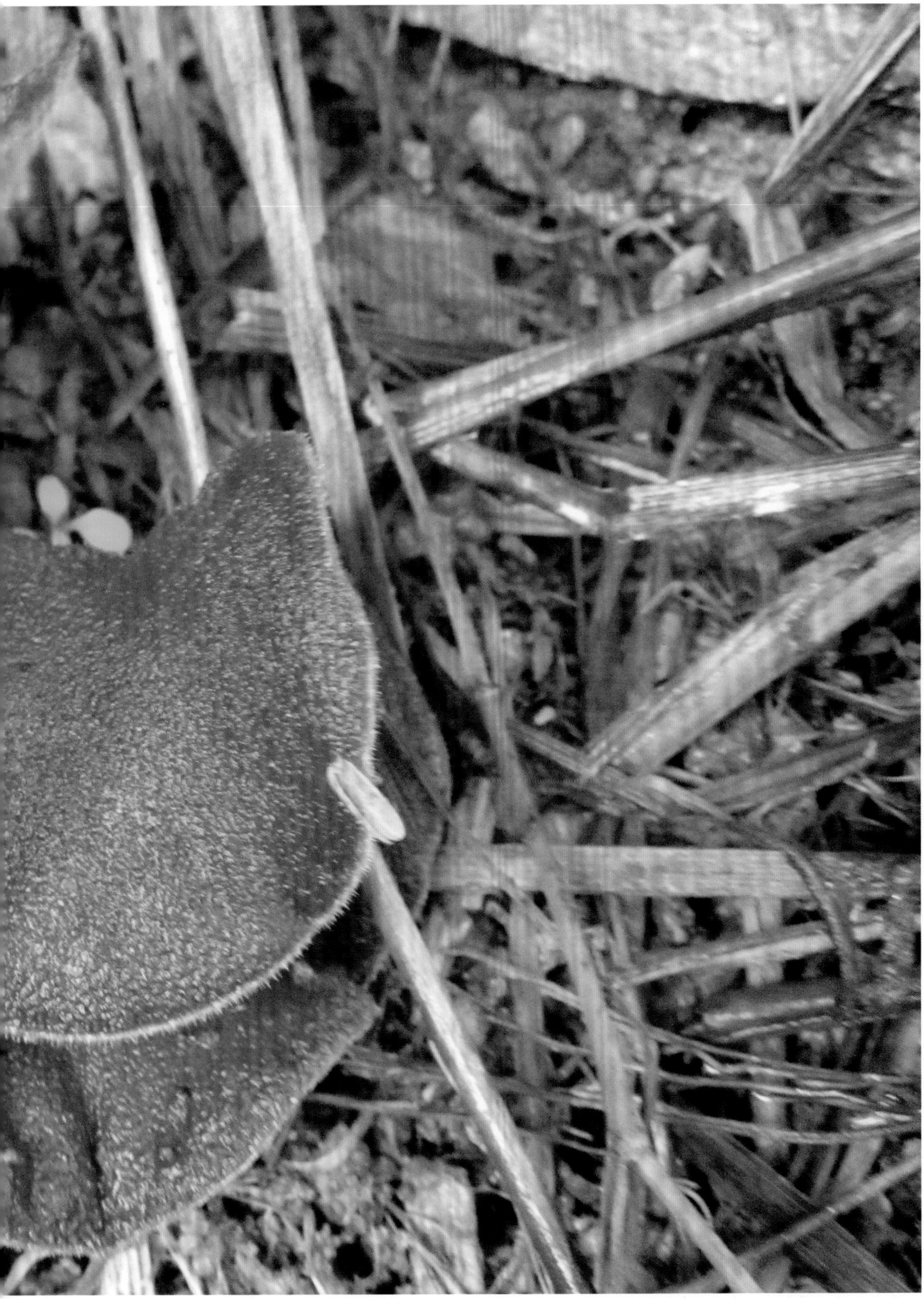

木耳

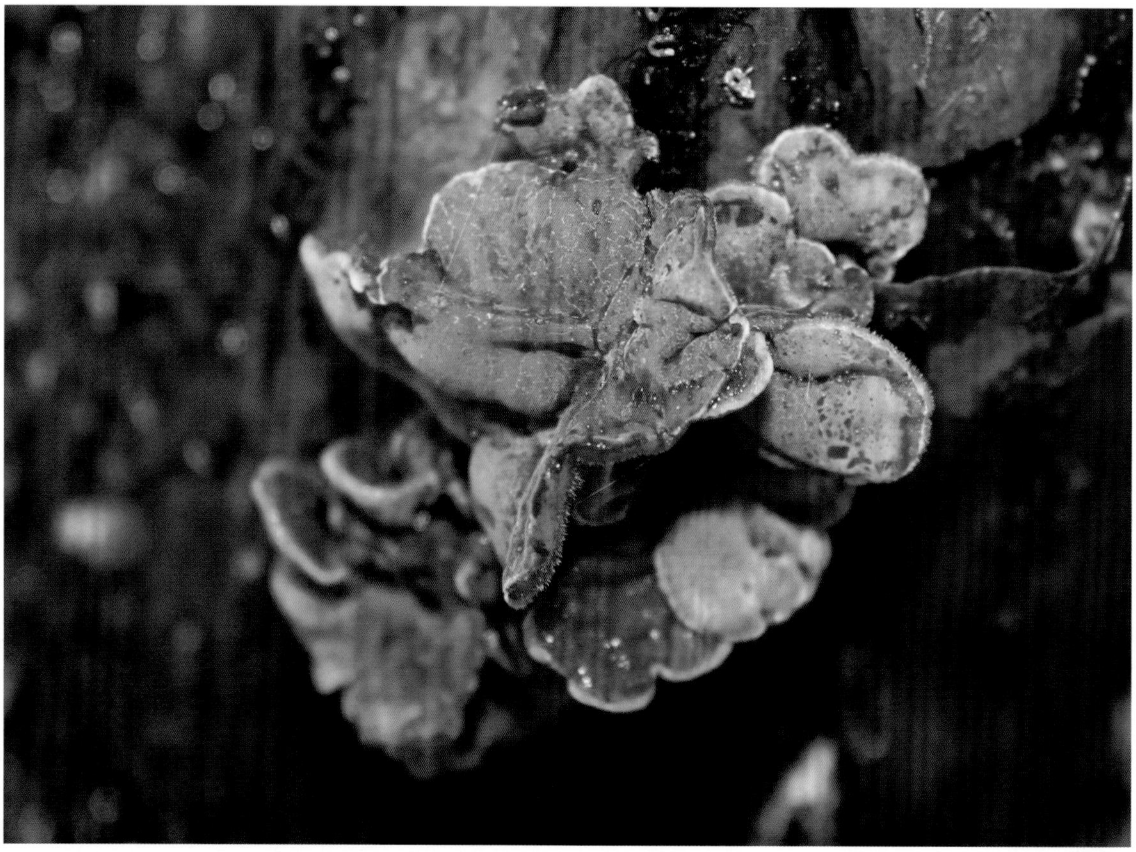

木耳

## 识别特征

本品子实体形如人耳，径约 10 cm，内面呈暗褐色，平滑；外面淡褐色，密生柔软的短毛。湿润时呈胶质，干燥时带革质。不同大小的子实体簇生一丛，上表面子实层中的担子埋于胶质中，担子分隔，通常由 4 个细胞组成，每个细胞有 1 孢子梗伸出，孢子梗顶端各生 1 个担孢子。

## 生境分布

寄生于阴湿、腐朽的树干上。可人工栽培。分布于四川、福建、江苏等省区。

## 采收加工

夏、秋二季采收，晒干。

## 药材鉴别

本品呈不规则的块片，多卷缩，表面平滑，黑褐色或紫褐色；底面色较淡。质脆易折断，以水浸泡则膨胀，色泽转淡，呈棕褐色，柔润而微透明，表面有滑润的黏液。气微香。以干燥、朵大、肉厚、无树皮泥沙等杂质者为佳。

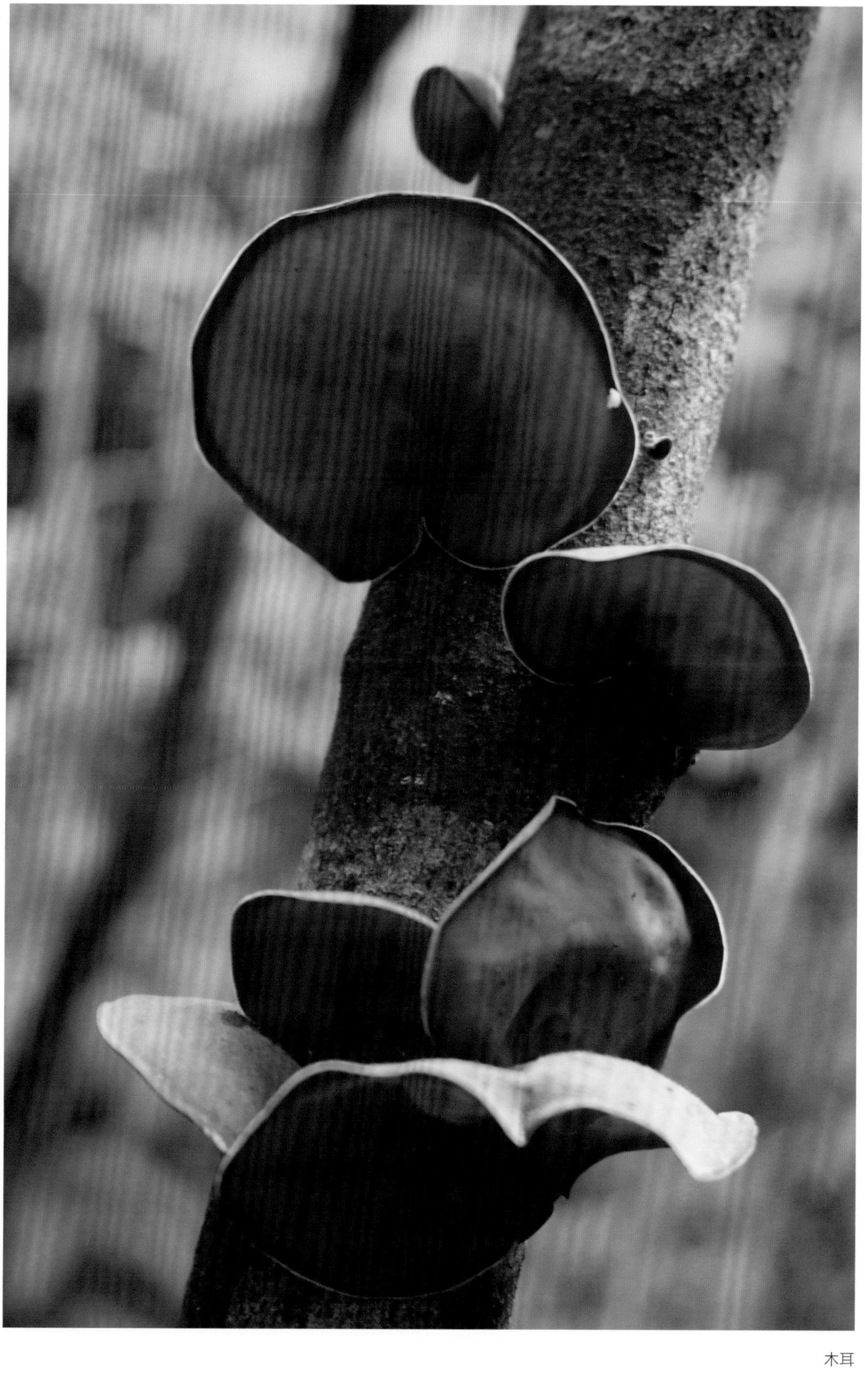

木耳

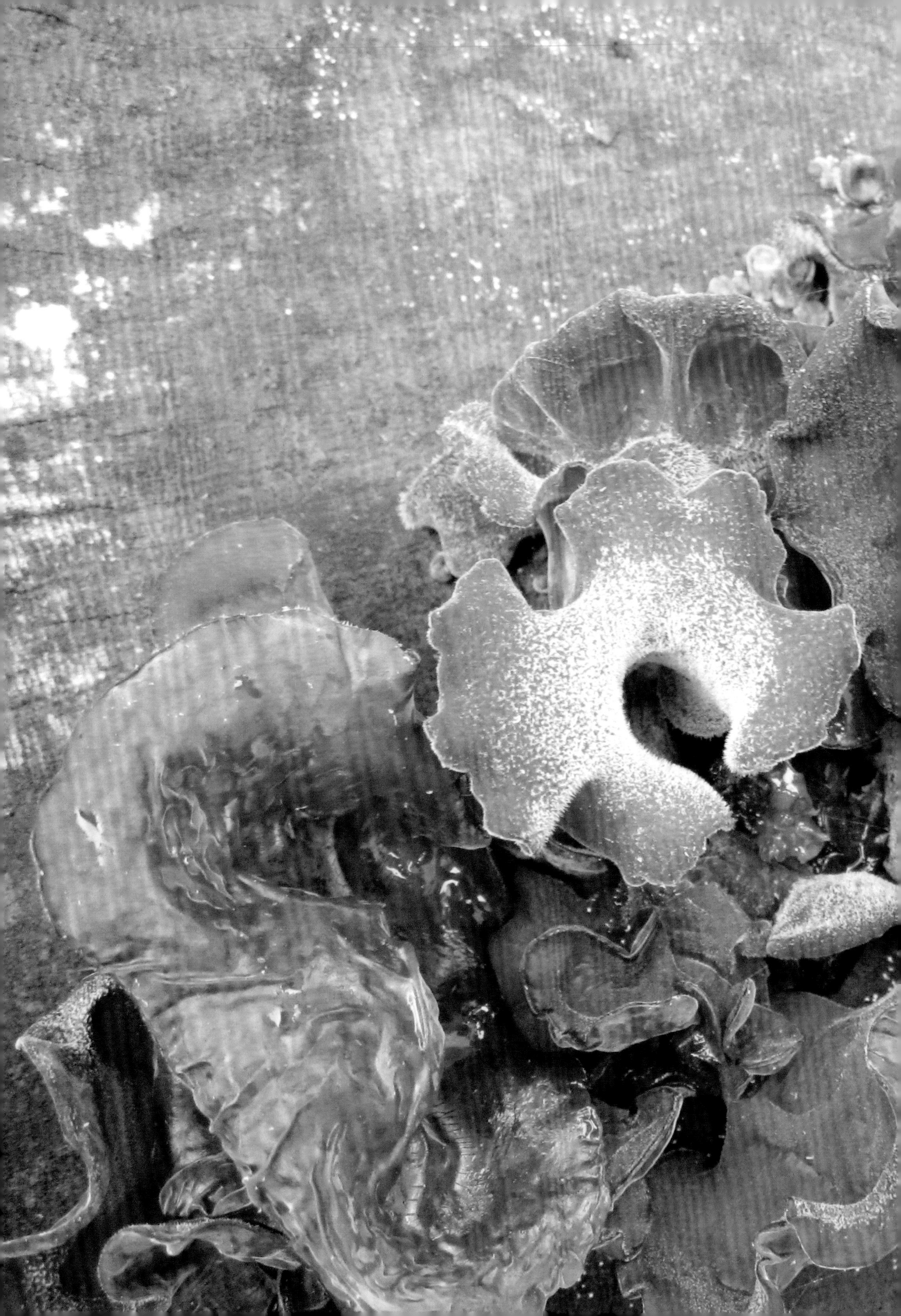

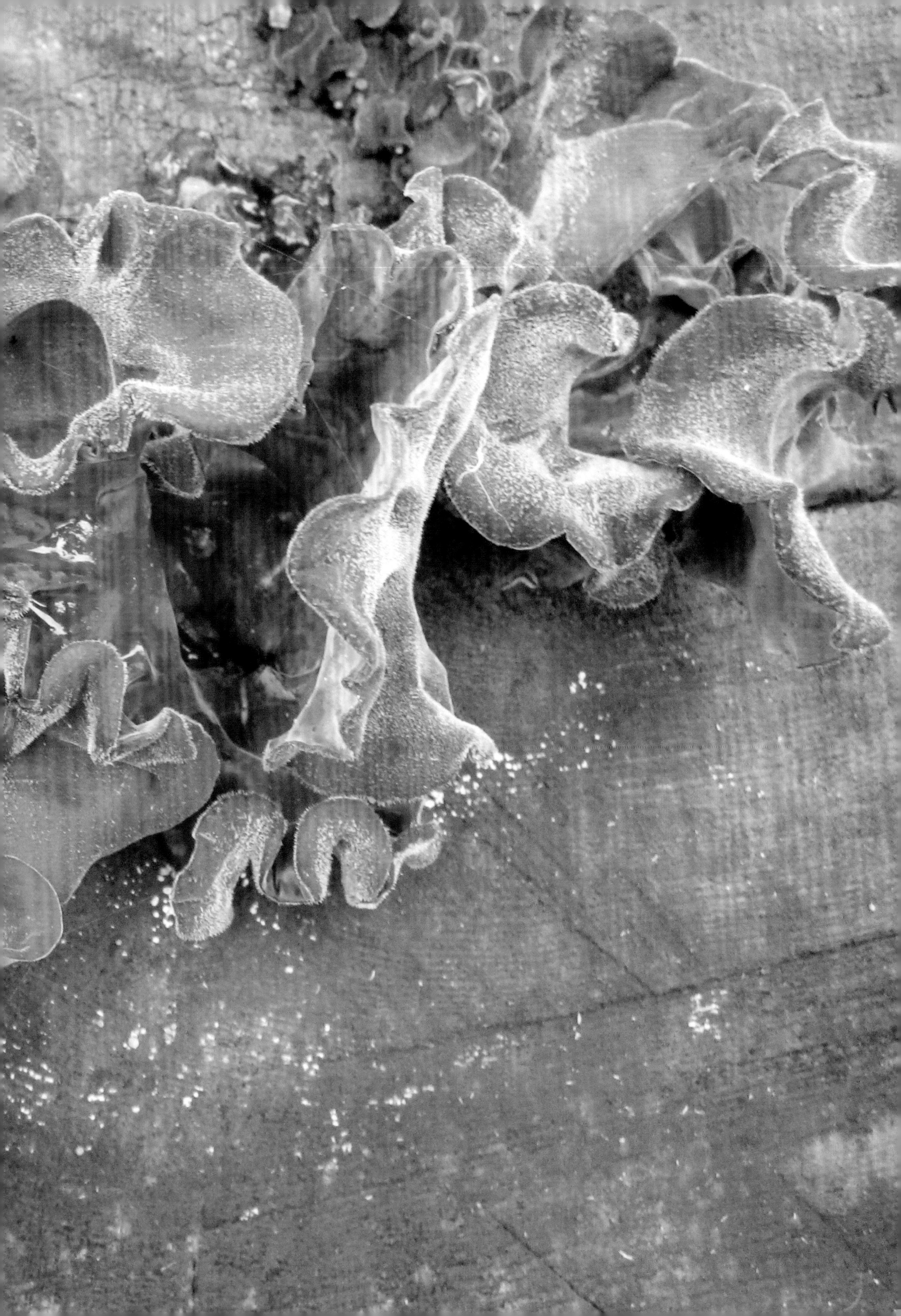

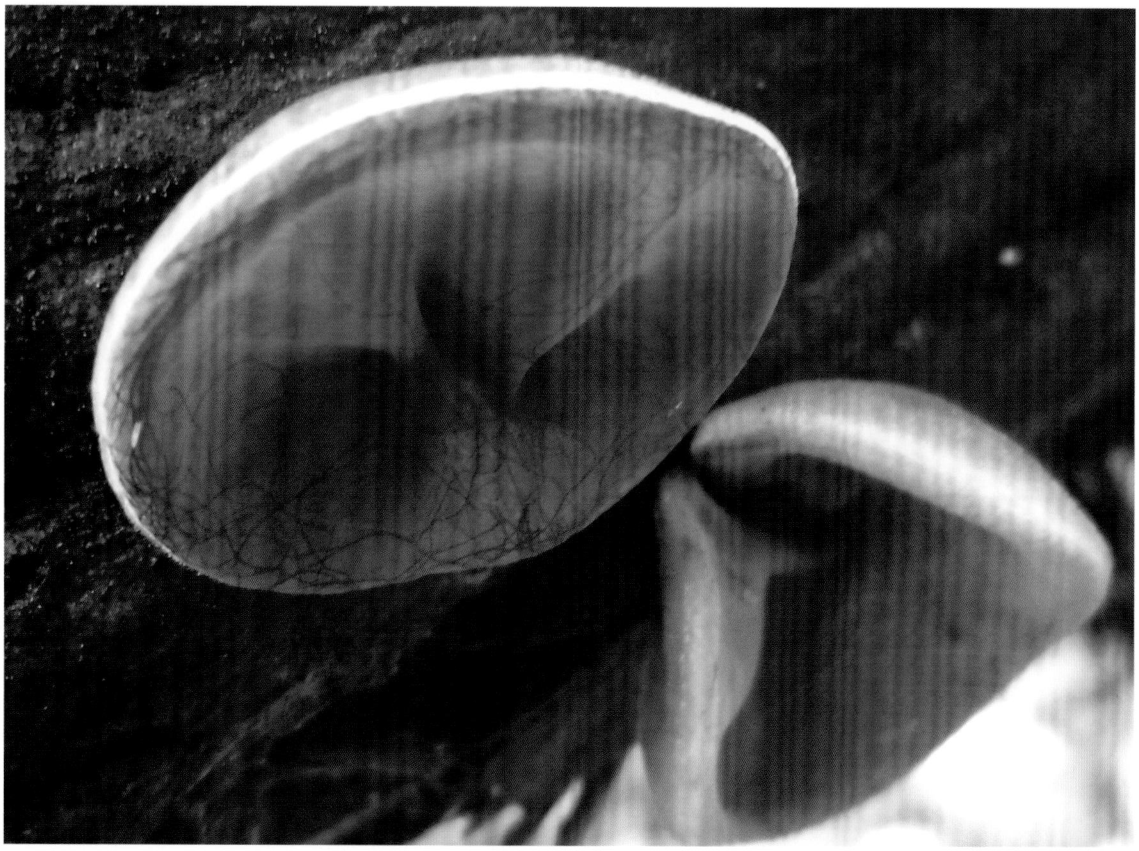

木耳

## 功效主治

补气血，凉血止血，润燥。主治气虚血亏，四肢搐搦，肺虚咳嗽，咯血，吐血，衄血，崩漏，原发性高血压，便秘。

## 药理作用

本品可降低血液中的胆固醇含量，抑制血小板聚积，有助于防治动脉粥样硬化；可提高小鼠巨噬细胞的吞噬指数和百分率，对抗治疗肿瘤的化学药物引起的白细胞下降；可提高钴-60照射动物的存活率，已证实有抗放射作用；还能促进小鼠血清中蛋白的生物合成。

## 用法用量

内服：6 ~ 30 g，煎服；或研末服。外用：适量。

## 民族药方

**1. 胃出血** 木耳适量。泡开洗净煮烂，加白糖食。

**2. 痔疮** 木耳适量。蒸羹食用。

**3．贫血**　木耳 20 g，大枣 30 枚。水煮熟加红糖服。

**4．牙痛**　木耳、荆芥各等份。煎汤漱口。

**5．产后虚弱、抽筋麻木**　木耳（陈醋浸泡）30 g。分 5 ~ 6 次食用，每日 3 次，胃酸过多烧心者不宜服。

**6．妇女子宫癌、阴道癌**　木耳10 g，当归、白芍、黄芪、龙眼、陈皮、甘草各3 g。水煎服，每日 1 次。

**7．月经过多、赤白带下**　木耳适量。焙烧研末，用红糖水送服，每次 3 ~ 6 g，每日2次。

**8．妇女去瘀散寒**　木耳 15 g，米酒适量。同煮熟食。

**9．高血压，血管硬化，眼底出血**　木耳3 g。清水浸泡后蒸熟加冰糖服用，每日1次。

**10．痔疮出血、便秘**　木耳 6 g，柿饼 30 g。同煮烂，随意吃。

**12．眼底出血**　木耳3 ~ 6 g，冰糖 5 g。加清水适量，慢火熬汤，于睡前 1 次服完。

## 使用注意

大便不实者忌用。

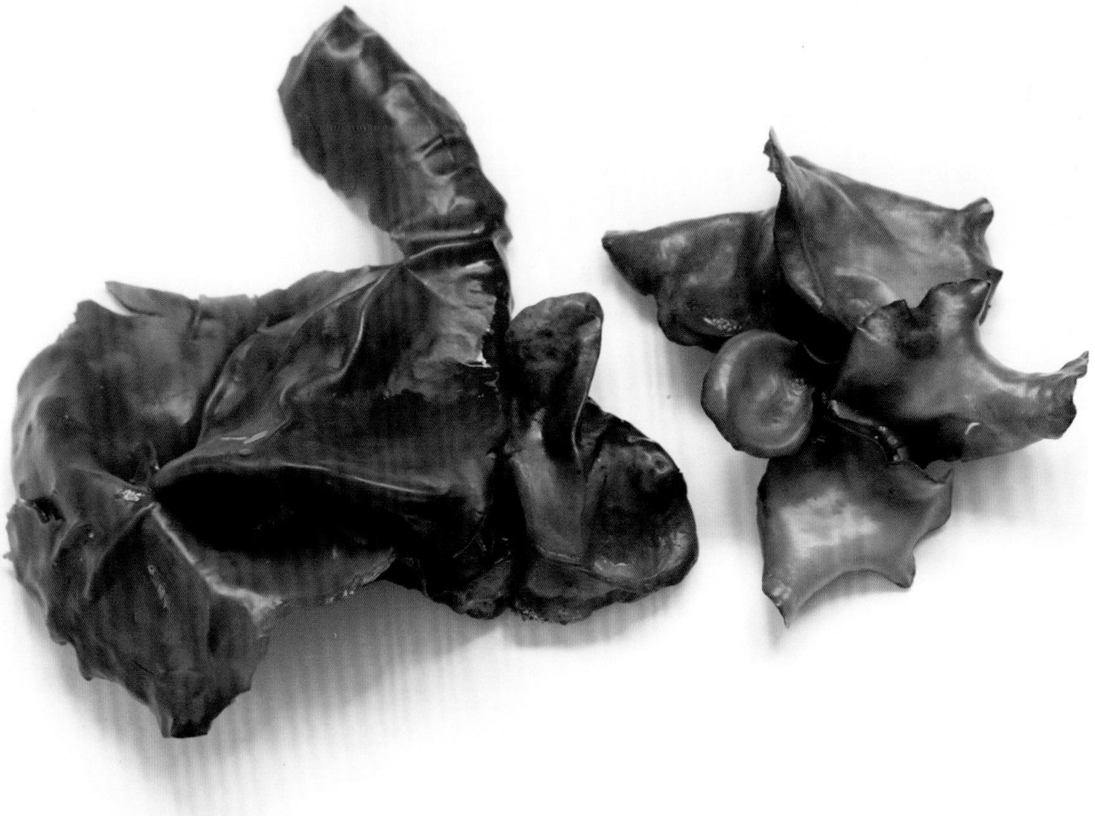

木耳

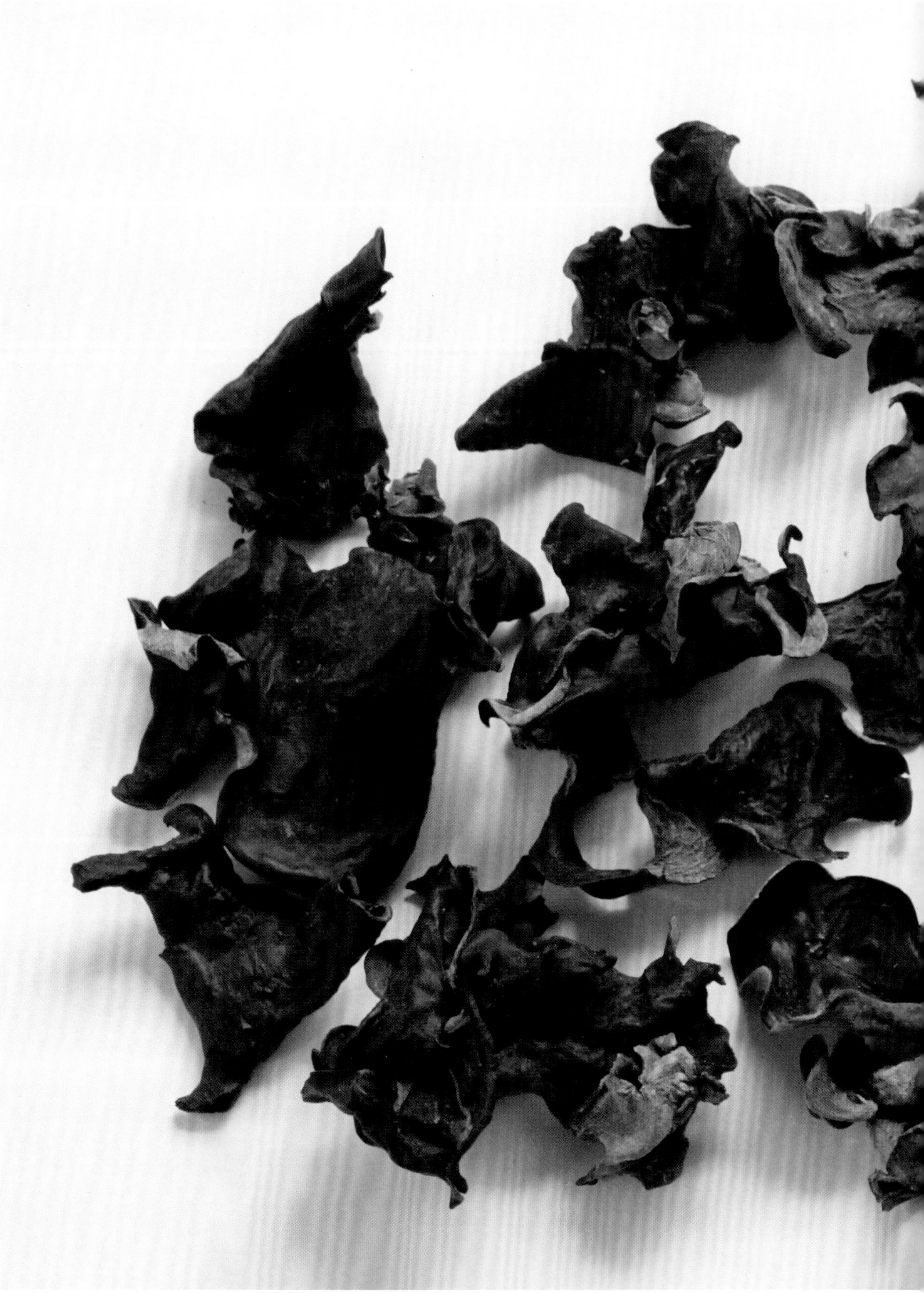

# 木耳

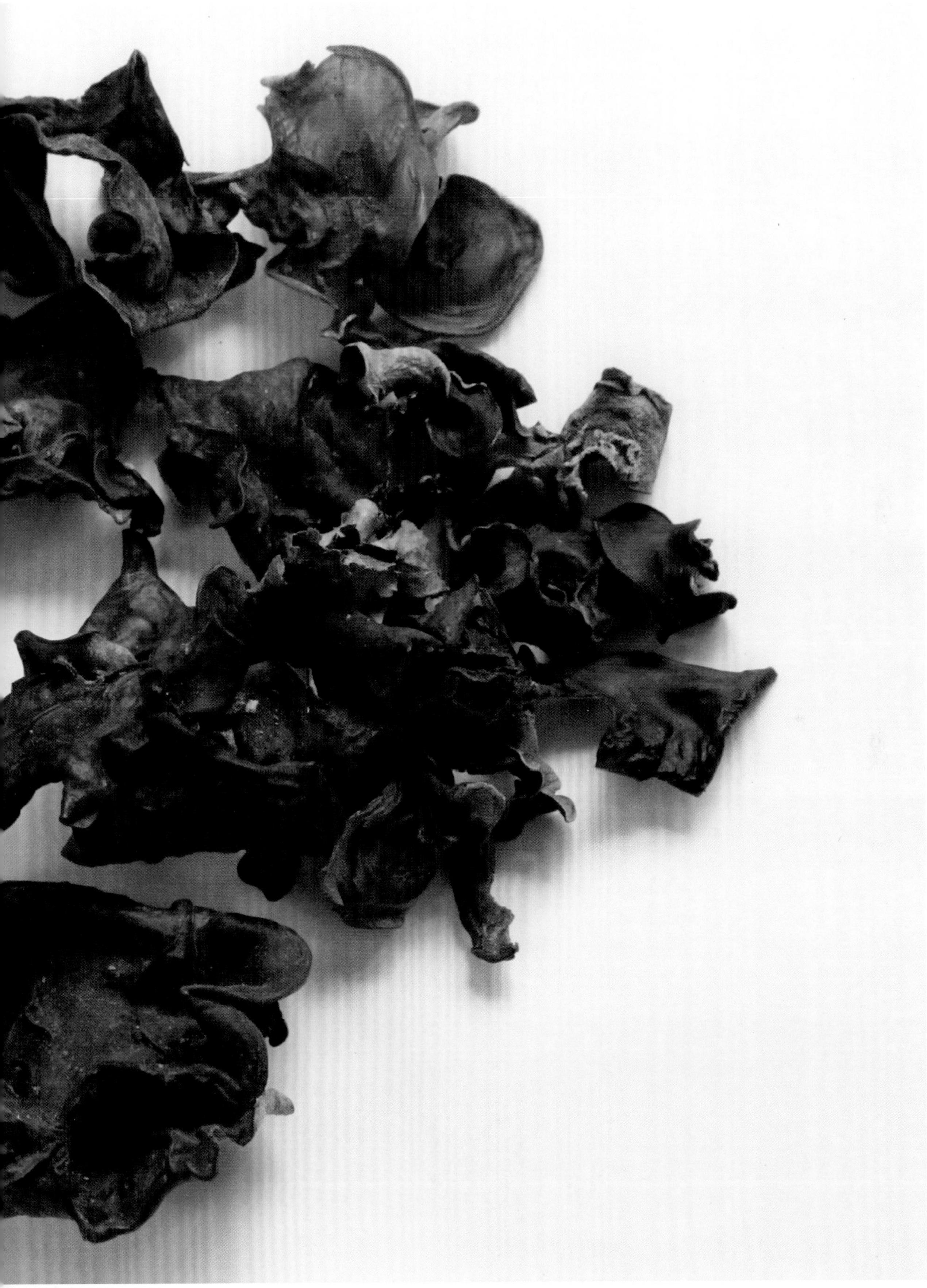
木耳饮片

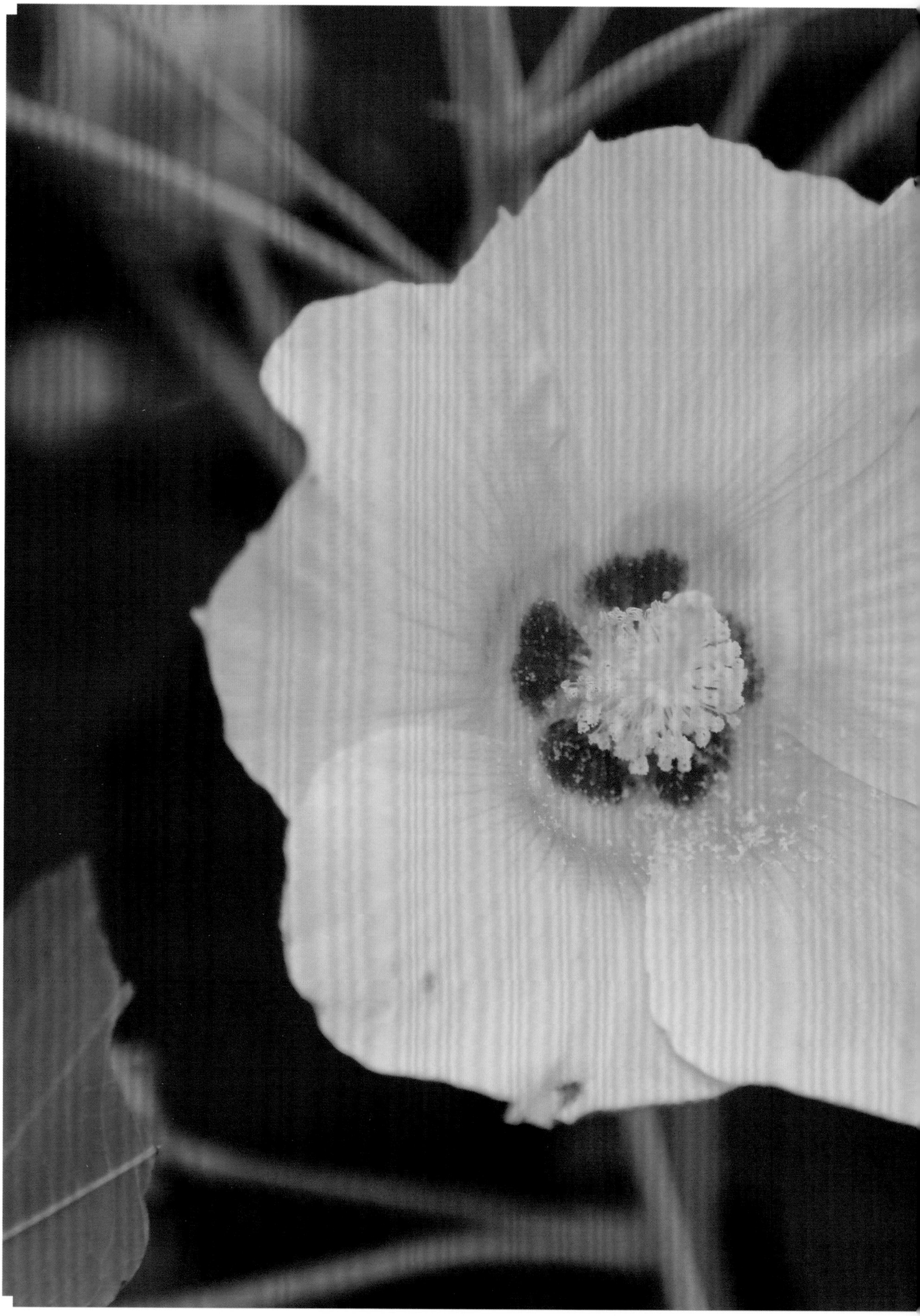

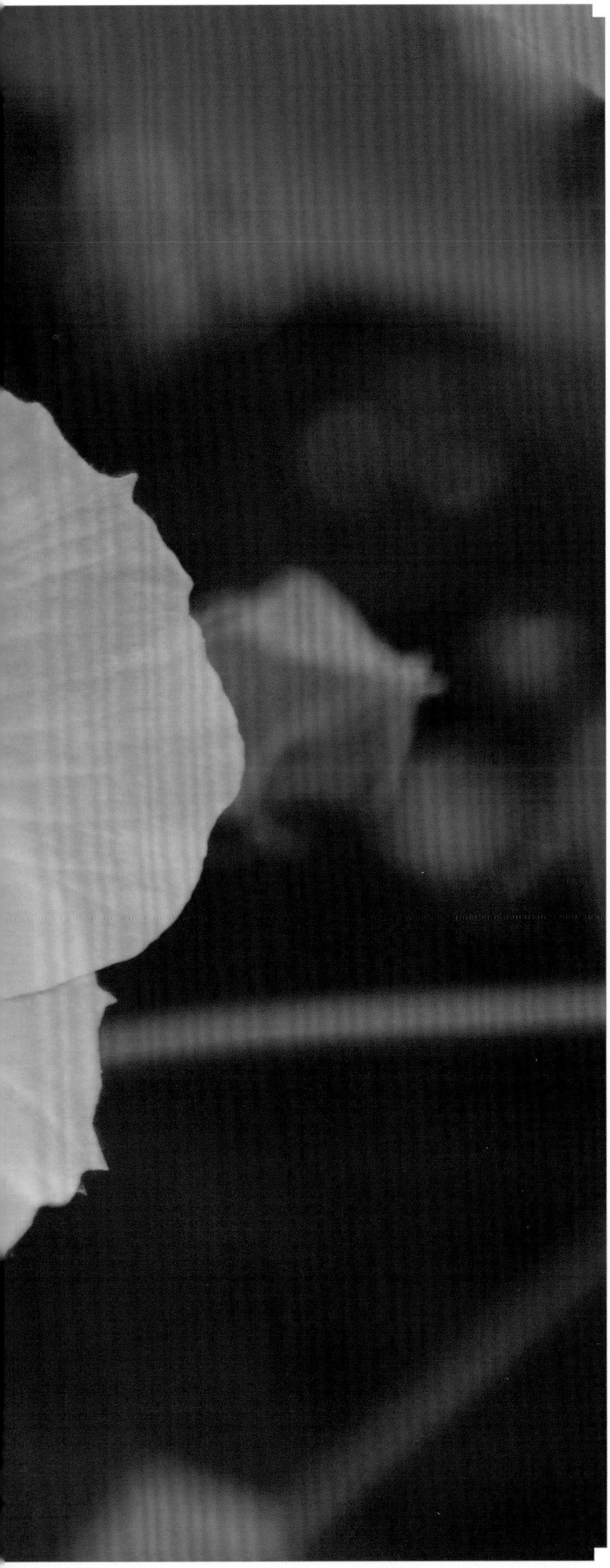

# 木芙蓉

【壮药名】沙排杯。

【别　名】三变花、九头花、拒霜花、铁箍散、转观花。

【来　源】本品为锦葵科植物木芙蓉 *Hibiscus mutabilis* L. 的花、叶和根。

【性味归经】味甘、微苦，性冷。归肺、肝经。

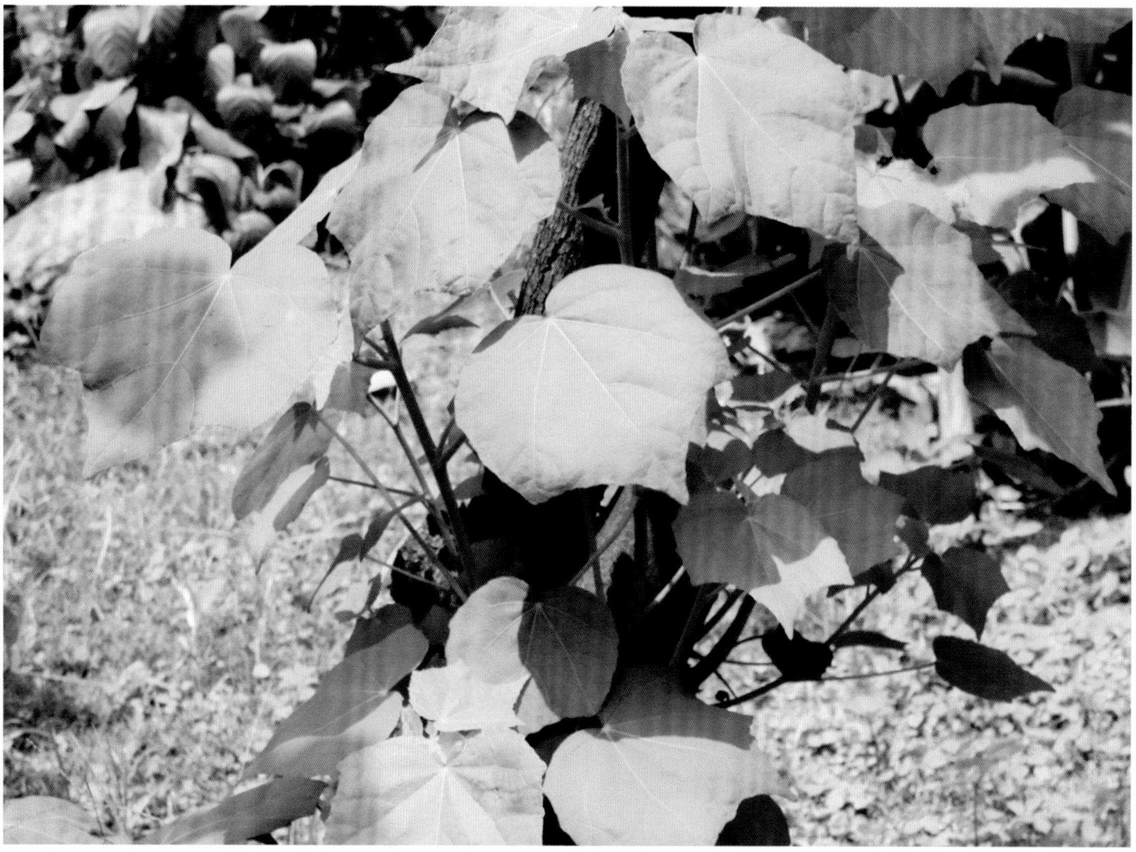

木芙蓉

## 识别特征

落叶灌木或小乔木，高达 5 m。枝、叶柄、花梗和花萼均密被星状短柔毛与细绵毛。叶大形、阔卵形至圆卵形，长 10 ~ 20 cm，宽 9 ~ 22 cm，常 5 ~ 7 裂，先端尖，基部心形，边缘具波状齿，上下被星状毛，主脉 7 ~ 11 条。花枝端叶腋间，花色变化，初开时为白色、粉红色，之后变深红色，花萼钟形 5 裂；花冠 5，单或重瓣，雄蕊多数，花丝结合成筒状，包围花柱；柱头 5 裂。蒴果球形，直径约 2.5 cm，被淡黄色刚毛和绵毛；种子肾形，背面被长柔毛。花期 8—11 月。

## 生境分布

多栽植于路旁及庭院。全国各地均有栽培。

## 采收加工

夏、秋二季摘花蕾，晒干，同时采叶阴干研粉贮存；秋、冬二季挖根，晒干。

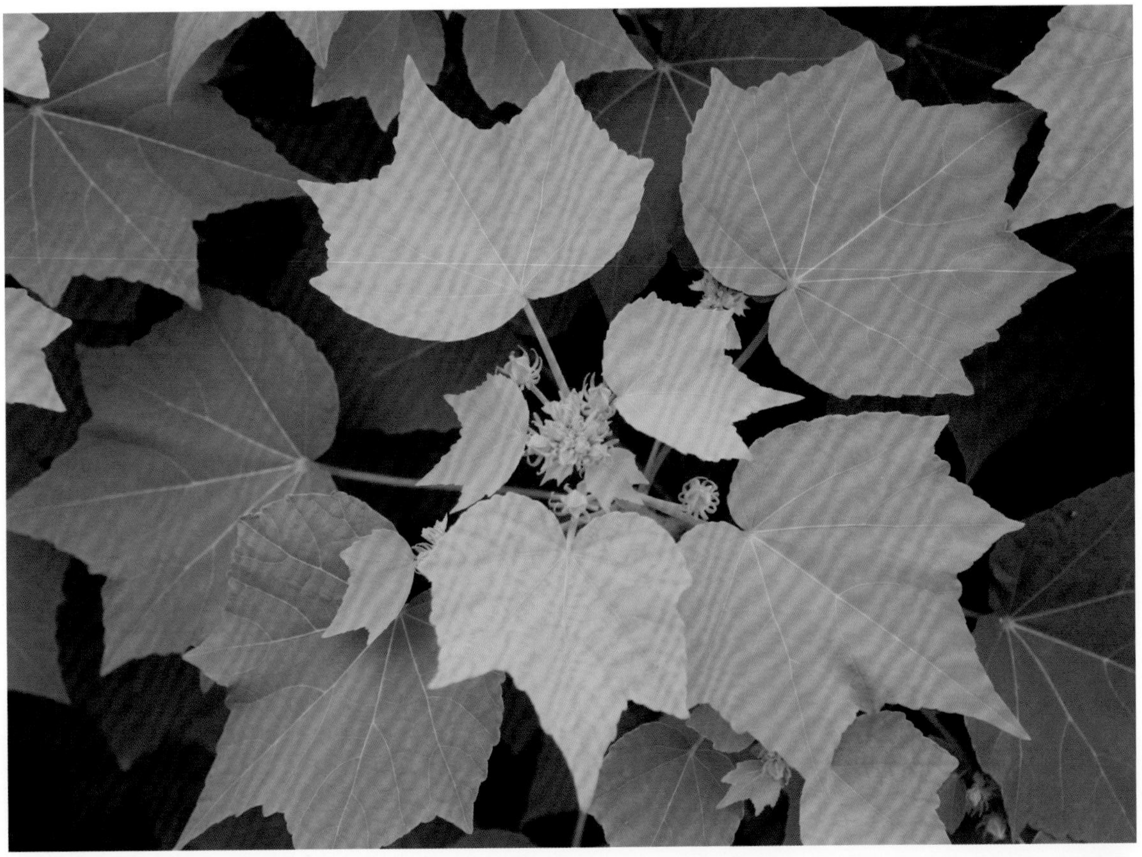

木芙蓉

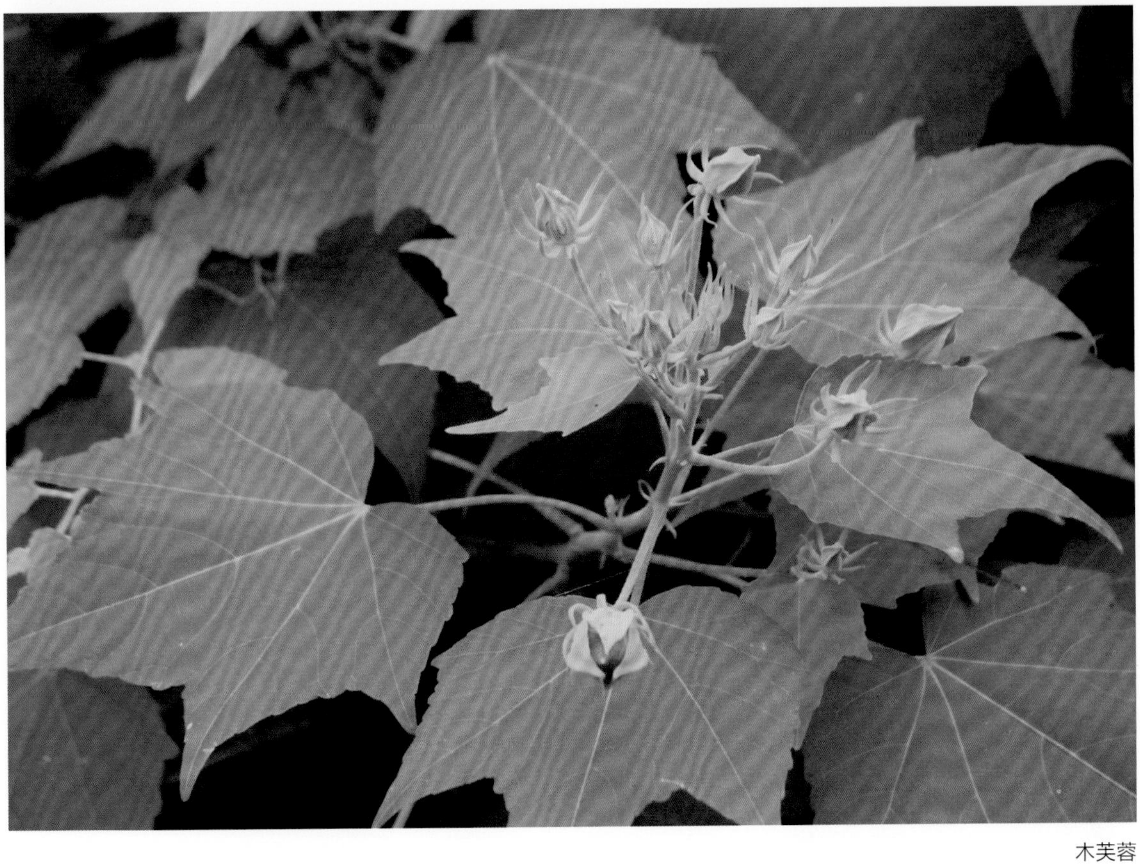

木芙蓉

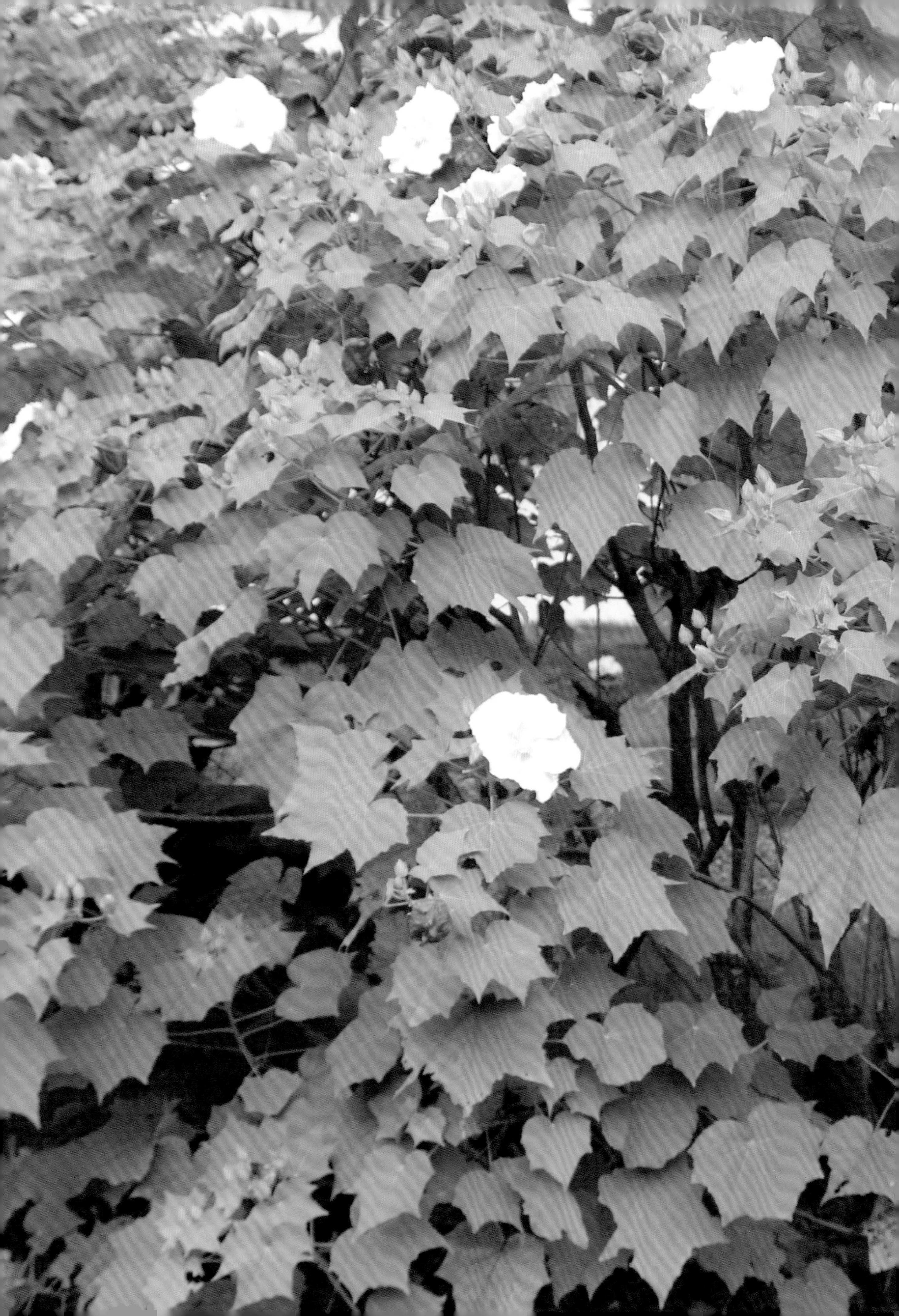

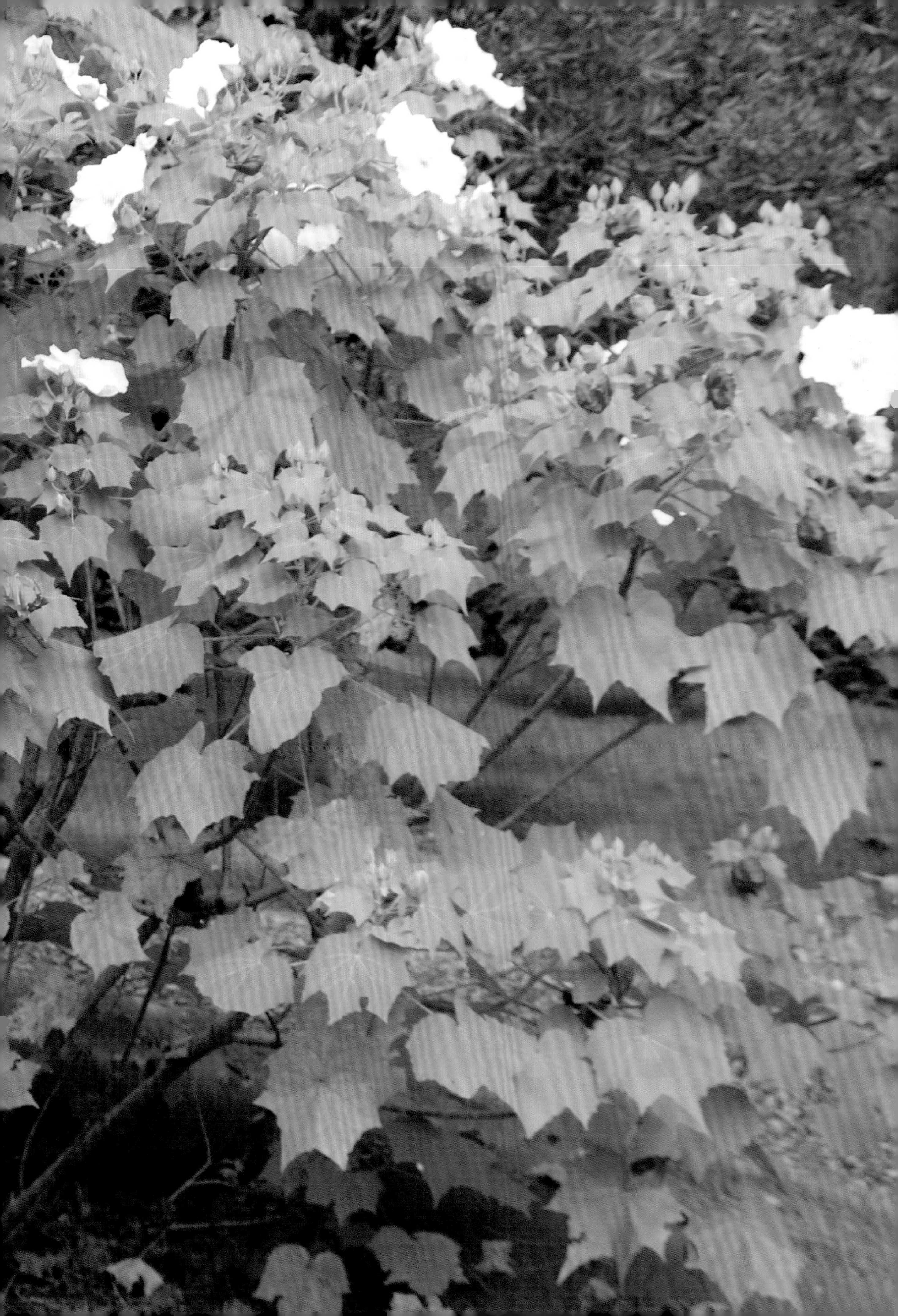

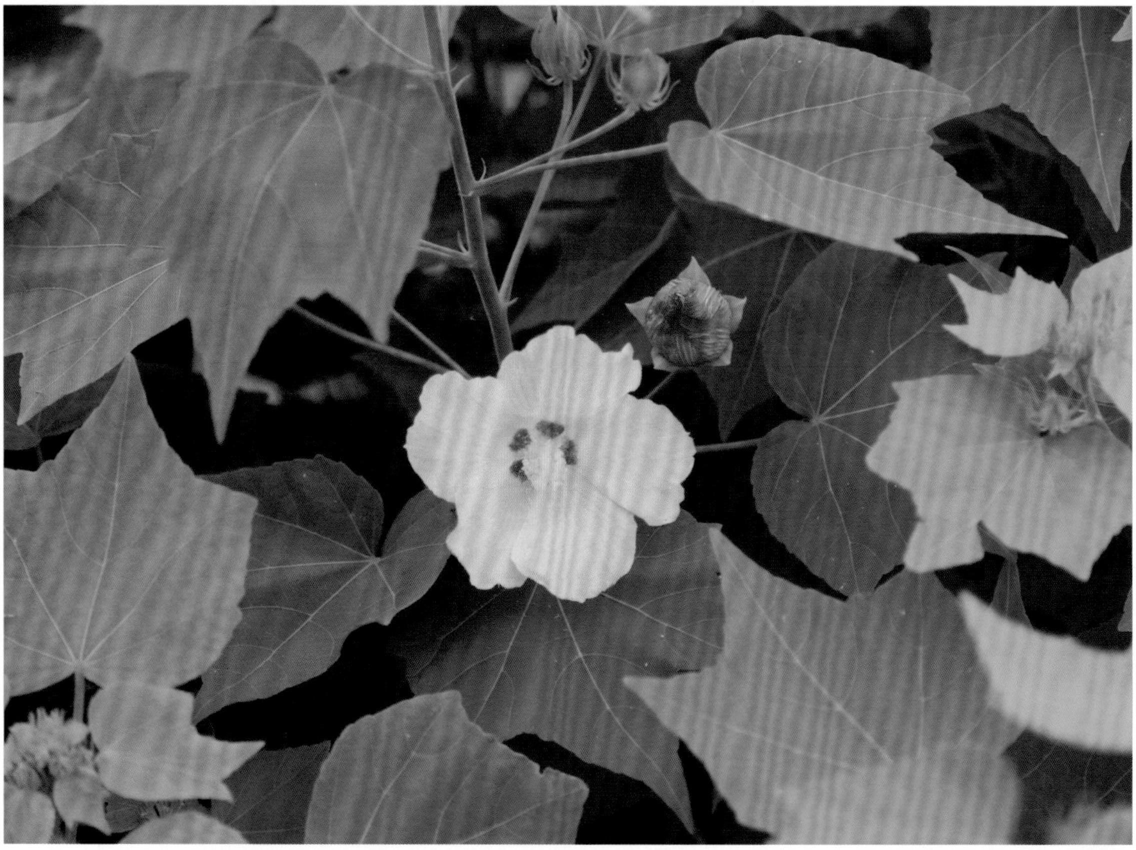

木芙蓉

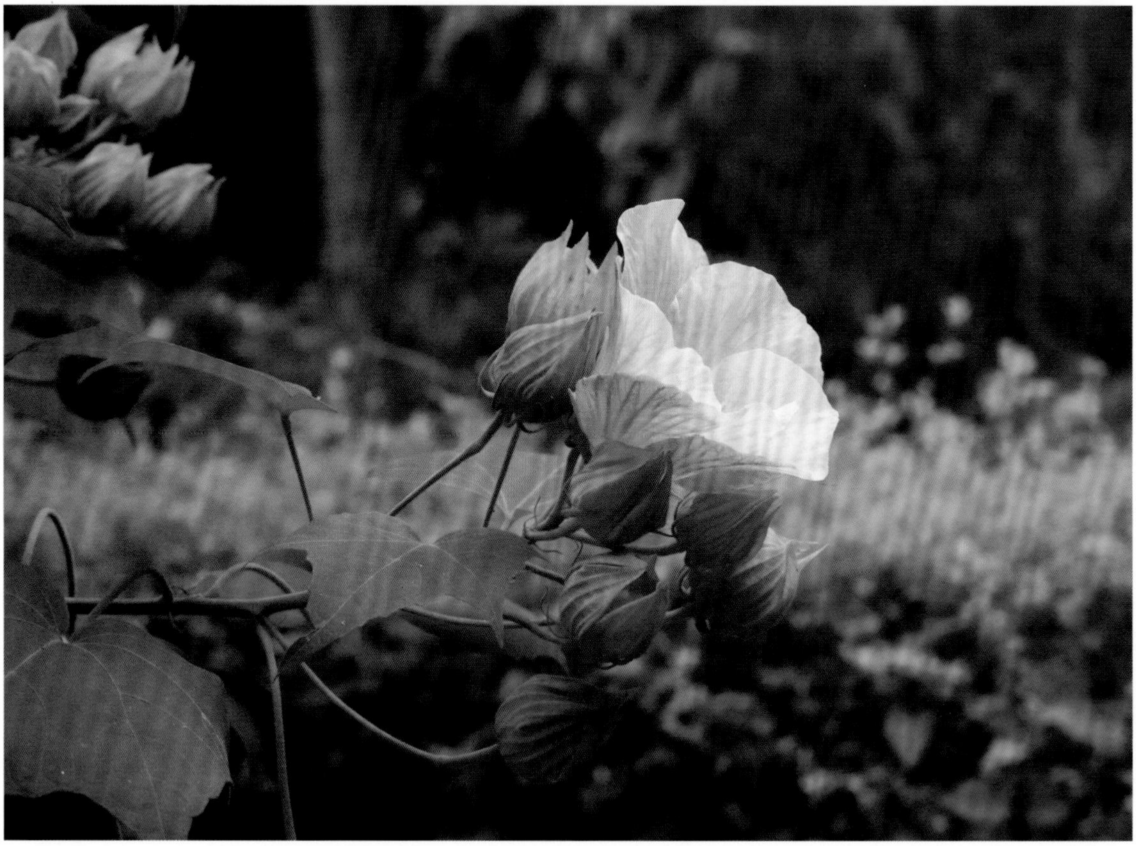

木芙蓉

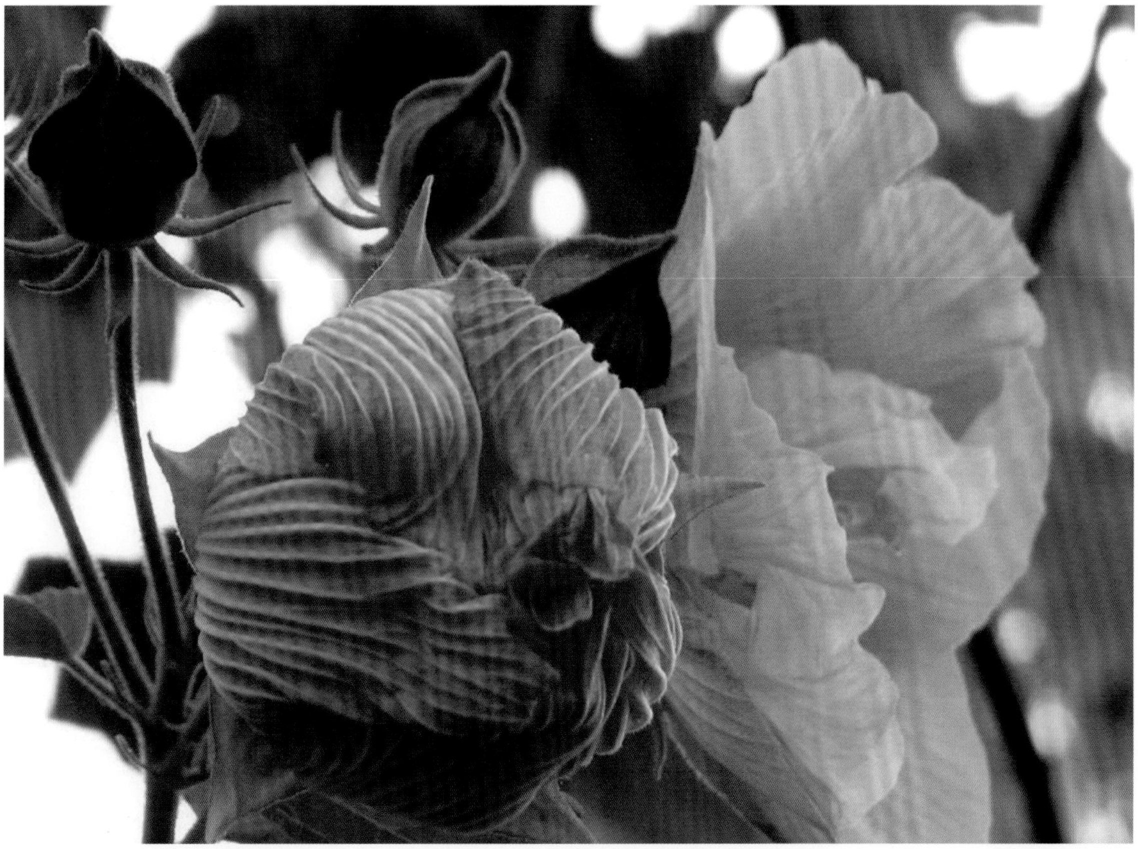

木芙蓉

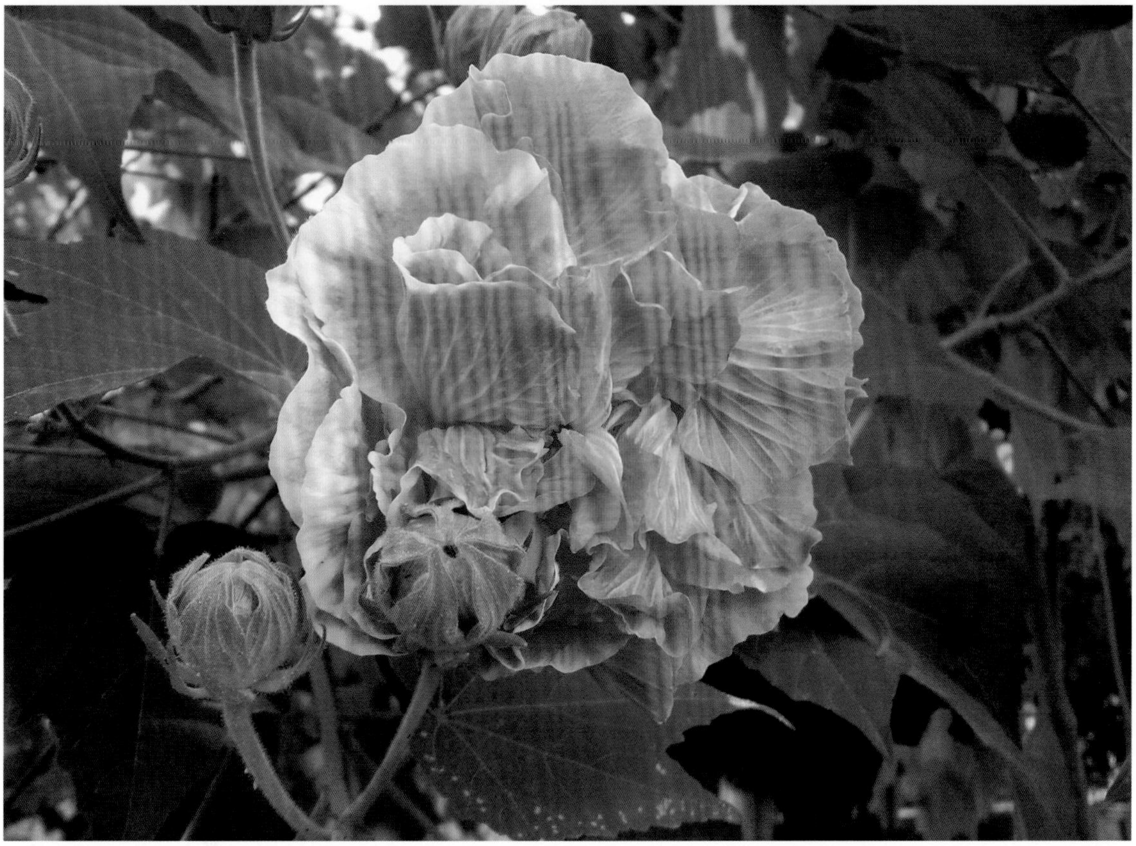

木芙蓉

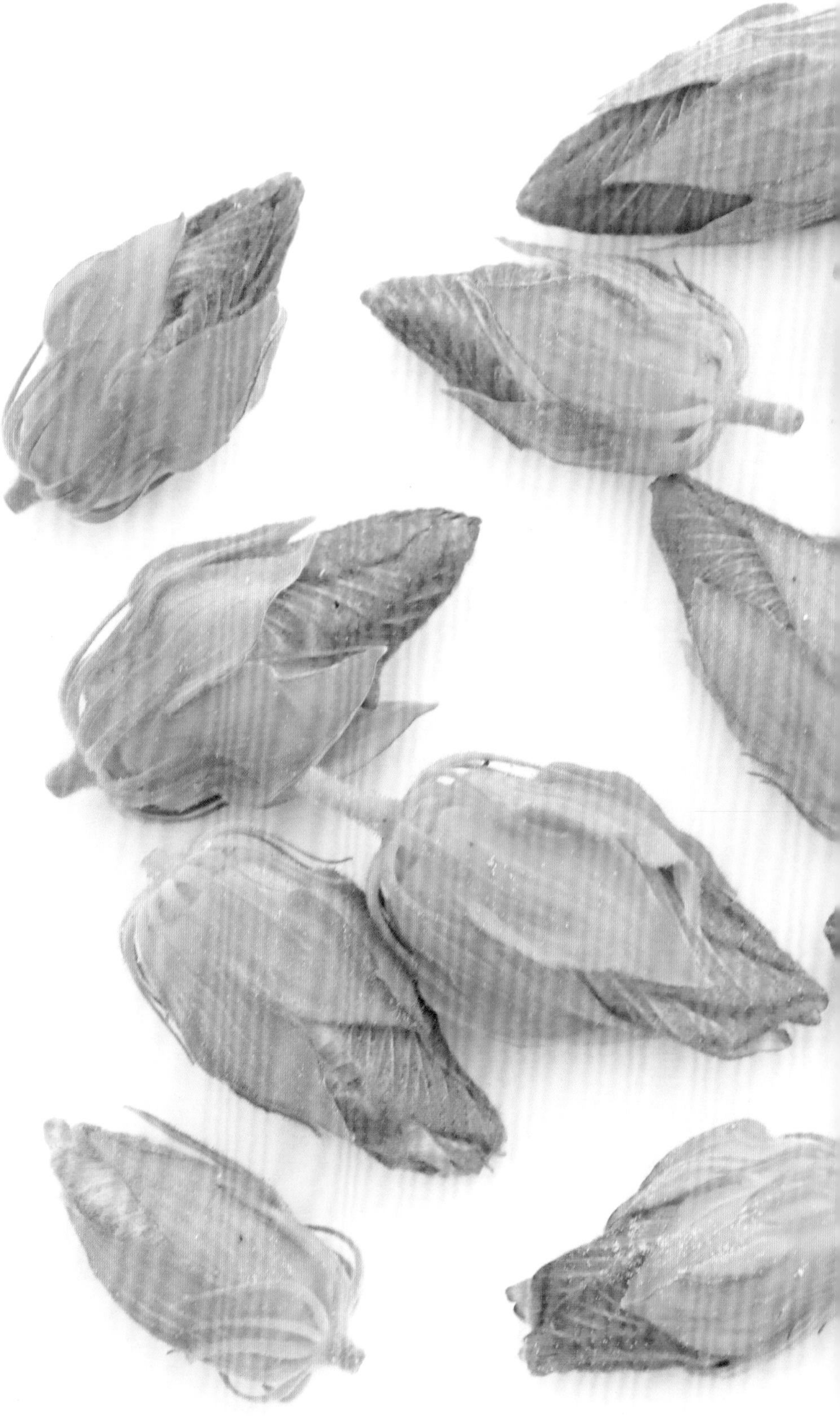

# 木芙蓉

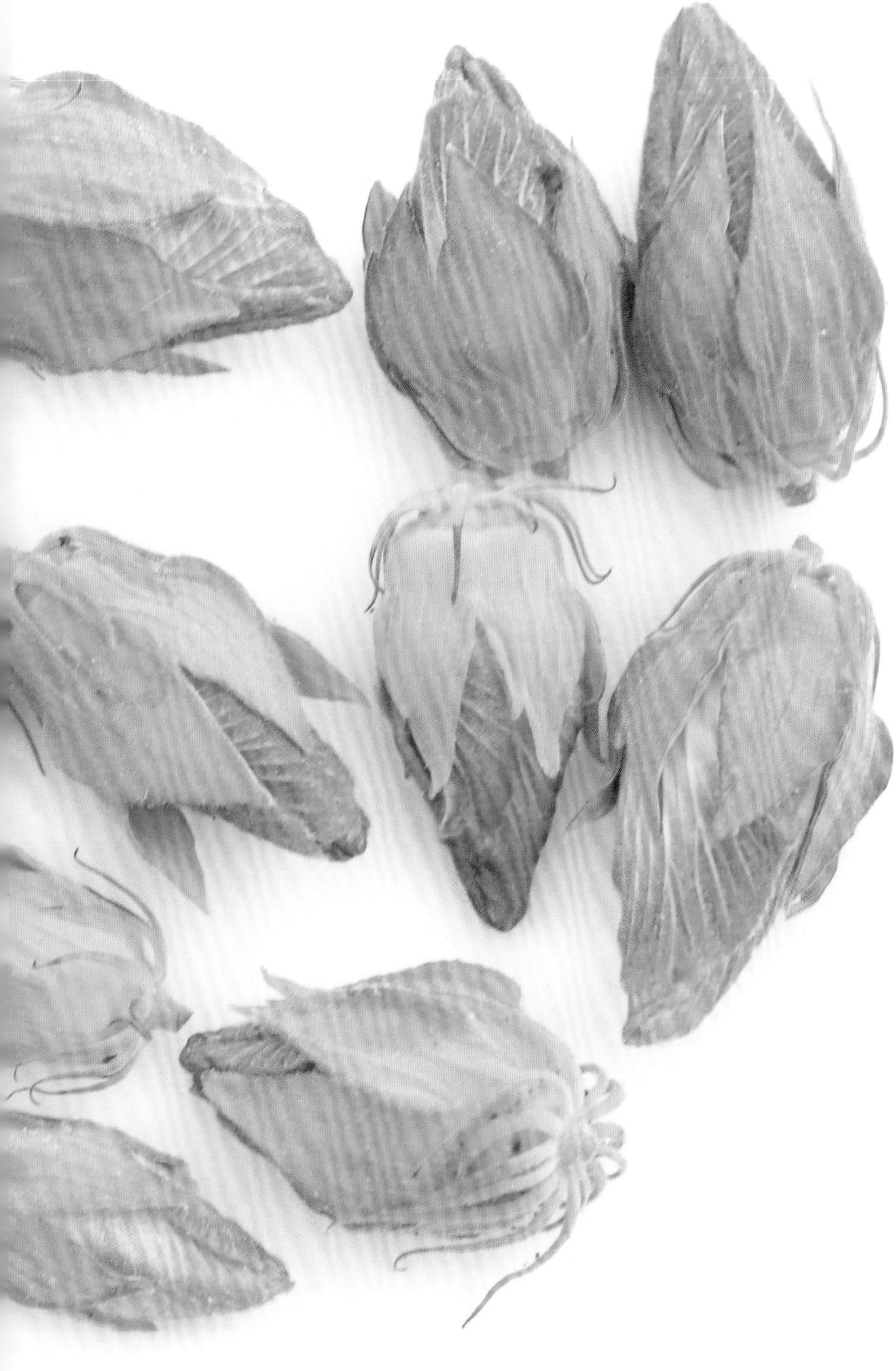

木芙蓉花药材

## 药材鉴别

本品花呈不规则圆柱形，具副萼，裂片条形；花瓣 5 或为重瓣，淡棕色至棕红色；花瓣呈倒卵圆形，边缘微弯曲，基部与雄蕊柱合生；花药多数，生于柱顶；雌蕊 1 枚，柱头 5 裂。气微香，味微辛。

## 功效主治

清热解毒，凉血止血，消肿排脓。主治肺热咳嗽，吐血，目赤肿痛，崩漏，白带，腹泻，腹痛，痈肿，疮疖，毒蛇咬伤，水火烫伤，跌打损伤。

## 用法用量

内服：9 ~ 15 g，鲜品 30 ~ 60 g，煎汤。外用：适量，研末调敷或捣烂外敷。

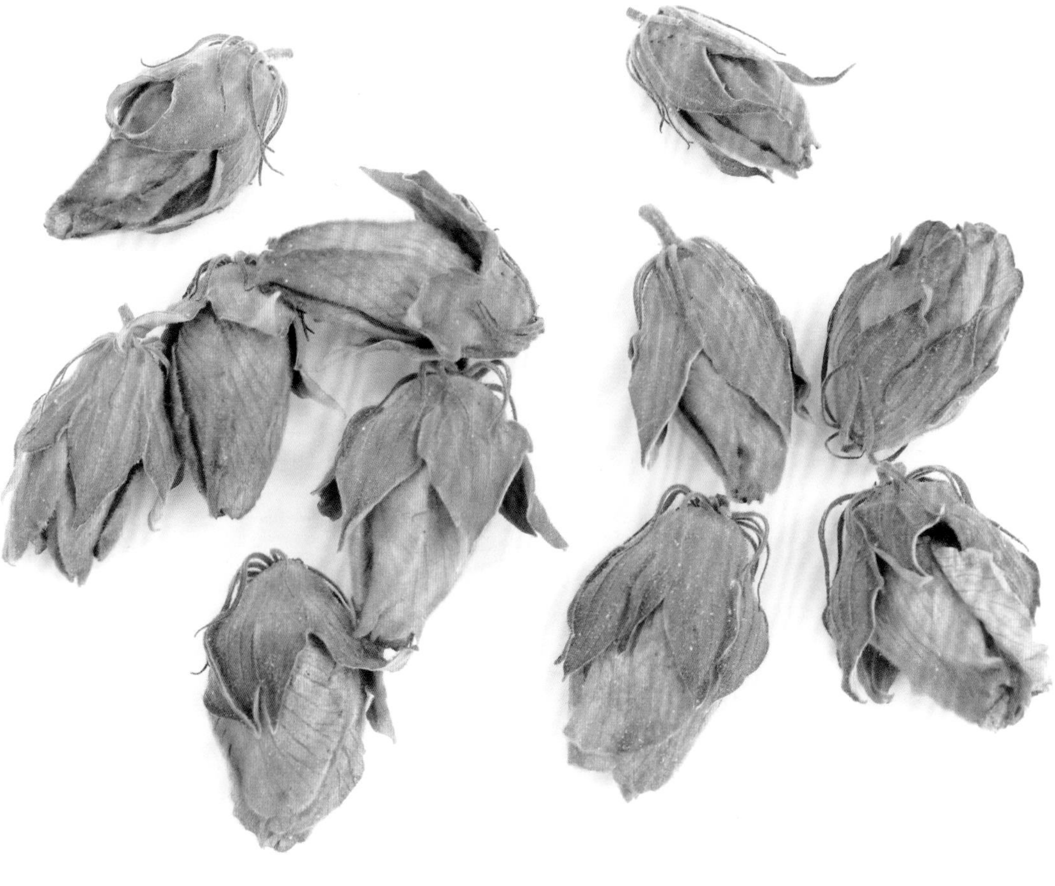

木芙蓉花饮片

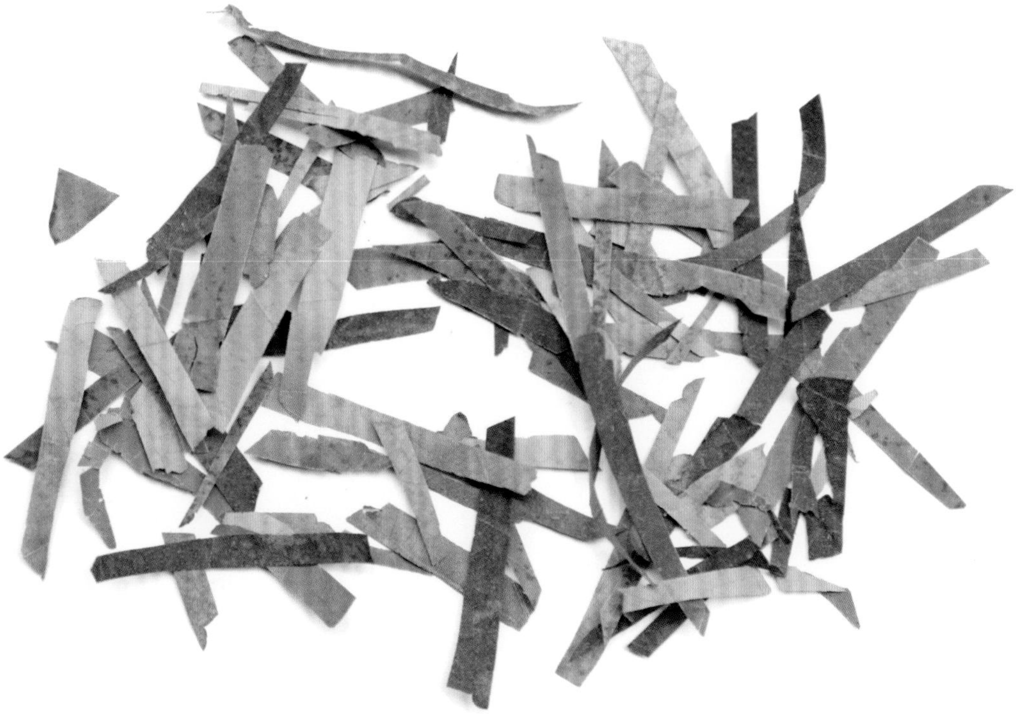

木芙蓉叶饮片

## 民族药方

**1．痈疽肿毒** 木芙蓉花适量。煎水洗。

**2．水烫伤** 木芙蓉花适量。晒干研末，麻油调搽患处。

**3．虚痨咳嗽** 芙蓉花 60 ~ 120 g，鹿衔草 30 g，红糖 60 g。炖猪心肺吃，无糖时加盐亦可。

**4．疮毒脓肿** 芙蓉花、鱼鳅串、野菊花、蒲公英各适量。共捣烂敷患处。

**5．赤眼肿痛** 木芙蓉叶适量。研细末，水调匀贴太阳穴。

**6．月经不止** 木芙蓉花、莲蓬壳各等份。研细末，米汤送服，每次 10 g。

**7．偏坠作痛** 木芙蓉叶、黄檗各 10 g。共研为末，以木鳖子仁 1 个磨醋调涂阴囊，其痛自止。

**8．头上癞疮** 木芙蓉根皮适量。研细末，香油调涂，涂前以松毛、柳枝煎汤，洗净患处。

**9．汤火灼疮** 木芙蓉花适量。研细末，调油敷。

**10．一切疮肿** 木芙蓉叶、菊花叶各适量。一起煎汁，频频熏洗。

## 使用注意

虚寒患者及孕妇禁服。

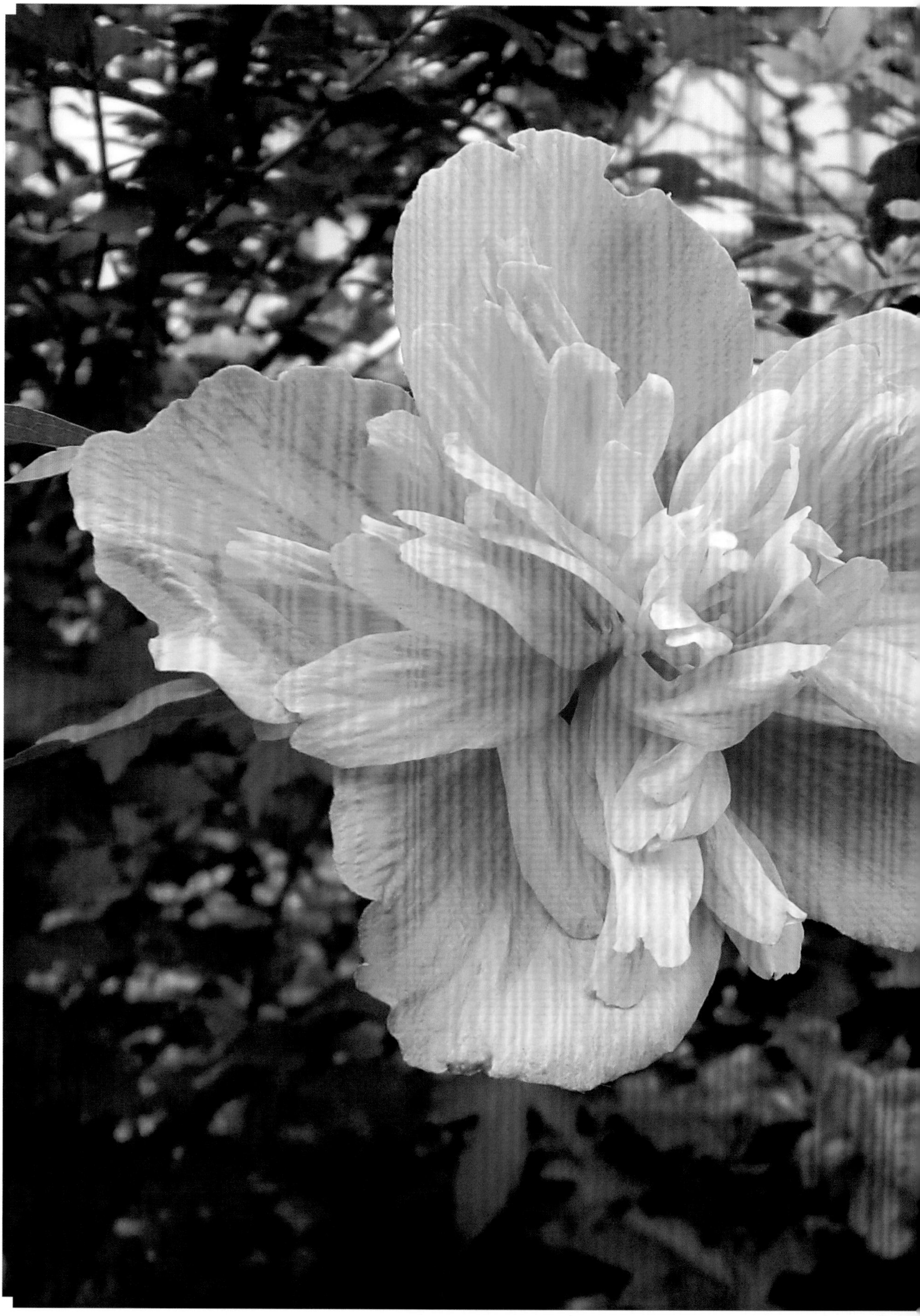

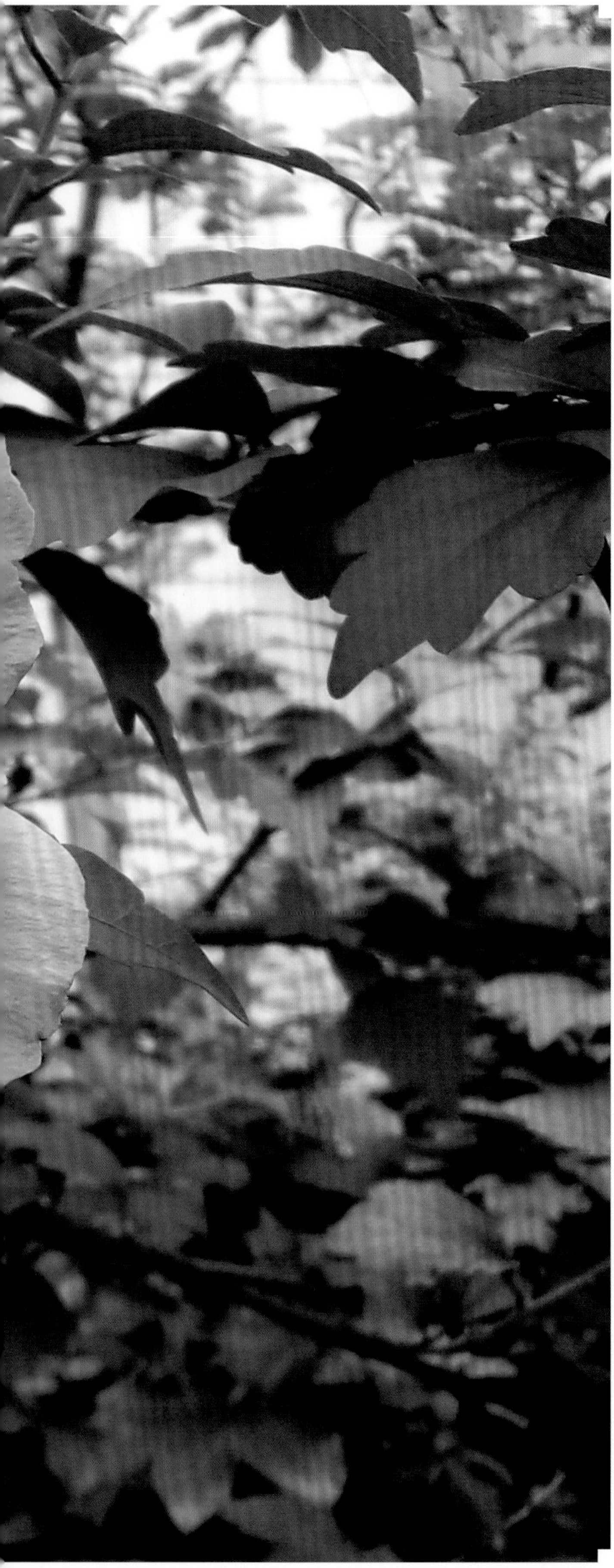

# 木槿

【壮药名】花丹培。

【别　名】木棉、荆条、藩篱草根、朝开暮落花。

【来　源】本品为锦葵科植物木槿 *Hibiscus syriacus* L. 的根。

【性味归经】味涩，性平。归肺、肾、大肠经。

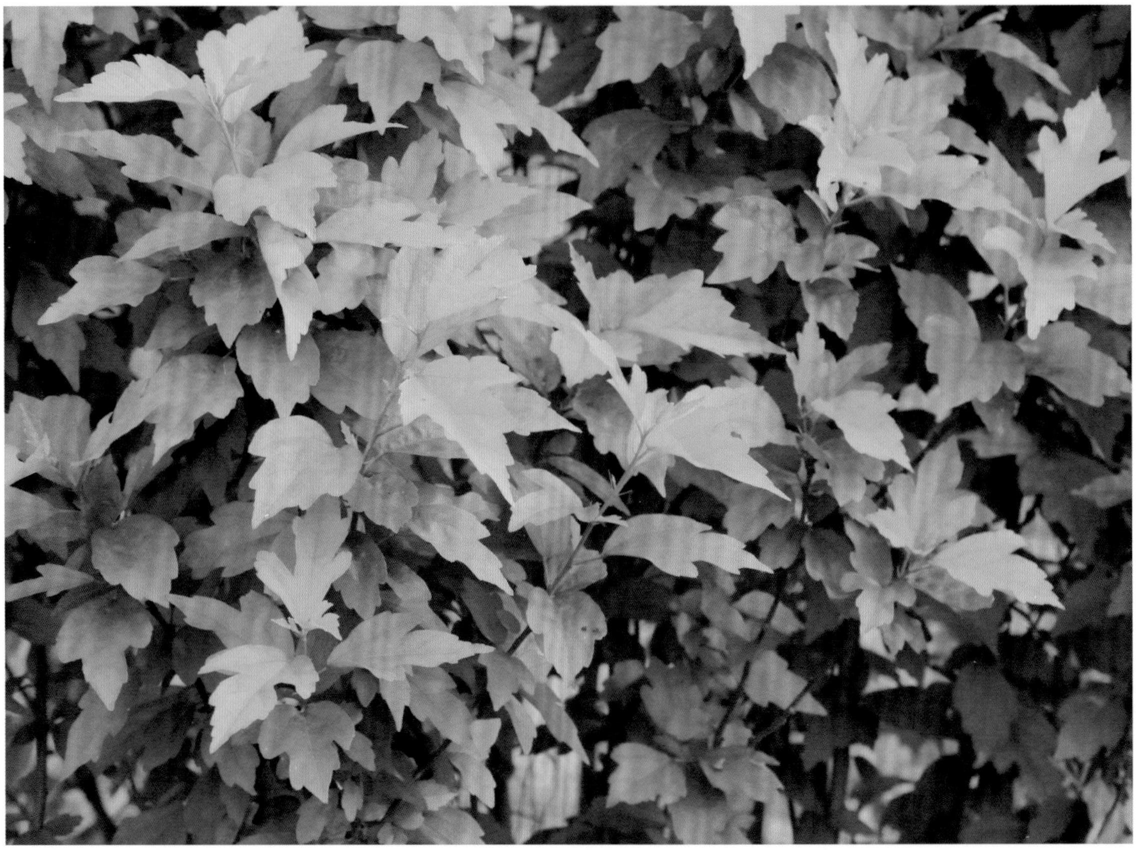

木槿

## 识别特征

落叶小灌木或小乔木，高 3 ~ 6 m。树皮灰褐色，无毛。嫩枝上有绒毛。叶互生，菱状卵形或卵形，长 4 ~ 7 cm，宽 2.5 ~ 5 cm，具有深浅不同的 3 裂或不裂，叶基楔形，边缘具圆钝或尖锐的齿，主脉 3 条明显，两面均疏生星状毛，后变光滑；叶柄长 1 ~ 2 cm，光滑或被有绒毛或星状毛。花单生长于叶腋；小苞片 6 ~ 7，线形，长约为花萼之半；萼片 5 裂，卵状披针形，有星状毛和细短软毛；花瓣 5，淡红色、白色或紫色；雄蕊多数，花丝联合成筒状；子房 5 室，花柱 5 裂，柱头头状。蒴果长椭圆形，先端具尖嘴，全体被绒毛。种子黑褐色，背部有长棕色毛。花期 6—7 月。

## 生境分布

生长于林边、荒地及田间向阳处。全国各地均有栽培。

## 采收加工

全年均可采挖，洗净，切片，鲜用或晒干。

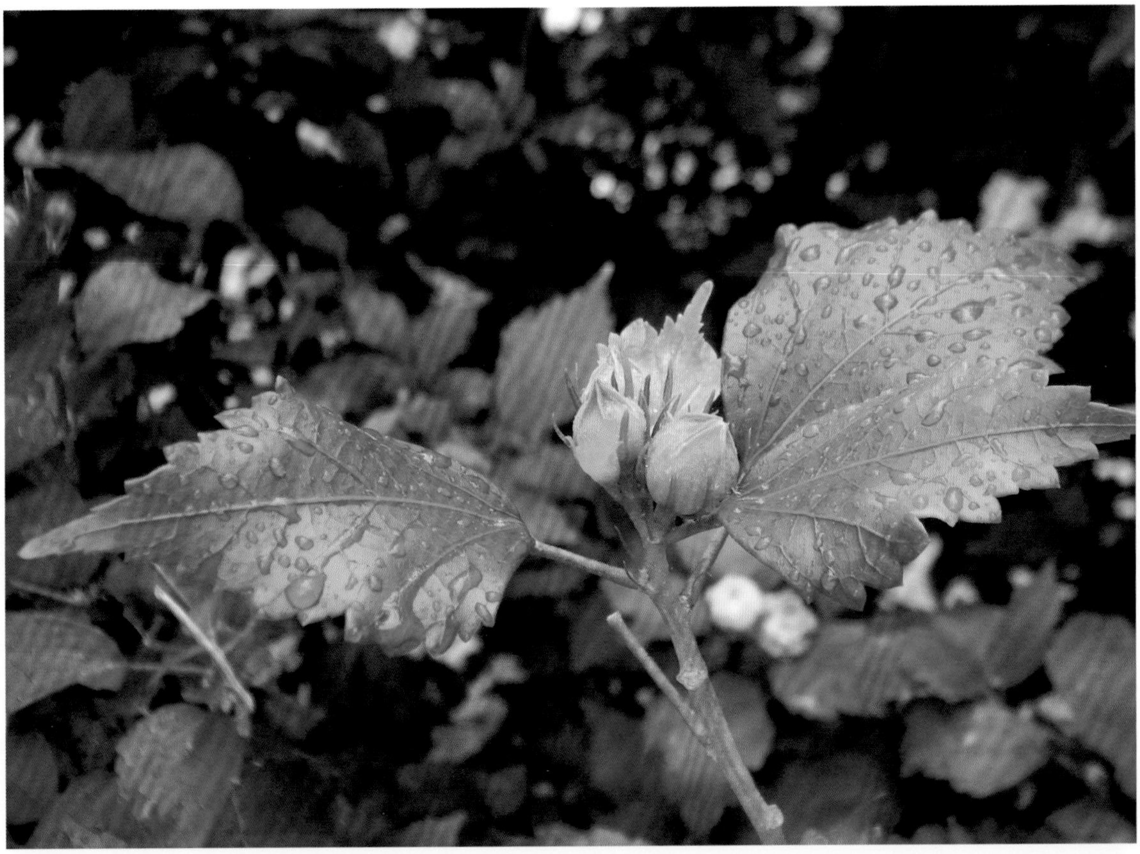
木槿

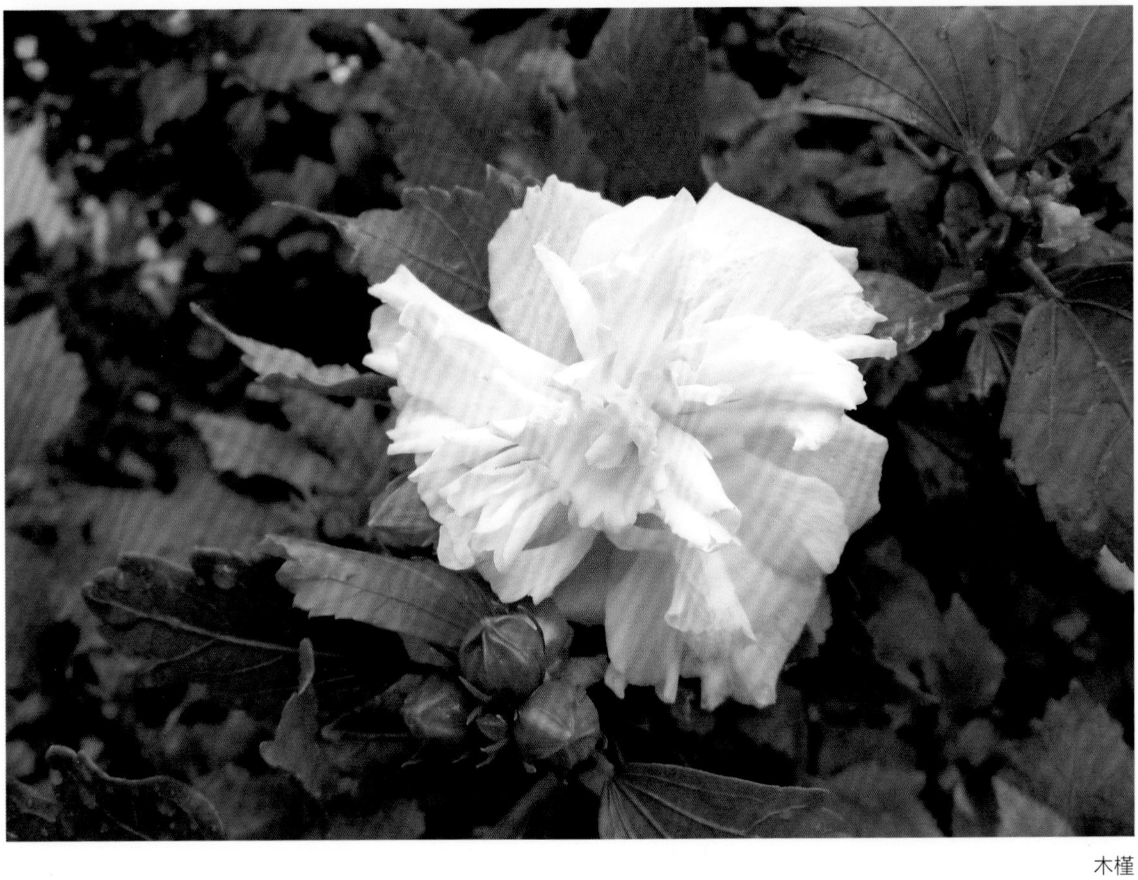
木槿

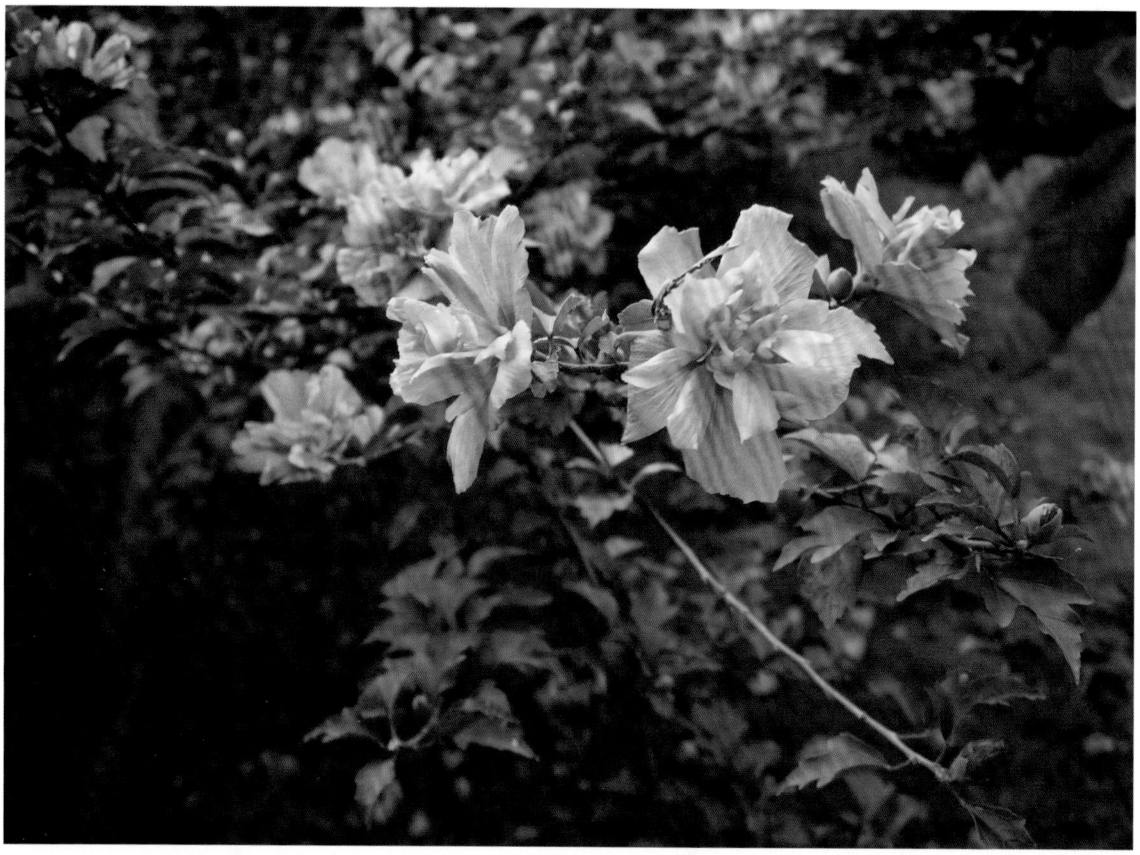

木槿

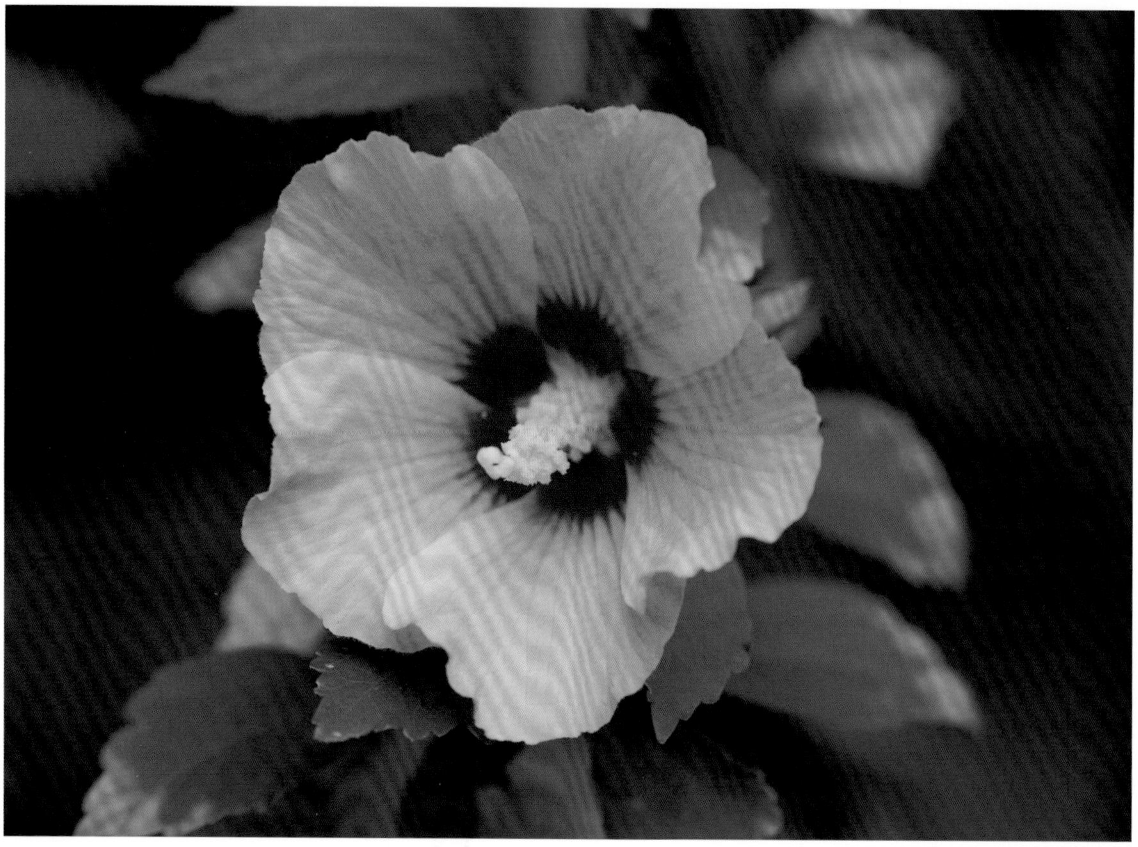

木槿

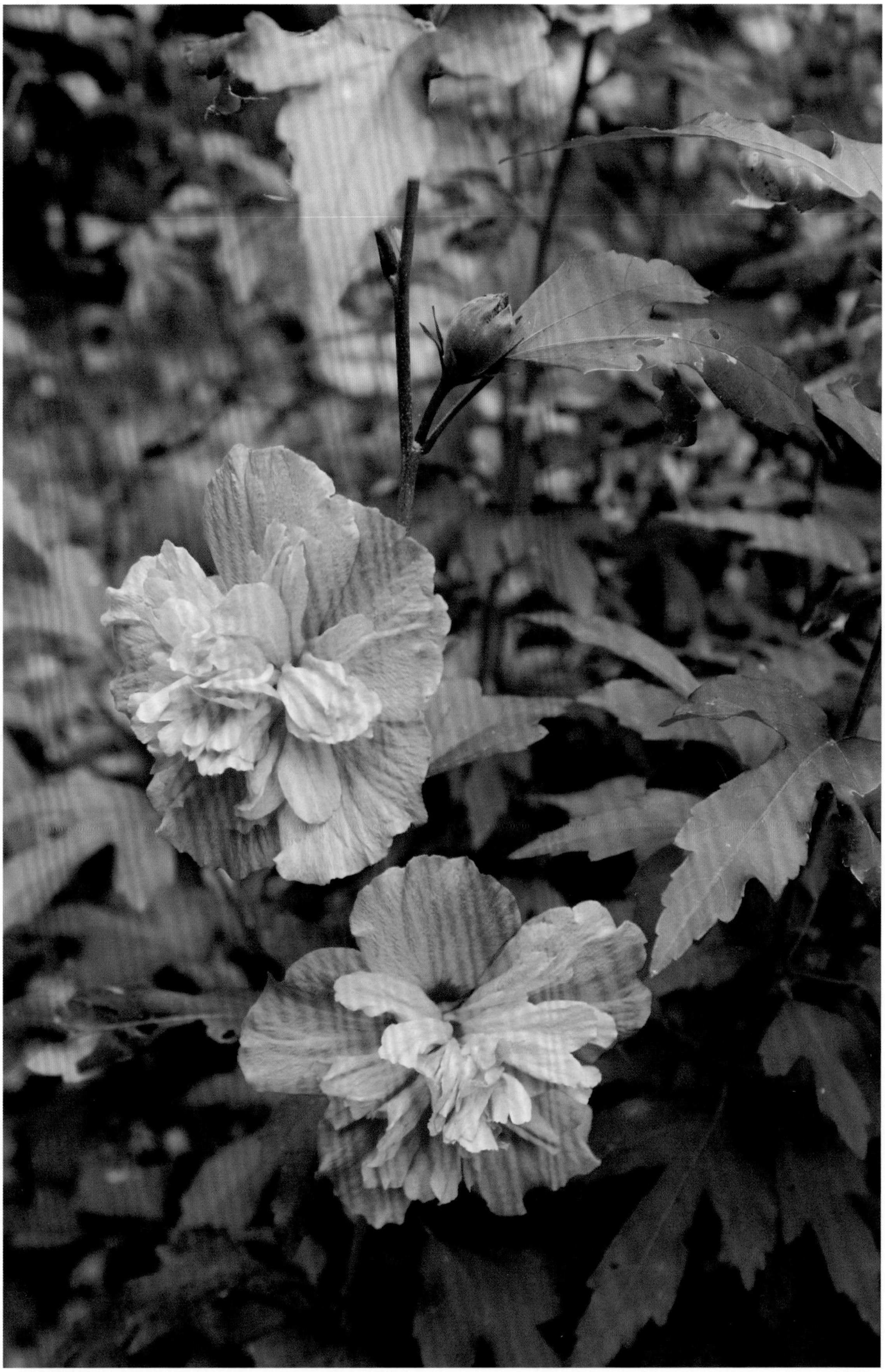

木槿

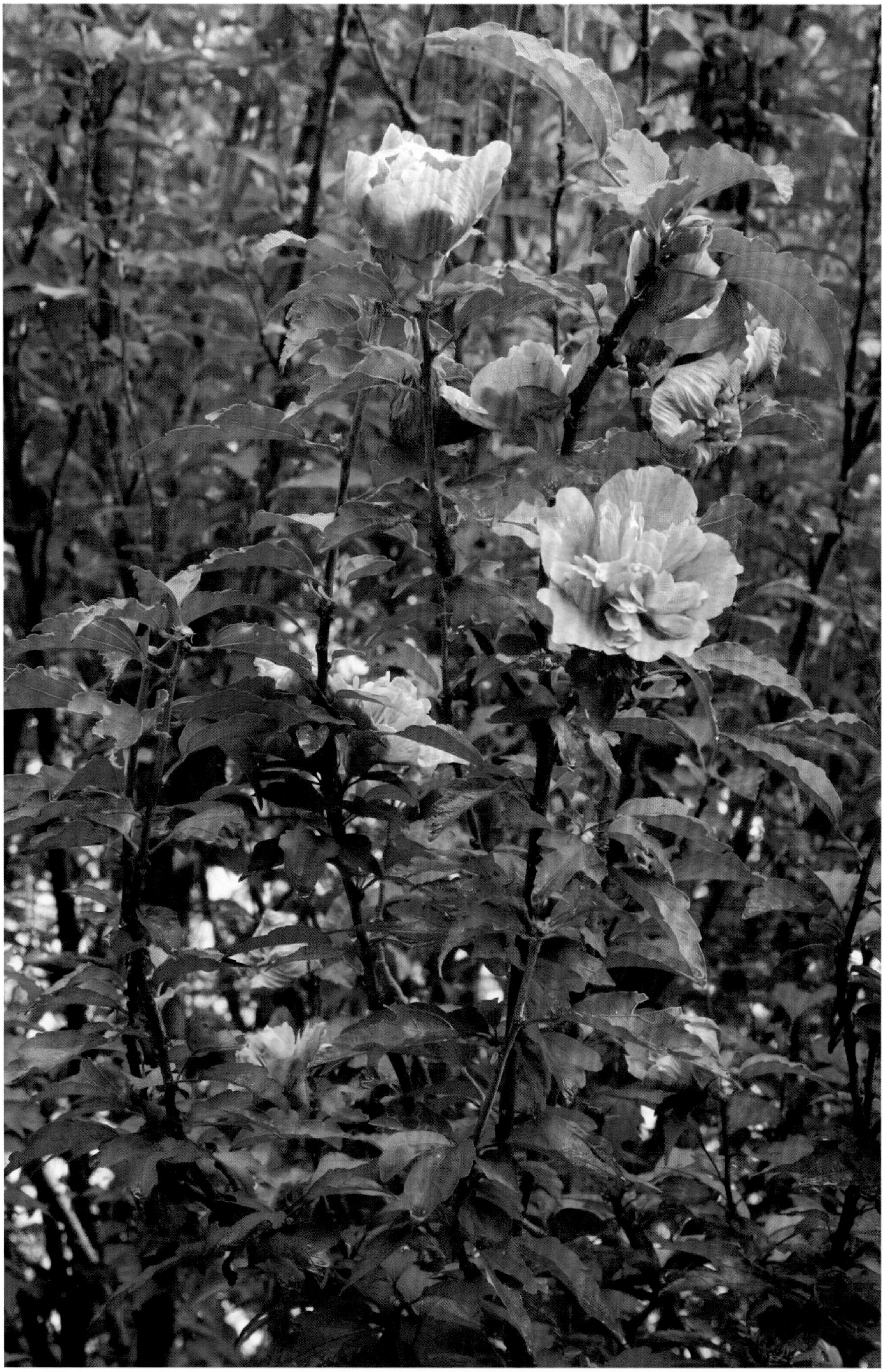

木槿

## 功效主治

除风解毒，通血止痛。主治腹痛腹泻，赤白下痢，月经失调，痛经，经闭。

## 药理作用

本品根与茎的乙醇浸液在试管内能抑制革兰氏阳性菌、志贺菌属及伤寒沙门菌。

## 用法用量

内服：15 ~ 50 g，煎汤；或泡酒服。

## 民族药方

**1．腹痛腹泻，赤白下痢** 木槿根、使君子根各50 g，山芝麻根20 g，青葙根25 g。水煎服。

**2．月经失调，痛经，经闭** 木槿根、云南五味子藤、白花臭茉莉根、赪桐根各30 g，红花5 g，苏木15 g。水煎服或泡酒饮。

**3．消渴** 木槿根50 ~ 100 g。水煎服，代茶常服。

**4．痔疮肿痛** 木槿根适量。煎汤，先熏后洗。

**5．水肿** 鲜木槿根、灯心草各50 g。水煎服，饭前服，每日2次。

**6．疥癣湿痒** 木槿25 g，马齿苋、白鲜皮各50 g。煎水，去渣取汁，用药汁熏洗患处。

**7．阴囊湿疹** 木槿、蛇床子各60 g。煎水，去渣取汁，用药汁熏洗患处。

## 使用注意

脾胃虚弱者慎用，经期禁用，孕妇忌用。

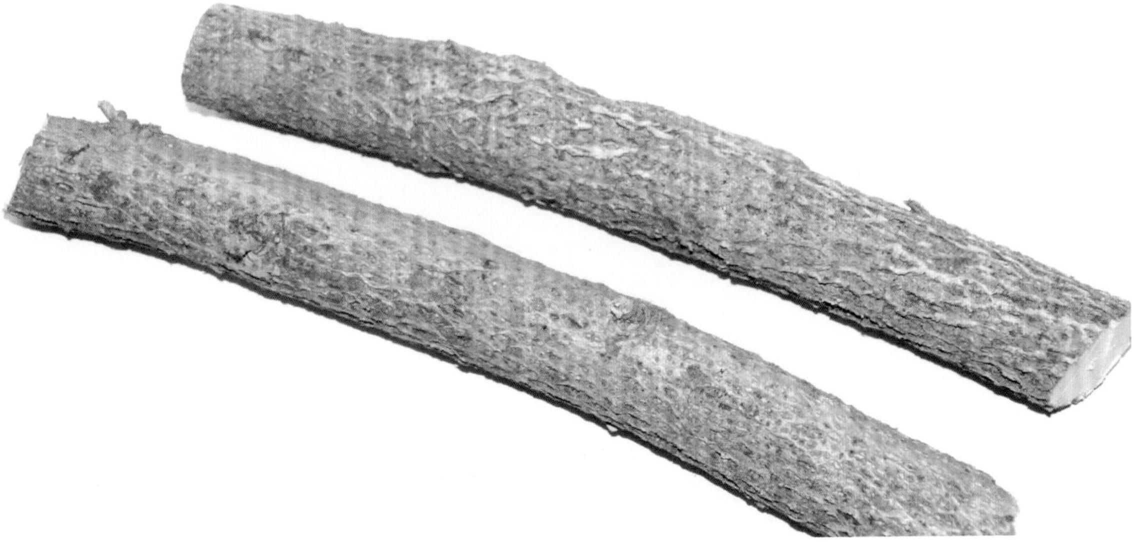

木槿

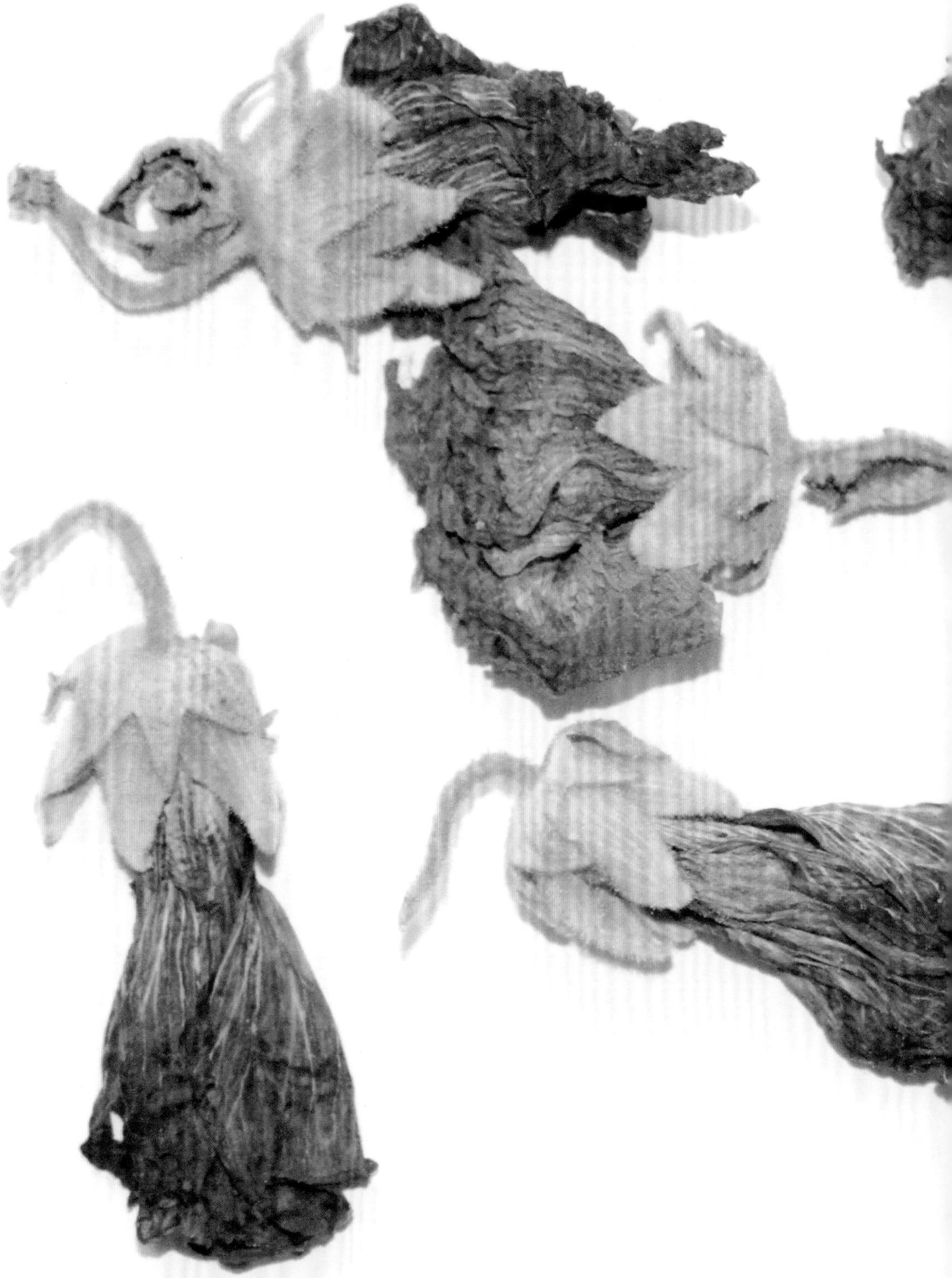

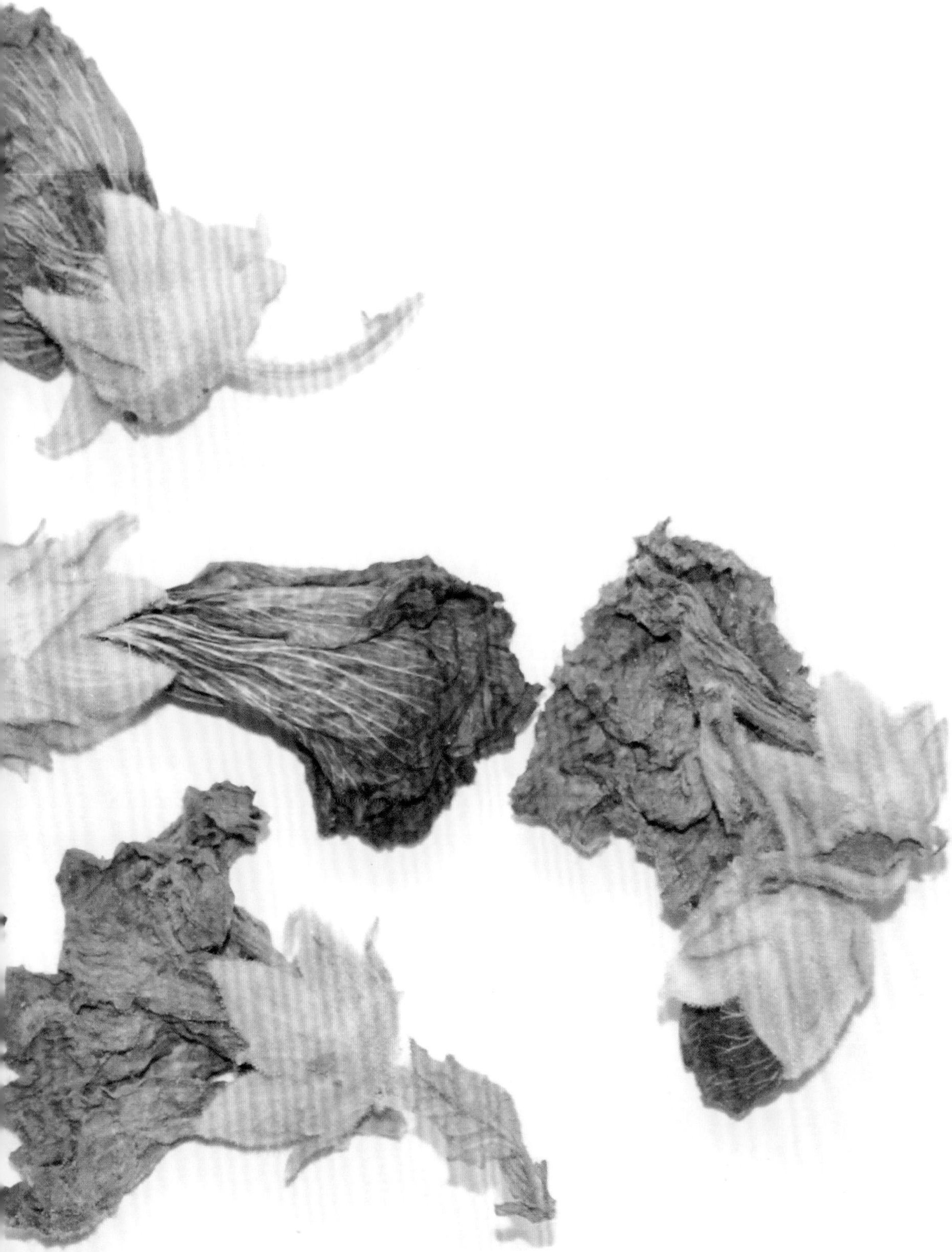

木槿花饮片

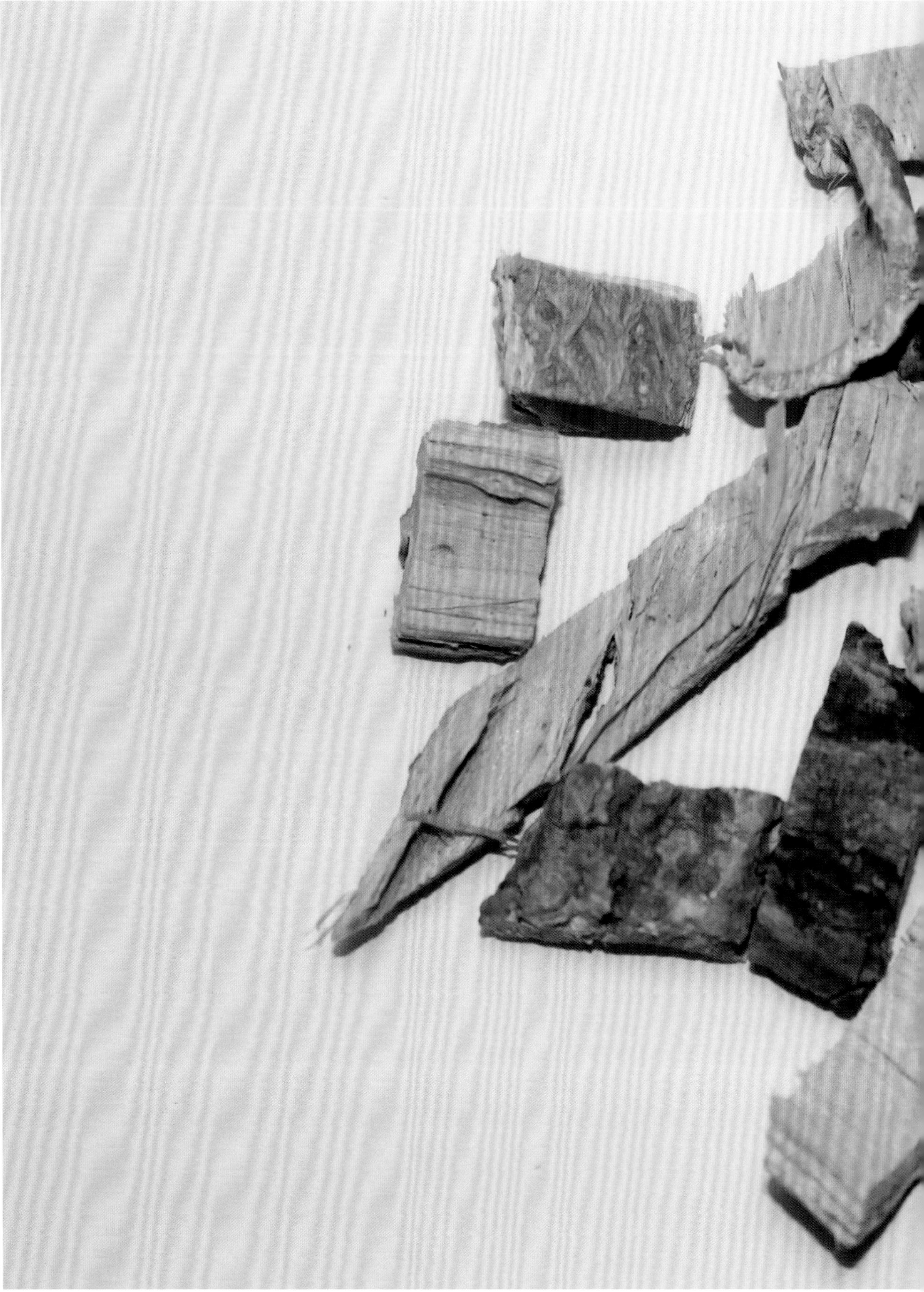

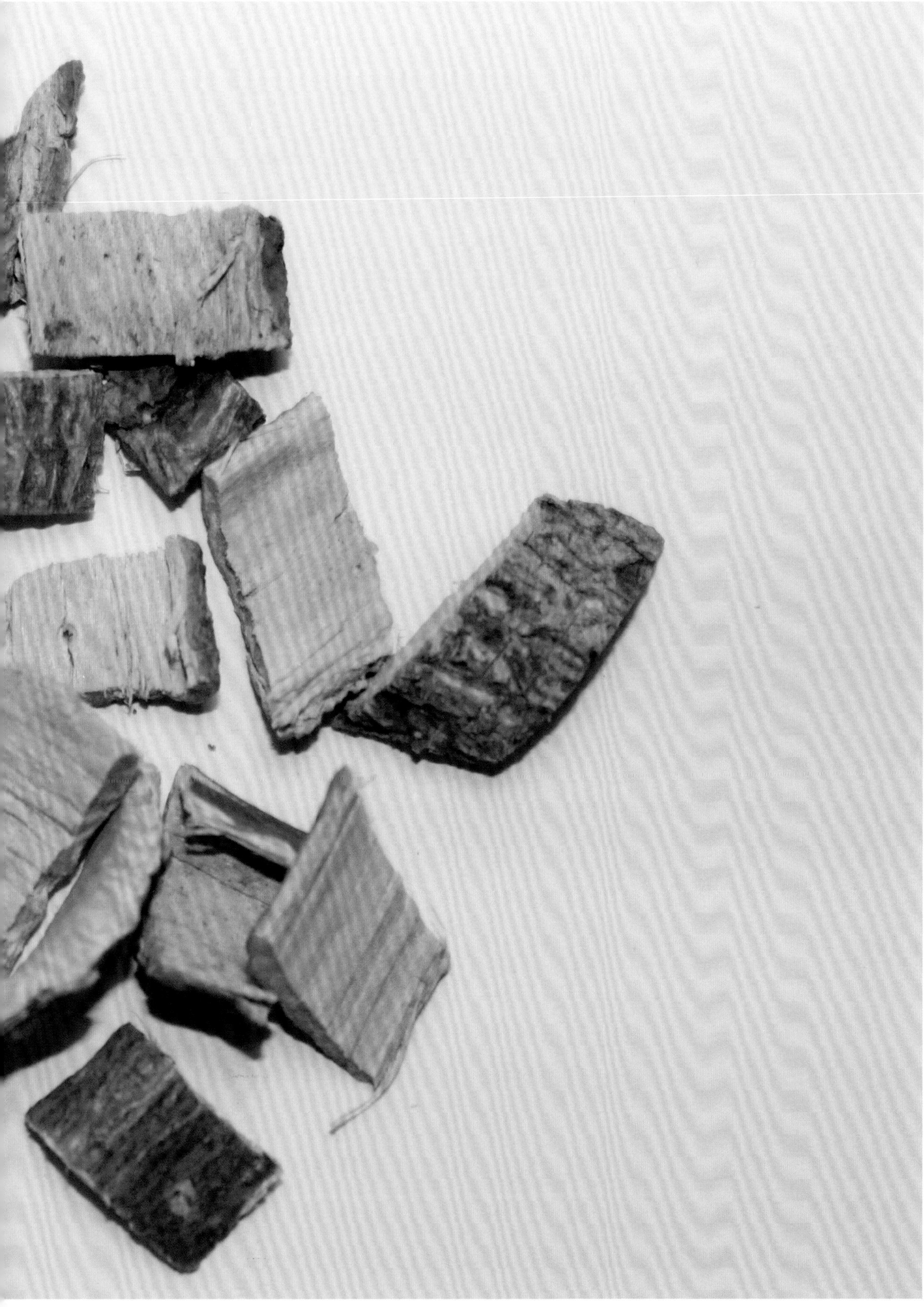

木槿皮饮片

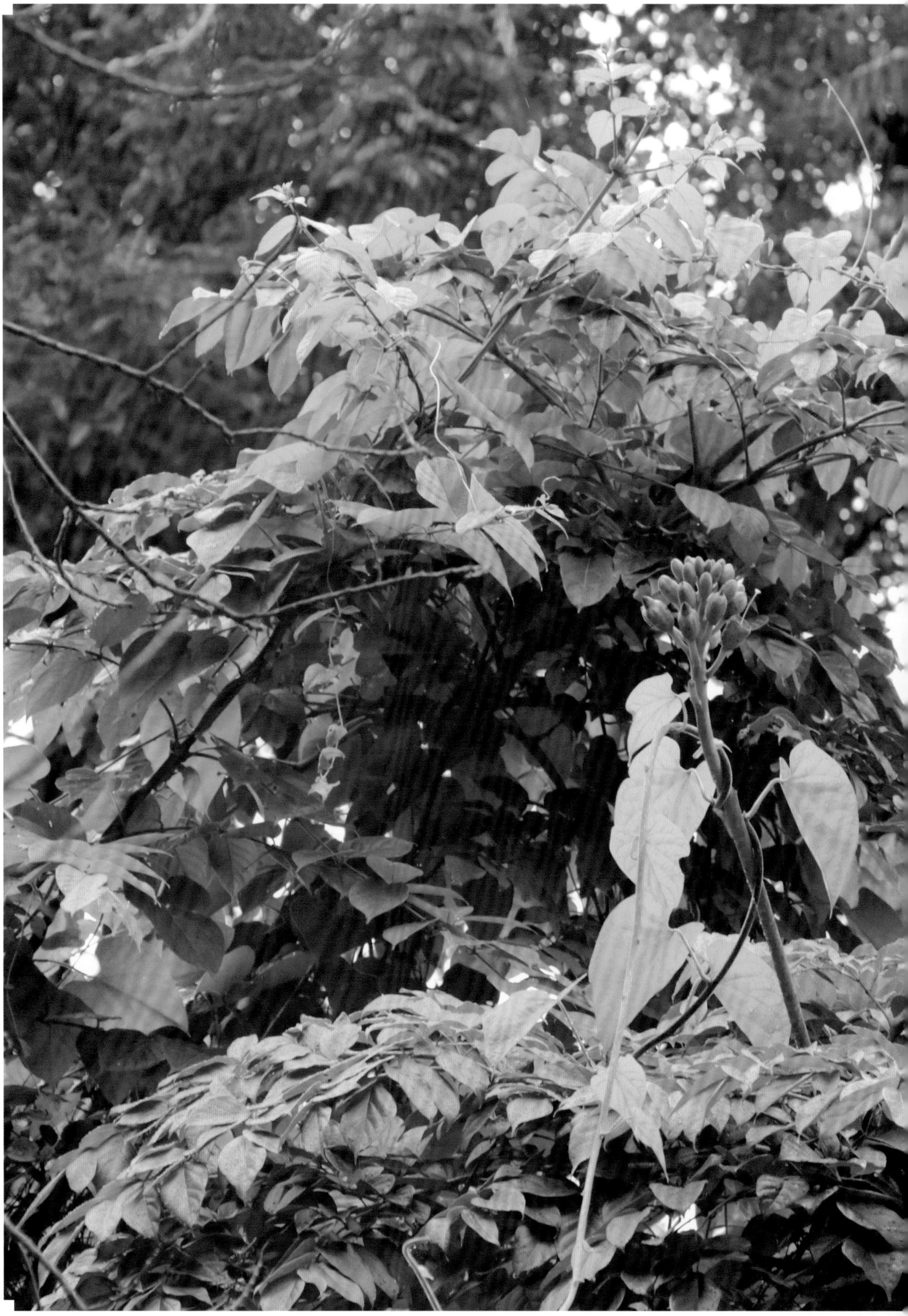

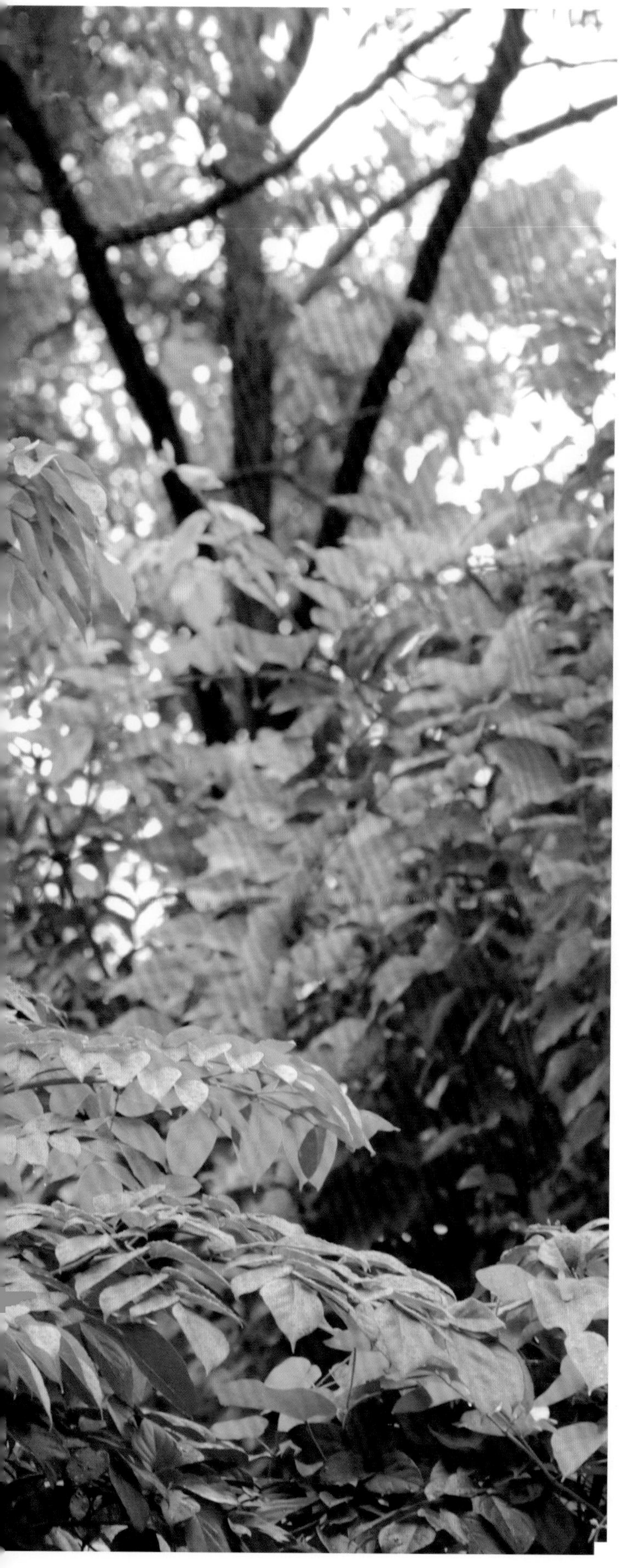

# 木蝴蝶

【壮药名】棵工。

【别　名】毛敦、玉蝴蝶、千张纸、白千层、云故纸、千层纸、破布子、满天飞。

【来　源】本品为紫葳科植物木蝴蝶 *Oroxylum indicum*（L.）Vent. 的干燥成熟种子。

【性味归经】味苦、甘，性凉。归肺、肝、胃经。

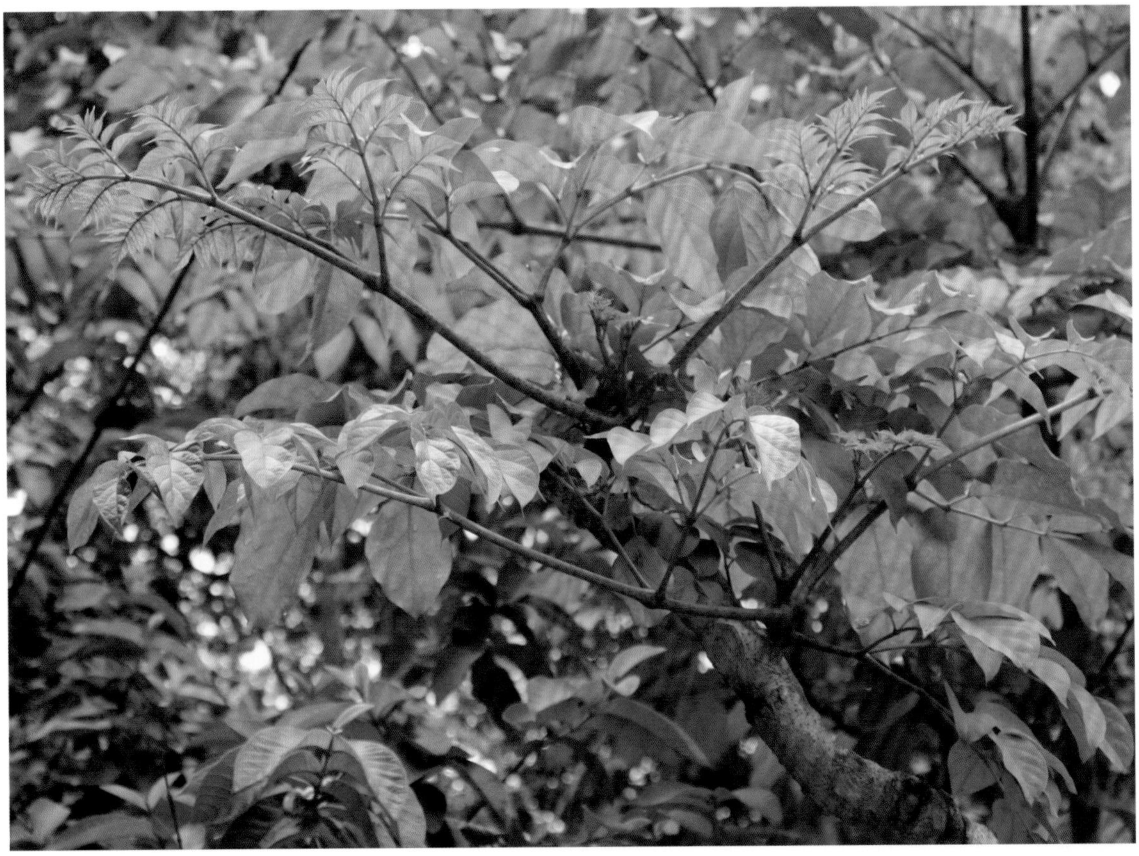

木蝴蝶

## 识别特征

高大乔木，高 7.5 ~ 12 m，树皮厚。叶对生，较大，2 ~ 3 回羽状复叶，长 40 ~ 160 cm，宽 20 ~ 80 cm；小叶片卵形或椭圆形，长 6 ~ 14 cm，宽 4.5 ~ 9 cm，先端短尖或渐尖，基部圆形或斜形，全缘，上面绿色，下面淡绿色；小叶柄长 5 ~ 10 mm。总状花序顶生，总花柄长约 30 cm；花萼肉质，钟形；花冠大，钟形，淡紫色，先端 5 浅裂；雄蕊 5，稍伸出花冠外，花丝基部被棉毛，第 5 雄蕊花丝较其他 4 枚稍短；花盘大，肉质；柱头 2 裂，半圆形板状。蒴果下垂，扁平，阔线形，长 30 ~ 90 cm，宽 5 ~ 8 cm，先端短尖，基部楔形，边缘稍内弯似船形，中央有一条略微突出的背缝；果实木质，成熟后沿腹缝裂开。种子多数，为半透明的膜质翅所包围而成很薄的片状体。花期 7—8 月，果期 10—12 月。

## 生境分布

生长于山坡、溪边、山谷及灌木丛中。分布于云南、广西、贵州等省区。

## 采收加工

10—12 月采摘成熟果实，取出种子，晒干或烘干。

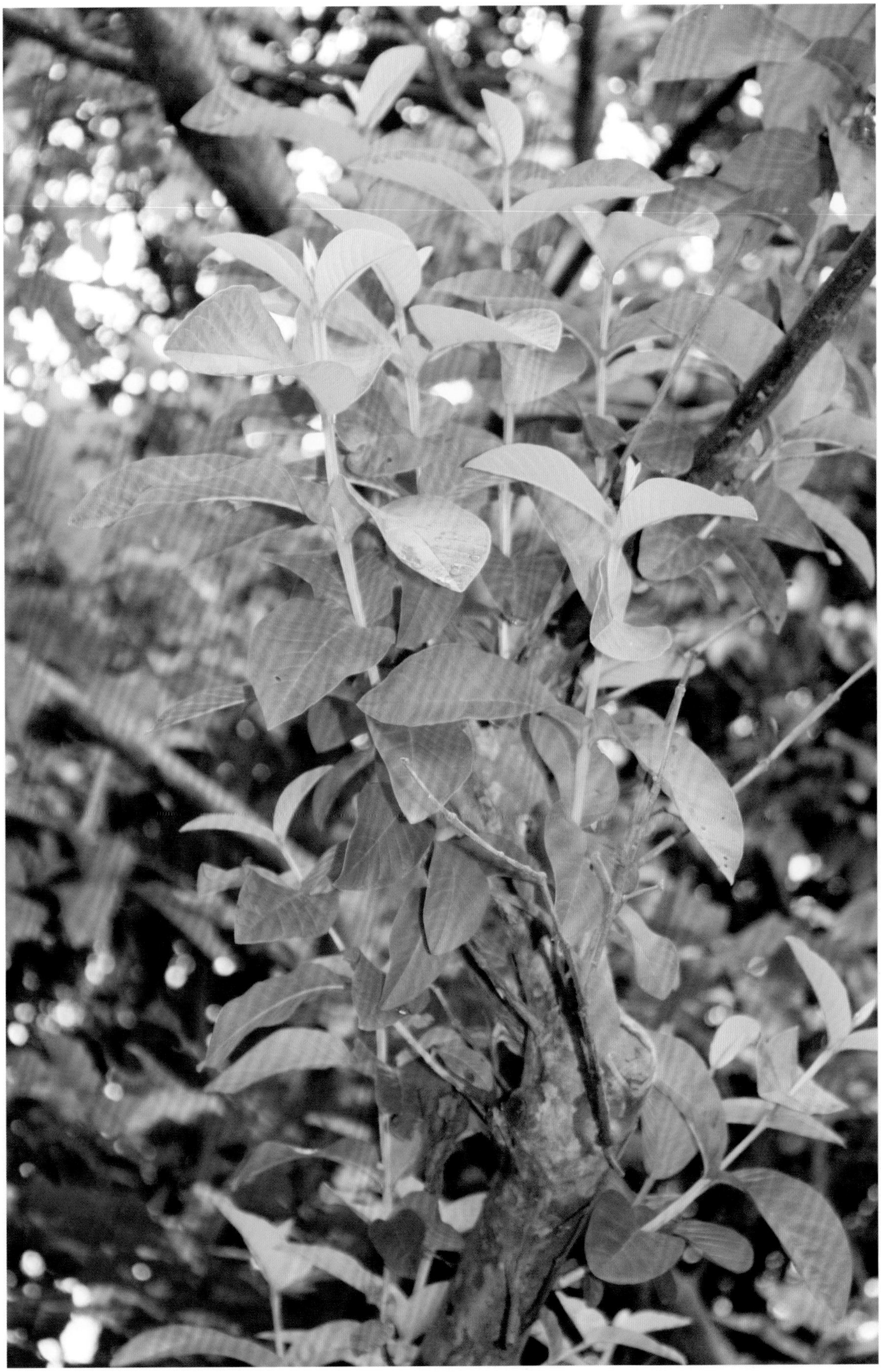

木蝴蝶

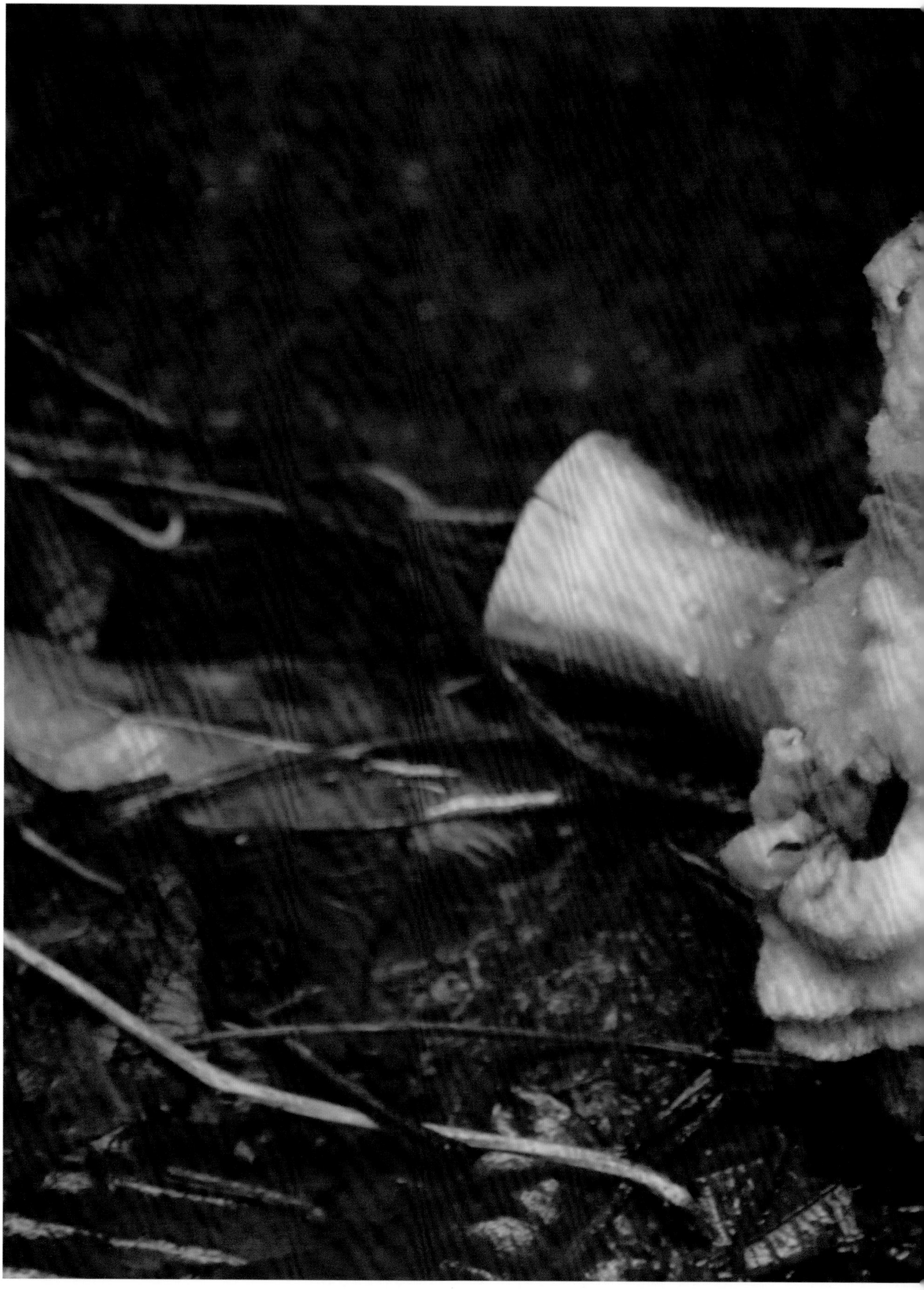

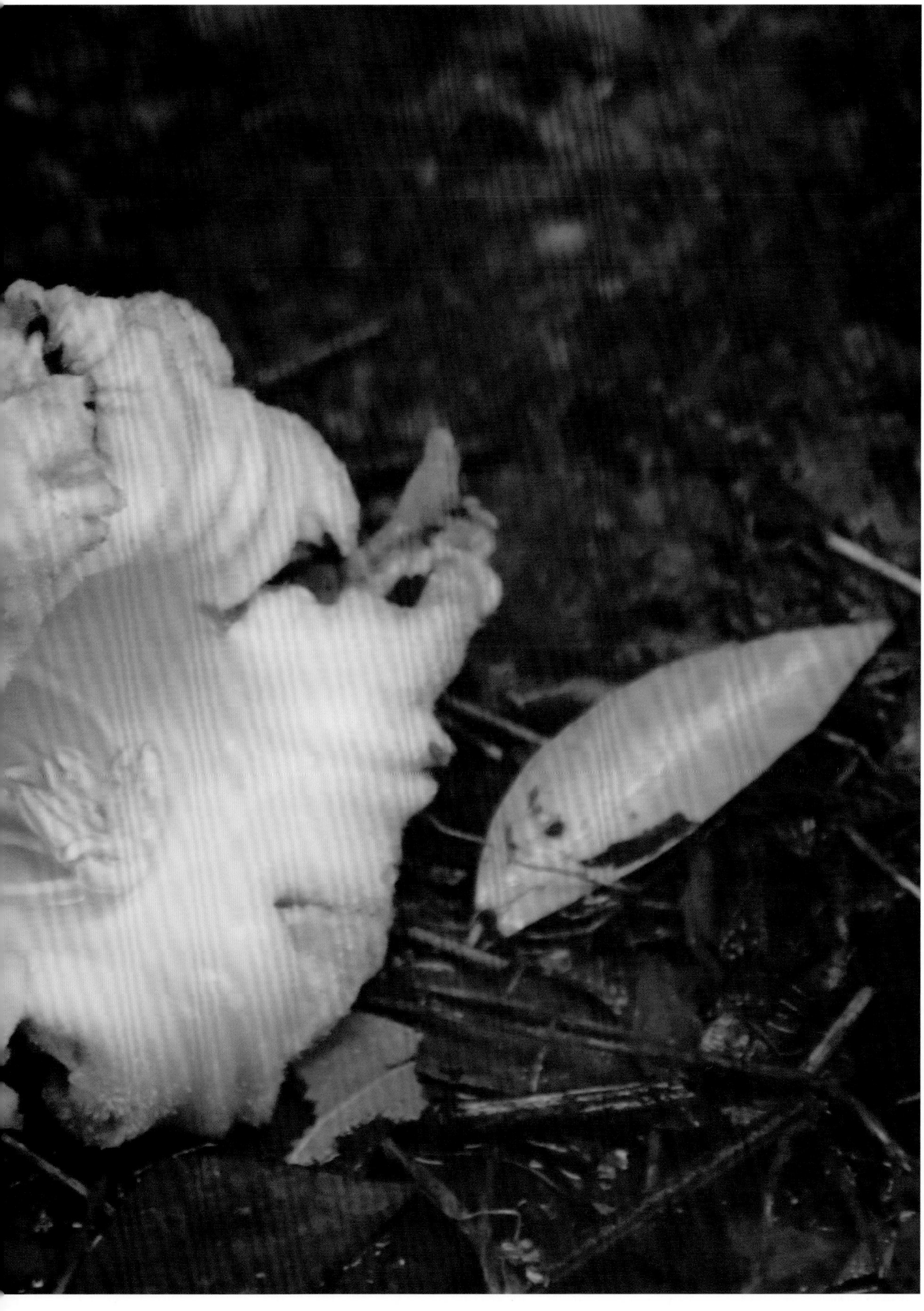

木蝴蝶

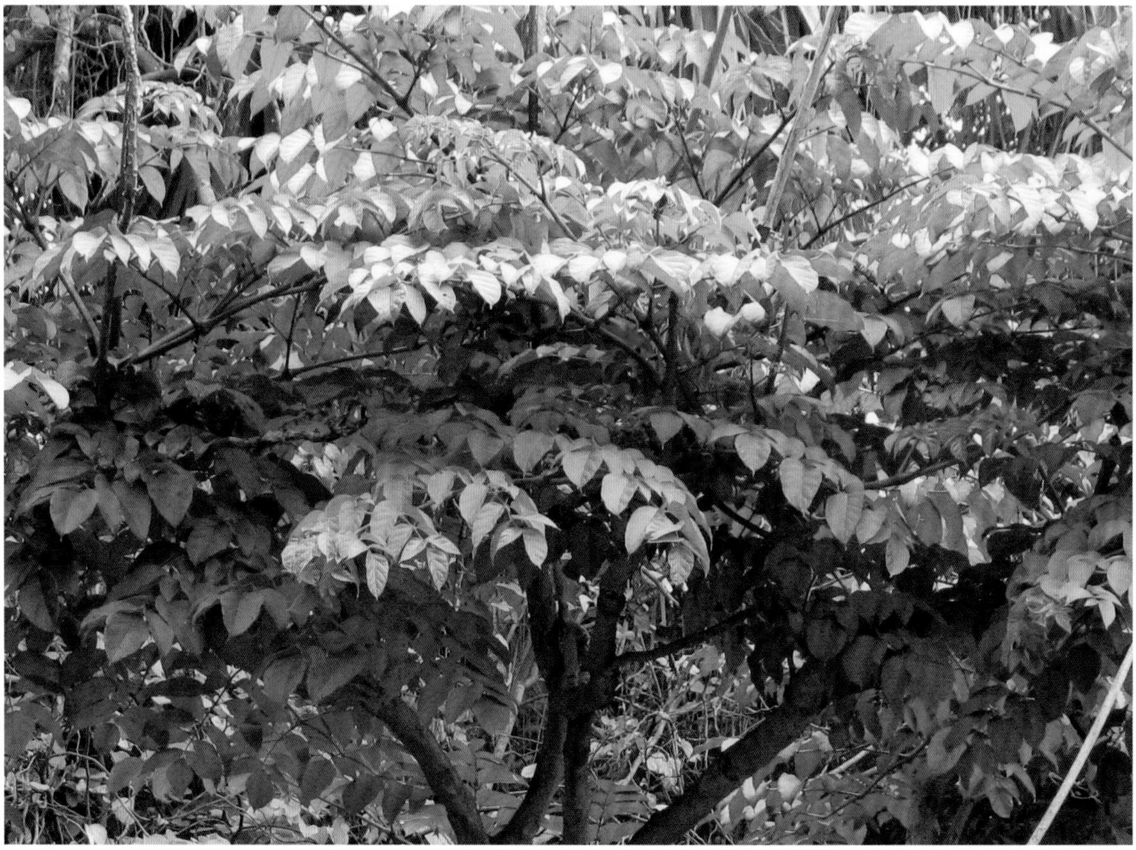

木蝴蝶

## 药材鉴别

本品为蝶形薄片，除基部外三面延长成宽大菲薄的翅。长 5 ~ 8 cm，宽 3.5 ~ 4.5 cm。表面浅黄白色，翅半透明，有绢丝样光泽，上有放射状纹理，边缘多破裂。体较轻，剥去种皮，可见一层薄膜状的胚乳紧裹于子叶之外。子叶 2，蝶形，黄绿色或黄色，长 1 ~ 1.5 cm。无臭，味微苦。以张大、色白、有光泽、翼柔软如绸者为佳。

## 功效主治

清肺利咽，疏肝和胃。主治急性咽喉炎，声音嘶哑，支气管炎，百日咳，胃痛。

## 用法用量

内服：1.5 ~ 3.0 g，煎汤；或研末。外用：敷贴。

## 民族药方

**1. 久咳音哑**　①木蝴蝶、桔梗、甘草各 6 g。水煎服。②木蝴蝶 6 g，玄参 9 g，冰糖适量。水煎服。

**2. 肝气痛**　木蝴蝶 20 ~ 30 只。干燥后研细，好酒调服。

**3．胁痛，胃脘疼痛** 木蝴蝶 2 g。研细粉，好酒调服。

**4．咳嗽** 木蝴蝶 12 ~ 20 g。煎后顿服或分次服。

**5．慢性咽喉炎** 木蝴蝶 3 g，金银花、菊花、沙参、麦冬各 9 g。煎水当茶饮。

**6．癔球症** 木蝴蝶 3 g，桔梗 2 g，生甘草 1 g。开水泡后代茶饮，每日 1 剂，分 3 ~ 6 次服，连用 5 ~ 15 剂。

**7．干咳，音哑，咽喉肿痛** 木蝴蝶、甘草各 6 g，胖大海 9 g，蝉蜕 3 g，冰糖适量。水煎服。

**8．慢性萎缩性胃炎** 木蝴蝶、五灵脂、延胡索、草豆蔻、没药、白及各 10 g，人参 15 g。水煎取药汁。饭前半小时温服，每日 1 剂，分 2 次服，3 个月为 1 个疗程。

**9．急性气管炎，百日咳** 木蝴蝶、甘草各 5 g，桔梗 7.5 g，桑白皮、款冬花、冰糖各 15 g。水煎制成糖浆，每日数次饮用。

**10．膀胱炎** 木蝴蝶（鲜品）50 g，黑面神（鲜品）40 g。洗净切片，水煎取药汁，备服，每日 1 剂，分 3 次服。

## 使用注意

脾胃虚弱者慎用。

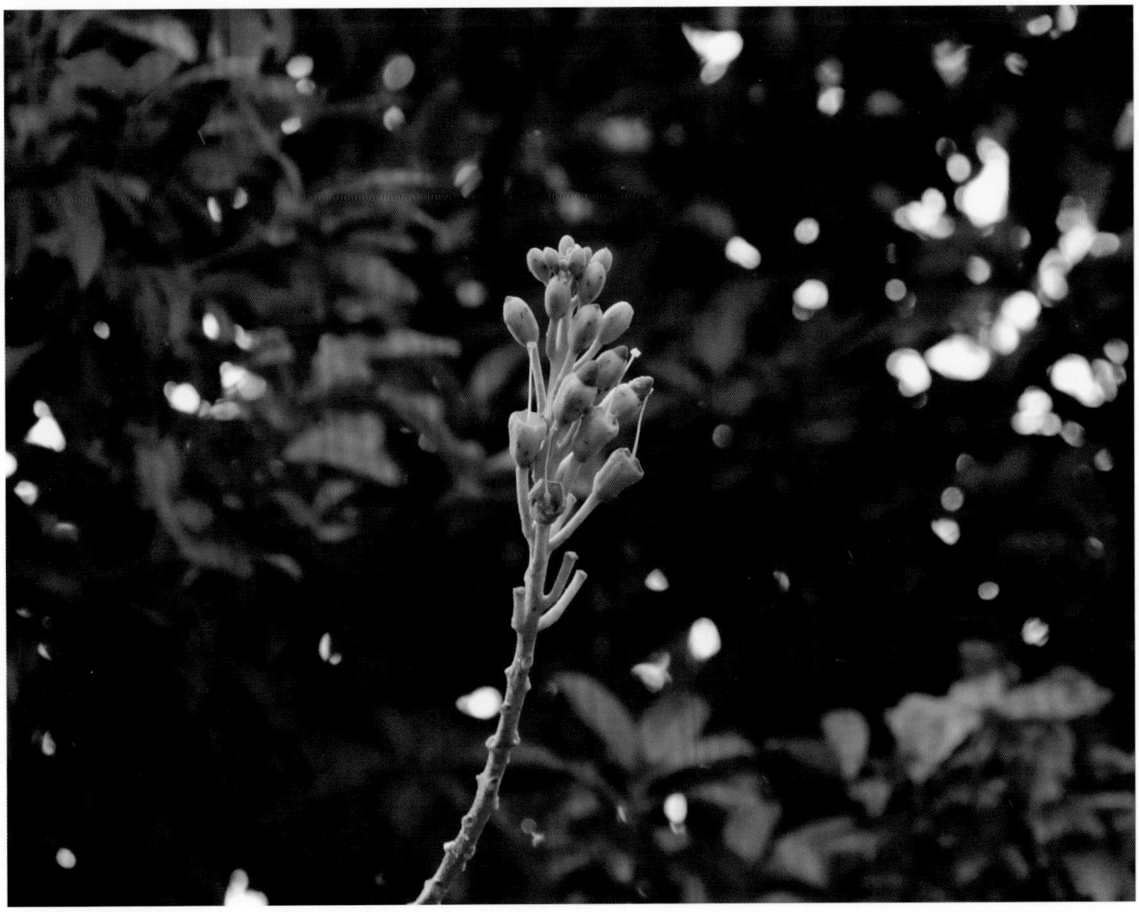

木蝴蝶

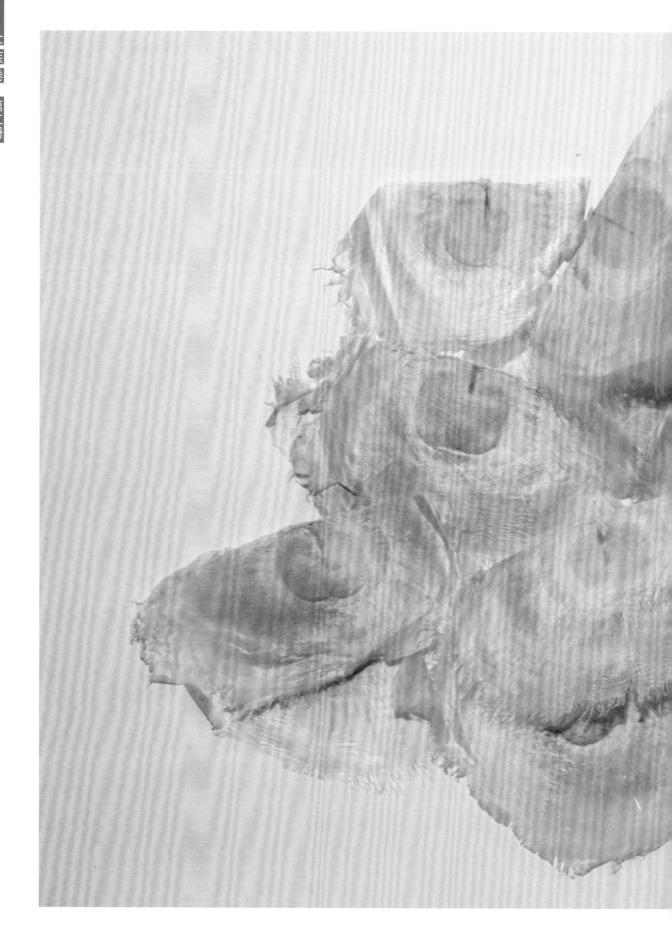

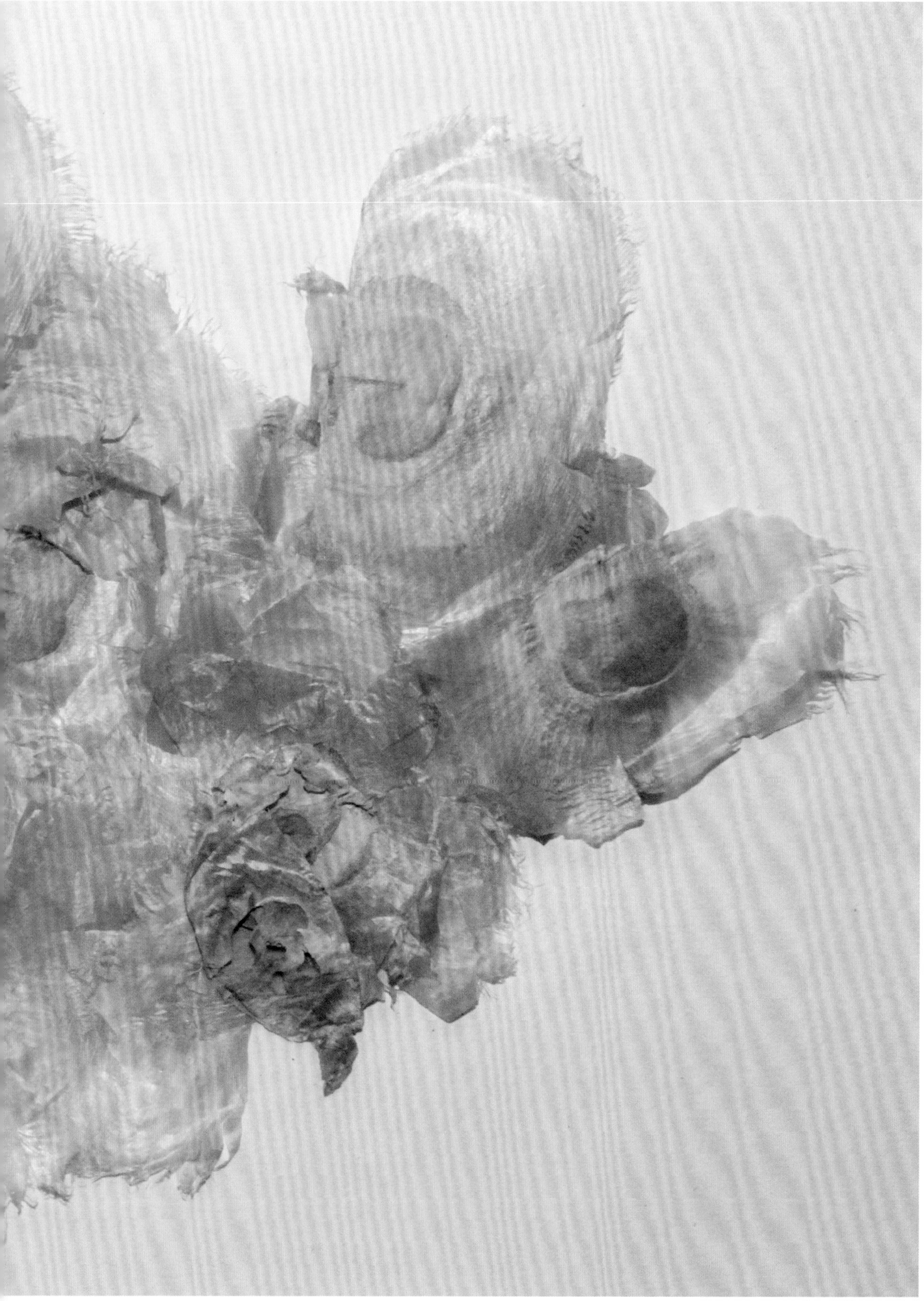

木蝴蝶饮片

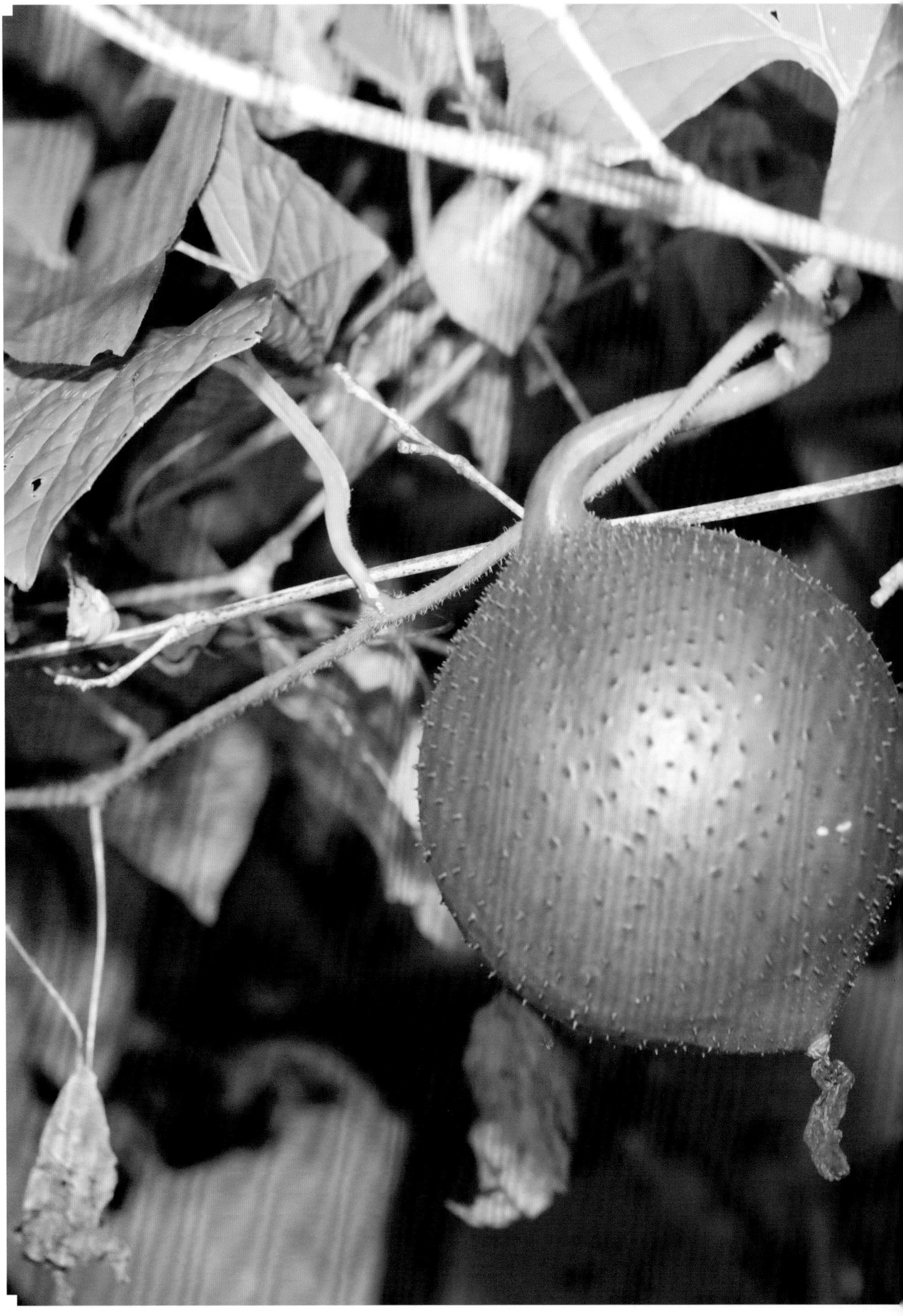

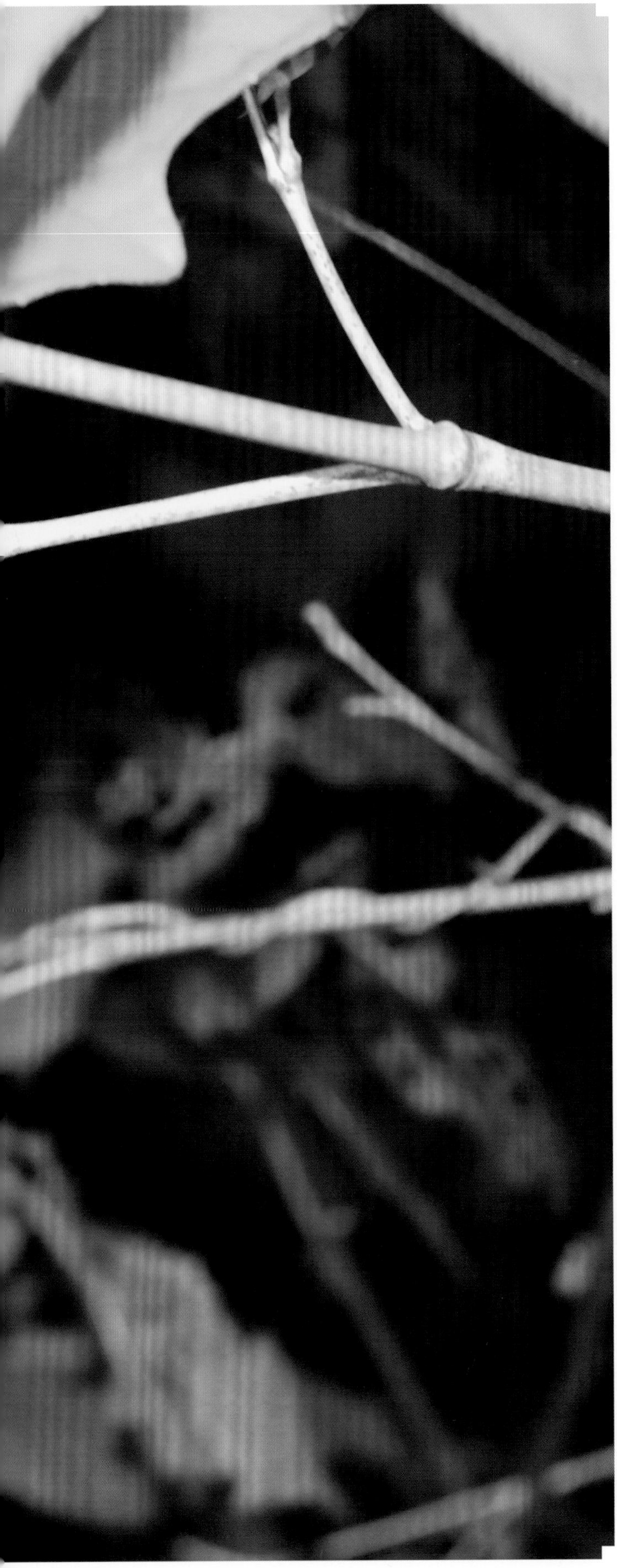

# 木鳖子

【壮药名】些木变。

【别　名】木蟹、壳木鳖、木鳖瓜、藤桐子、木别子、漏苓子。

【来　源】本品为葫芦科植物木鳖 *Momordica cochinchinensis*（Lour.）Spreng. 的干燥成熟种子。

【性味归经】味苦，性寒，凉，有毒。归肝、脾、胃经。

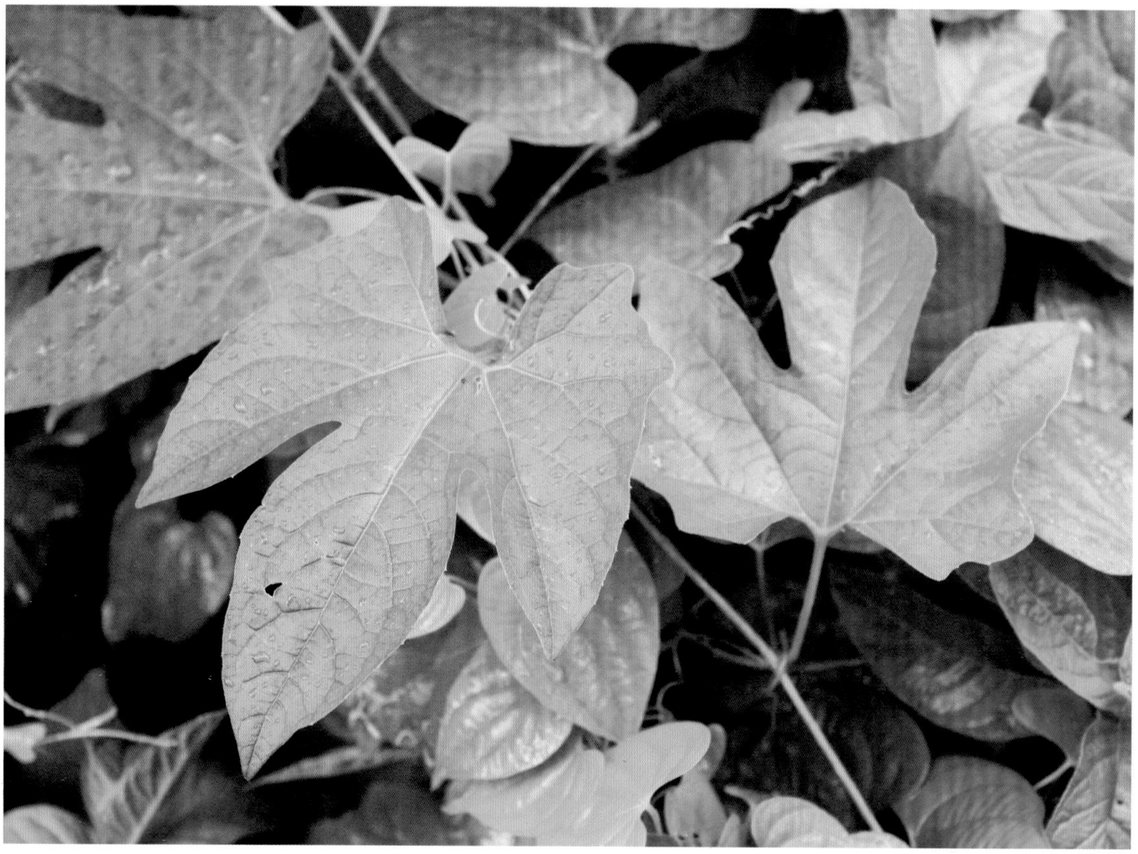

木鳖

## 识别特征

多年生粗壮大藤本植物，长达 15 m。根块状。卷须较粗壮，光滑无毛，不分歧。叶互生；叶柄粗壮，长 5 ~ 10 cm，初时被黄褐色柔毛，后近无毛，顶端或叶片基部有 2 ~ 4 个腺体；叶片卵状心形或宽卵状圆形，质较硬，长、宽均为 10 ~ 20 cm，3 ~ 5 中裂至深裂，叶脉掌状。雌雄异株；花单生于叶腋，花梗粗壮，长 6 ~ 12 cm，顶端有 1 圆肾形大苞片，花萼筒漏斗状，裂片宽披针形或长圆形，花冠淡黄色，5 裂，裂片卵状长圆形，密被长柔毛，基部有齿状黄色腺体，雄蕊 3，2 枚 2 室，1 枚 1 室；雌花，花梗长 5 ~ 10 cm，近中部生 1 苞片，苞片兜状，花冠花萼同雄花，子房下位卵状长圆形，密生刺状毛。果实卵球形，成熟时红色，肉质，密生刺状突起。种子多数，卵形，黑褐色，边缘有微齿。花期 6—8 月，果期 8—10 月。

## 生境分布

生长于海拔 450 ~ 1100 m 的山沟、林缘和路旁。分布于安徽、浙江、江西、福建、台湾、广东、广西、湖南、四川、贵州、云南、西藏等省区。

## 采收加工

冬初采集果实，沤烂果肉，洗净种子，晒干备用。

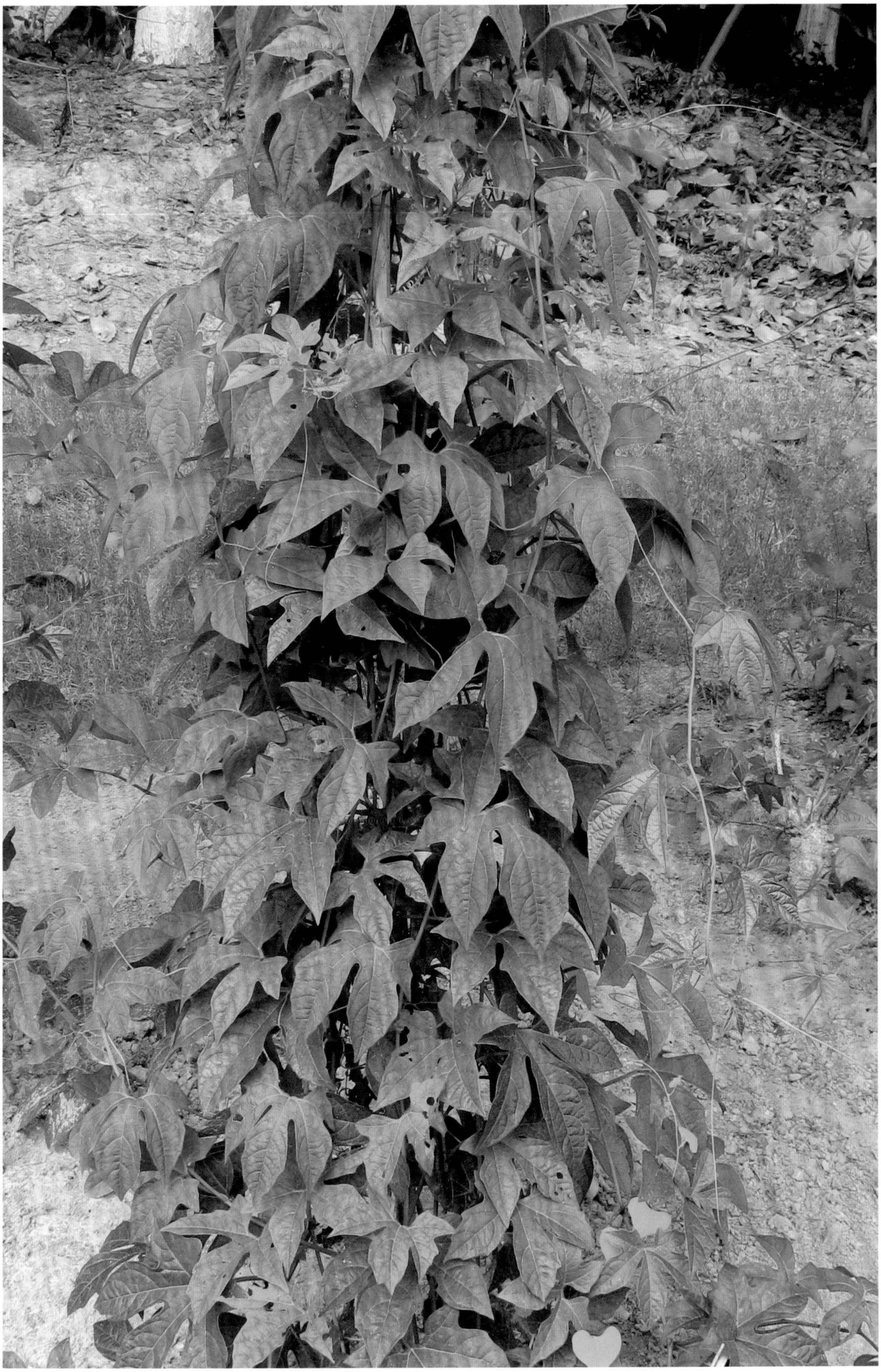

木鳖

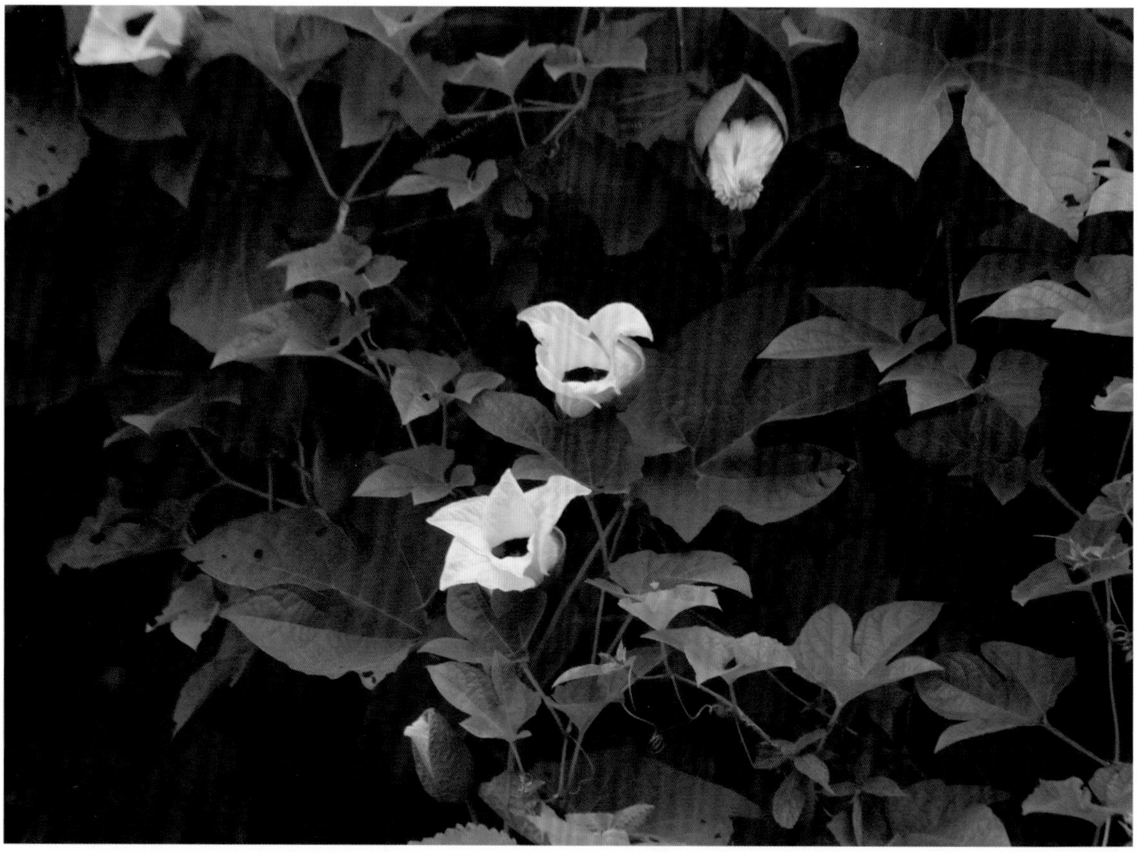
大血藤

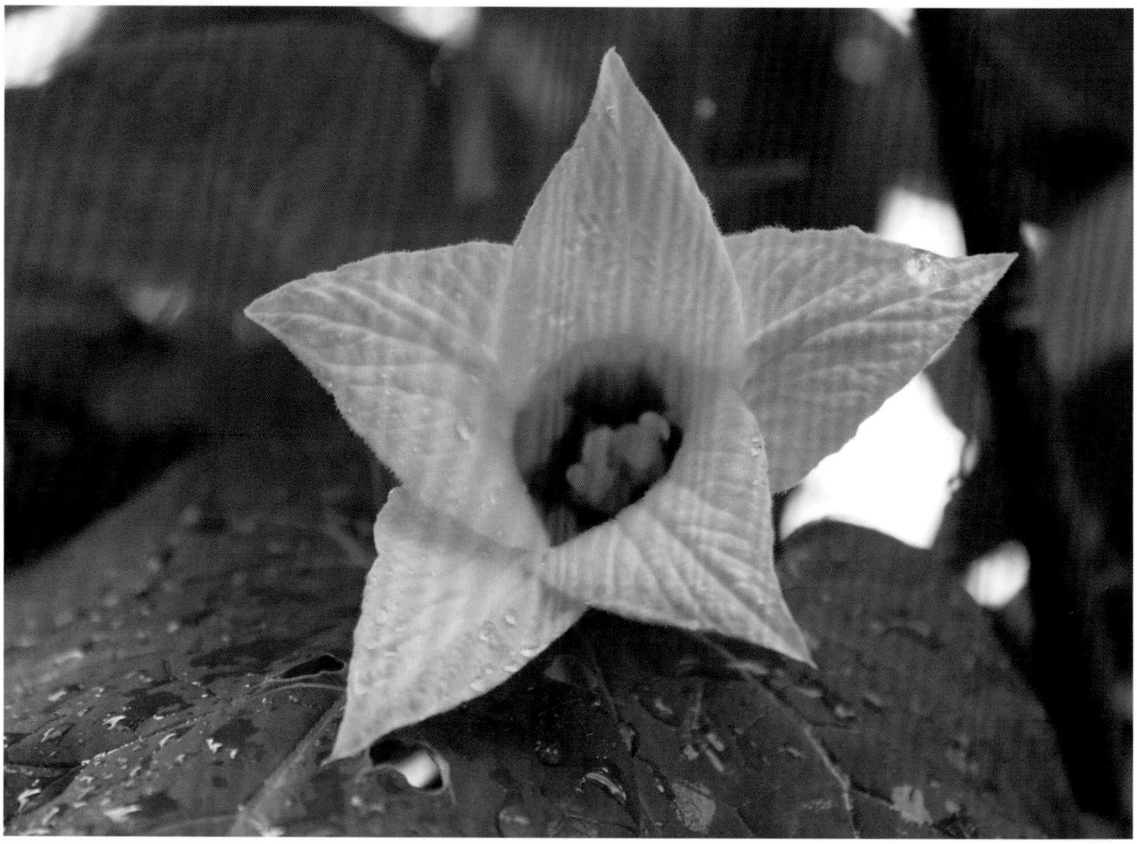
大血藤

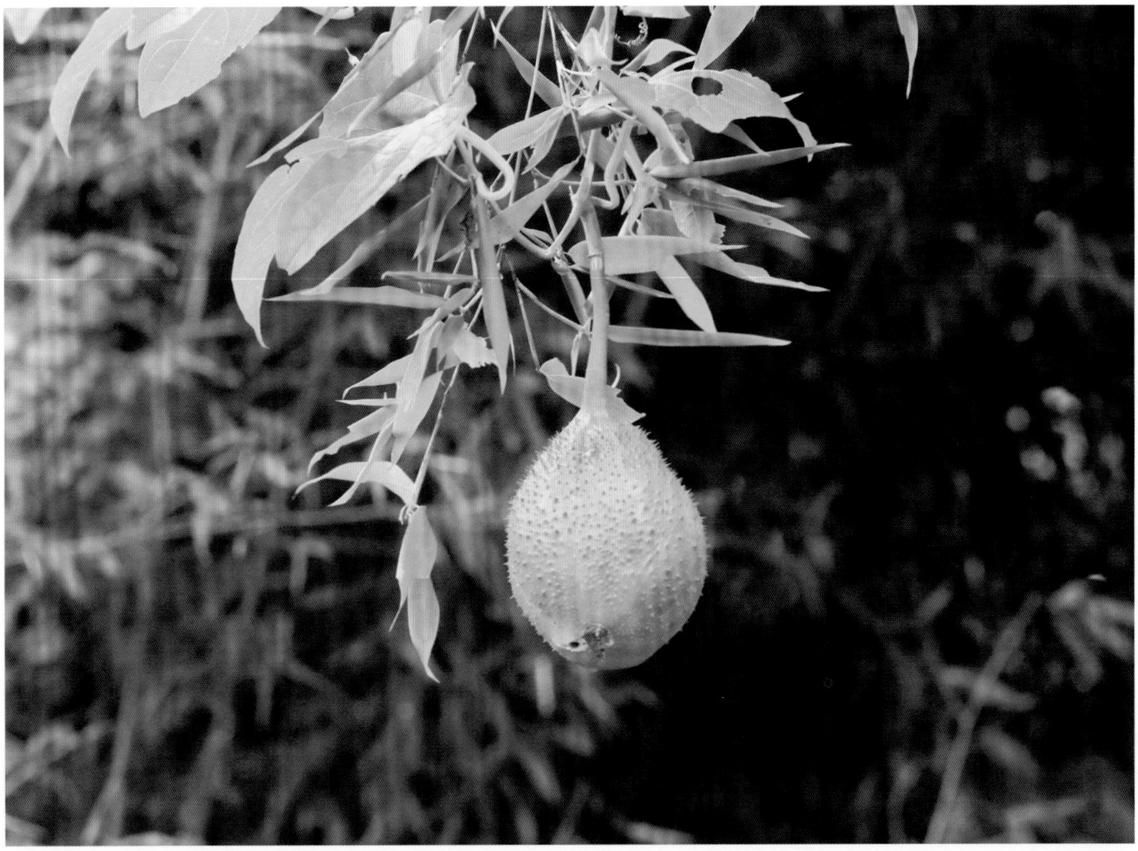

大血藤

## 药材鉴别

本品种子呈扁平圆板状或略三角状，两侧多不对称，中间稍隆起或凹下，长 2 ~ 4 cm，宽 1.5 ~ 3.5 cm，厚约 5 mm。表面灰棕色至棕黑色，粗糙，有凹陷的网状花纹或仅有细皱纹。周边有数十个排列不规则的粗齿，有的波状，种脐端稍窄缩，端处近长方形。外壳质硬而脆，内种皮甚薄，其内为 2 片肥大子叶，黄白色，富油质。有特殊的油腻气，味苦。以饱满、外壳无破裂、种仁黄白色者为佳。

## 功效主治

消肿散结，解毒止痛。主治感冒头痛，发冷发热，神经痛，化脓性炎症，乳腺炎，淋巴结炎，头癣，痔疮。

## 用法用量

内服：0.6 ~ 1.2 g，煎汤；多入丸、散。外用：适量，研末调醋敷，磨汁涂，煎水熏洗。

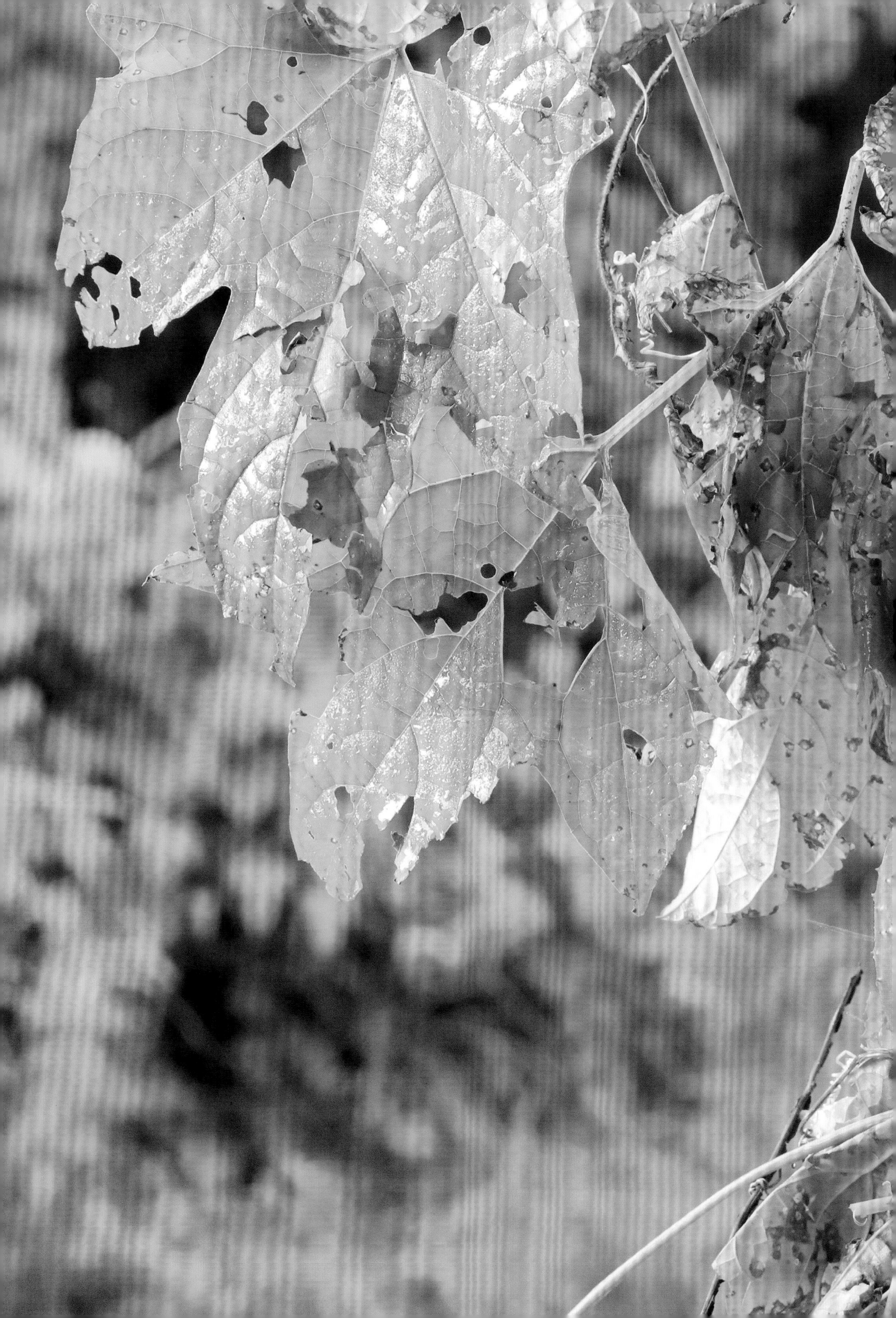

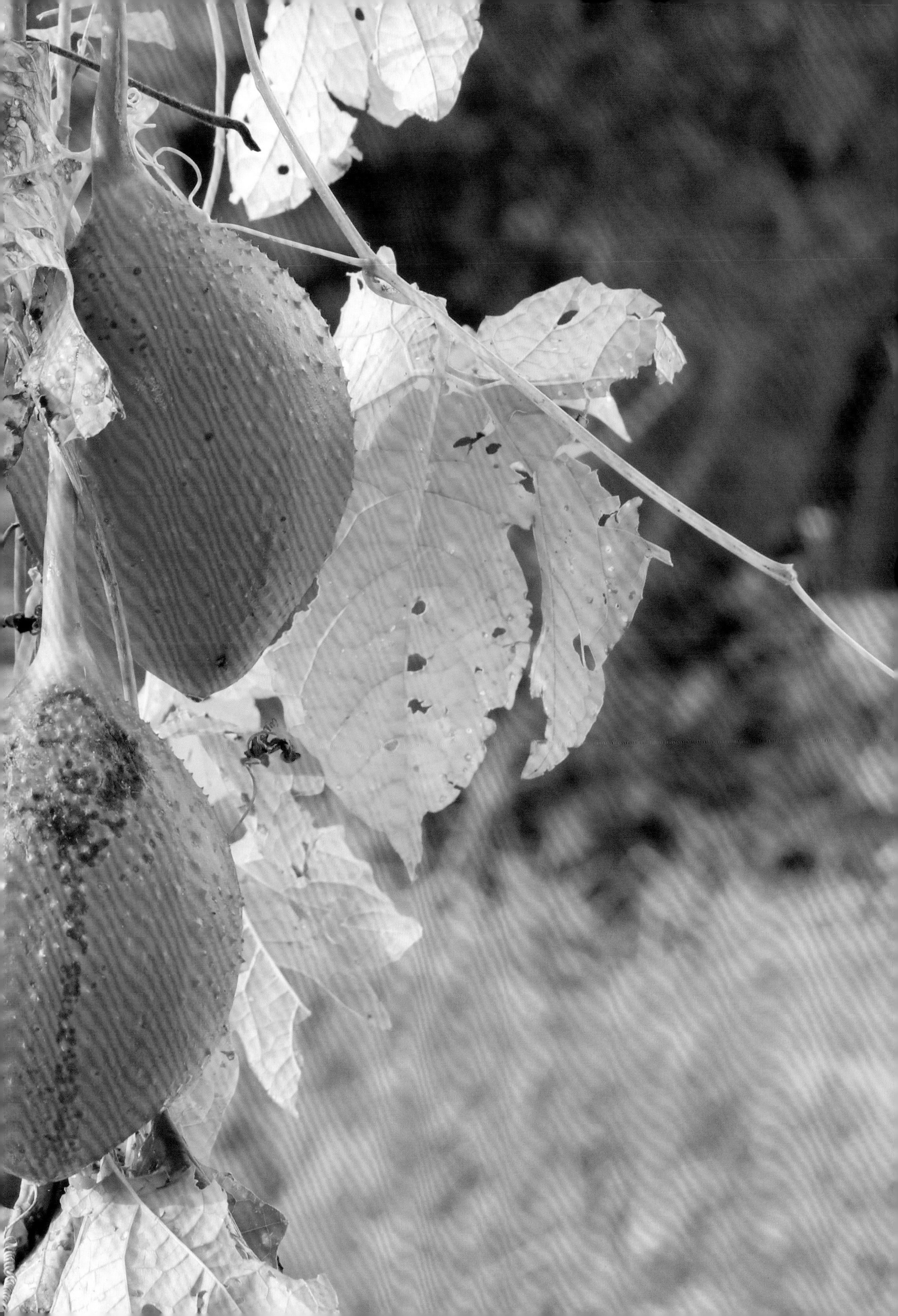

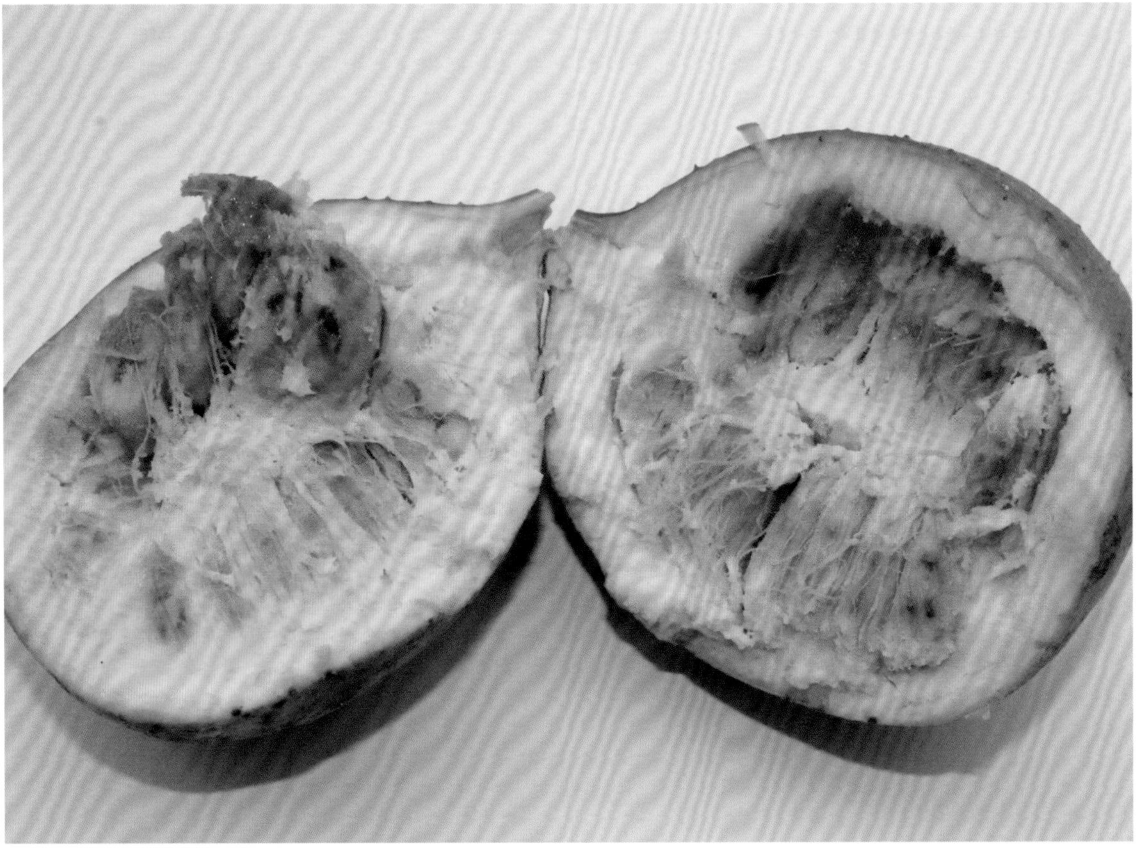

木鳖子药材

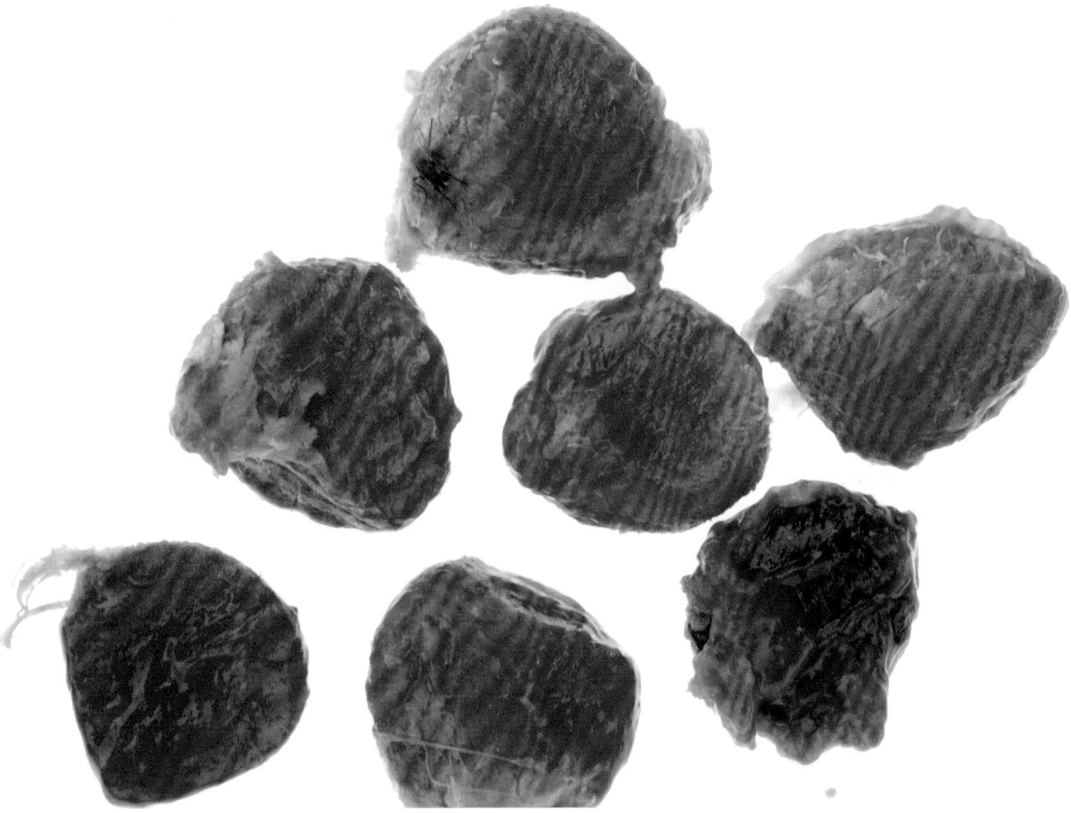

木鳖子药材

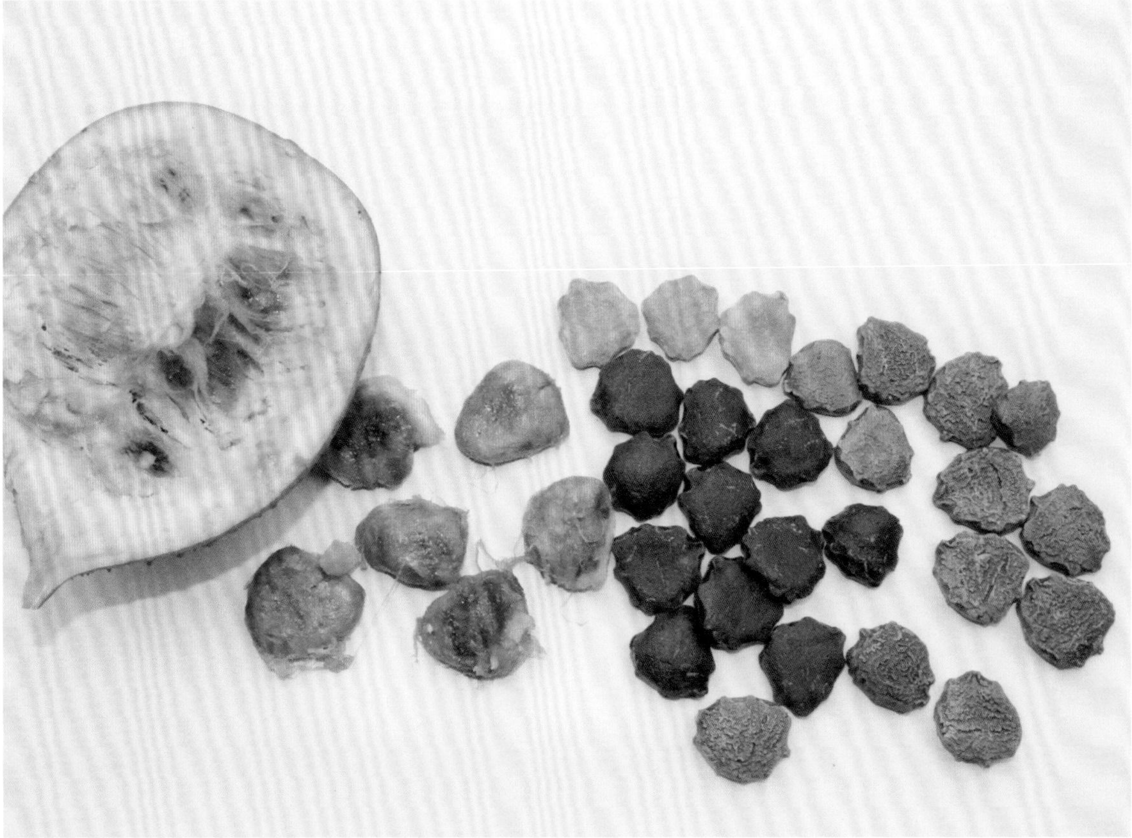

木鳖子药材

## 民族药方

**1．无名肿毒，痈疽疖肿**　木鳖子适量。磨水或磨醋涂患处。

**2．跌打肿痛**　木鳖子适量。捣烂调酒敷患处。

**3．面神经麻痹**　木鳖子 10 枚。去壳，捣烂，加适量蜂蜜或陈醋调成泥糊状为药。外敷于病人面部麻痹一侧，每日 2 次，病情较重者，加用蜈蚣（去头尾）1 条，同捣如泥。10 日为 1 个疗程。

**4．脱肛**　木鳖子 15 g，生麻、乌梅、枳壳各 30 g。木鳖子研极细末备用，先用生麻、乌梅、枳壳煎水洗患处，洗后擦干，再用上述药液将木鳖子末调成糊状涂于患处，送入复位，躺 30 分钟即可。

**5．黄疸**　木鳖子（制）4 g，诃子 40 g，全石榴 10 g，五灵脂 11 g，黑冰片 31 g。制成散制。温开水送服，每次 1.5 ~ 3.0 g，每日 2 ~ 3 次。

## 使用注意

孕妇及体虚者禁服。

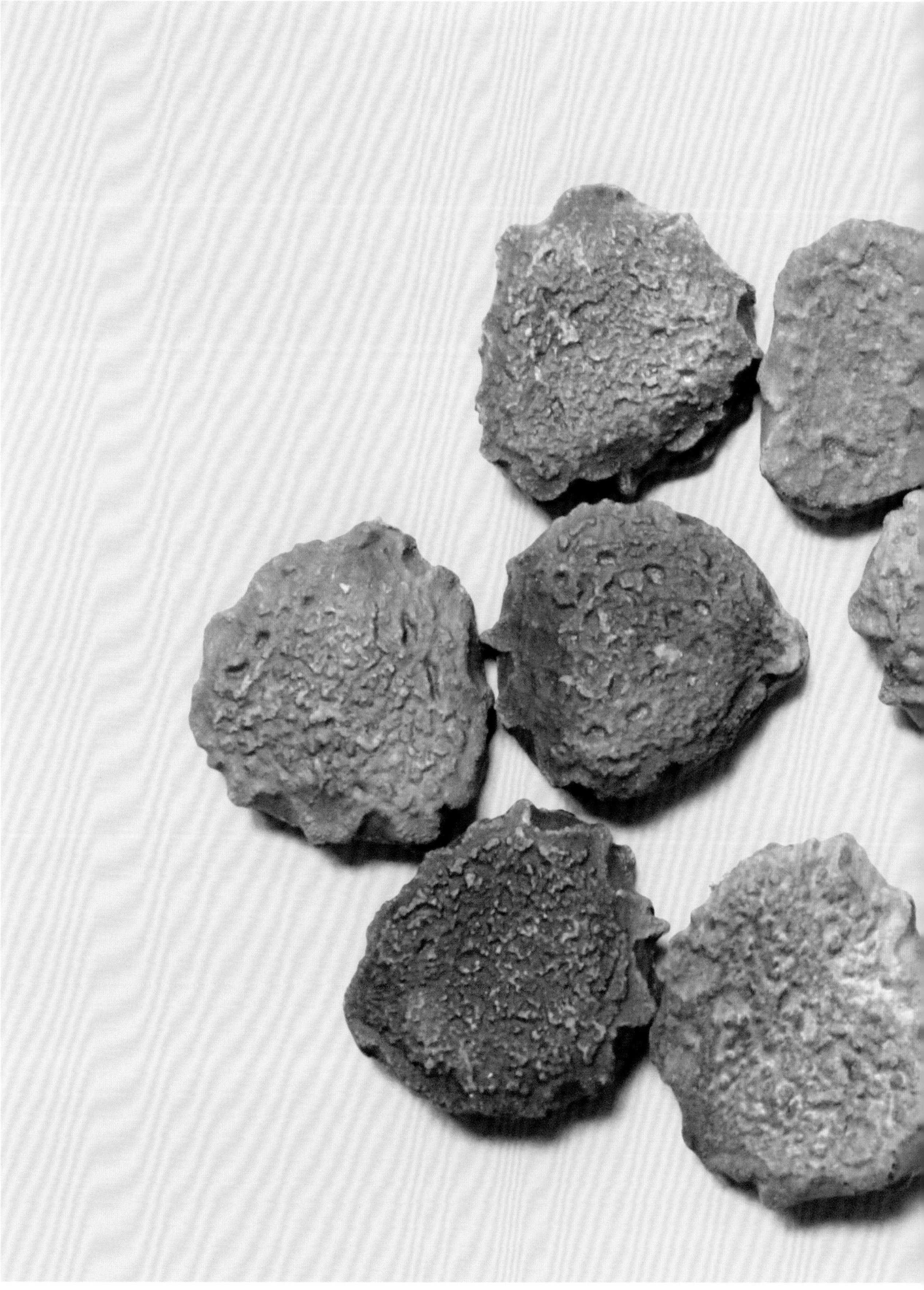

# 木鳖子

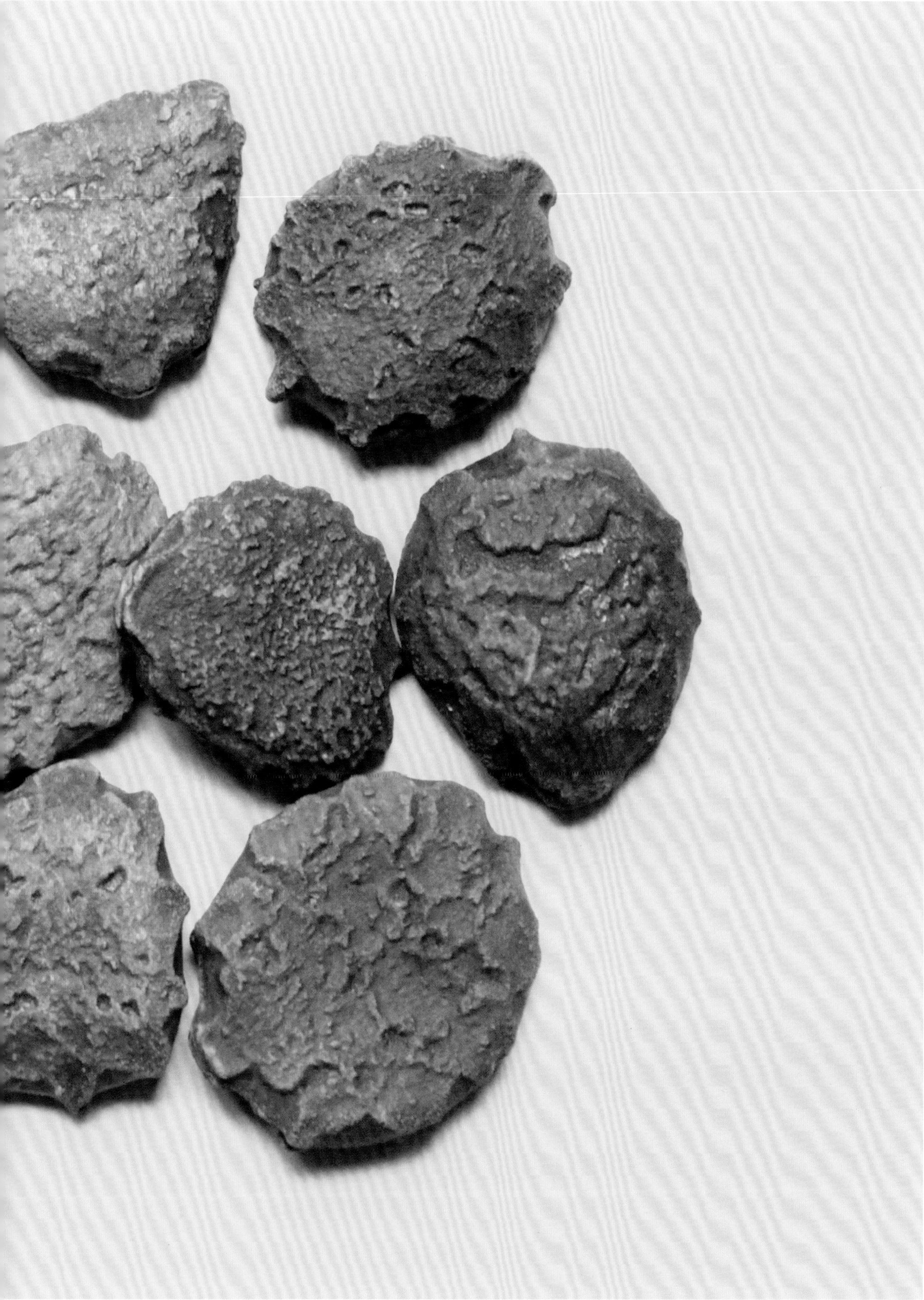

木鳖子饮片

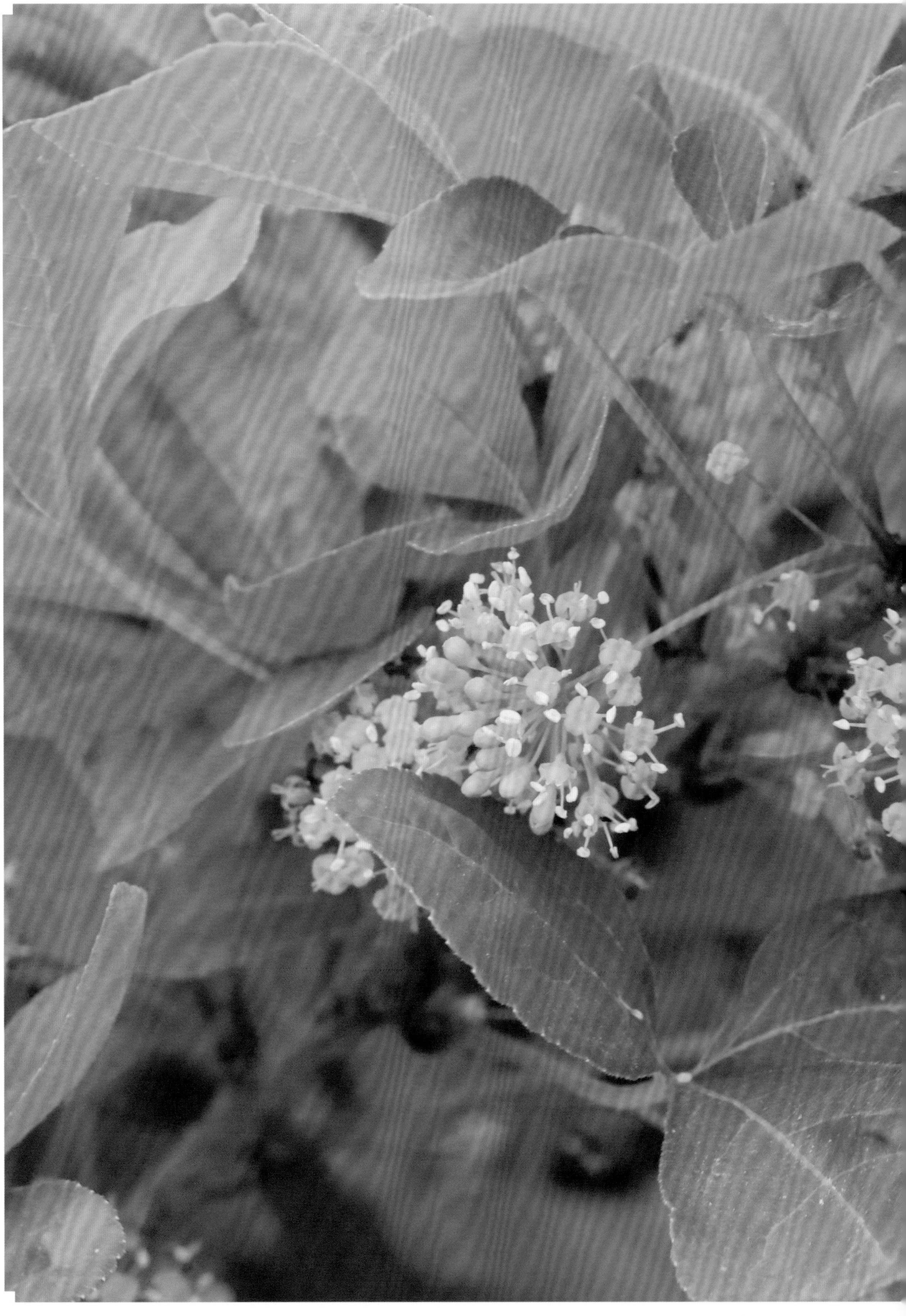

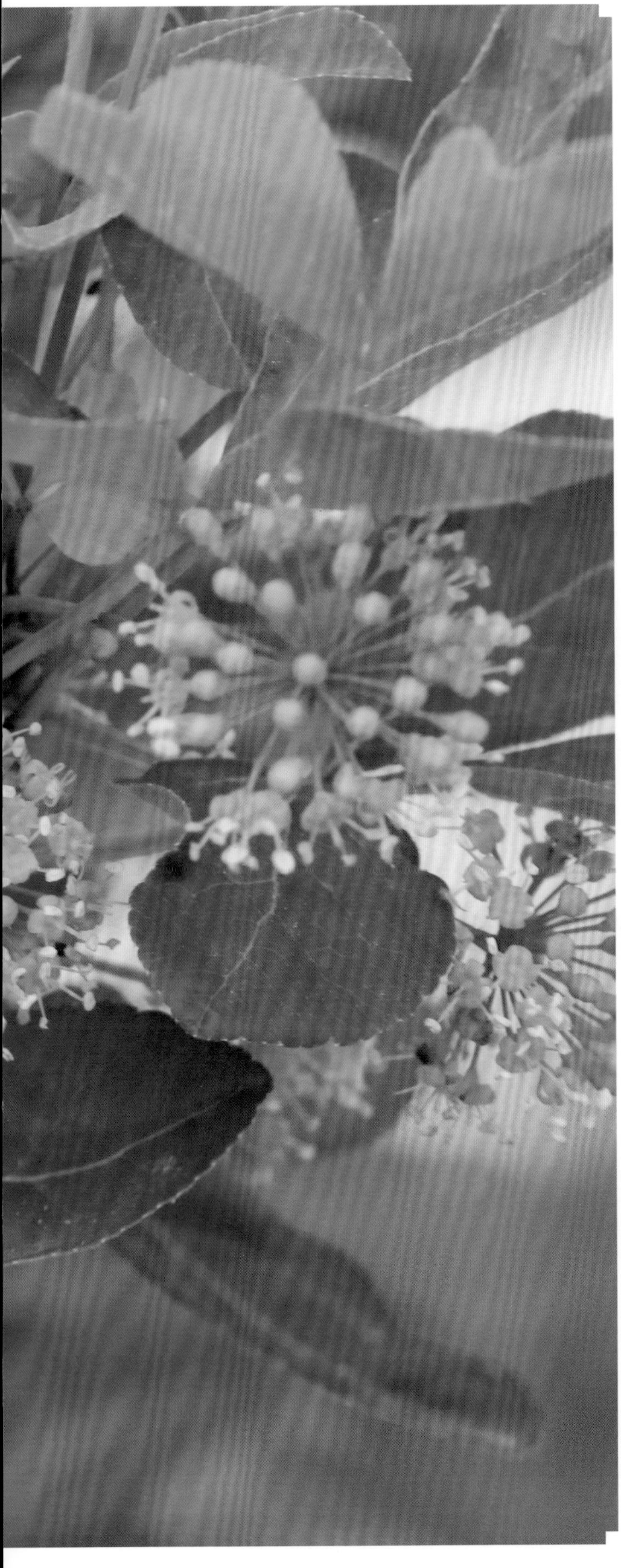

# 五加皮

**【壮药名】**莪卡皮。

**【别　名】**刺五加、刺五甲、短梗五加、南五加皮、红五加皮、细柱五加、轮伞五加。

**【来　源】**本品为五加科植物细柱五加 *Acanthopanax gracilistylus* W. W. smith 的干燥根皮，习称『南五加皮』。

**【性味归经】**味辛、苦，性温。归肝、肾经。

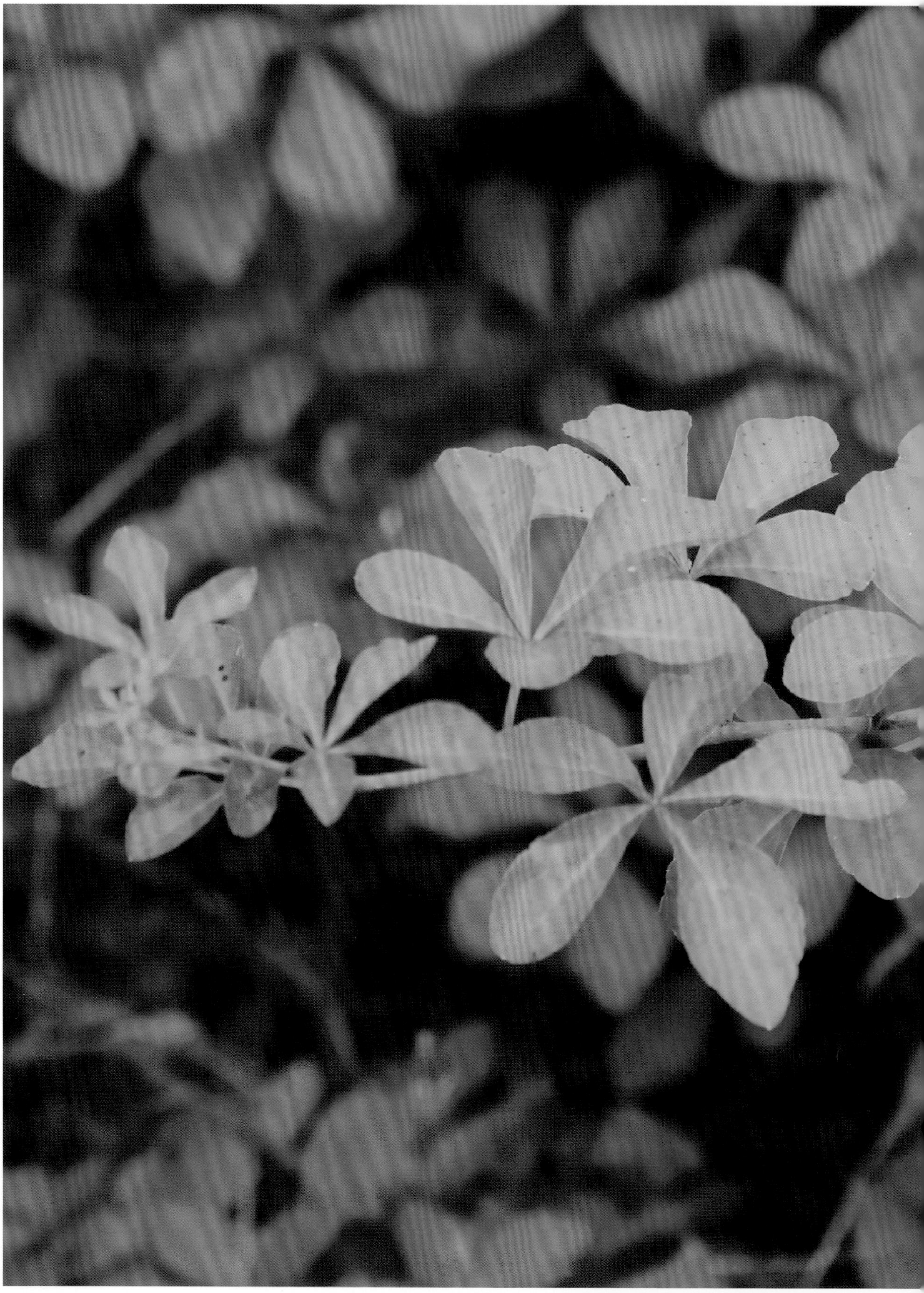

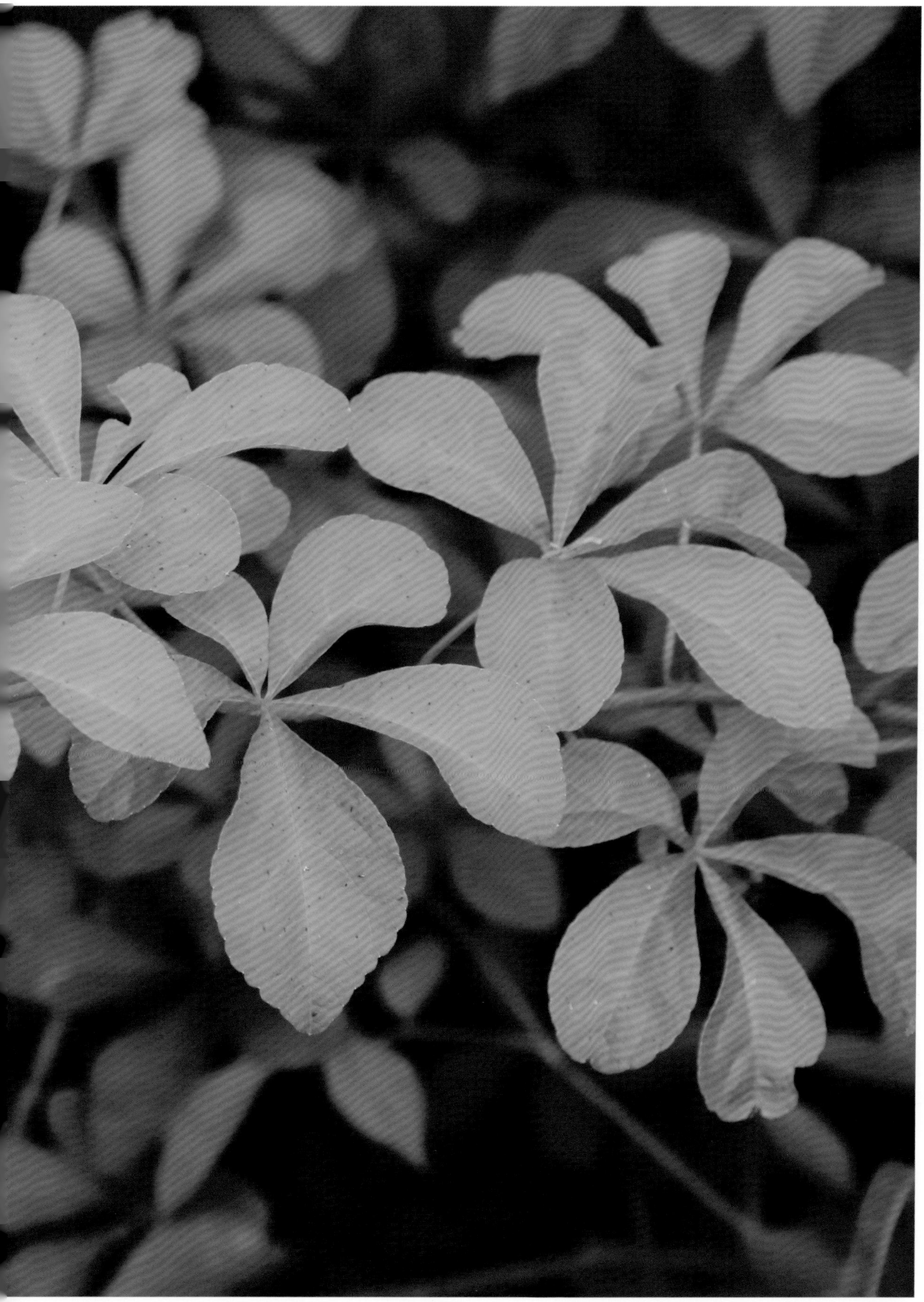

细柱五加

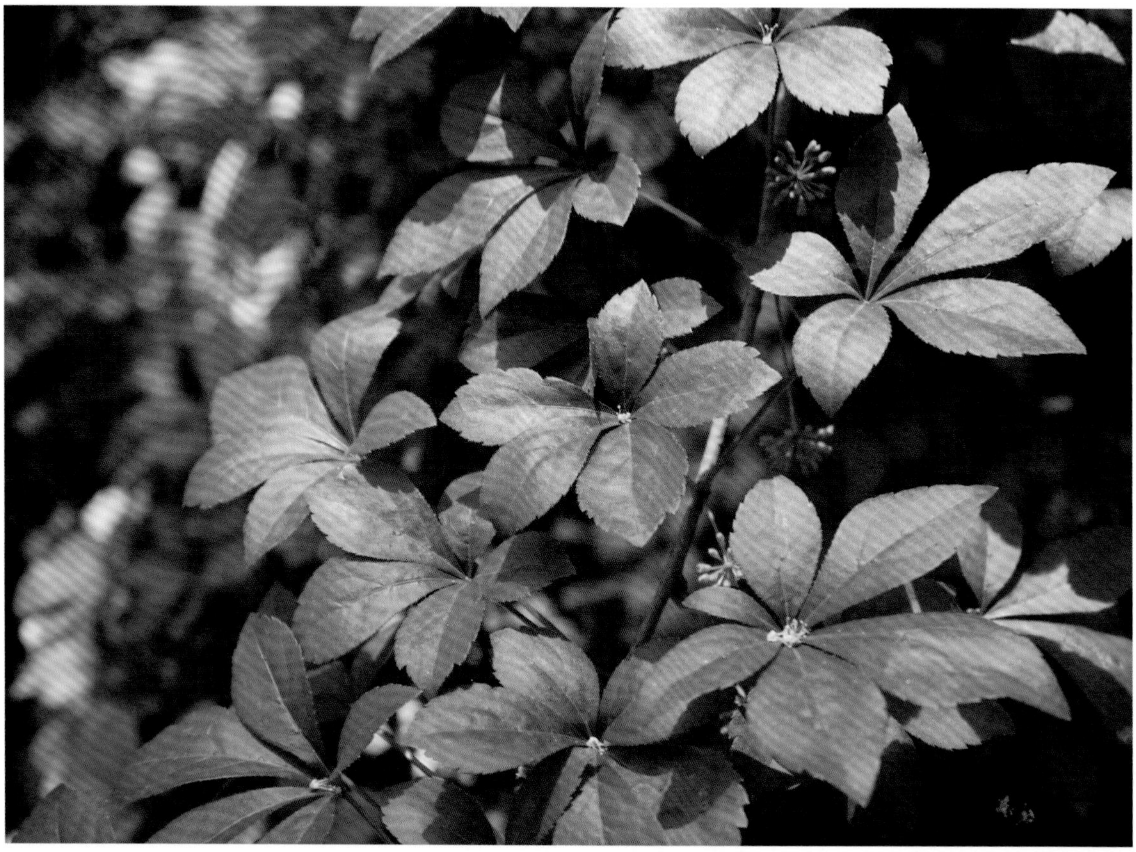

细柱五加

## 识别特征

落叶灌木，高 2 ~ 3 m，枝呈灰褐色，无刺或在叶柄部单生扁平刺。掌状复叶互生，在短枝上簇生，小叶 5 片或 3 ~ 4 片，中央一片最大，倒卵形或披针形，长 3 ~ 8 cm，宽 1 ~ 3.5 cm，边缘有钝细锯齿，上面无毛或沿脉被疏毛，下面腋腑有簇毛。伞形花序单生于叶腋或短枝上，总花梗长 2 ~ 6 cm，花小，黄绿色，萼齿，花瓣及雄蕊均为 5 数。子房下位，2 室，花柱 2，丝状分离。浆果近球形，侧扁，熟时黑色。花期 5—7 月，果期 7—10 月。

## 生境分布

生长于路边、林缘或灌丛中。分布于湖北、河南、辽宁、安徽等省区。

## 采收加工

夏、秋二季采挖根部，洗净，剥去根皮，晒干，切厚片，生用。

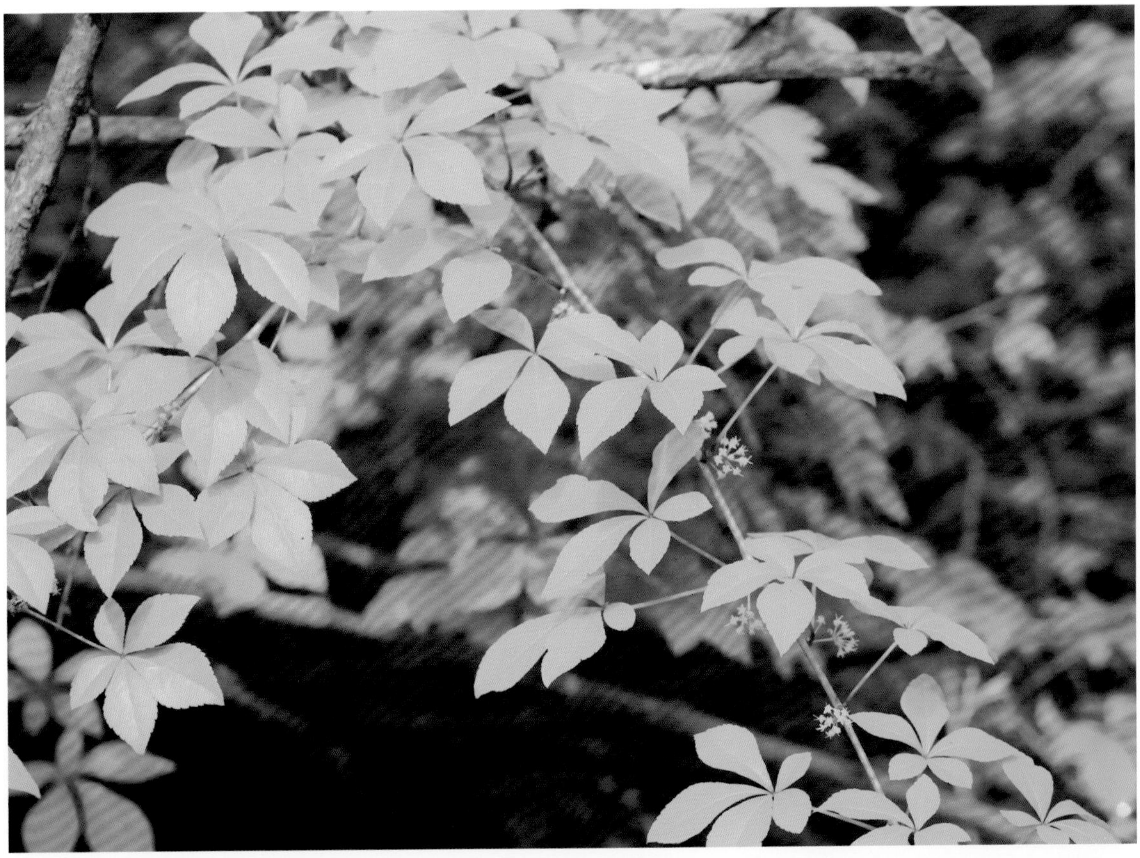

细柱五加

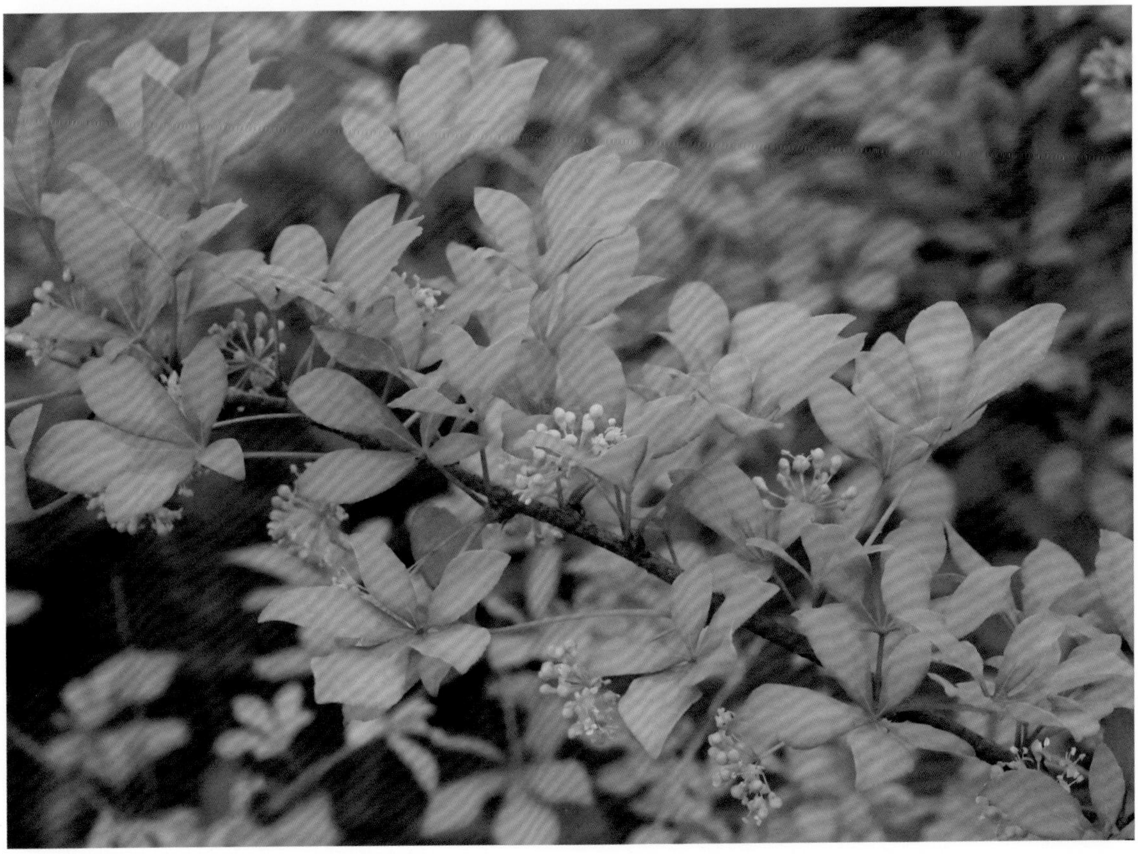

细柱五加

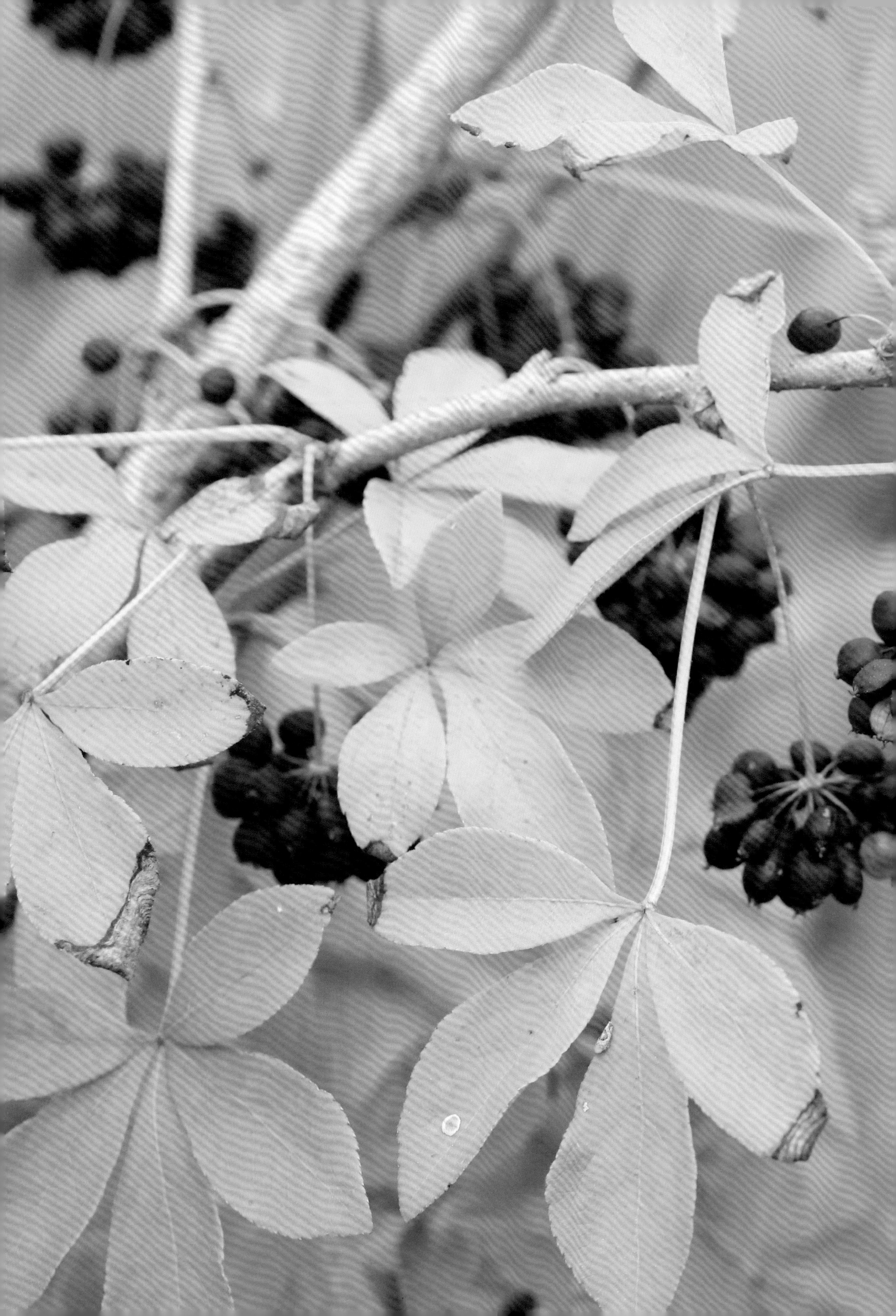

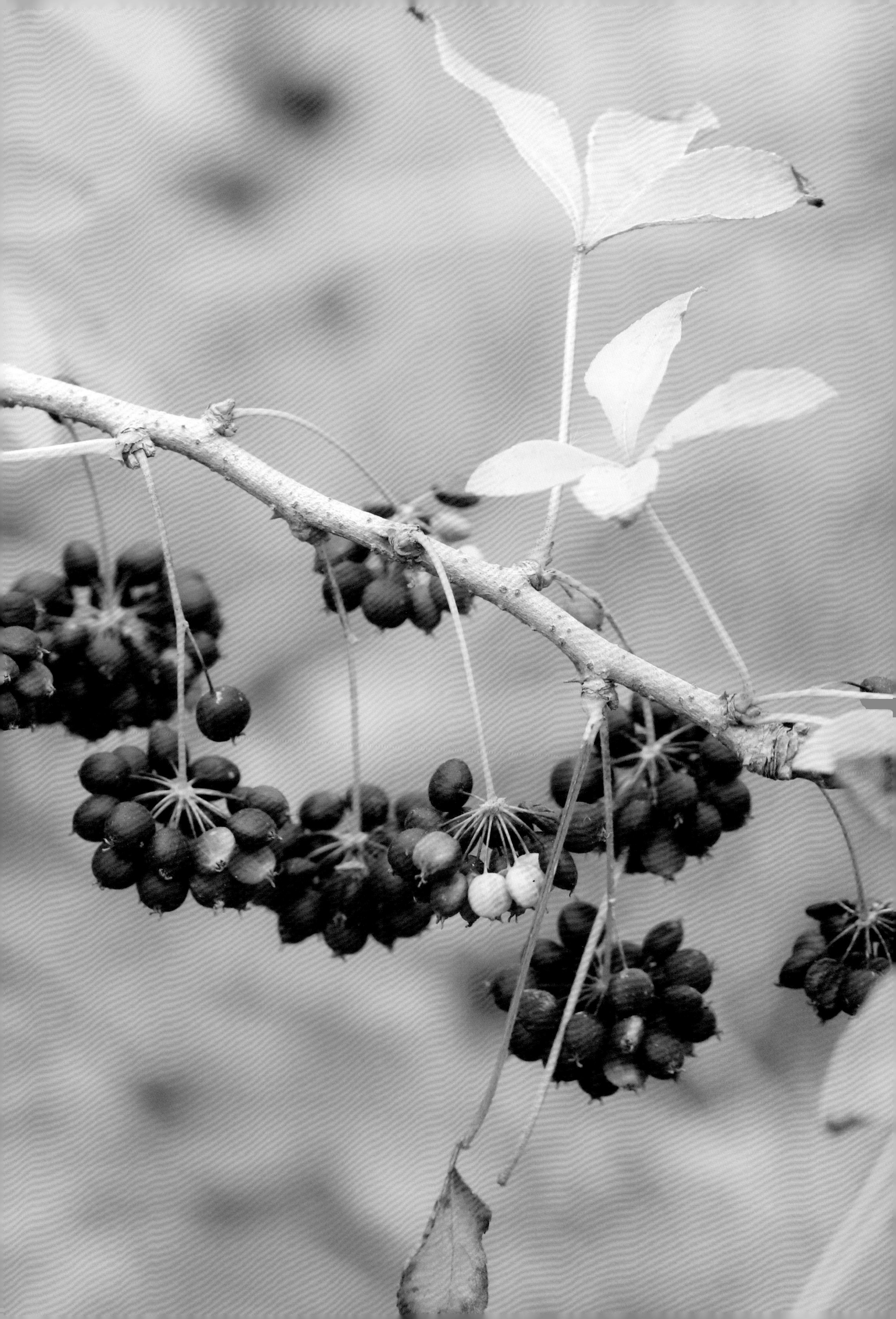

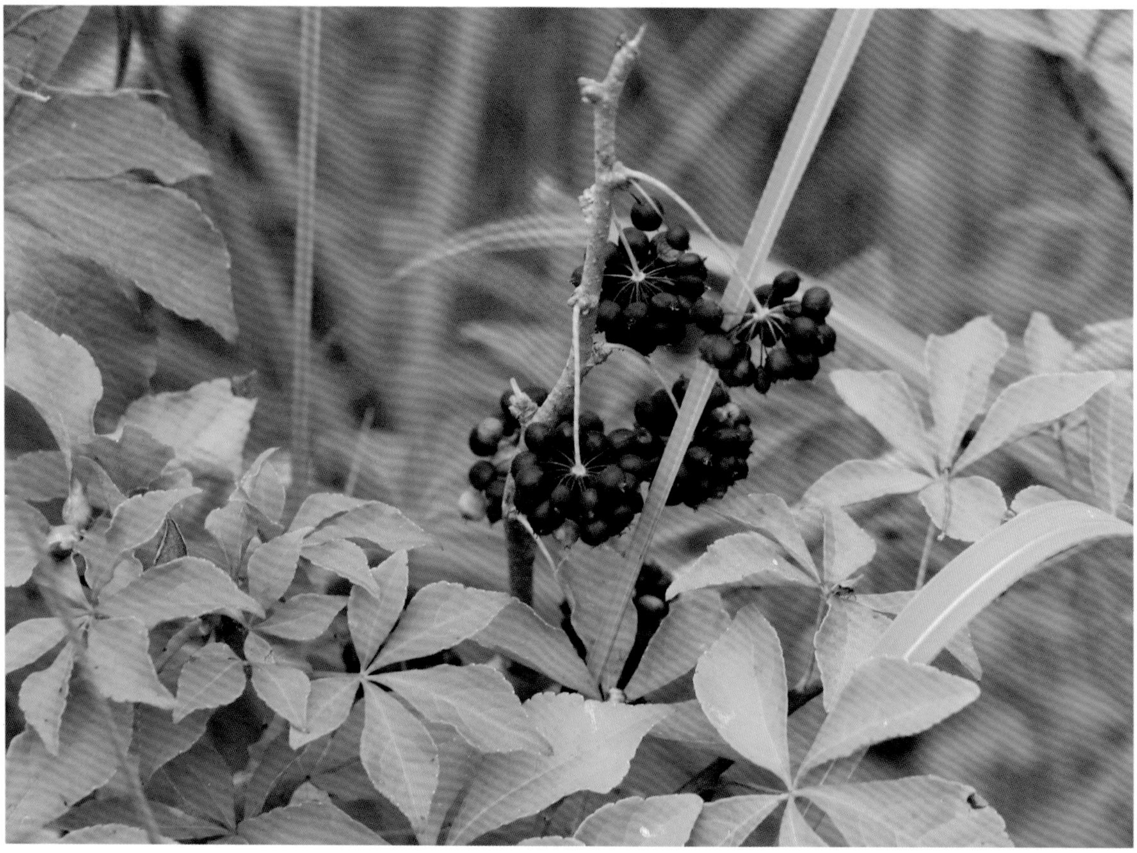

细柱五加

## 药材鉴别

本品呈不规则卷筒状，长 5 ~ 15 cm，直径 0.4 ~ 1.4 cm，厚约 0.2 cm。外表面灰褐色，有稍扭曲的纵皱纹及横长皮孔样斑痕；内表面淡黄色或灰黄色，有细纵纹。体轻，质脆，易折断，断面不整齐，灰白色。气微香，味微辣而苦。

## 功效主治

祛风除湿，补益肝肾，强筋壮骨。主治风湿痹痛，筋骨痿软，小儿行迟，体虚乏力，水肿，脚气。

## 药理作用

本品有抗炎、镇痛、镇静作用，能提高血清抗体的浓度、促进单核吞噬细胞系统的吞噬功能，有抗应激作用，能促进核酸的合成、降低血糖，有性激素样作用，并能抗肿瘤、抗诱变、抗溃疡，且有一定的抗排异作用。

## 用法用量

内服：5 ~ 10 g，煎服；或浸酒服；或入丸、散服。

## 民族药方

**1．风湿腰痛** 五加皮 60 g，猪尾 1 条。水煎服。

**2．鹤膝风（结核性关节炎）** 五加皮 200 g，牛膝 100 g，当归 120 g，白酒 2500 ml。将药浸泡于酒中，半个月后，每次 15 ~ 20 ml，每日 2 次。

**3．气虚浮肿** 五加皮 12 g，黄芪 30 g。水煎服。

**4．风湿痹痛** 五加皮 100 g，猪蹄 1 只，黄酒 500 ml。同煮至熟烂后服食，每日 1 次。

**5．风湿性关节炎** 五加皮 100 g，松节 50 g，豨莶草 60 g，白酒 2500 ml。同浸泡 7 日后，每次饮用 30 ~ 50 ml。

**6．风湿性膝、踝关节痛** 五加皮 30 g，络石藤 15 g，牛膝 10 g，猪脚 1 只。同炖至熟后吃猪脚，喝汤。

**7．脚气疼痛** 五加皮 30 g，土牛膝 10 g。水煎服，分 2 次服，每日 1 剂。

**8．胃寒痛** 五加皮、乌药各 10 g，鱼腥草根、辣椒根、钩藤根、菝葜各 15 g。水煎服。

## 使用注意

阴虚火旺者慎用。

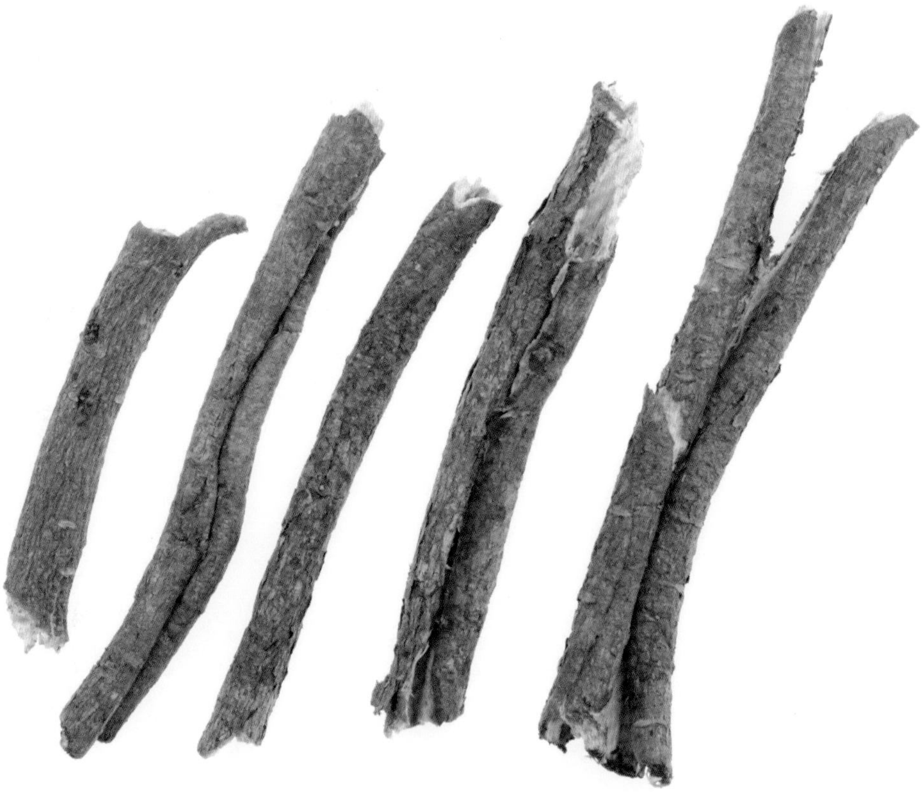

五加皮药材

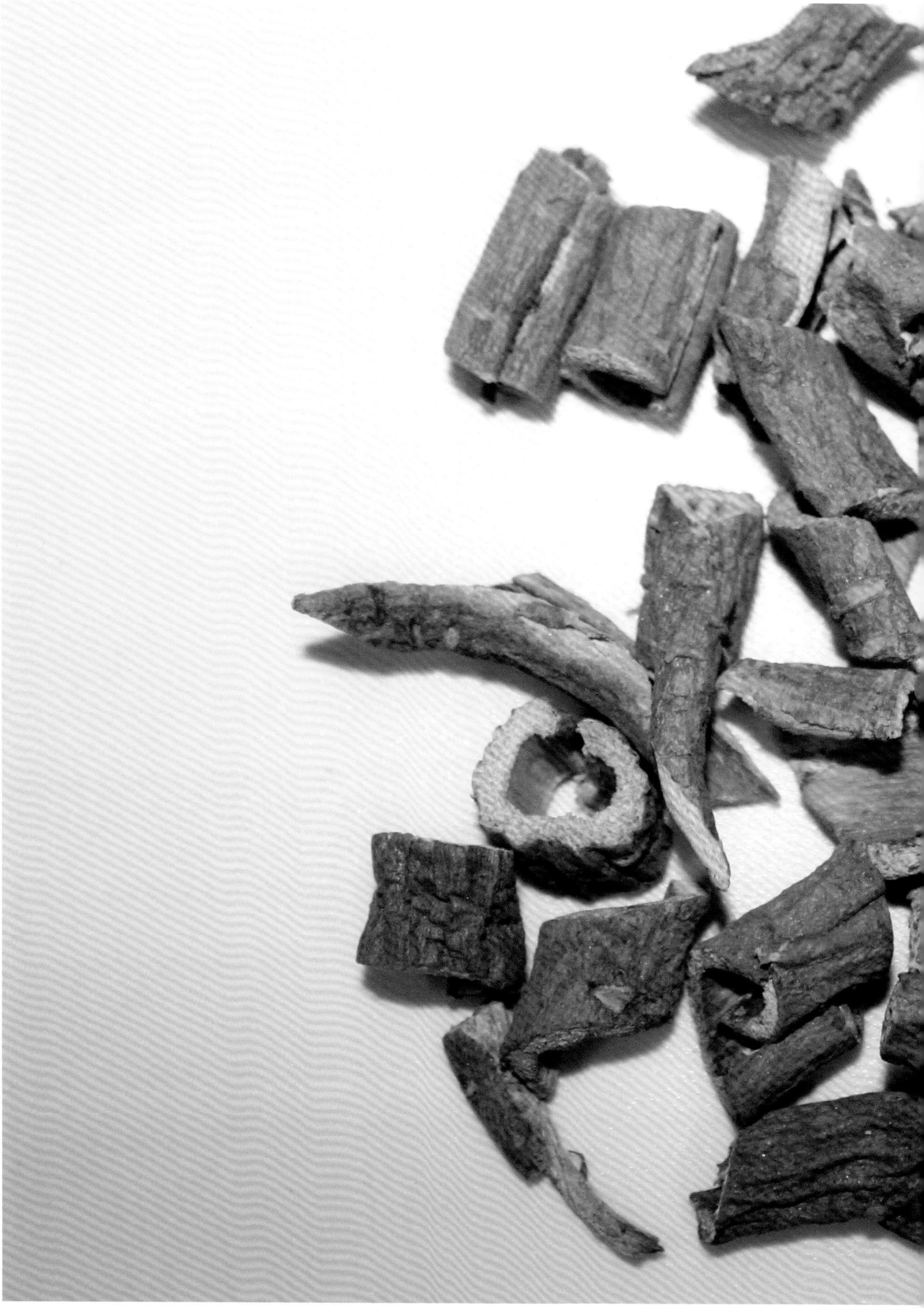

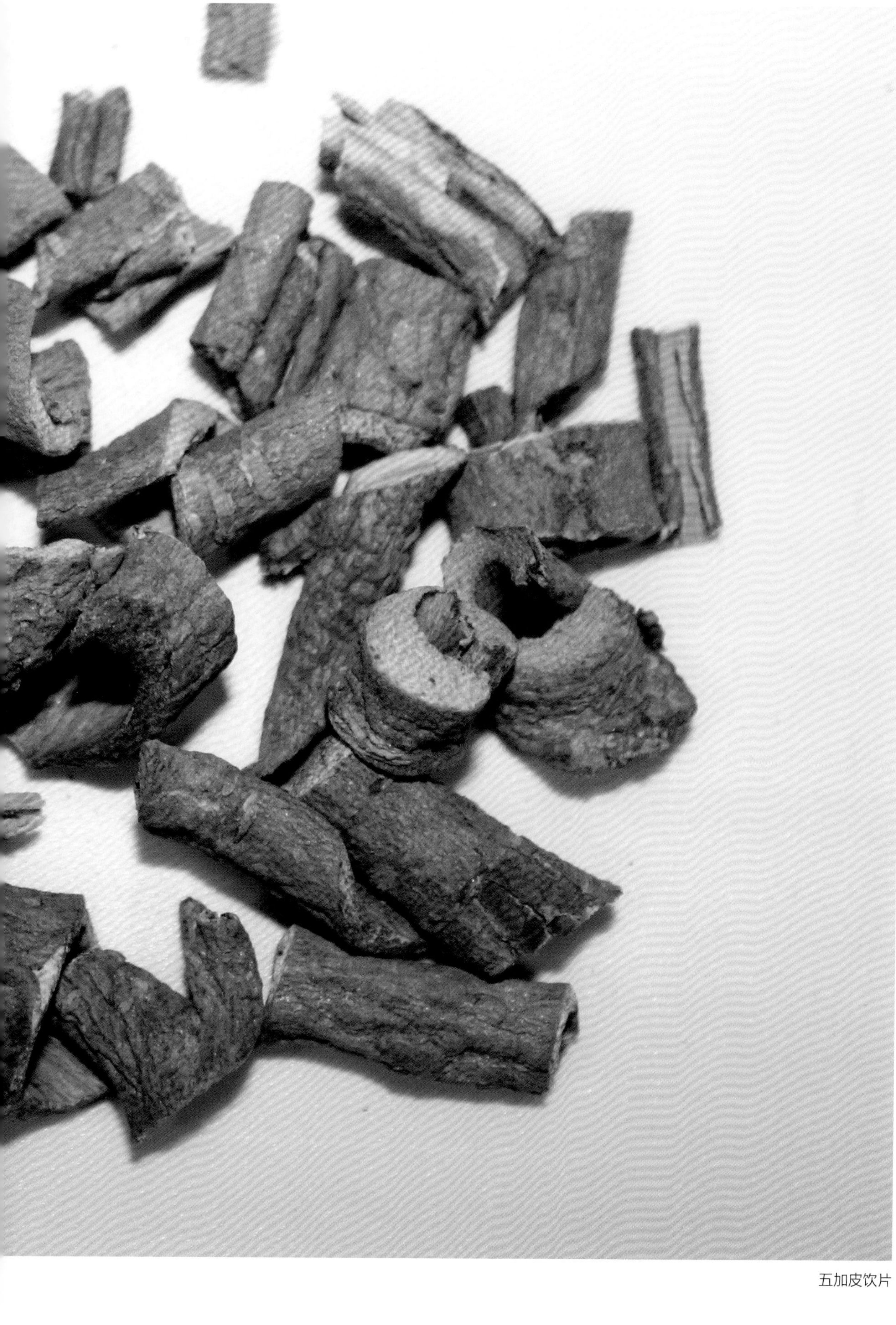

五加皮饮片

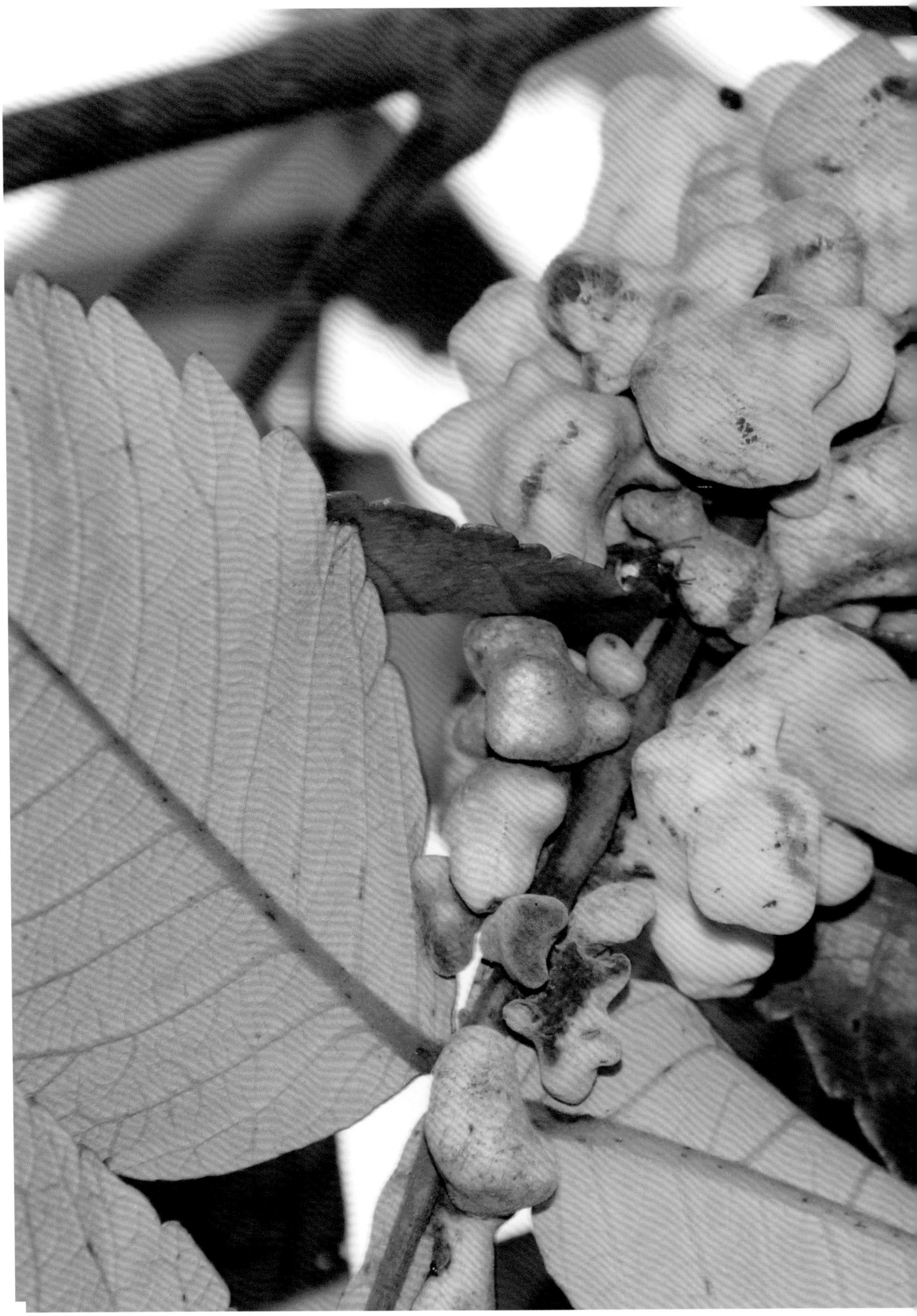

# 五倍子

**【壮药名】**美哥。

**【别　名】**漆倍子、百仓虫、旱倍子、木附子。

**【来　源】**本品为漆树科植物盐肤木 *Rhus chinensis* Mill. 青麸杨 *Rhus potaninii* Maxim. 或红麸杨 *Rhus punjabensis* Stew. var. *sinica*（Diels）Rehd. et Wils. 叶上的虫瘿，主要由五倍子蚜 *Melaphis chinensis*（Bell）Baker 寄生而成。按外形不同，分为「角倍」和「肚倍」。

**【性味归经】**酸、涩，寒。归肺、大肠、肾经。

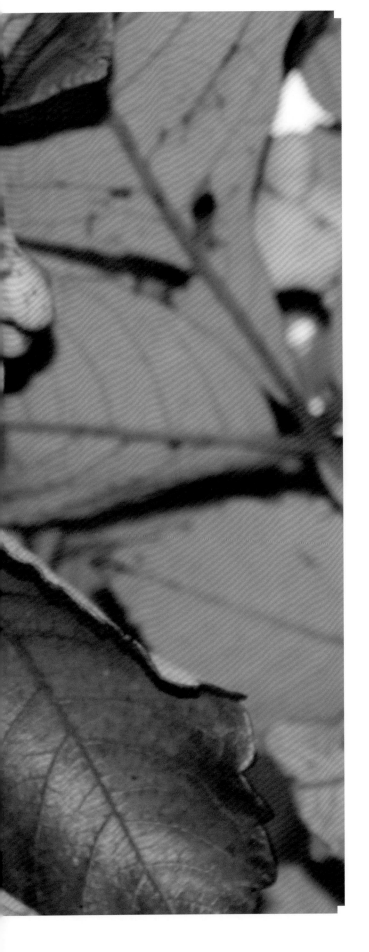

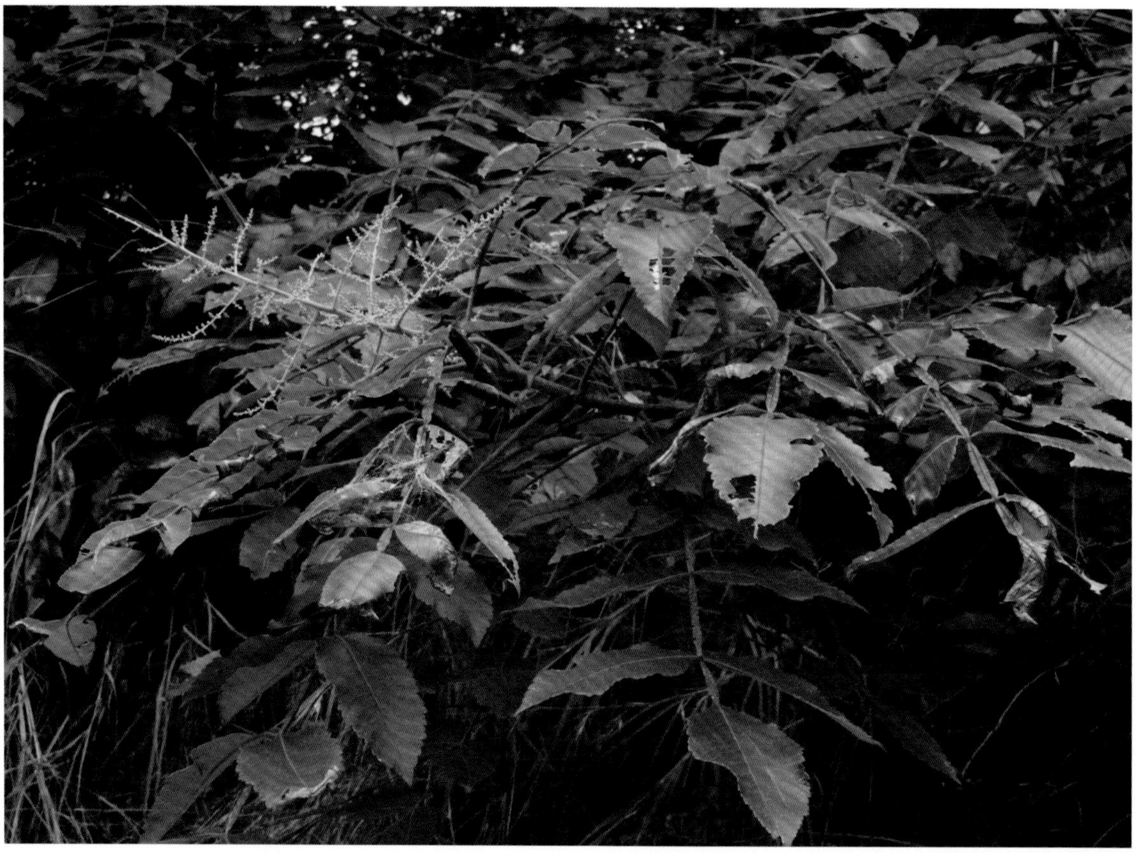

盐肤木

## 识别特征

**1. 角倍蚜** 成虫有有翅型及无翅型两种。有翅成虫均为雌虫，全体灰黑色，长约 2 mm，头部触角 5 节，第 3 节最长，感觉芽分界明显，缺缘毛。翅 2 对，透明，前翅长约 3 mm，痣纹长镰状。足 3 对。腹部略呈圆锥形。无翅成虫，雄者色绿，雌者色褐，口器退化。本种的寄主植物为盐肤木。当早春盐肤本树萌发幼芽时，蚜虫的春季迁移蚜（越冬幼蚜羽化后的有翅胎生雌虫），便在叶芽上产生有性的雌雄无翅蚜虫，经交配后产生无翅单性雄虫，称为干母。干母侵入树的幼嫩组织，逐步形成多角的虫瘿。干母在成瘿期间，旺盛地营单性生殖，在虫瘿中产生许多幼虫，于 9—10 月，逐渐形成有翅的成虫，称为秋季迁移蚜。此时虫瘿自然爆裂，秋季迁移蚜便从虫瘿中飞出，到另一寄主茶盏苔及其同属植物上，进行无性生殖，产生幼小蚜虫。此种幼蚜固定在寄主的茎上，分泌蜡质，包围整个虫体，形成白色的球状茧而越冬；至第二年春天，越冬幼蚜在茧内成长为有翅成虫，即春季迁移蚜，又飞到盐肤木上进行繁殖。

**2. 肚倍蚜** 形态及生活史与上种相似，唯秋季迁移蚜的触角，第 3 节较第 5 节略短，感觉芽境界不明；虫瘿蛋形。寄生植物为青麸杨及红麸杨。

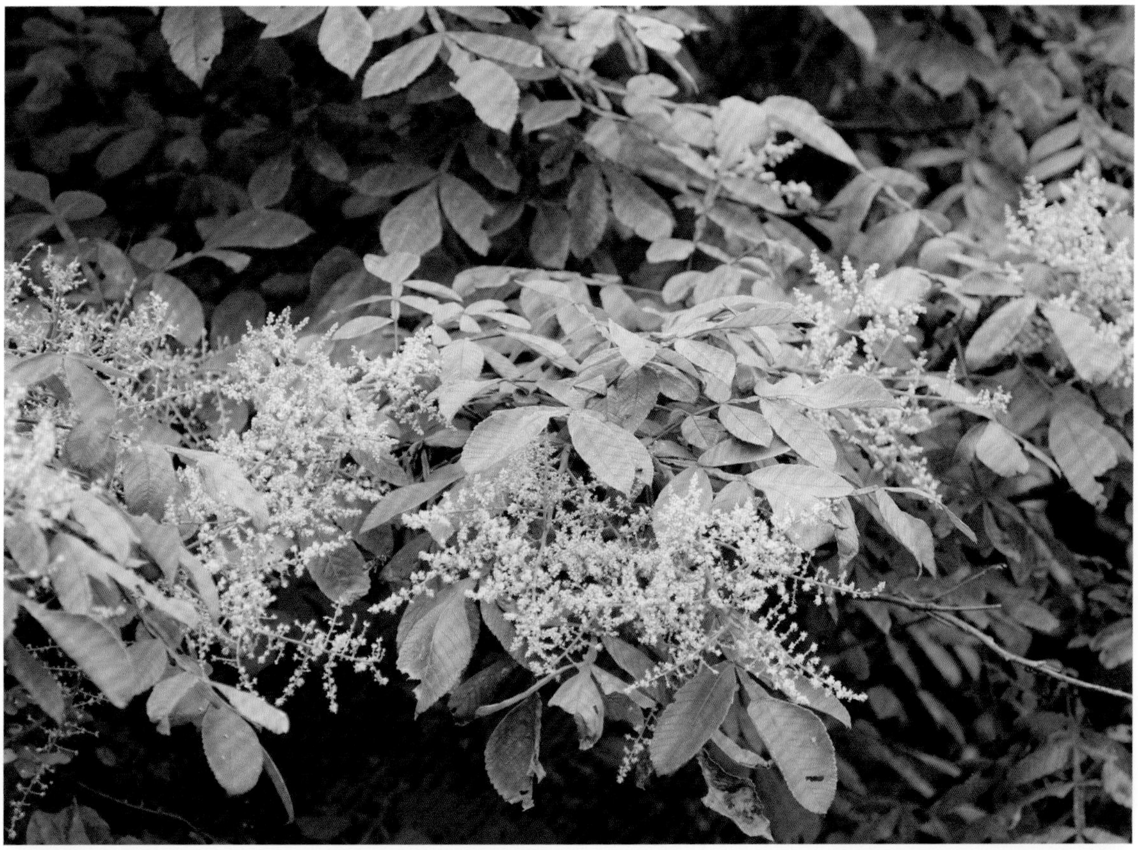

盐肤木

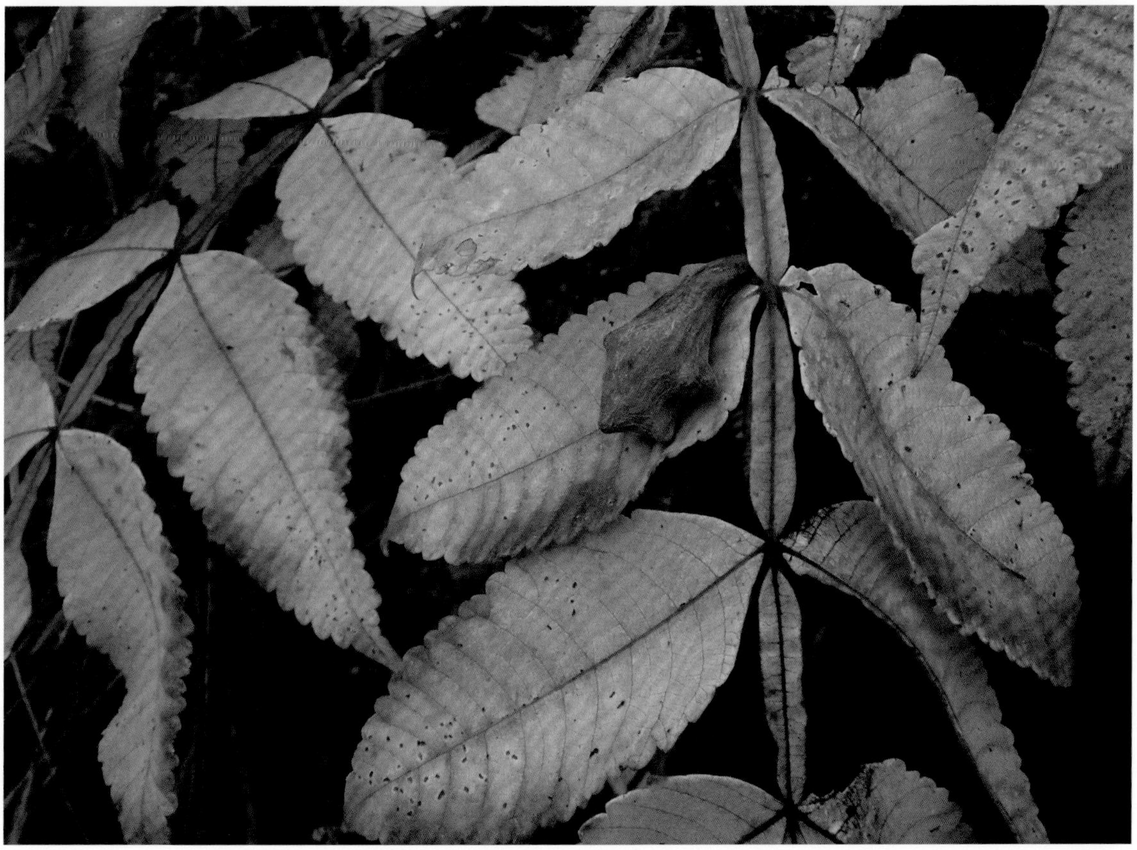

盐肤木

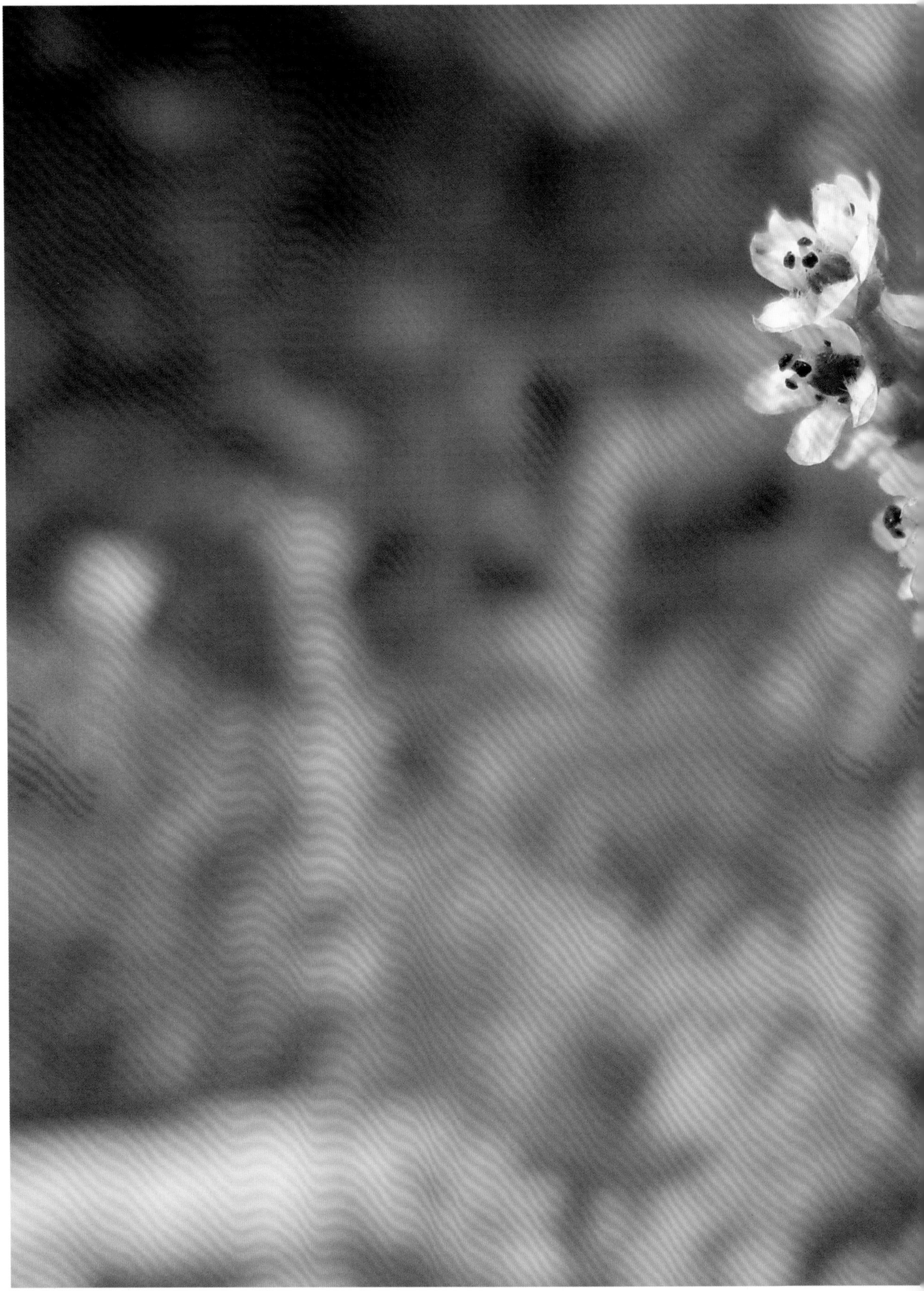

# 五倍子

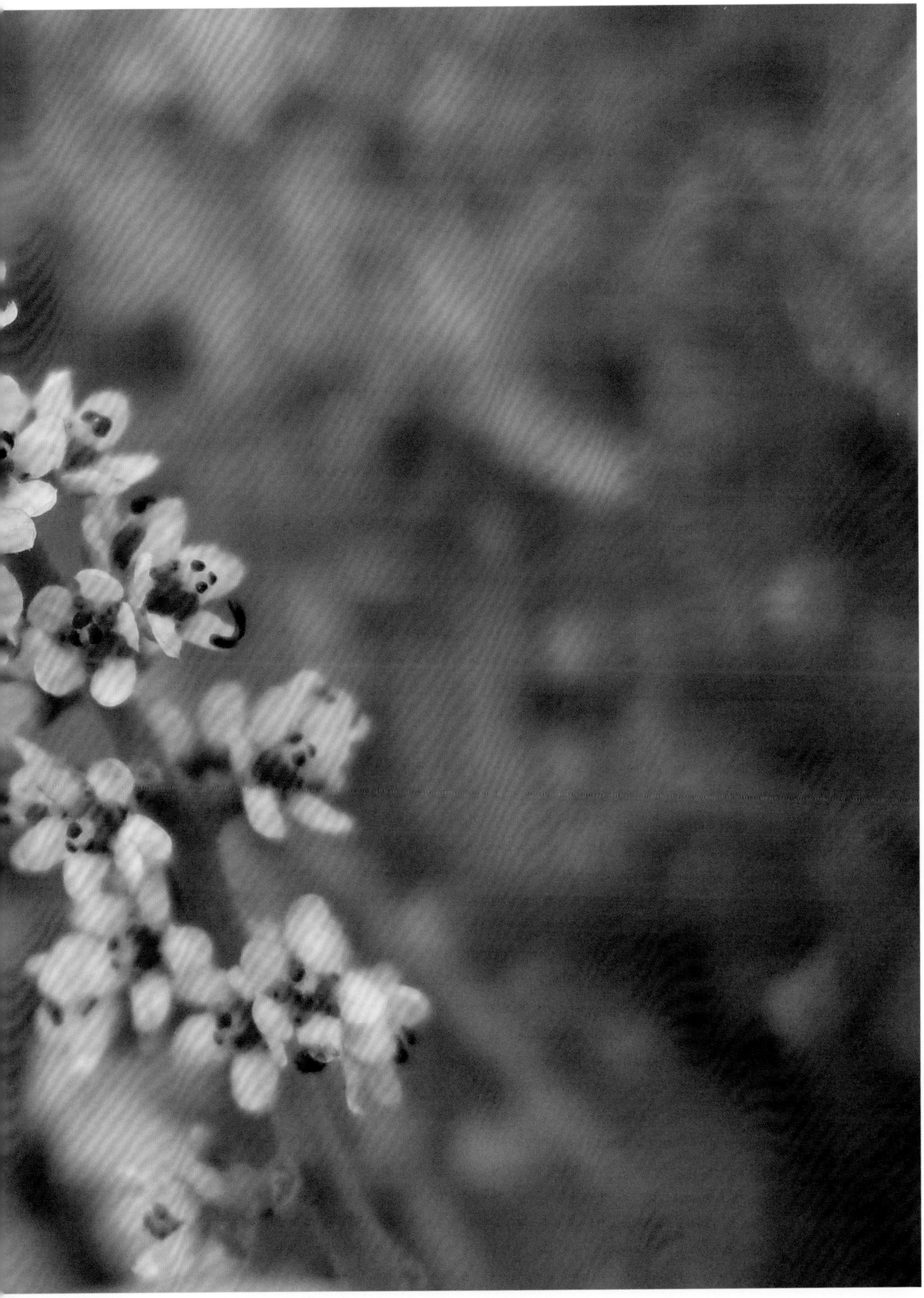
盐肤木

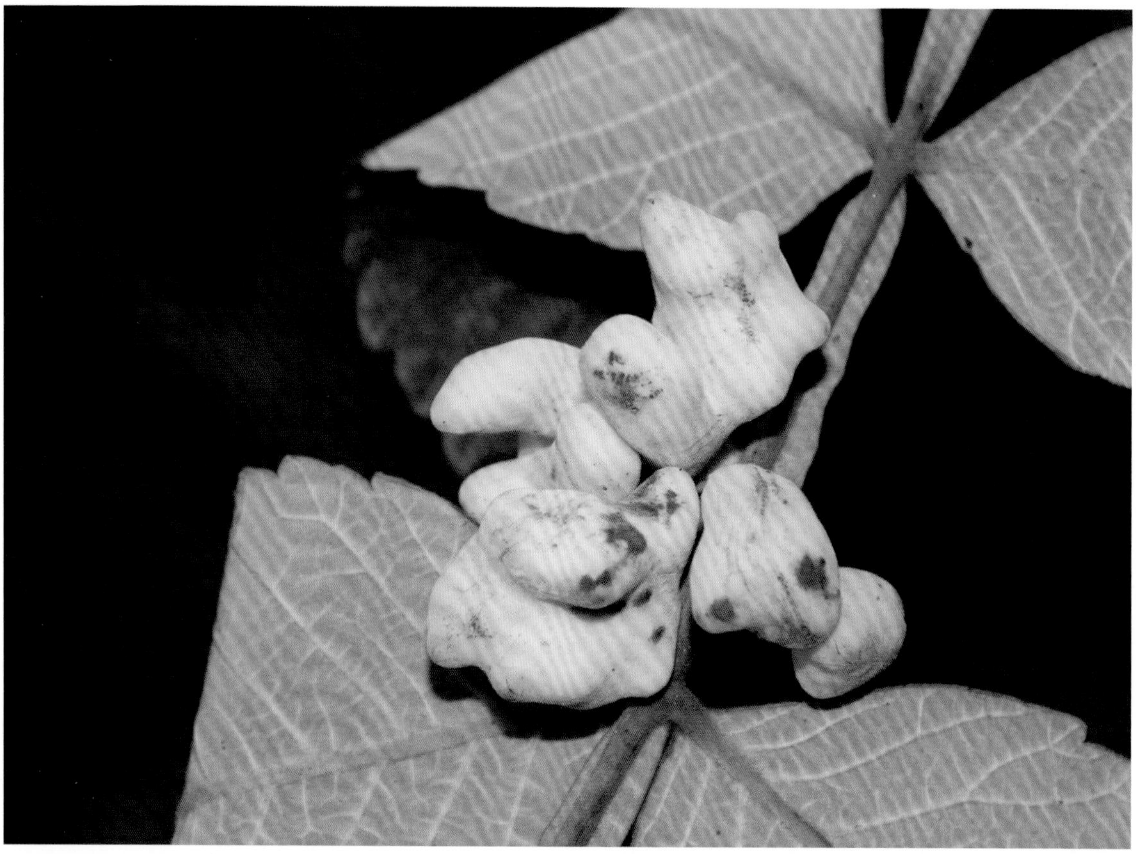

五倍子

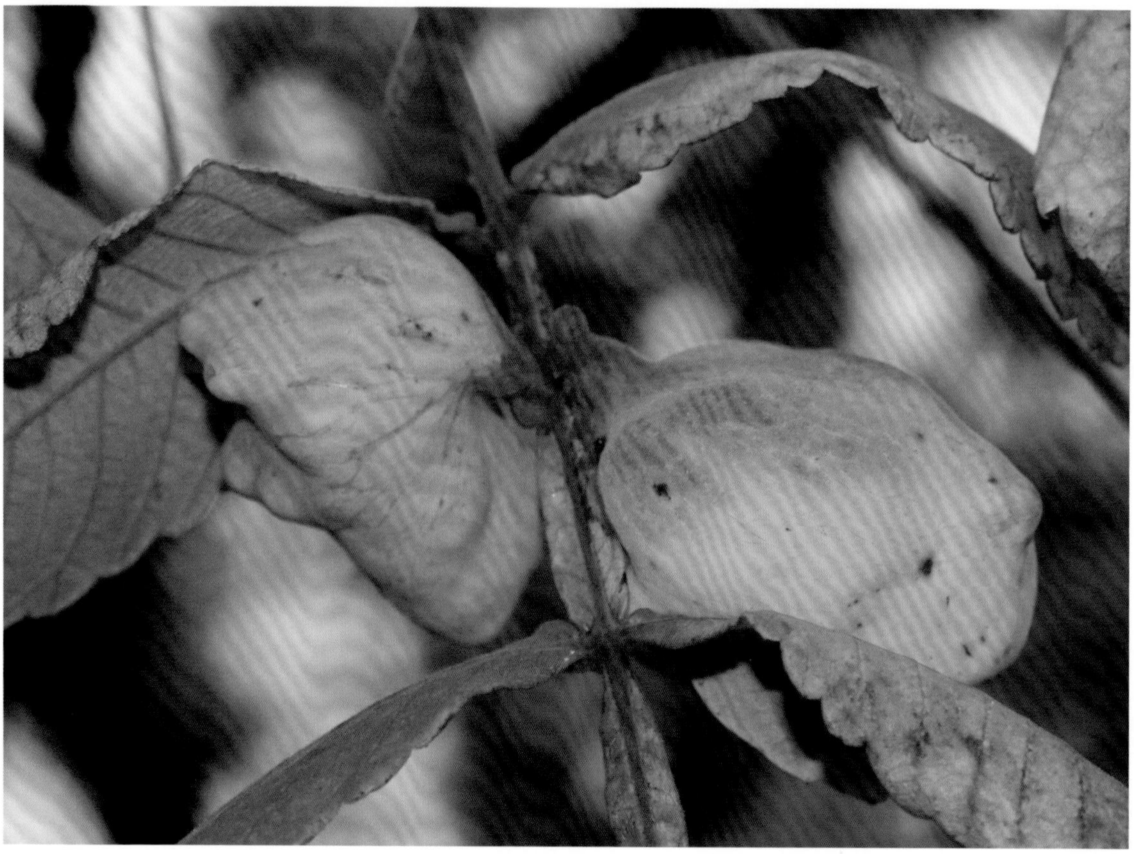

五倍子

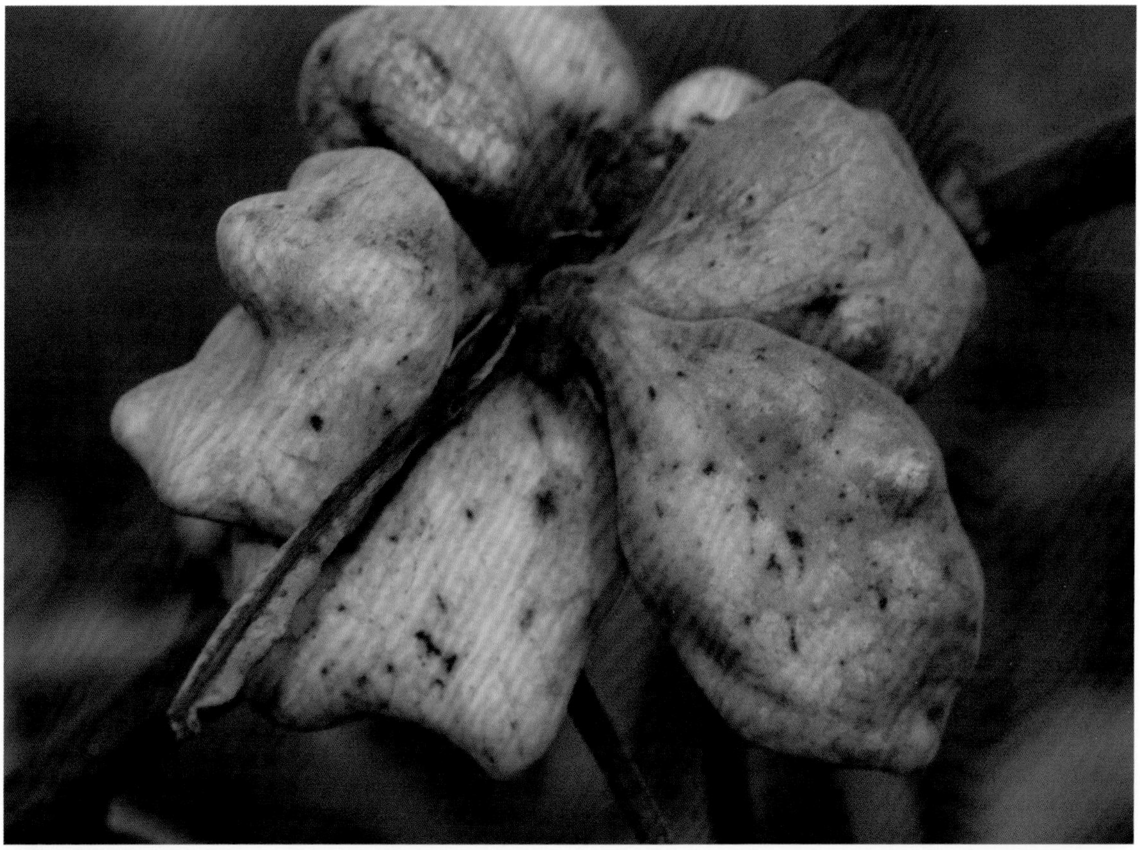

五倍子

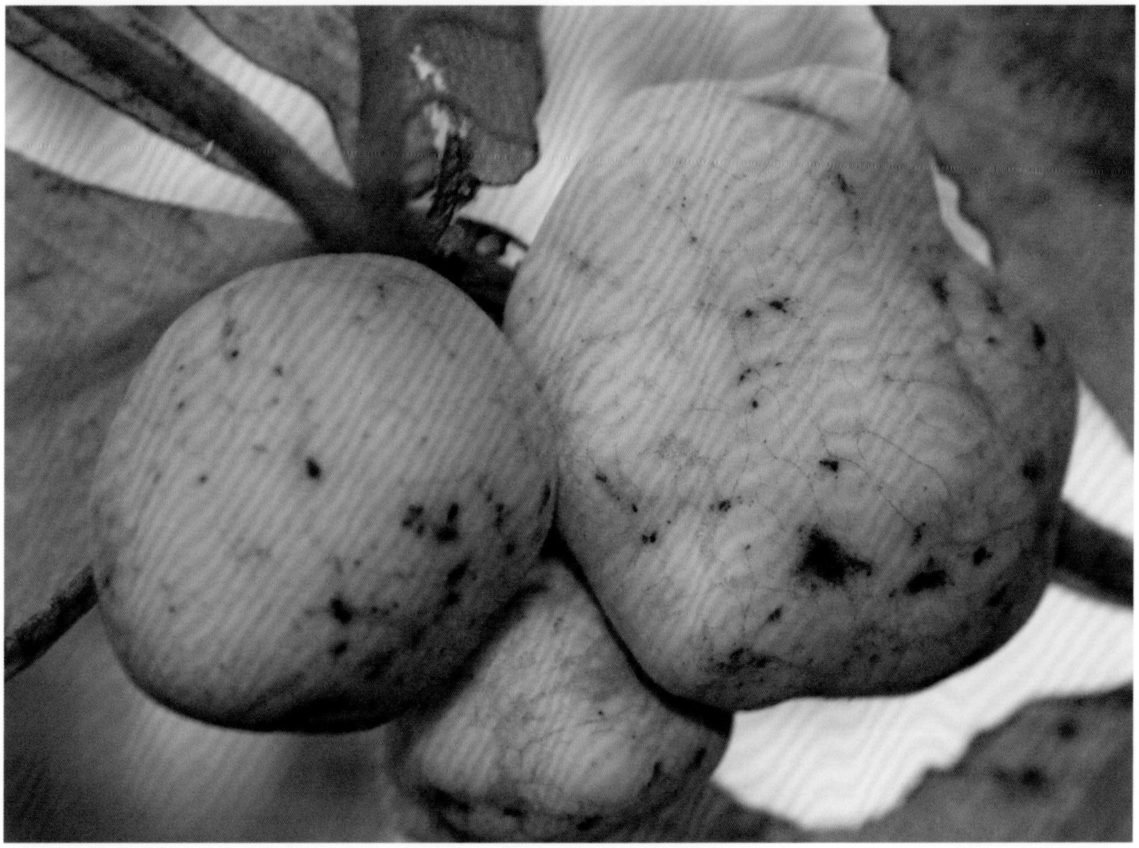

五倍子

## 生境分布

生长于海拔 350 ~ 2300 m 的石灰山灌丛、疏林中。我国大部分地区均有，而以四川为主。

## 采收加工

秋季摘下虫瘿。煮死内中寄生虫，干燥。生用。

## 药材鉴别

**1. 角倍** 本品呈不规则的囊状或菱角状，有若干瘤状突起或角状分枝，表面黄棕色至灰棕色，有灰白色软滑的绒毛，质坚脆，中空，破碎后可见黑褐色倍蚜的尸体及白色外皮和粉状排泄物。壁厚 1 ~ 2 mm，内壁浅棕色，平滑。破折面角质样。气微而特异，味涩而有收敛性。以皮厚、色灰棕、完整不碎者为佳。

**2. 肚倍** 呈长圆形或纺锤形囊状，长 2.5 ~ 9 cm，直径 1.5 ~ 4 cm。表面灰褐色或灰棕色，微有柔毛。质硬而脆，易破碎，断面角质样，有光泽，壁厚 0.2 ~ 0.3 cm，内壁平滑，有黑褐色死蚜虫及灰色粉状排泄物。气特异，味涩。以个大、皮厚、质坚、完整者为佳。

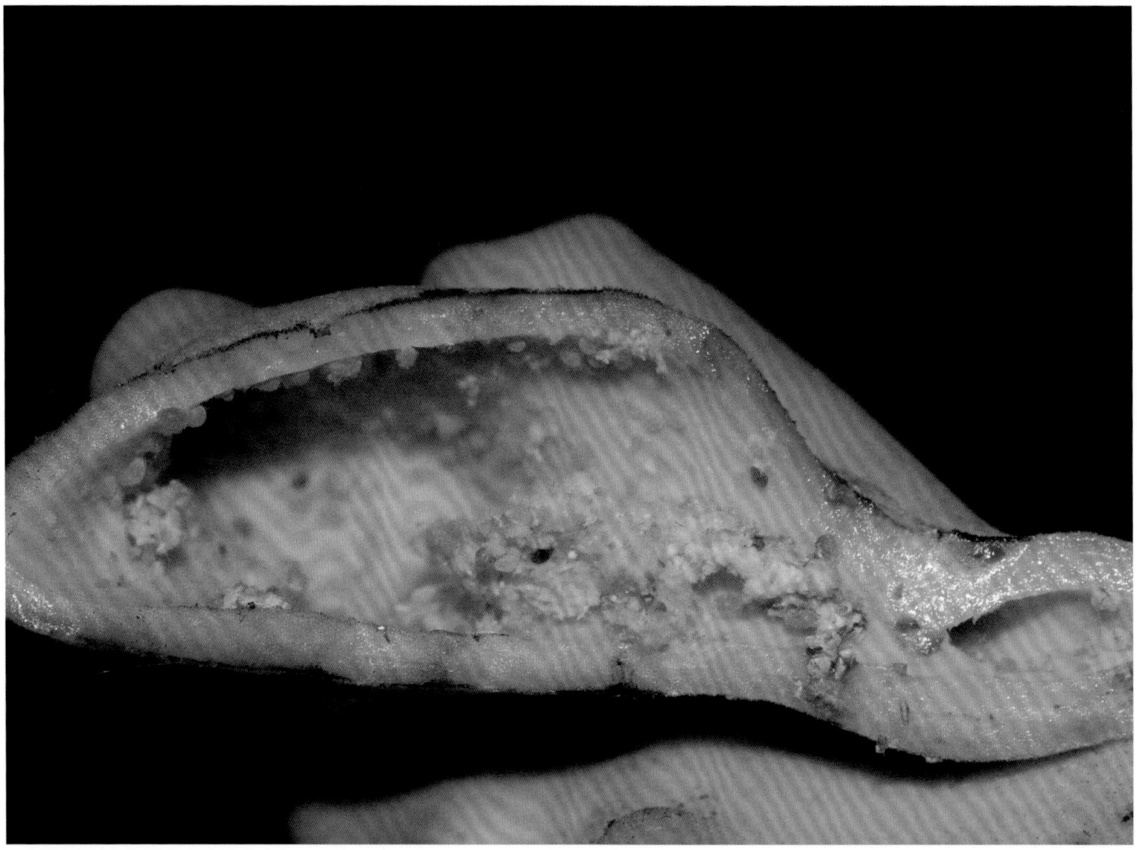

五倍子药材

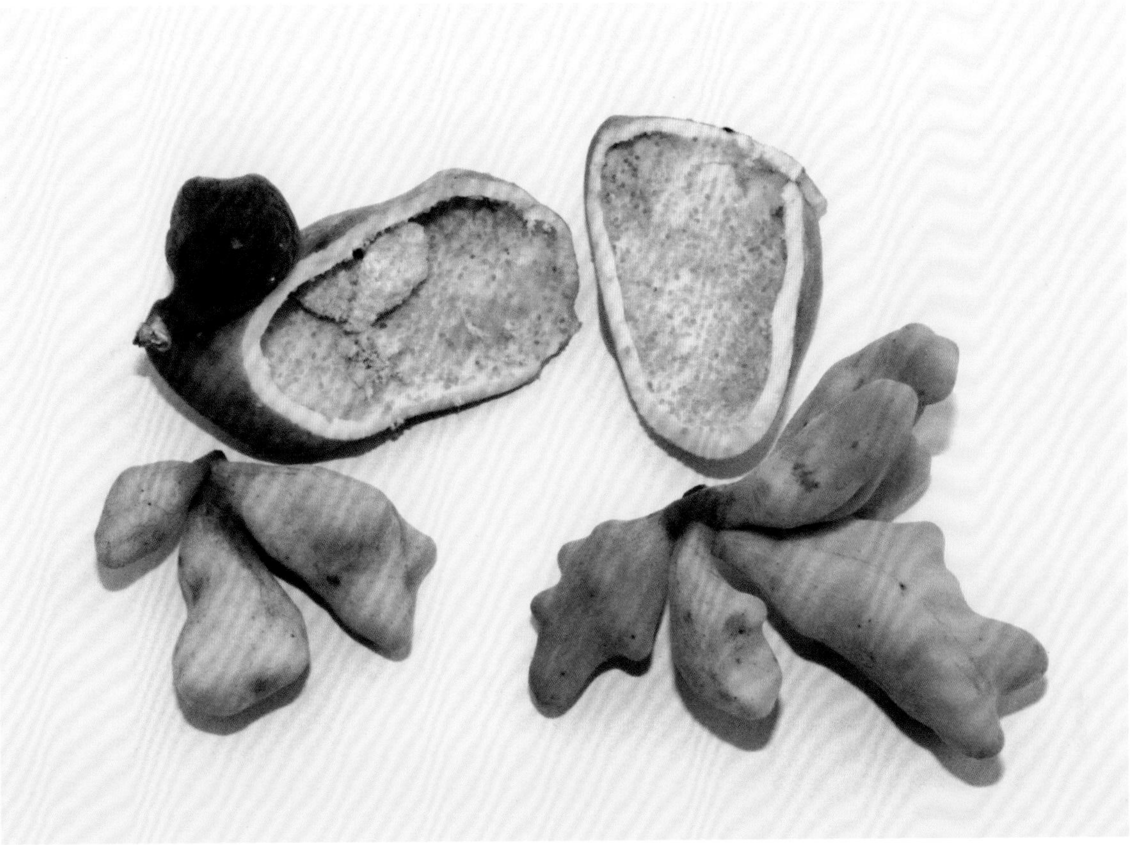

五倍子药材

## 功效主治

敛肺降火，涩肠止泻，敛汗，止血，收湿敛疮。主治肺虚久咳，肺热痰嗽，久泻久痢，自汗盗汗，消渴，便血痔血，外伤出血，痈肿疮毒，皮肤溃烂。

## 药理作用

没食子酸对蛋白质有沉淀作用，与皮肤、黏膜的溃疡面接触后，其组织蛋白质即被凝固，形成一层被膜而呈收敛作用；腺细胞的蛋白质被凝固引起分泌抑制，产生黏膜干燥；神经末梢蛋白质的沉淀，可呈微弱的局部麻醉现象。与若干金属、生物碱苷类形成不溶解化合物，因而用作解毒剂。对小肠有收敛作用，可减轻肠道炎症，止腹泻。此外，对金黄色葡萄球菌、肺炎链球菌、伤寒沙门菌、副伤寒沙门菌、志贺菌属、炭疽杆菌、白喉棒状杆菌等均有抑制作用。

## 用法用量

内服：3 ~ 6 g，煎服；或入丸、散服，每次 1 ~ 1.5 g。外用：适量，研末外敷或煎汤熏洗。

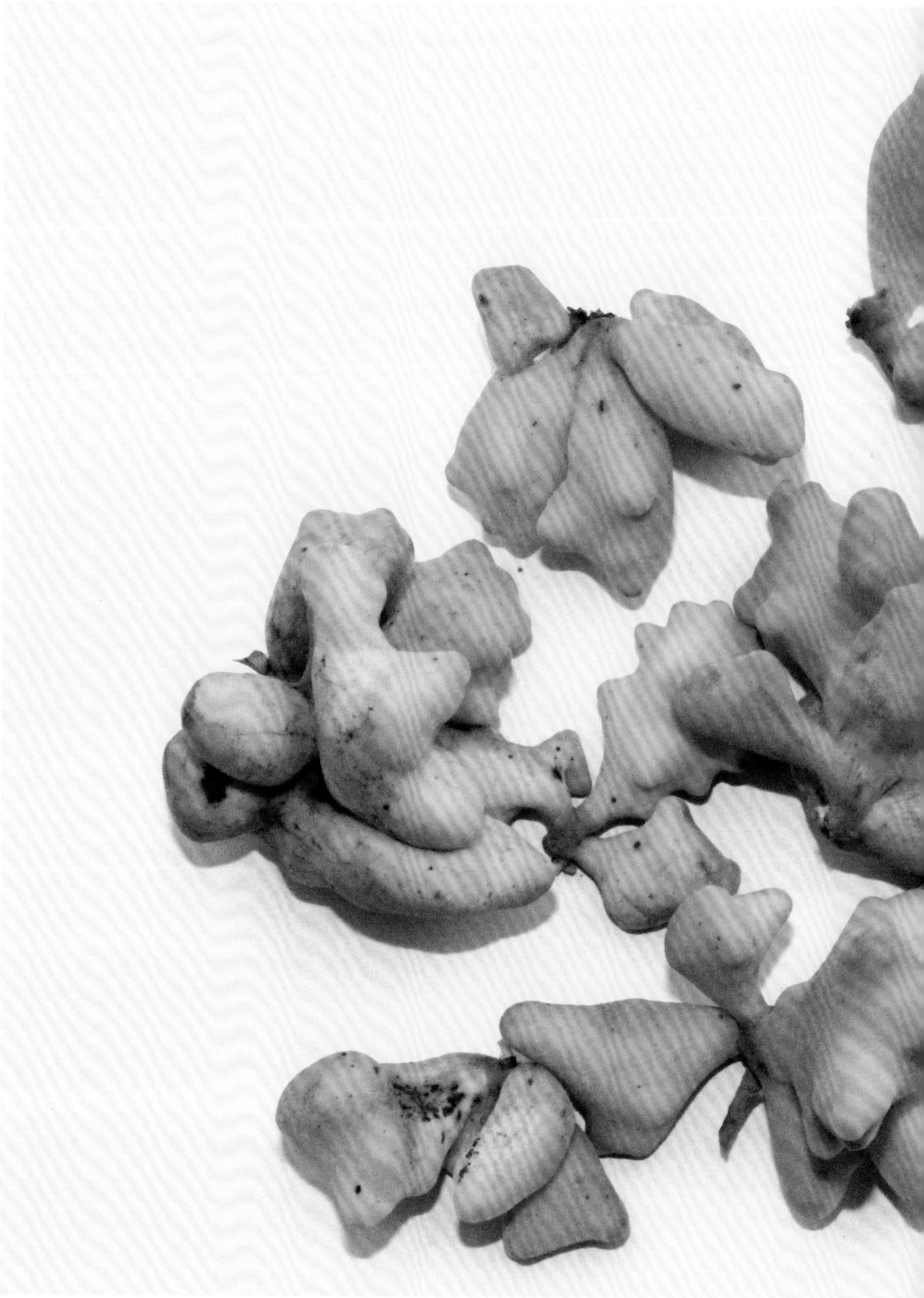

# 五倍子

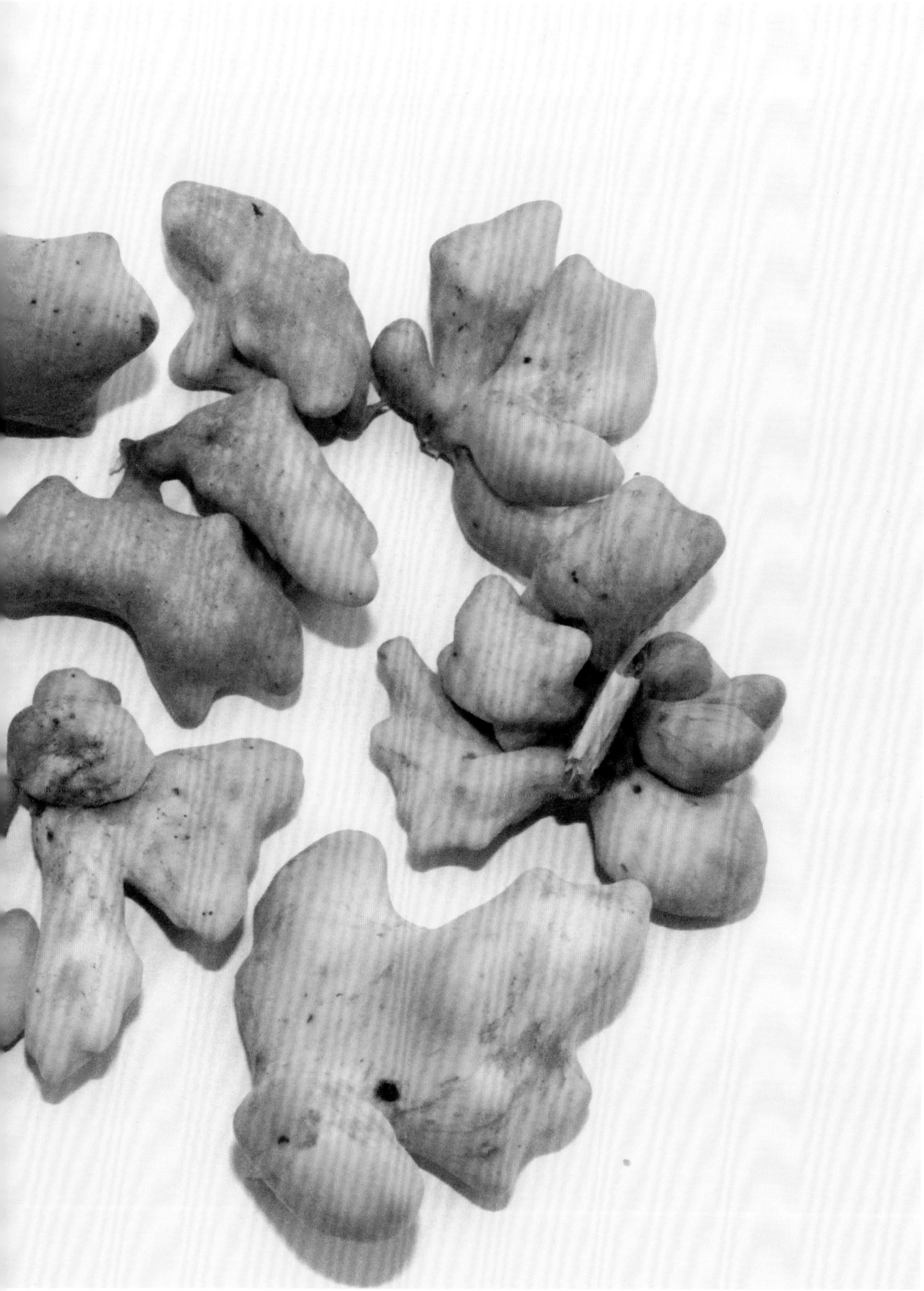

五倍子药材

## 民族药方

**1. 牙痛** 五倍子 10 g。加水 250 ml，水煎后含漱，每次 10 ~ 15 分钟。

**2. 口舌生疮** 五倍子 5 g，冰片 2 g。研为细末，撒布于患处，每日 3 次，连用 2 ~ 3 日。

**3. 急、慢性口腔炎、齿龈炎、风火牙痛** 五倍子适量。煎水，每日用以漱口 3 ~ 4 次。

**4. 脚生湿疹，脚癣** 五倍子 300 g。煎水 1 盆，浸泡双脚 15 分钟，每日 1 次。

**5. 阴囊湿疹** 五倍子 20 g，冰片 3 g，海螵蛸 10 g。共研细末，以麻油调搽患处，每日 3 次，直至治愈。

**6. 咳嗽** 五倍子、核桃仁、麦冬各 100 g。共研细末，每次 6 g，加蜂蜜调服，早、晚各 1 次。

**7. 牛皮癣** 五倍子 15 g，枯矾 10 g，冰片 9 g。共研细末，用食醋浸泡 7 日，用棉棒蘸取药液擦患处，每日 3 ~ 5 次，5 日为 1 个疗程。

**8. 中耳炎** 五倍子粉、枯矾粉各 30 g。混匀制成倍枯散，先用过氧化氢溶液将耳内脓液洗净，然后吹药，每日 2 次，至愈为止。

**9. 小儿遗尿，男子遗精，妇女子宫脱垂** 五倍子粉适量。调食醋，填满肚脐，外用纱布包好，每日睡前敷定，次日晨起清洗。

**10. 早泄** 五倍子适量。煎汤熏蒸浸泡阴茎龟头，每晚 1 次，15 ~ 20 日为 1 个疗程。

**11. 糖尿病** 五倍子 500 g，龙骨 62 g，茯苓 124 g。共研细末，水或蜜丸，每次 3 ~ 6 g，每日 3 次，连用 3 个月。

**12. 单纯性甲状腺肿** 五倍子适量。放入砂锅内炒黄，冷却研末，睡前用米醋调成糊状，敷于患处，次晨洗去，7 次为 1 个疗程。

**13. 冻疮（冻疮未破者）** 五倍子 9 g，荆芥 15 g。煎汁洗浸患部。

**14. 乳头皲裂** 五倍子、五味子、白及、冰片各等份。共研细末，用香油搅成糊状，外敷患处，每日 1 次，连用 7 日。

**15. 手脚皲裂** 五倍子 10 g，紫草 5 g。共研为细粉，撒于皲裂周围肤上，外用胶布贴住。

**16. 传染性软疣** 五倍子 5 份，乌梅、枯矾、大黄各 1 份，雄黄 2 份。共研细末，用适量醋调成软膏敷患处。

**17. 脂溢性皮炎** 五倍子、杏仁各等份，白酒适量。同浸 3 日，外涂，每日 3 ~ 5 次。

**18. 脚癣** 五倍子 20 g，枯矾 10 g。研细末，加 50% 醋酸 100 ml 调匀，将药液涂于患处，每晚 1 次，直至痊愈；或炒五倍子、黄丹各等份。研细外敷。

## 使用注意

外感风寒或肺有实热之咳嗽及积滞未清之泻痢忌服。

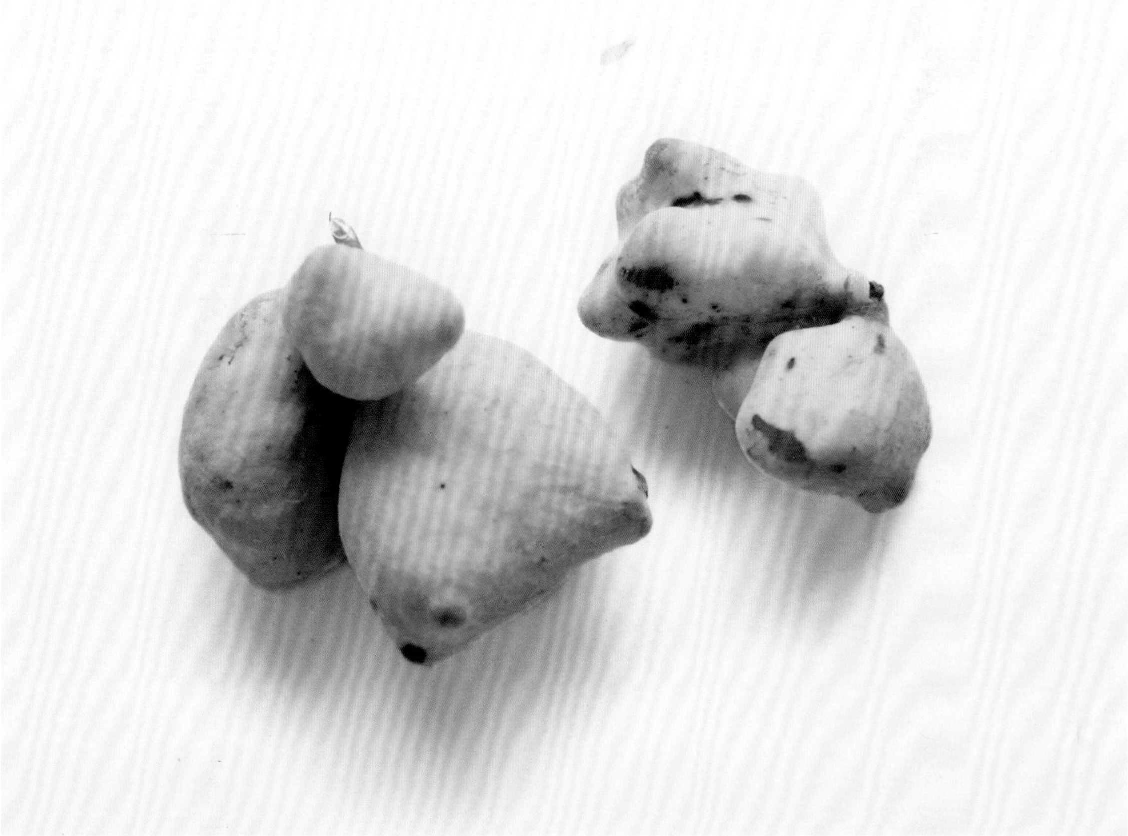

五倍子药材

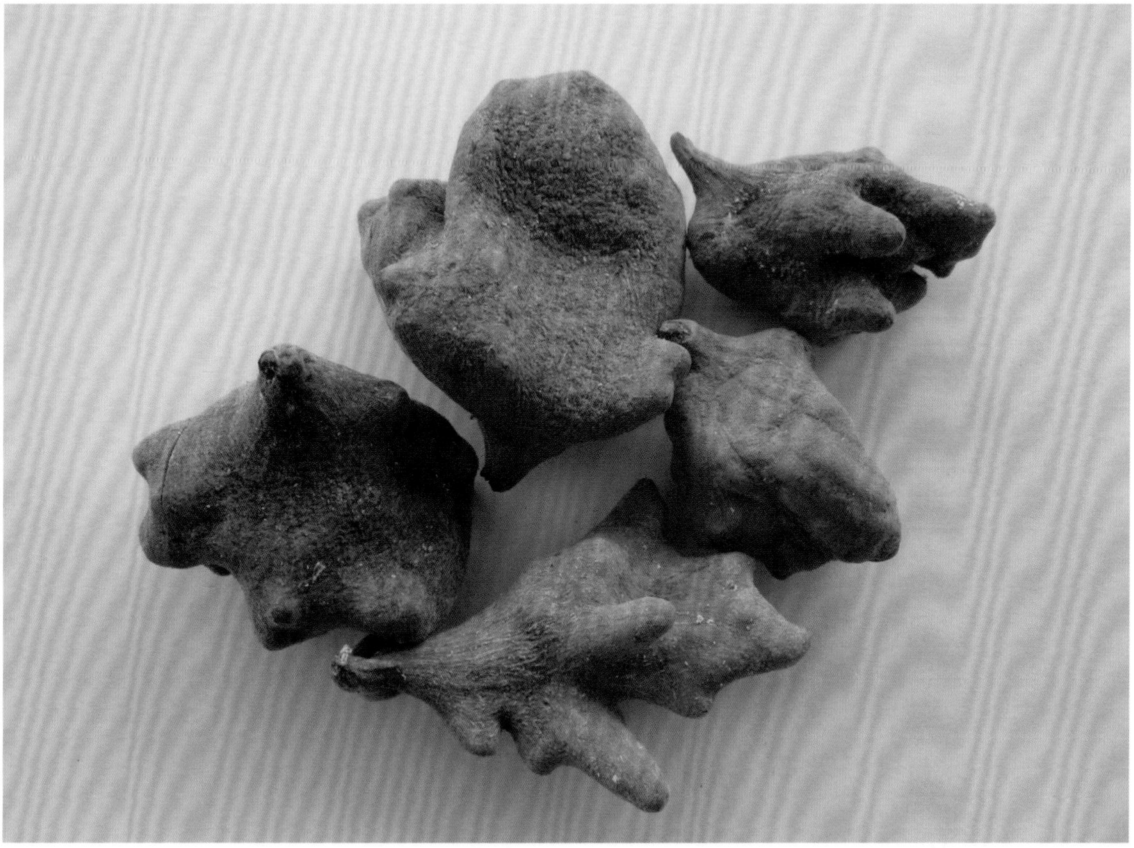

五倍子饮片

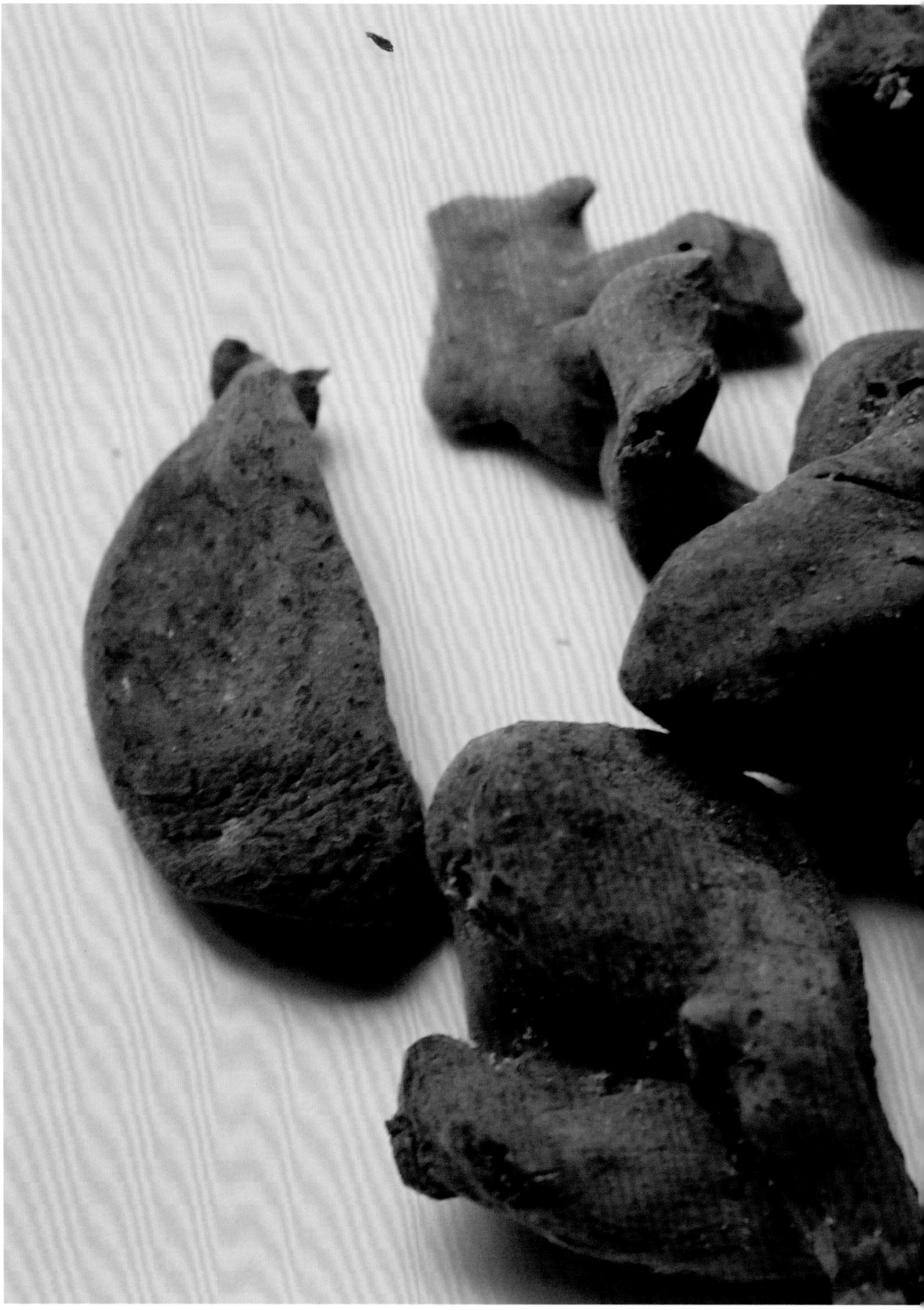

# 五倍子

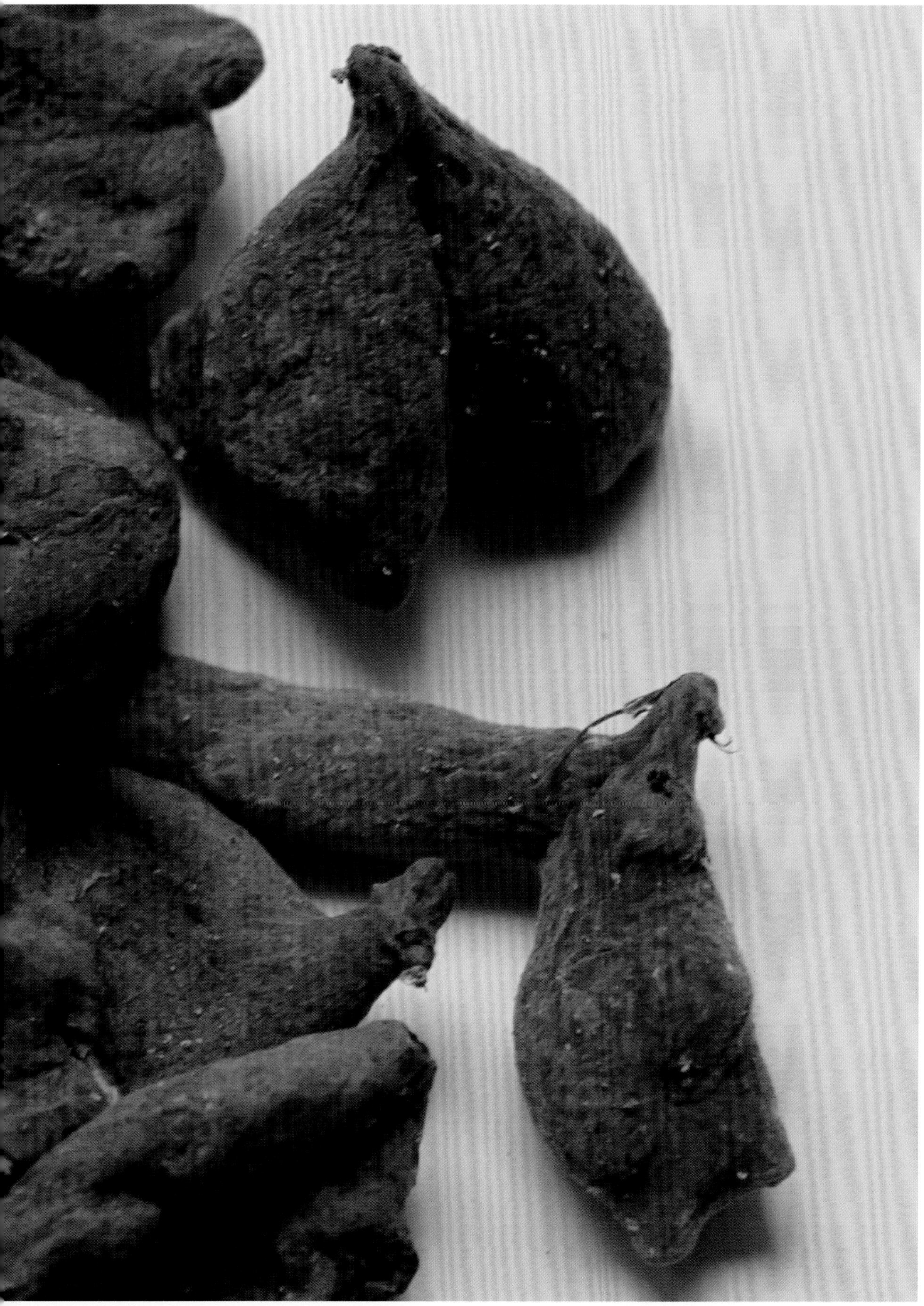

五倍子饮片

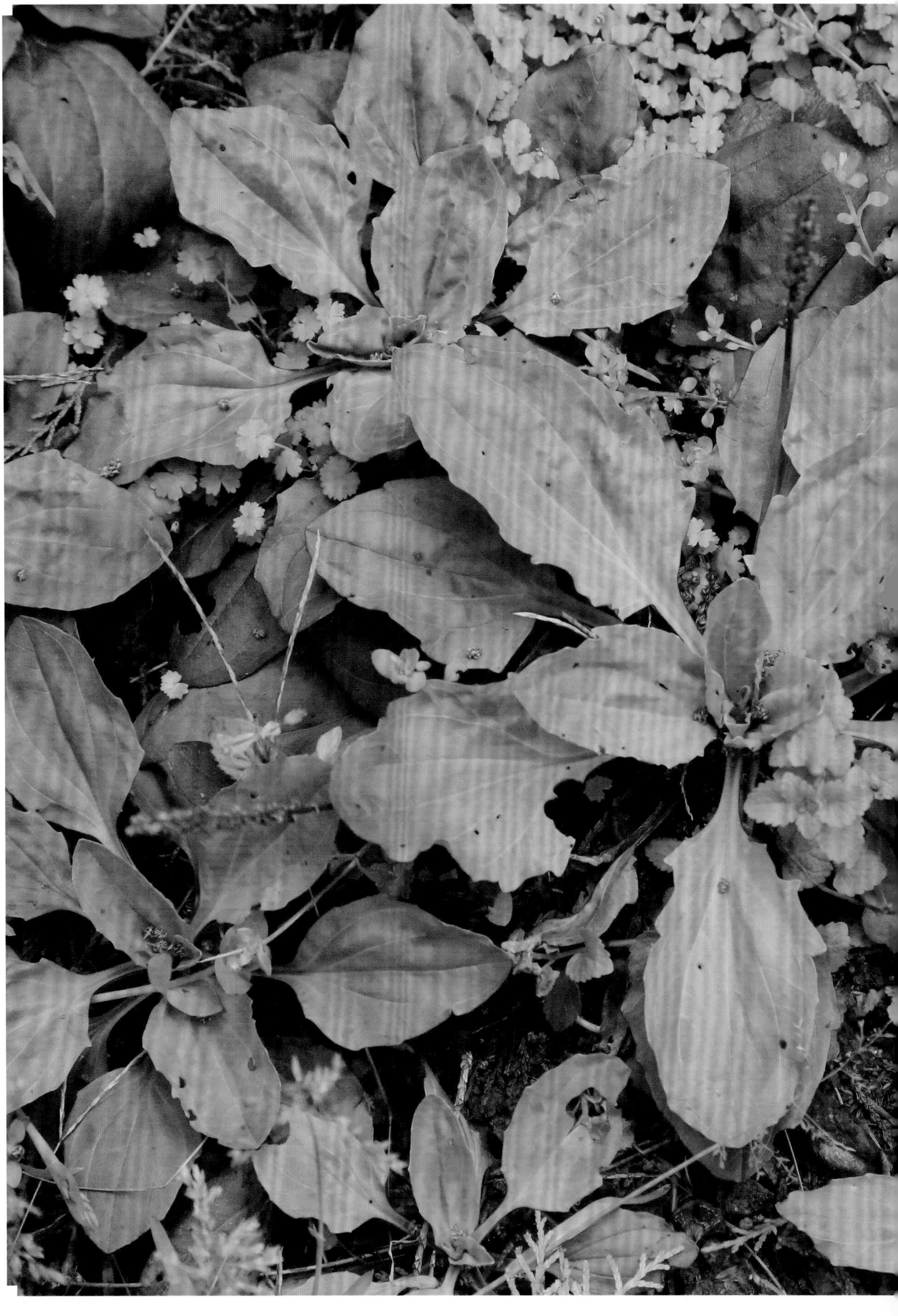

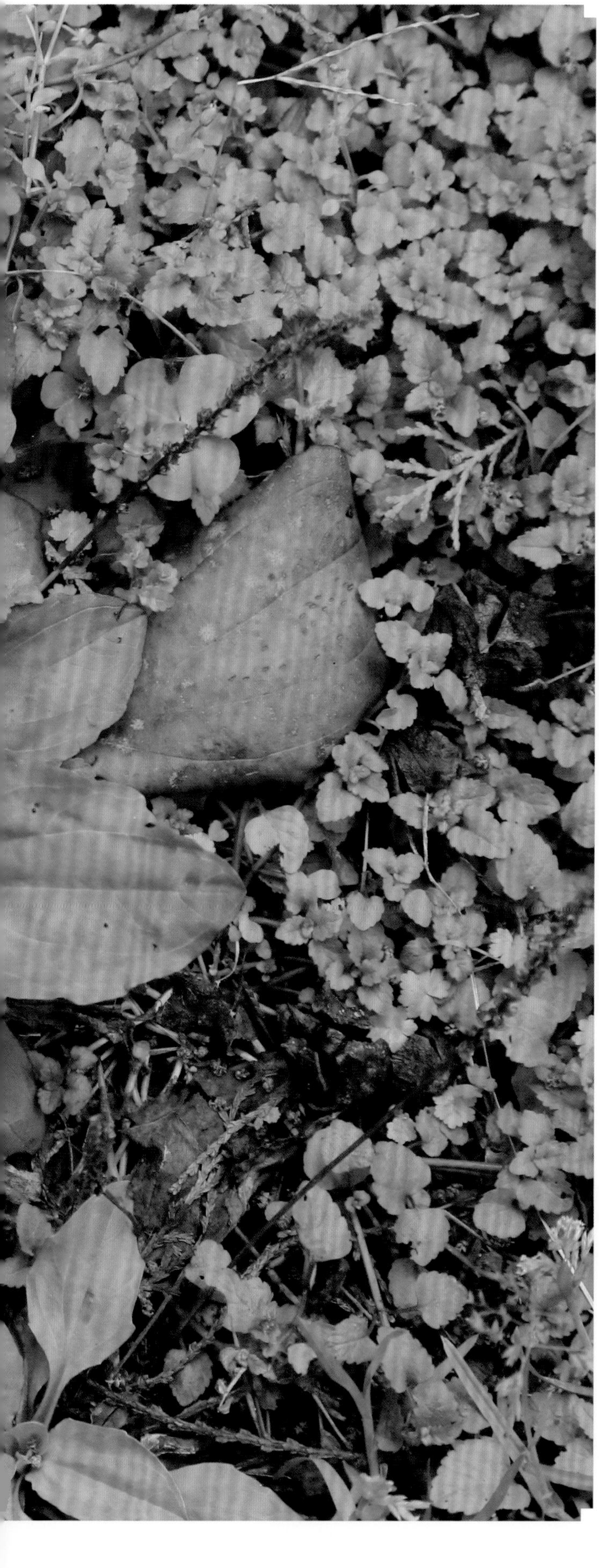

# 车前草

**【壮药名】**称根。

**【别　名】**苤苢、车前、虾蟆衣、车轮菜、钱贯草、车轱辘草、驴耳朵草。

**【来　源】**本品为车前草科植物车前 *Plantago asiatica* L. 或平车前 *Plantago depressa* Willd. 的干燥全草。

**【性味归经】**味苦、涩，性冷。归肝、肾、肺、小肠经。

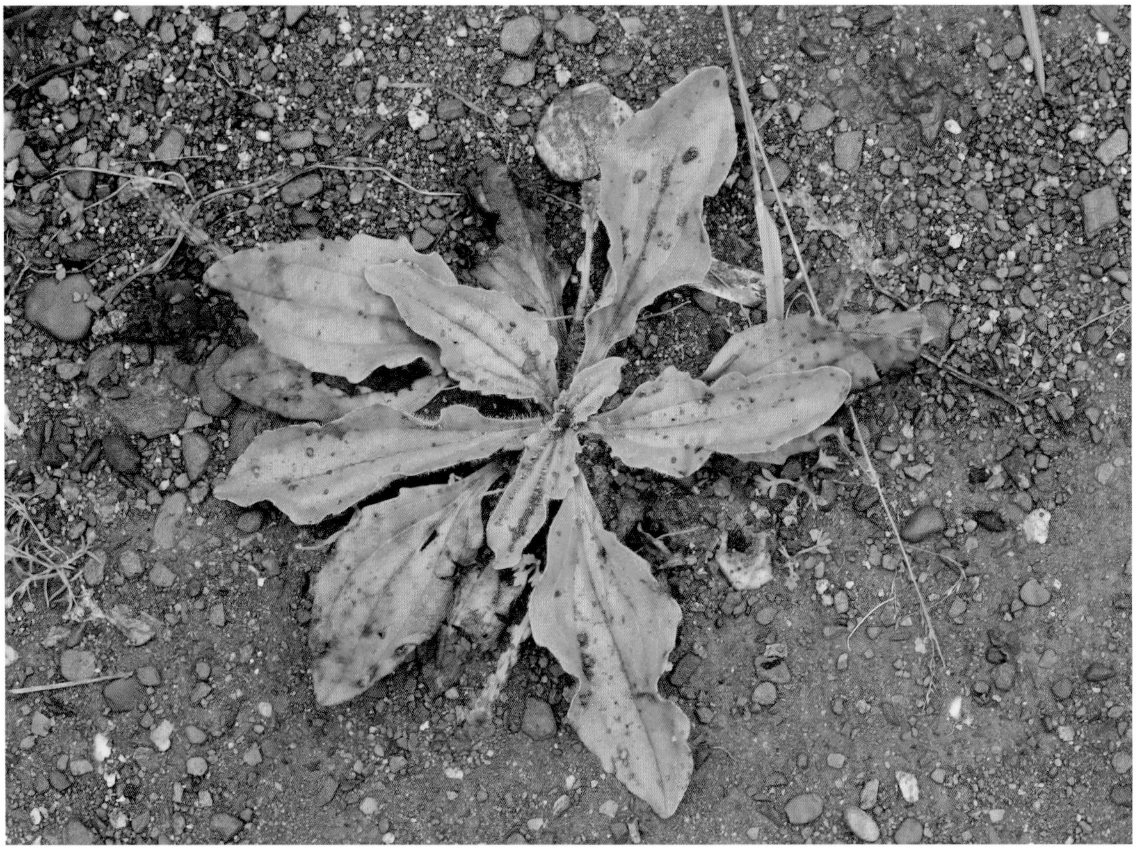

车前草

## 识别特征

**1. 车前** 多年生草本，连花茎可高达 50 cm。具须根，具长柄，几与叶片等长或长于叶片，基部扩大；叶片卵形或椭圆形，长 4 ~ 12 cm，宽 2 ~ 7 cm，先端尖或钝，基部狭窄成长柄，全缘或呈不规则的波状浅齿，通常有 5 ~ 7 条弧形脉。花茎数个，高 12 ~ 50 cm，具棱角，有疏毛，穗状花序为花茎的 2/5 ~ 1/2；花淡绿色每花有宿存苞片 1 枚，三角形；花萼 4，基部稍全生，椭圆形或卵圆形，宿存；花冠小，膜质，花冠管卵形，先端 4 裂片三角形，向外反卷；雄蕊 4，着生于花冠管近基部，与花冠裂片互生，花药长圆形，先端有三角形突出物，花丝线形；雌蕊 1；子房上位，卵圆形，2 室（假 4 室），花柱 1，线形有毛。蒴果卵状圆锥形，成熟后约在下方 2/5 外周裂，下方 2/5 宿存。种子 4 ~ 8 颗或 9 颗，近椭圆形，黑褐色。花期 6—9 月，果期 10 月。

**2. 平车前** 平车前上种的不同点在于：植株具圆柱形直根。叶片椭圆形、椭圆形状披针形或卵状披针形，基部狭窄。萼裂片与苞片约等长。蒴果圆锥状。种子长圆形，棕黑色。

## 生境分布

生长于山野、路旁、沟边、菜圃。分布于全国各地。

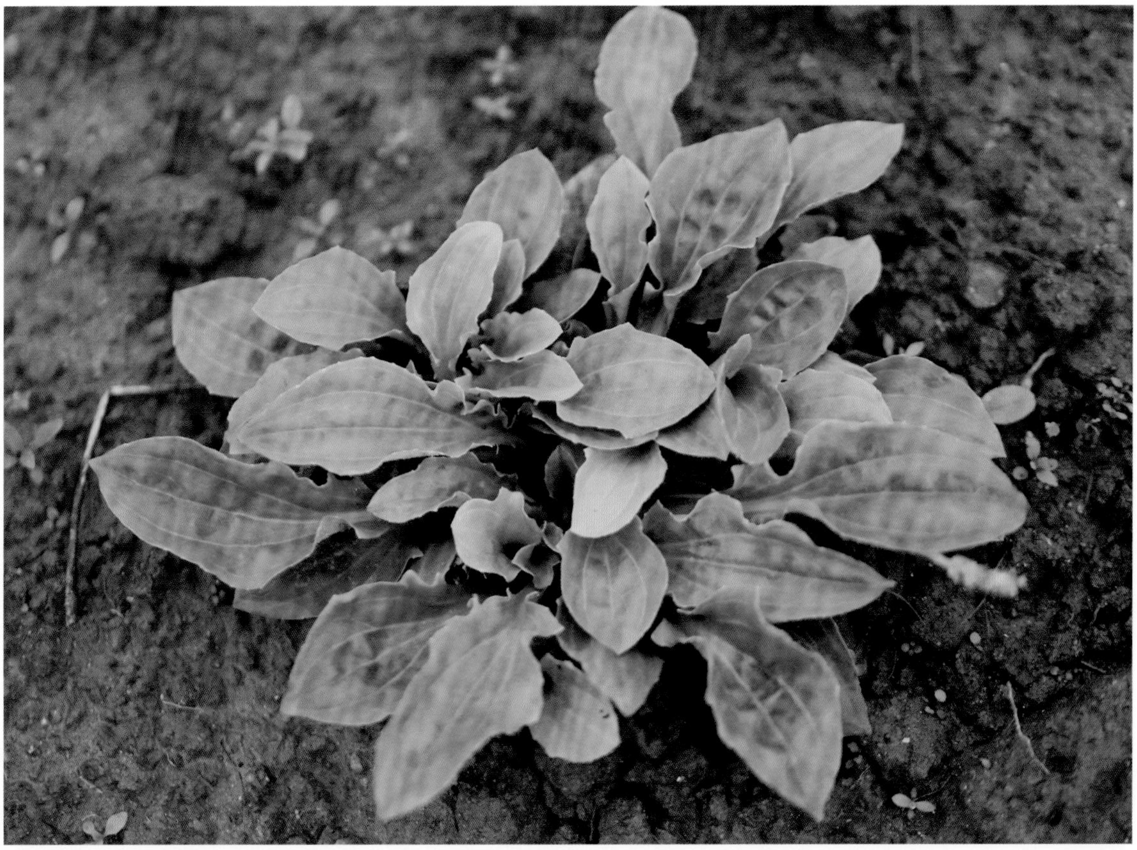

车前草

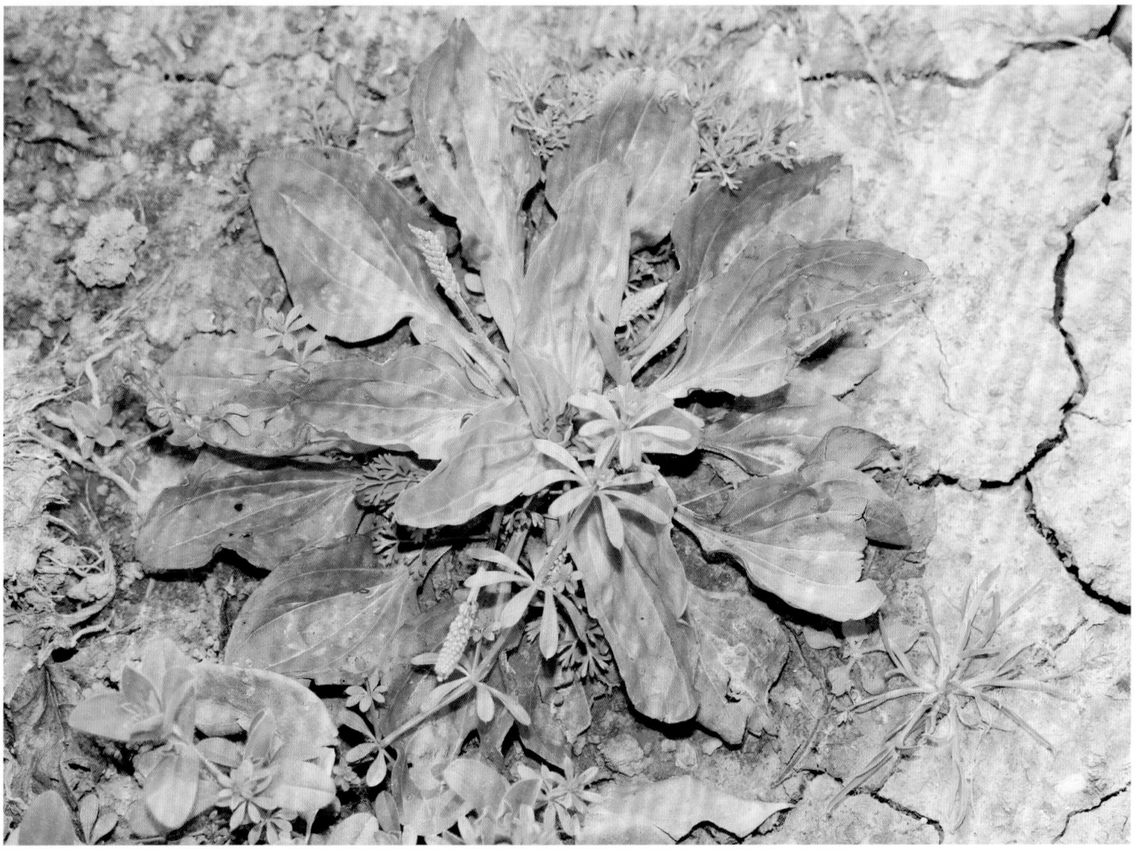

车前草

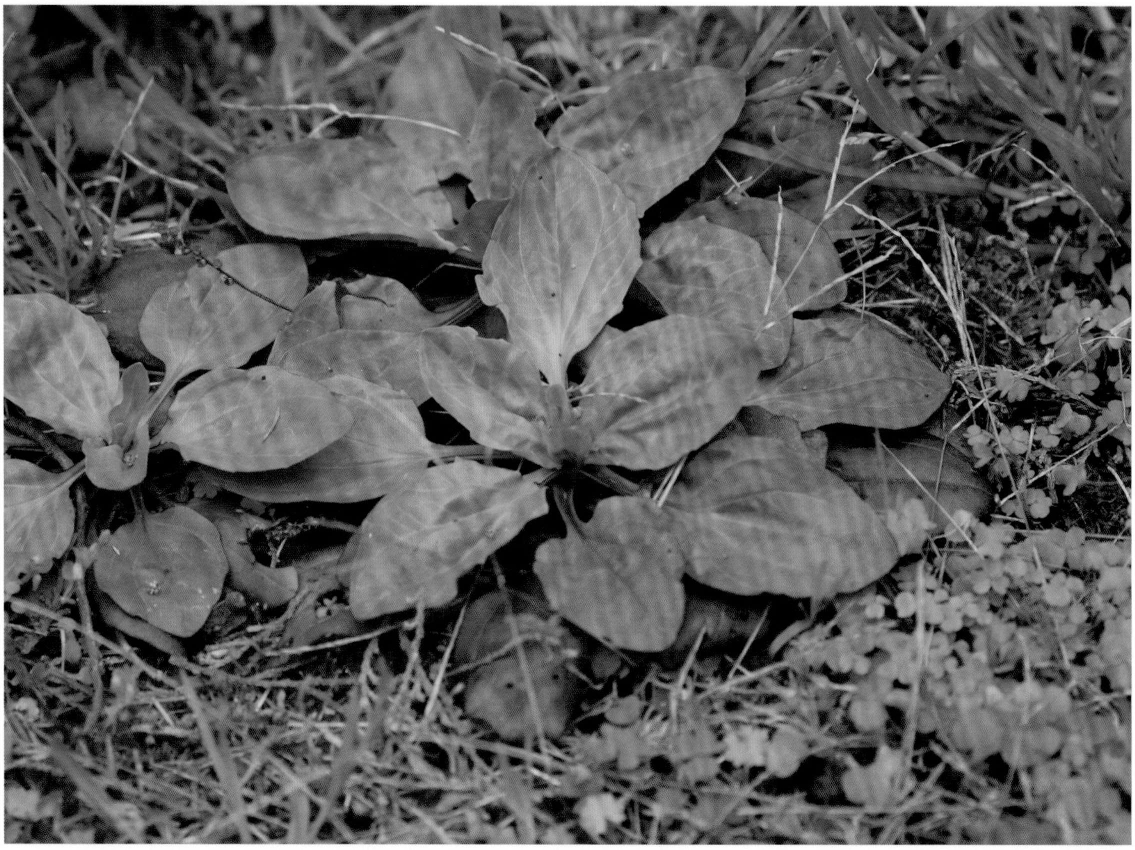

车前草

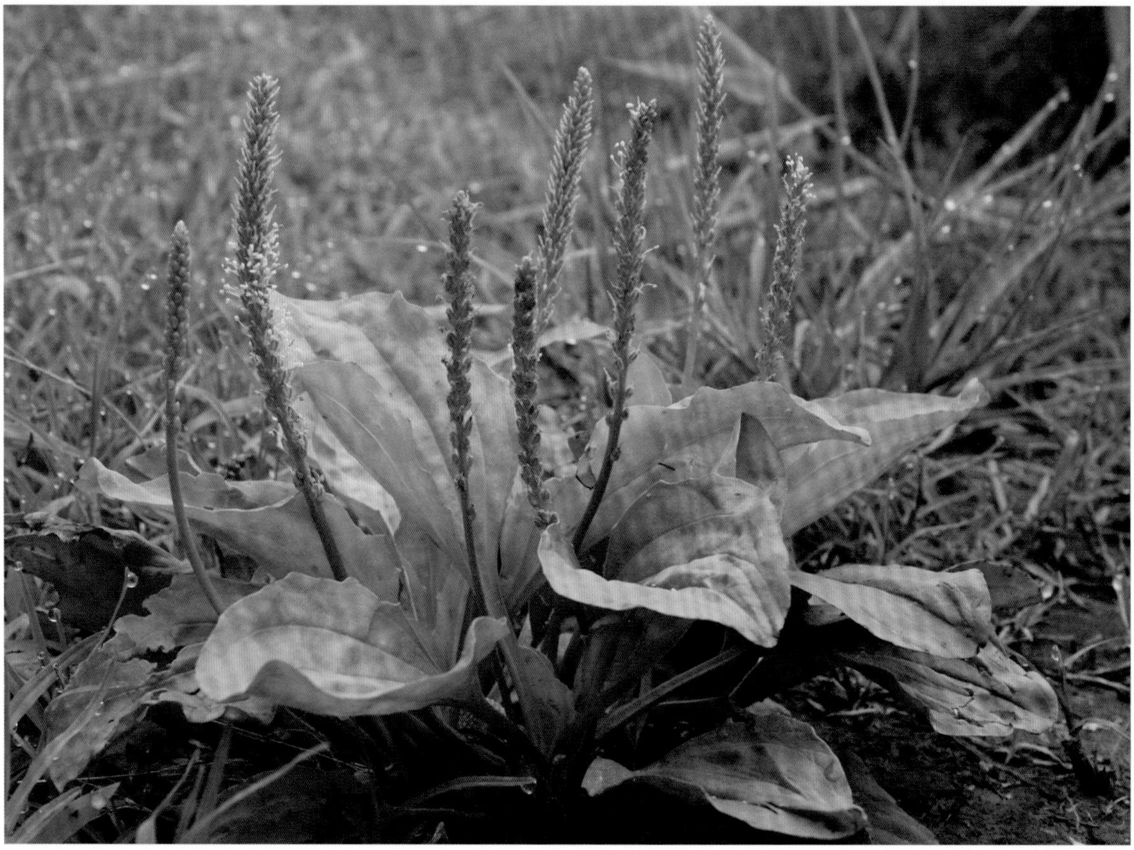

车前草

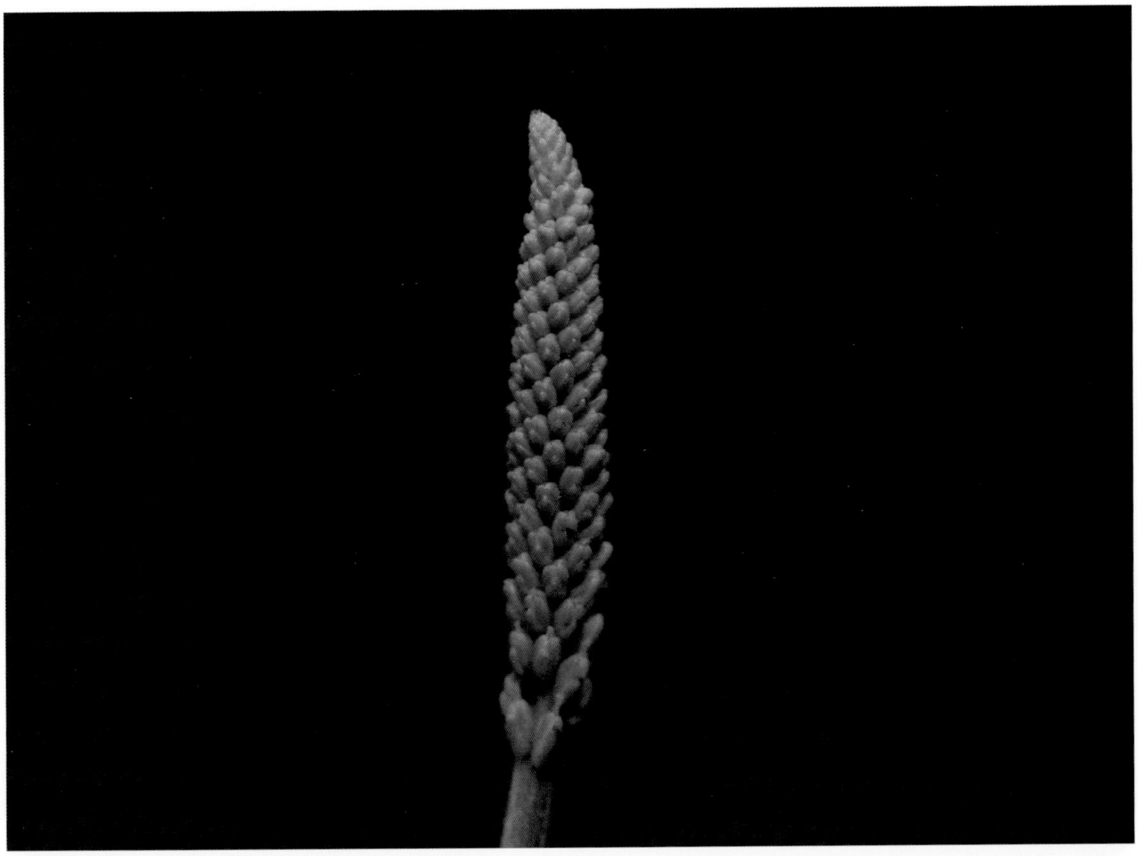

车前草

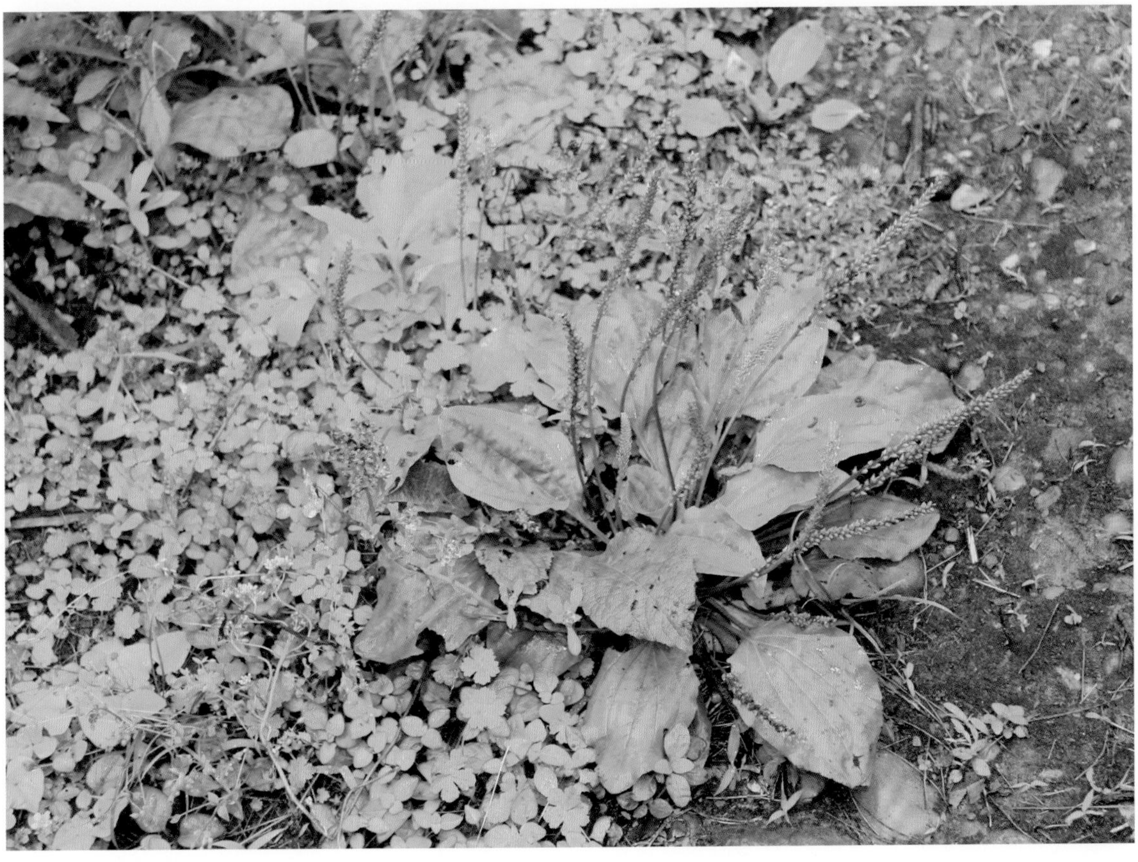

车前草

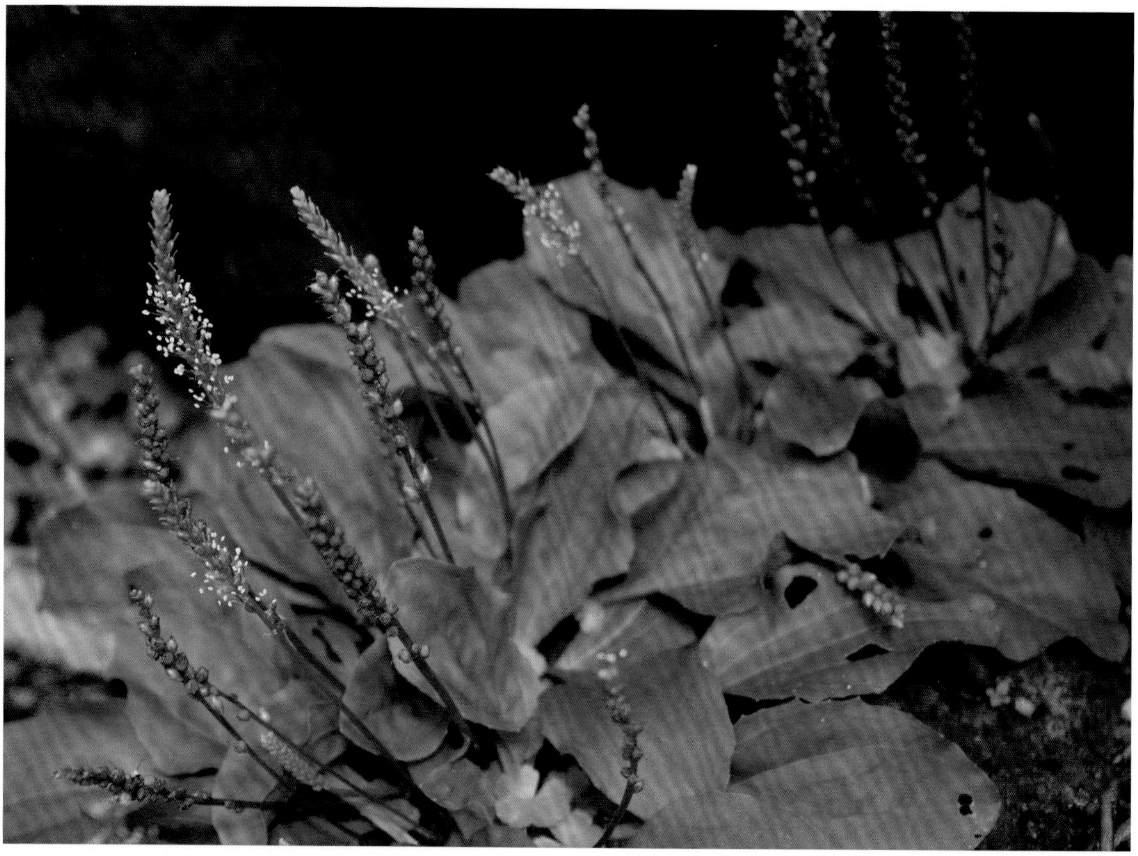

车前草

## 采收加工

秋季采挖，洗净泥沙，晒干或鲜用。

## 药材鉴别

**1．车前** 须根丛生。叶在基部密生，具长柄；叶片皱缩，展平后为卵形或宽卵形，长 4 ~ 12 cm，宽 2 ~ 5 cm，先端钝或短尖，基部宽楔形，边缘近全缘，波状或有疏钝齿，具明显基出脉 7 条，表面灰绿色或污绿色。穗状花序数条，花在花茎上排列疏离，长 5 ~ 15 cm。蒴果椭圆形，周裂，萼宿存。气微香，味微苦。

**2．平车前** 主根圆锥状，直而长。叶片长椭圆形或椭圆状披针形，长 5 ~ 10 cm，宽 1 ~ 3 cm，边缘有小齿或不整齐锯齿，基部狭窄，基出脉 5 ~ 7 条。穗状花序顶端花密生，下部花较稀疏。余同上。均以叶片完整、色灰绿者为佳。

## 功效主治

利尿利湿，清肝明目，凉血解毒。主治小便不利，淋浊带下，目赤肿痛，湿热下痢，衄血，尿血，创伤出血，咽喉肿痛，痈肿疮毒。

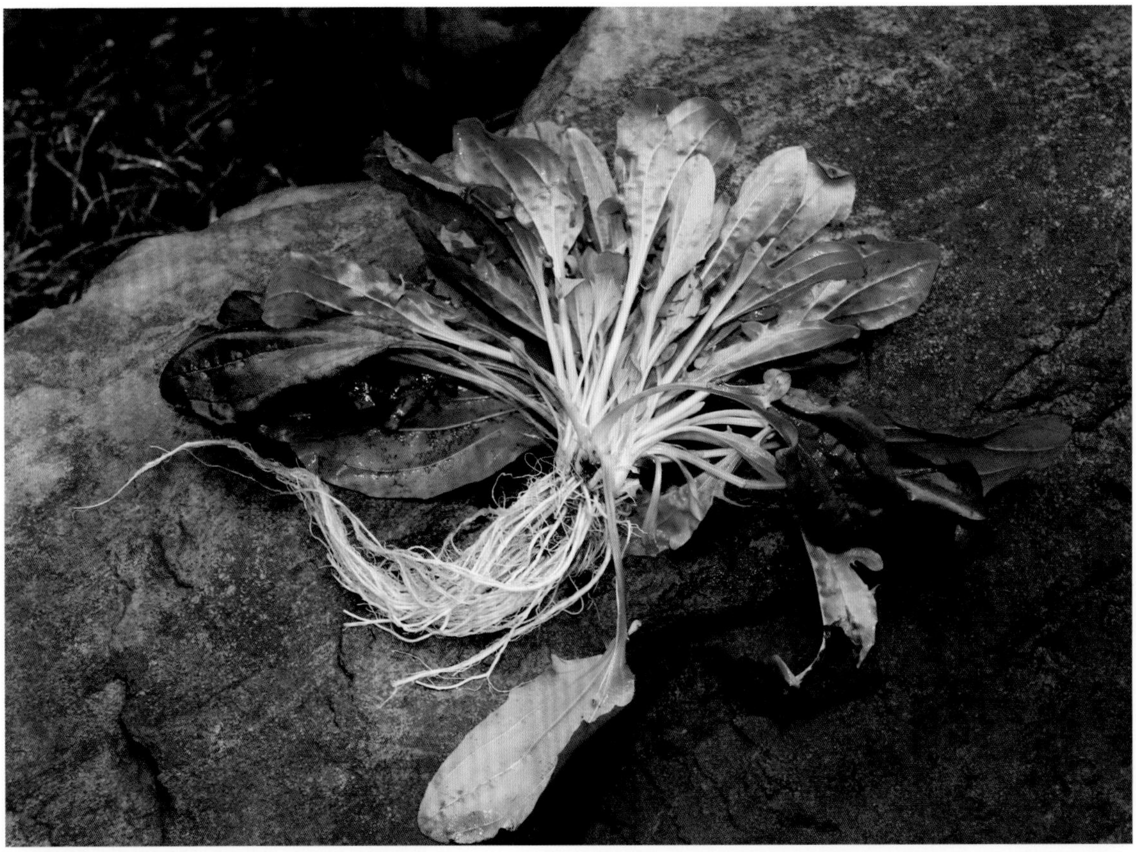

车前草

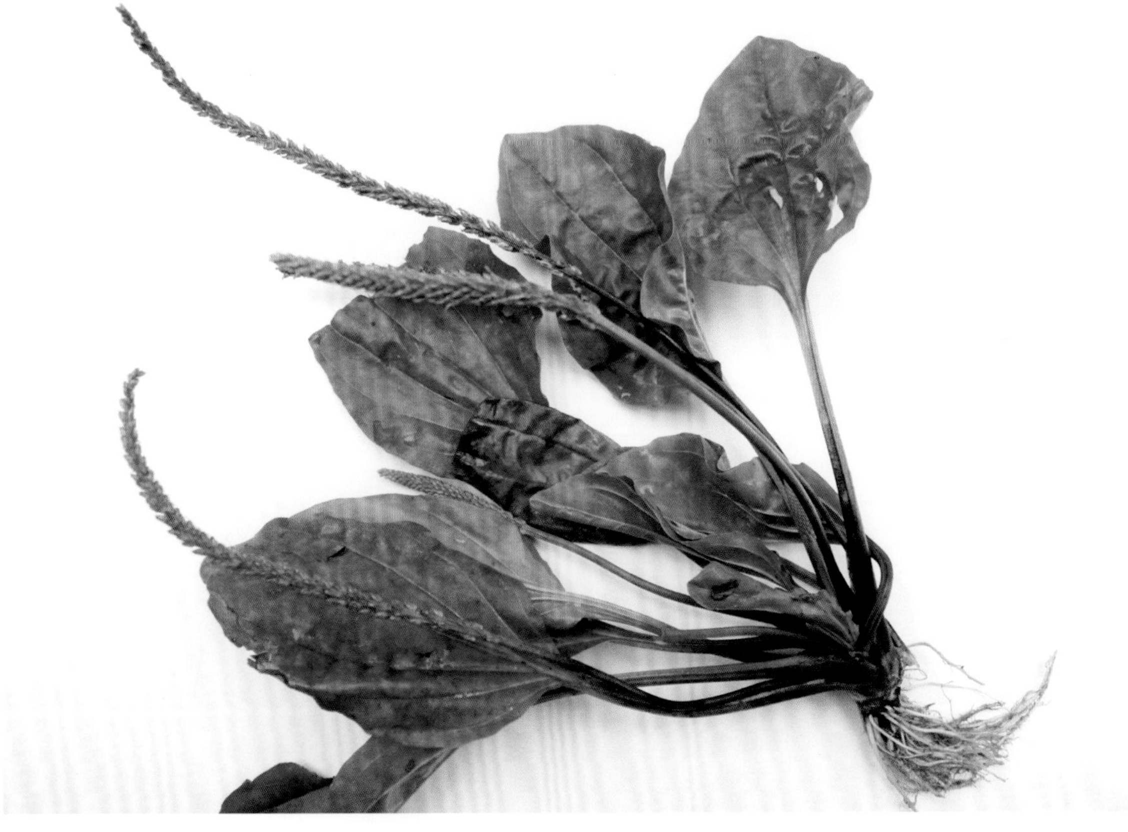

车前草药材

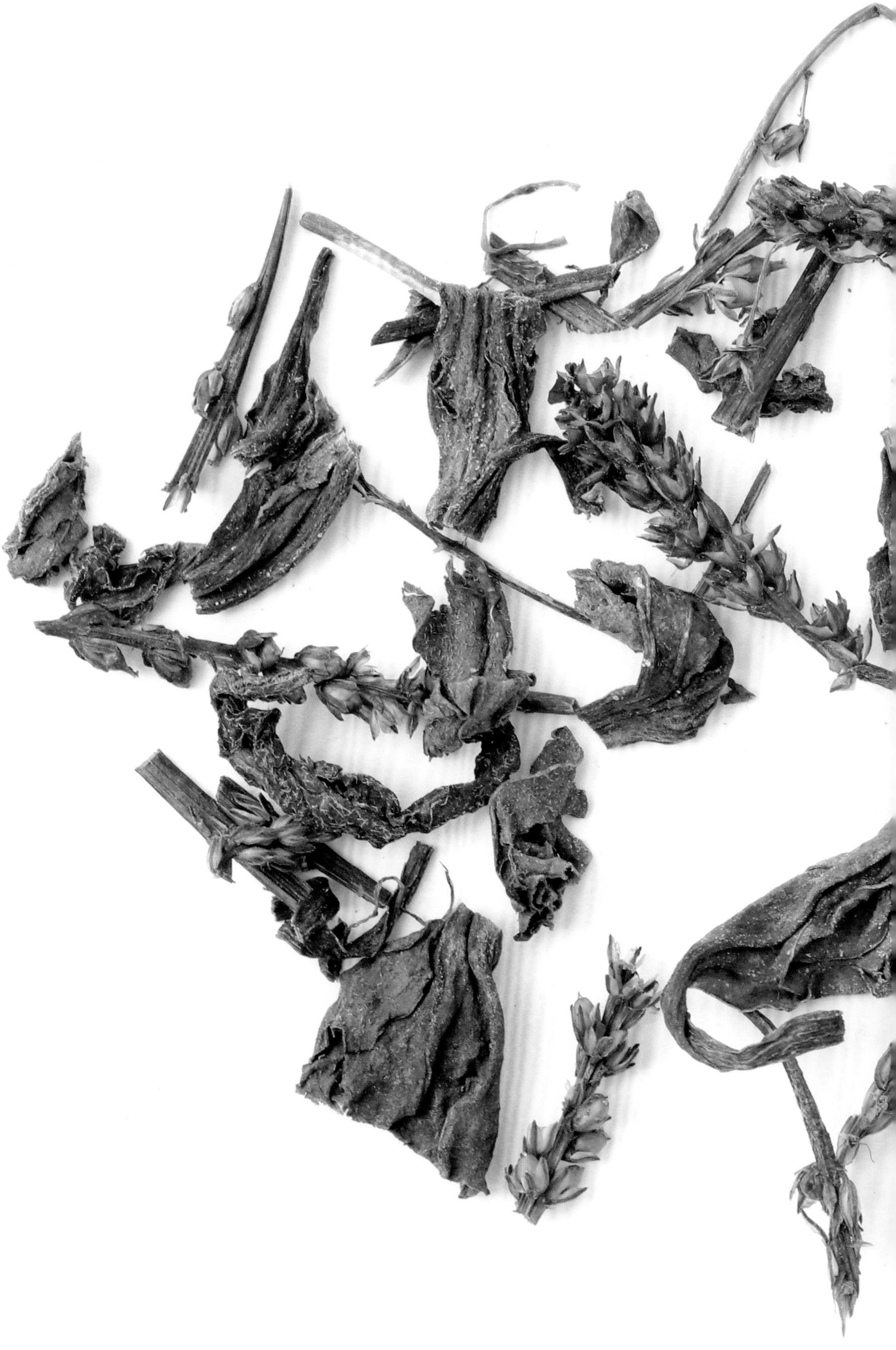

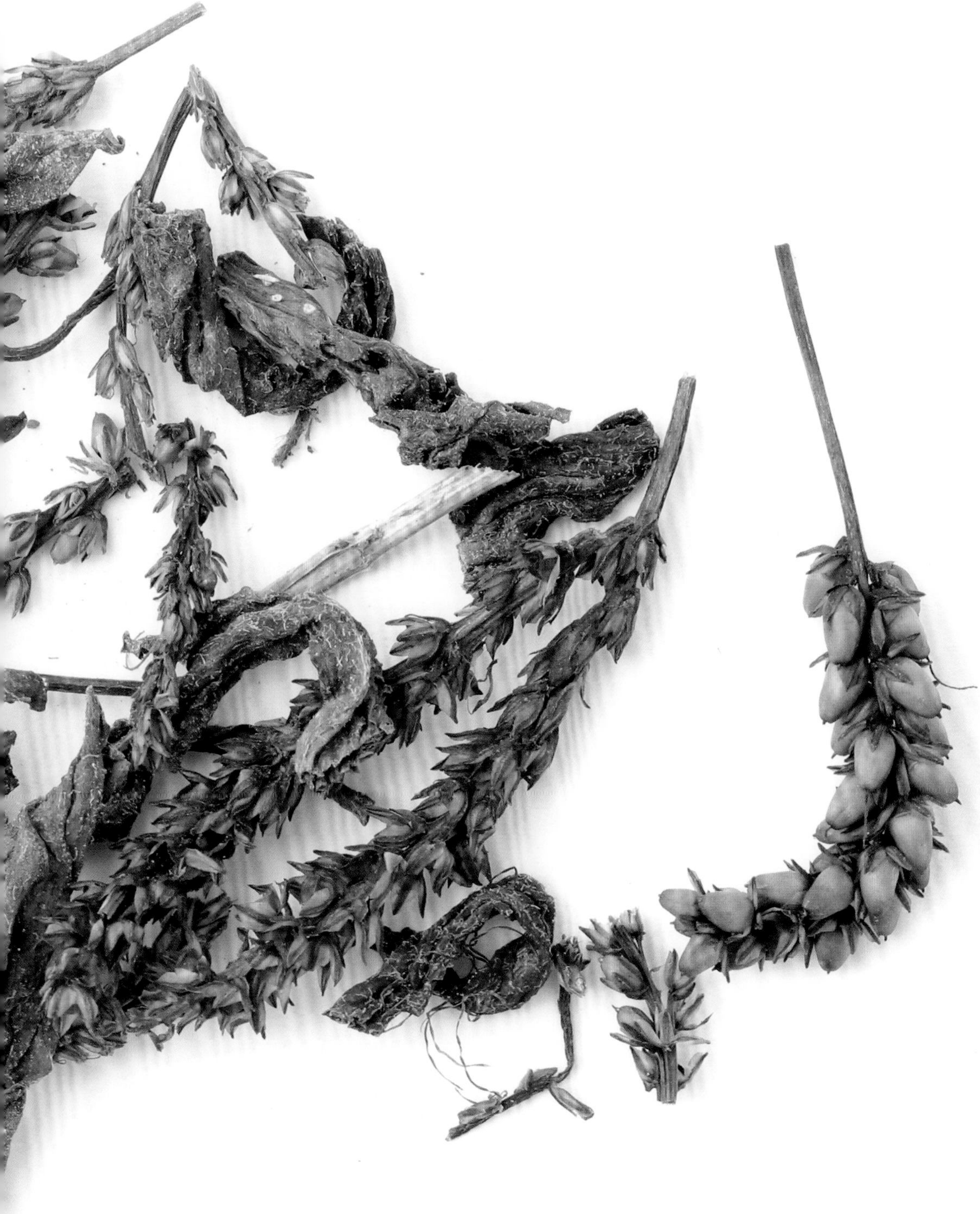

车前草药材

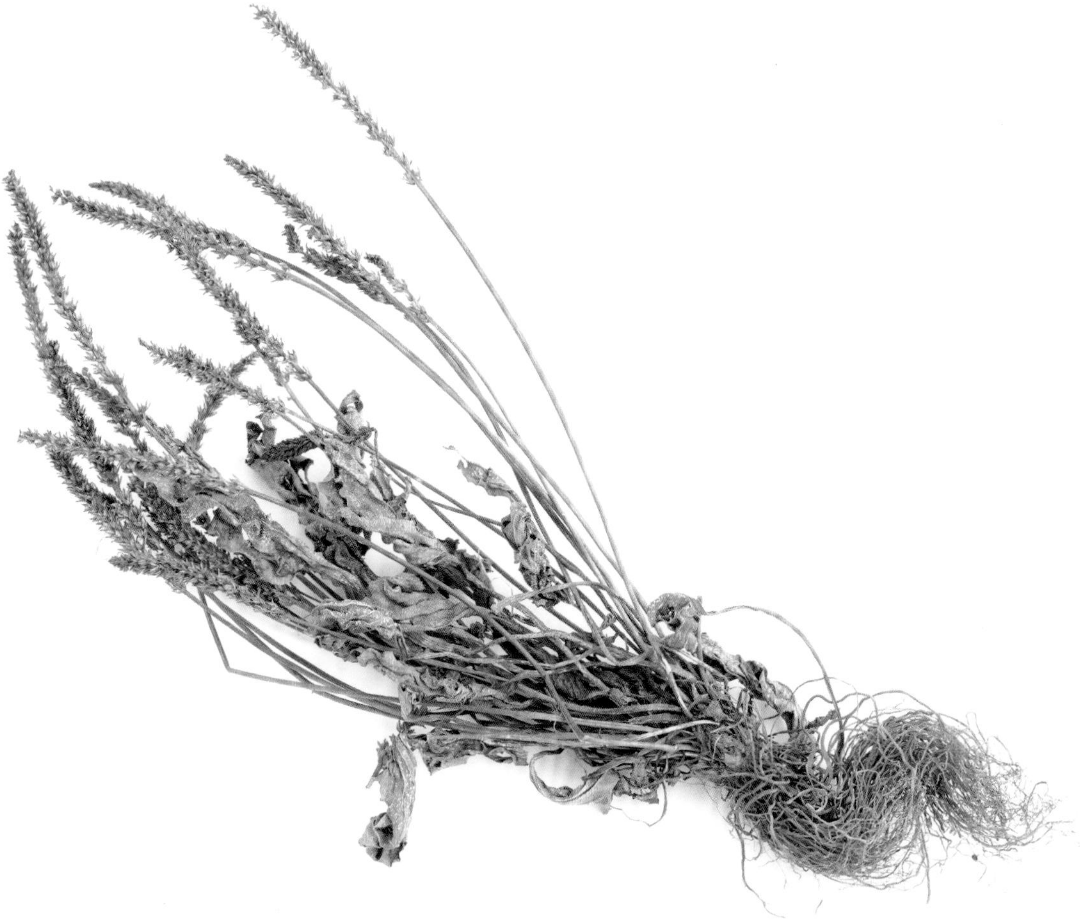

车前草药材

## 用法用量

内服：15 ~ 30 g，鲜品 30 ~ 60 g，煎汤；或捣汁服。外用：适量，煎水洗、捣烂敷或绞汁涂搽。

## 民族药方

**1．腮腺炎** 车前草 30 ~ 60 g。水煎服。

**2．小便不利** 车前草、地肤子各 15 g。水煎服。

**3．水肿** 车前草、木贼、猪鬃草、鱼腥草、川木通各 10 ~ 15 g。水煎服。

**4．尿血** 车前草 30 g，地骨皮、墨旱莲各 9 g。水煎服。

**5．红崩** 车前草 30 g，常春油麻藤（老鸦花藤）1 ~ 5 g，黑豆 30 g。研细粉，煮糯米粥服。

**6．闭经** 车前草、桃仁各 10 g，阎王刺 6 g，茜草、大血藤各 8 g。水煎服。

**7．口舌生疮** 干车前草（鲜者加倍）30 g，白砂糖适量。水煎 2 次，加白砂糖调味，分 2 次服，每日 1 剂。

**8．黄疸性肝炎** 鲜车前草、酸汤秆各 50 g。水煎服。

**9．便血** 鲜车前草适量。捣汁，空腹服用。

**10．泄泻** 车前草 10 g，铁马鞭 6 g。共捣烂，冲凉水服。

**11．湿气腰痛** 车前草连根、葱白连须各 7 棵，大枣 7 枚。煮酒常服。

**12．小儿咳嗽** 车前草根 6 g。水煎服。

**13．退热** 鲜车前草适量。捣汁内服。

**14．痛风** 车前草 40 g。加水煎服或代茶饮，每日 2 次。

**15．小儿尿结** 车前草、鱼鳅串各 30 g，走马胎 9 g。水煎服。

**16．隐匿性肾炎** 鲜车前草 100 g，红糖适量。加水 1500 ml，煎煮 30 分钟，取汁，掺入红糖，代茶饮，每日 1 剂。儿童剂量减半，10 日为 1 个疗程。

## 使用注意

若虚滑精气不固者禁用。

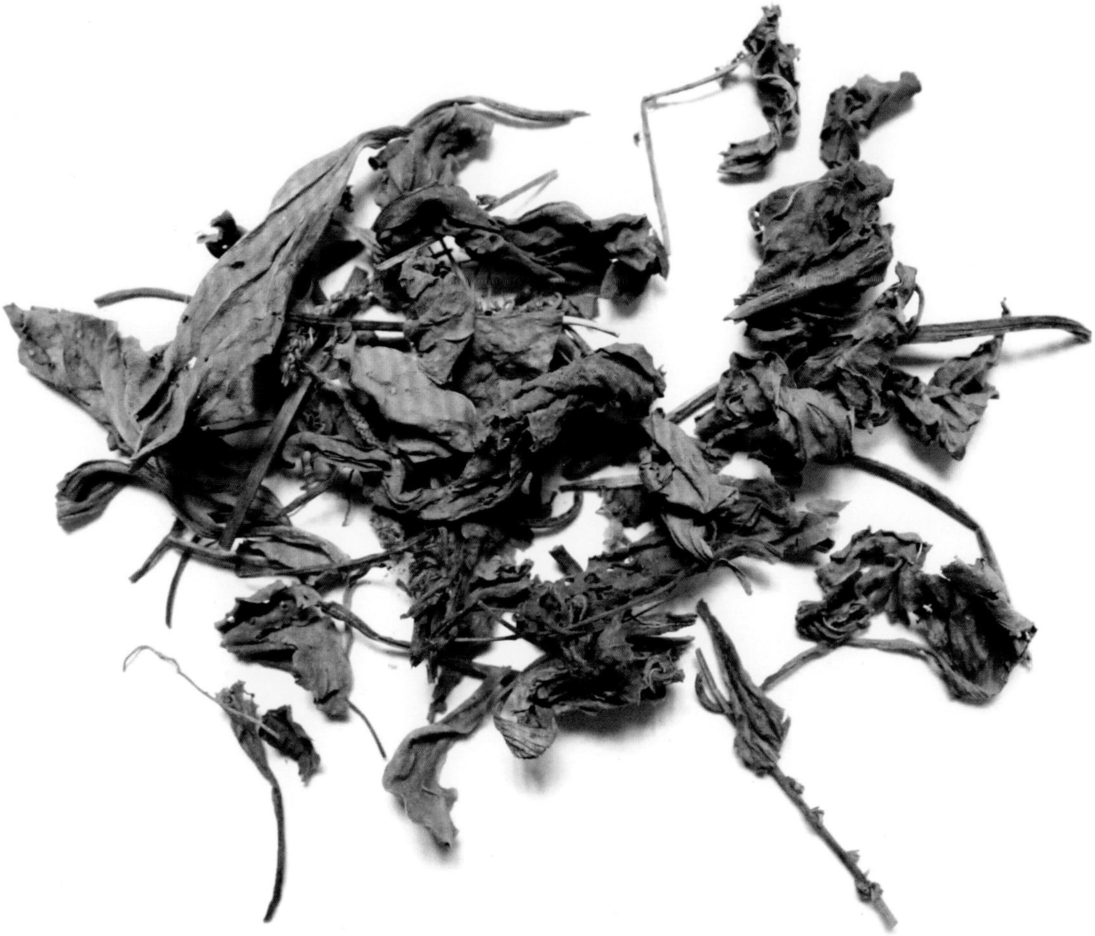

车前草饮片

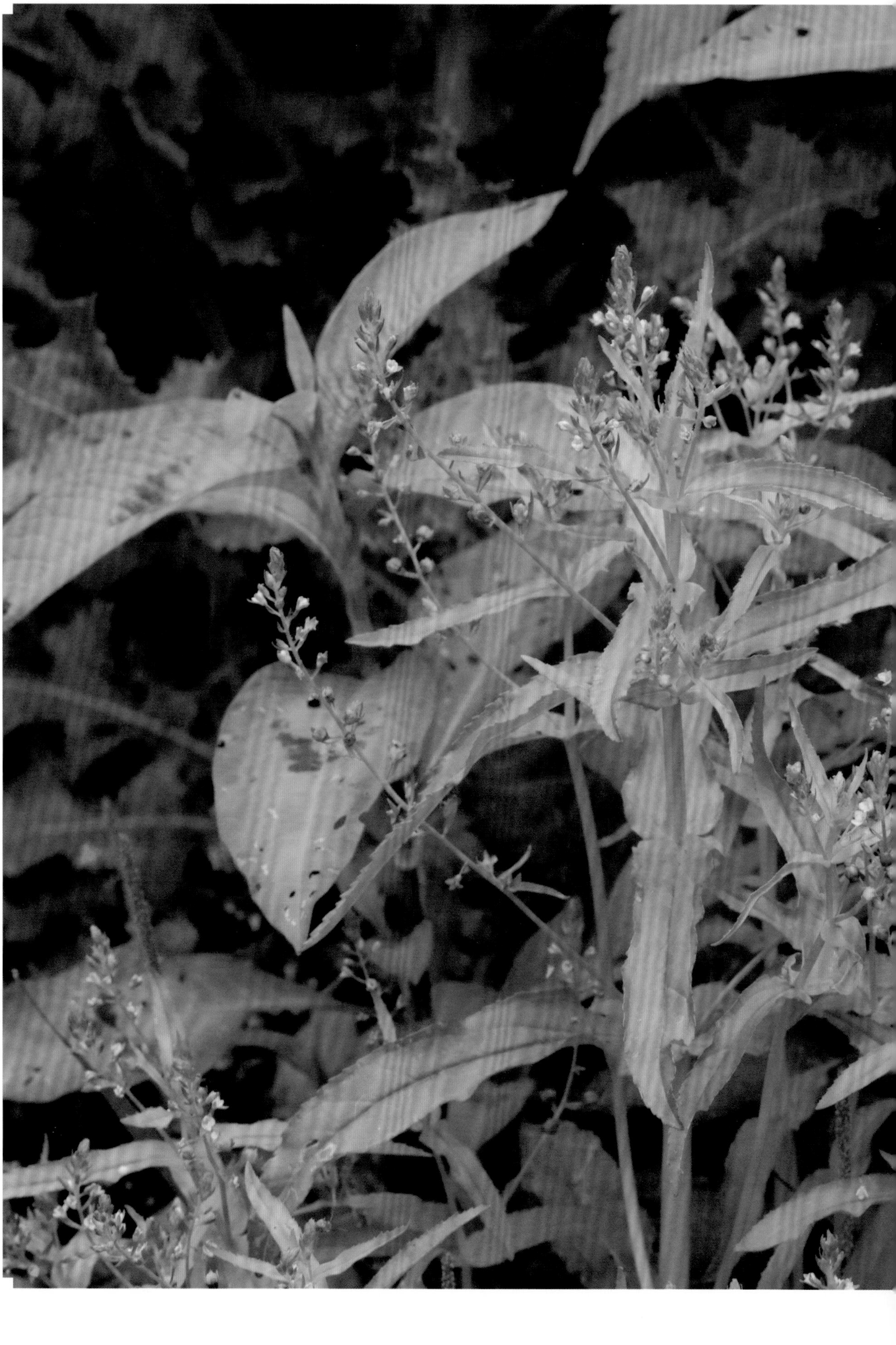

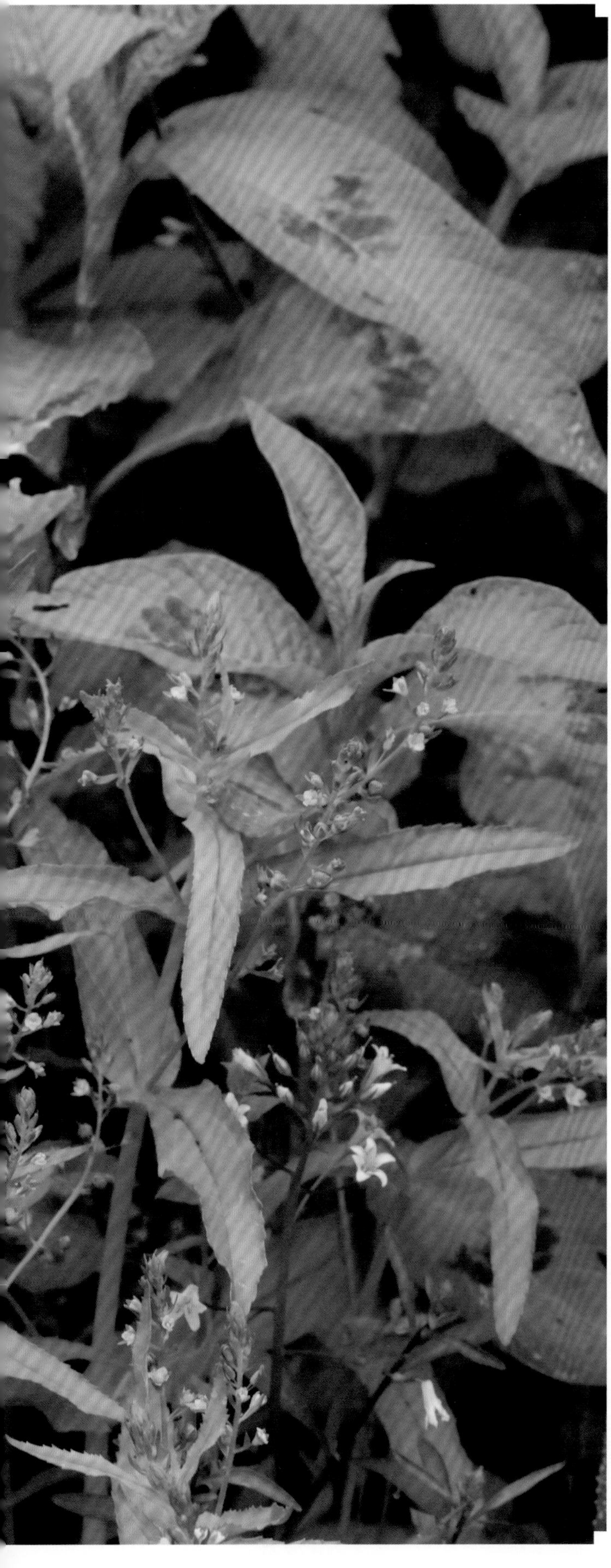

# 水苦荬

【壮药名】碰默忍冬。

【别　名】谢婆菜、水莴苣、水仙桃草、仙桃草、鸭儿草、蚊子草、接骨桃、芒种草。

【来　源】本品为玄参科植物北水苦荬 *Veronica anagallis-aquatica* L. 和水苦荬 *Veronica undulata* Wall. 的带虫瘿果的全草。

【性味归经】味苦，性凉。归肺、肝、肾经。

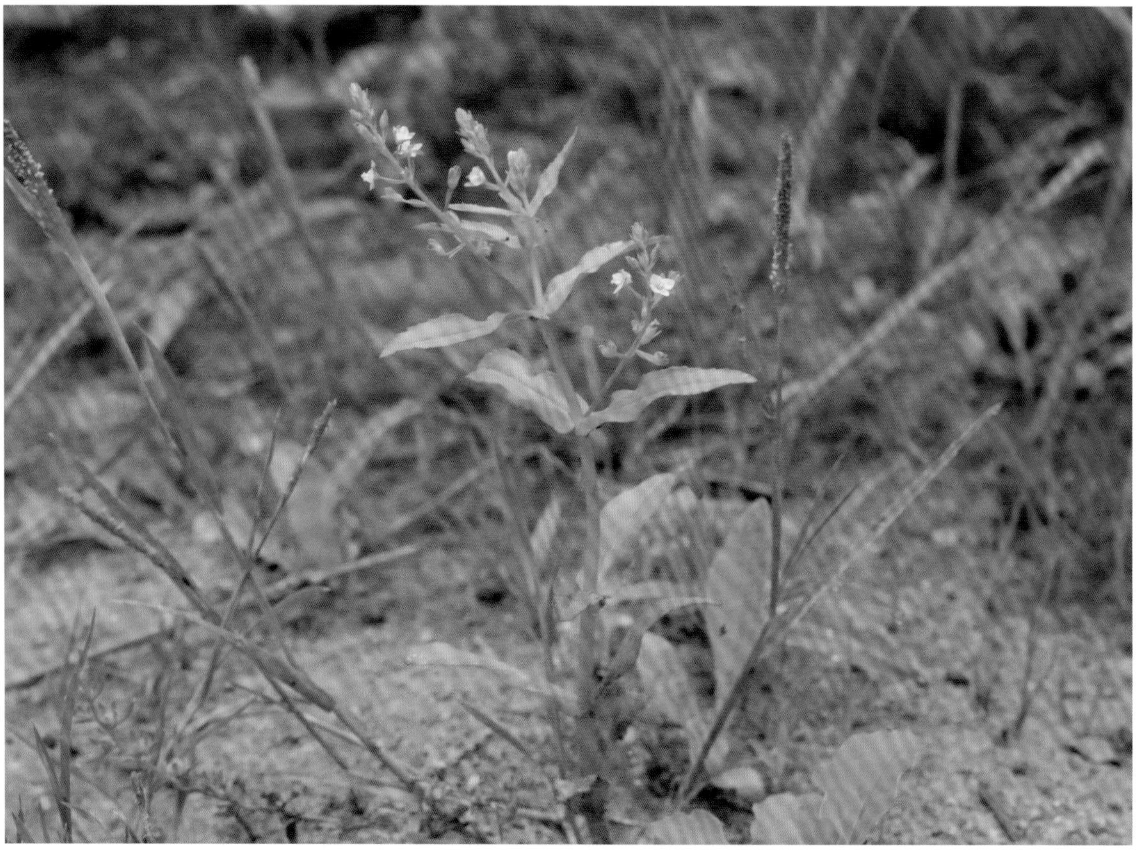

水苦荬

## 识别特征

一年或二年生草本，全体无毛，或于花柄及苞片上稍有细小腺状毛。茎直立，高 25 ~ 90 cm，富肉质，中空，有时基部略倾斜。叶对生；长圆状披针形或长圆状卵圆形，长 4 ~ 7 cm，宽 8 ~ 15 mm，先端圆钝或尖锐，全缘或具波状齿，基部呈耳廓状微抱茎上，无柄。总状花序腋生，长 5 ~ 15 cm；苞片椭圆形，细小，互生。花有柄，花萼 4 裂，裂片狭长椭圆形，先端钝；花冠淡紫色或白色，具淡紫色的线条；雄蕊 2，突出；雌蕊 1，子房上位，花柱 1 枚，柱头头状。蒴果近圆形，先端微凹，长度略大于宽度，常有小虫寄生，寄生后果实常膨大呈圆球形。果实内藏多数细小的种子，长圆形，扁平；无毛。花期 4—6 月。

## 生境分布

生长于水田边或溪沟旁。分布于河北、长江中下游及广东、广西等省区。

## 采收加工

夏季采集有虫瘿果的全草，洗净，切碎，晒干或鲜用。

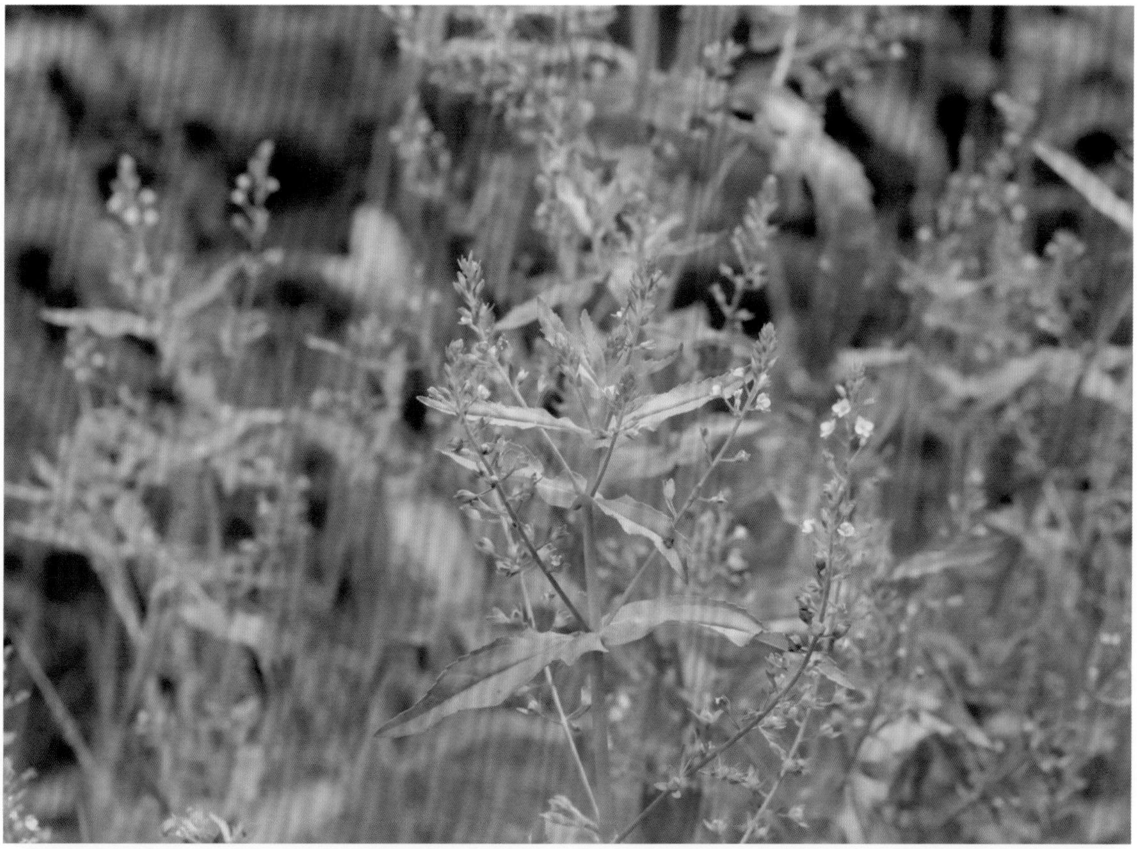

水苦荬

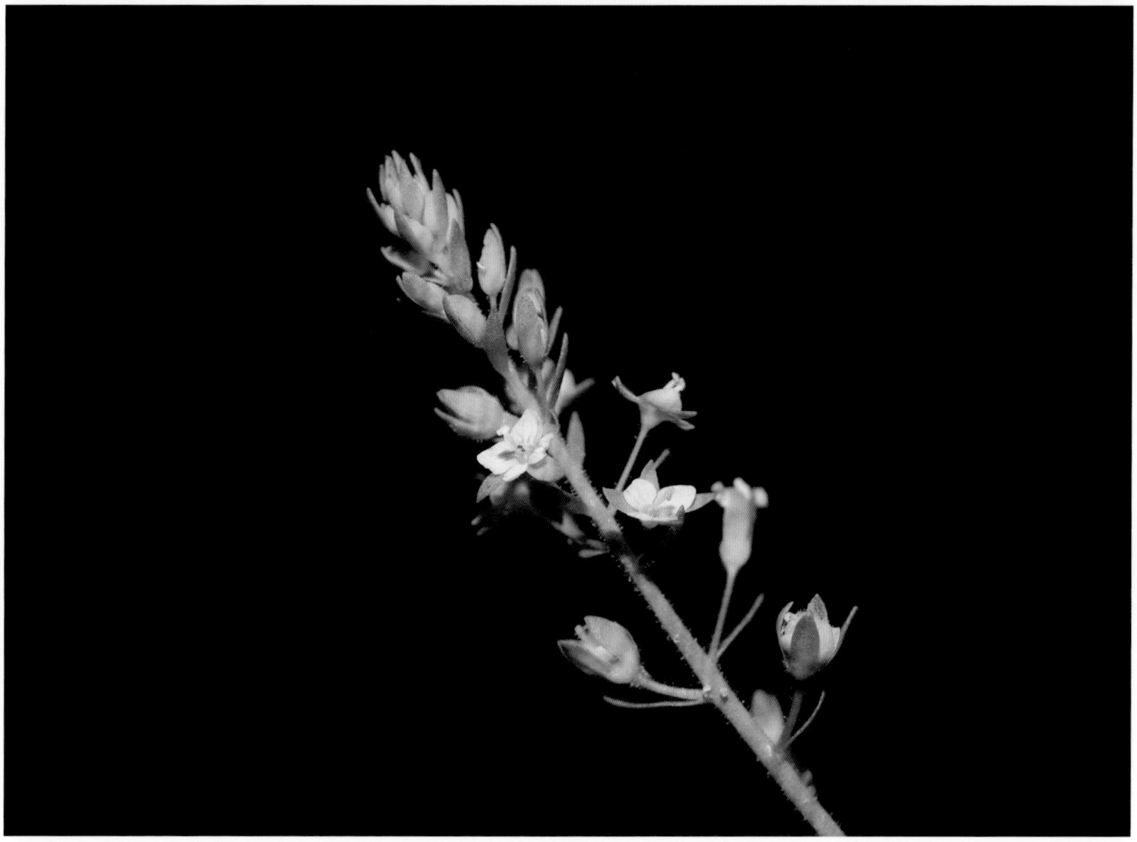

水苦荬

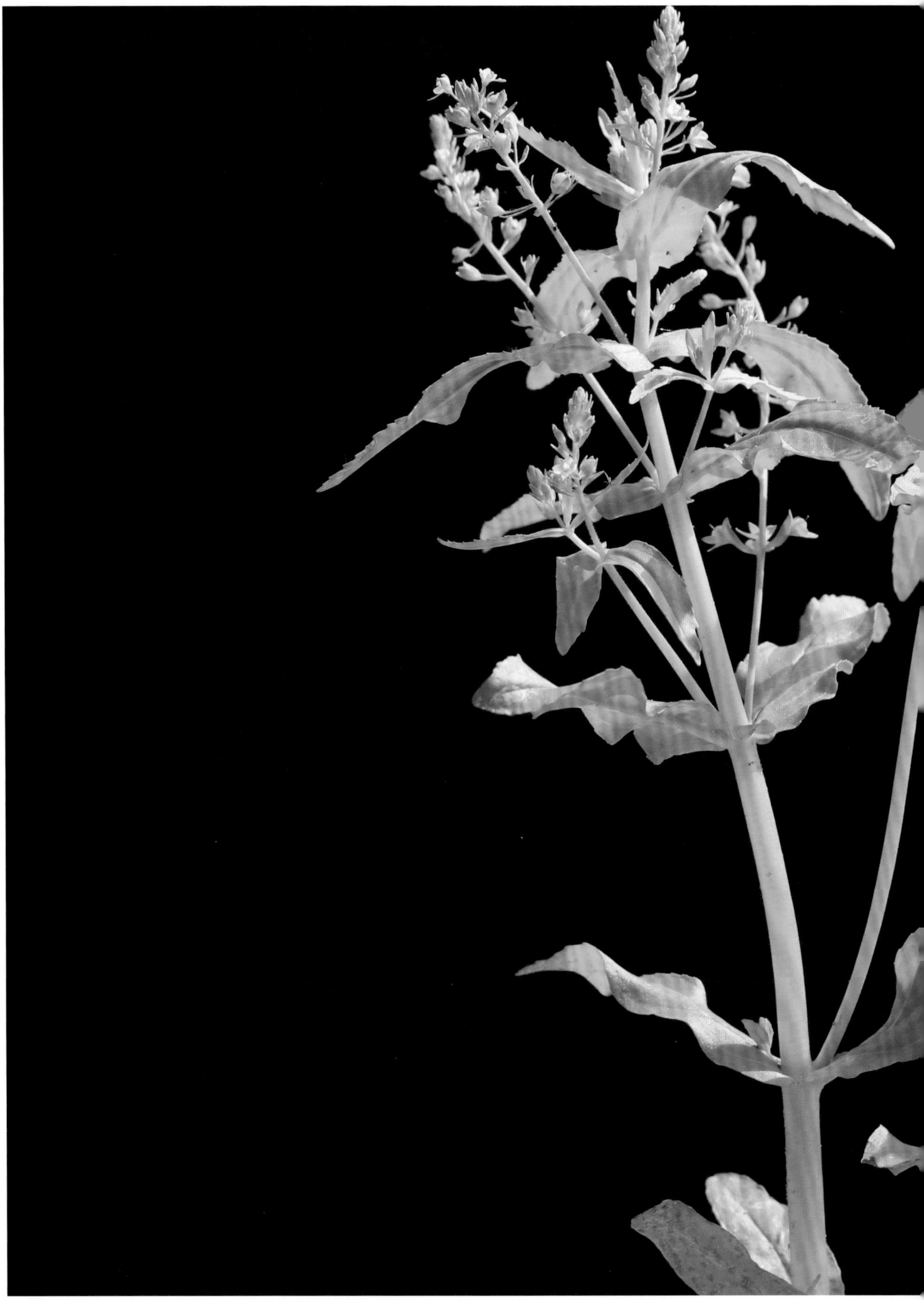

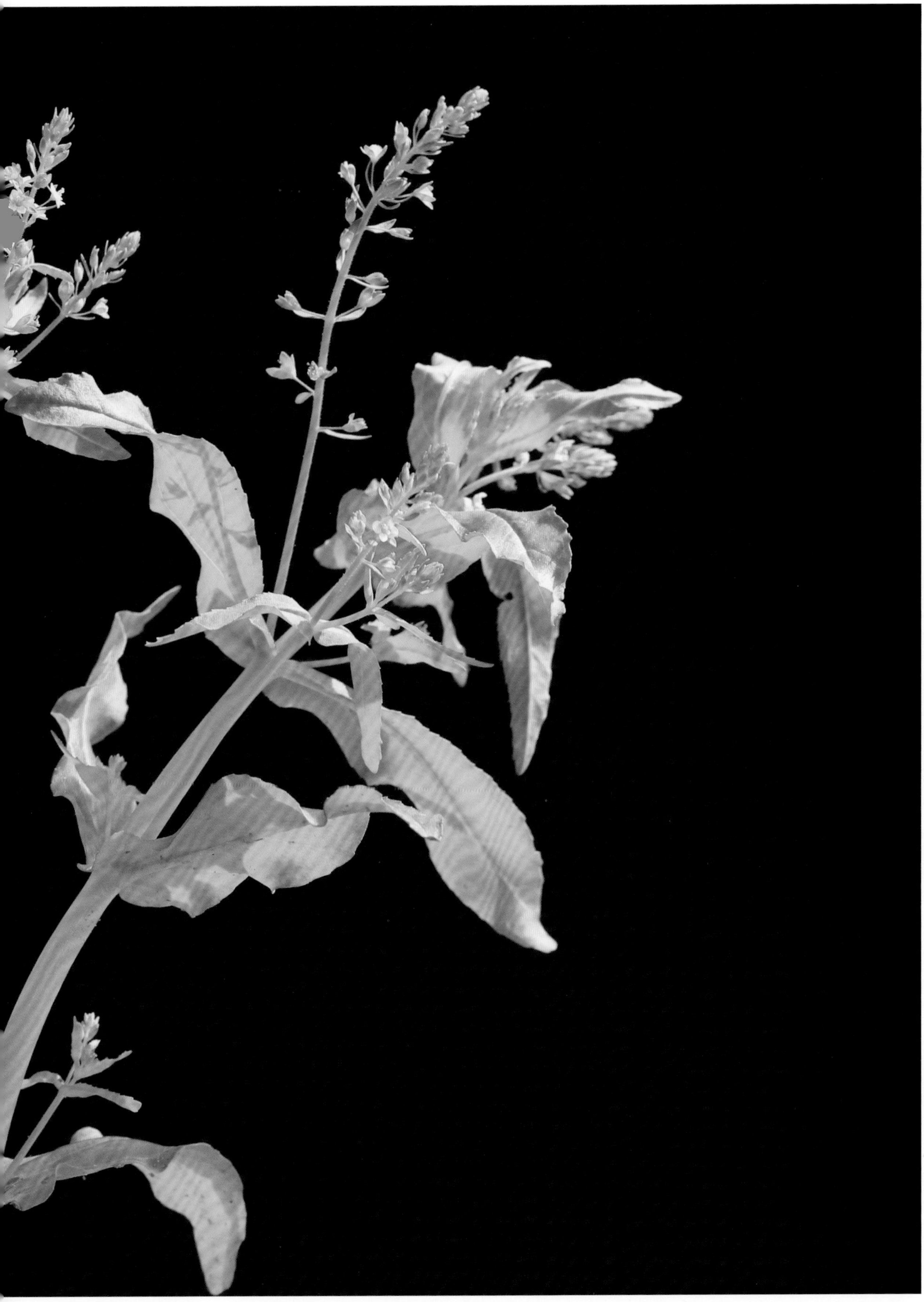

水苦荬

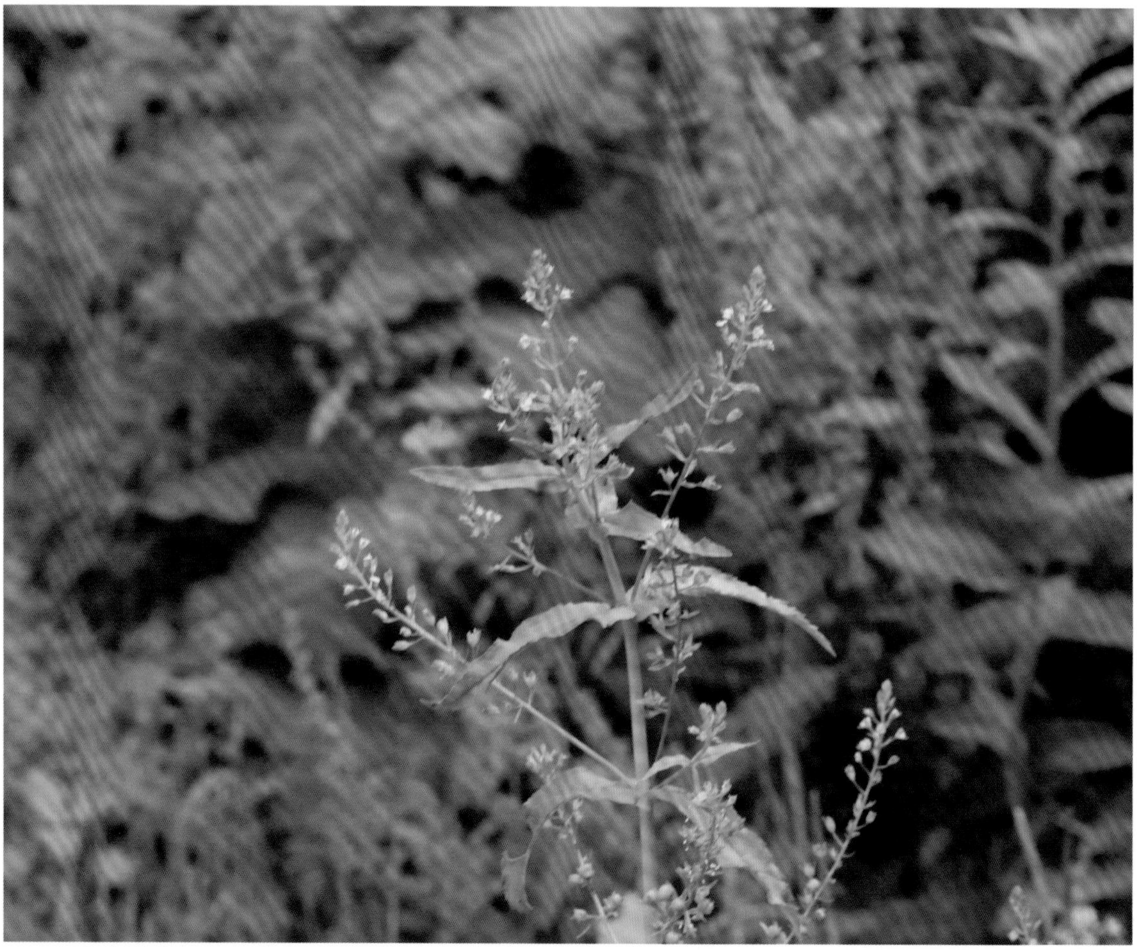

水苦荬

## 药材鉴别

干品多皱缩。全体无毛，或于花柄及苞片上稍有细小腺状伏毛。茎富肉质、中空。叶对生，长圆状披针形或长圆状卵圆形，长 4 ~ 7 cm，宽 8 ~ 15 mm，先端圆钝或尖锐，全缘或具波状齿，基部呈耳廓状微抱茎上，无柄。总状花序簇生，长 5 ~ 15 cm；苞片椭圆形、细小互生；花有柄；花萼 4 裂，花冠淡紫色或白色，具淡紫色的线条；雄蕊 2，突出；雌蕊 1，子房上位；蒴果近圆形，先端微凹，长度略大于宽度，常有小虫寄生，寄生后果实常膨大呈圆球形。果实内藏多数细小的种子。

## 功效主治

化瘀止血，消肿止痛，清热利湿。主治咯血吐血，跌打损伤，劳伤咳嗽，腰痛，胯部出汗，劳伤筋骨酸痛，外伤出血，痛经，痈疽肿毒，扁桃体炎。

## 用法用量

内服：10 ~ 15 g，煎服。

## 民族药方

1. **咽喉肿痛** 鲜水苦荬 50 g。水煎服。
2. **咯血，吐血** 水苦荬 30 g，藕节（炒炭）20 g，仙鹤草 15 g。水煎服。
3. **外伤出血** 水苦荬适量。烘干研细末，酒或冷开水调敷伤处。
4. **扁桃体炎** 水苦荬适量。阴干研细末，每用少许，吹入患处。
5. **妇女产后感冒** 水苦荬适量。煎水，加红糖服。
6. **喉蛾** 水苦荬适量。阴干研细末，吹入喉内。
7. **跌打损伤** 水苦荬适量。研细末，每次 5 g，每日 2 次，酌加黄酒和服。
8. **痈疖肿毒** 鲜水苦荬、鲜蒲公英各适量。共捣烂外敷。
9. **月经不调，痛经** 水苦荬 15 g，益母草 12 g，当归 9 g。水煎服。
10. **闭经** 水苦荬、血巴木根各 30 g。泡酒温服。

## 使用注意

阴虚火旺者慎用，孕妇禁用。

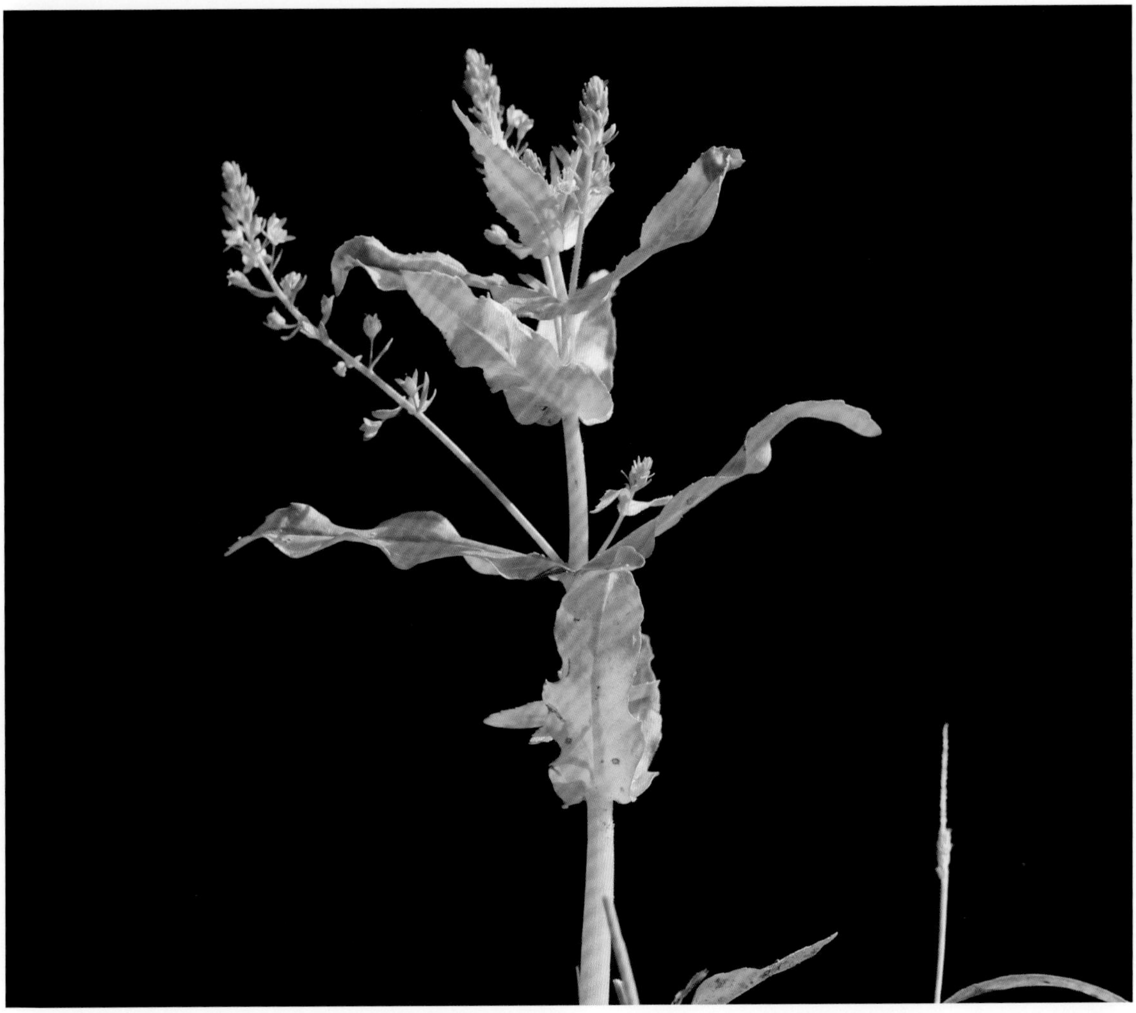

水苦荬

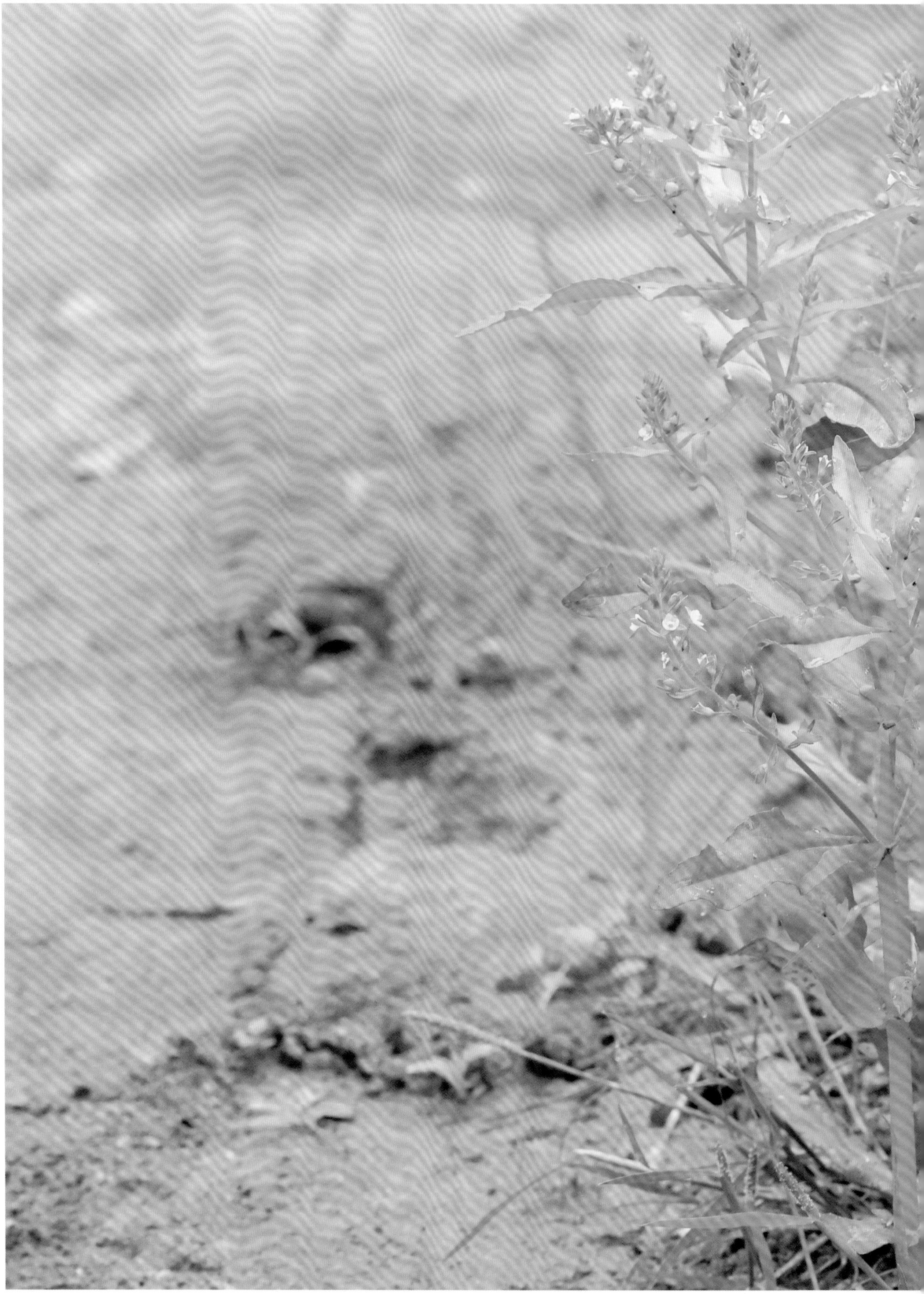

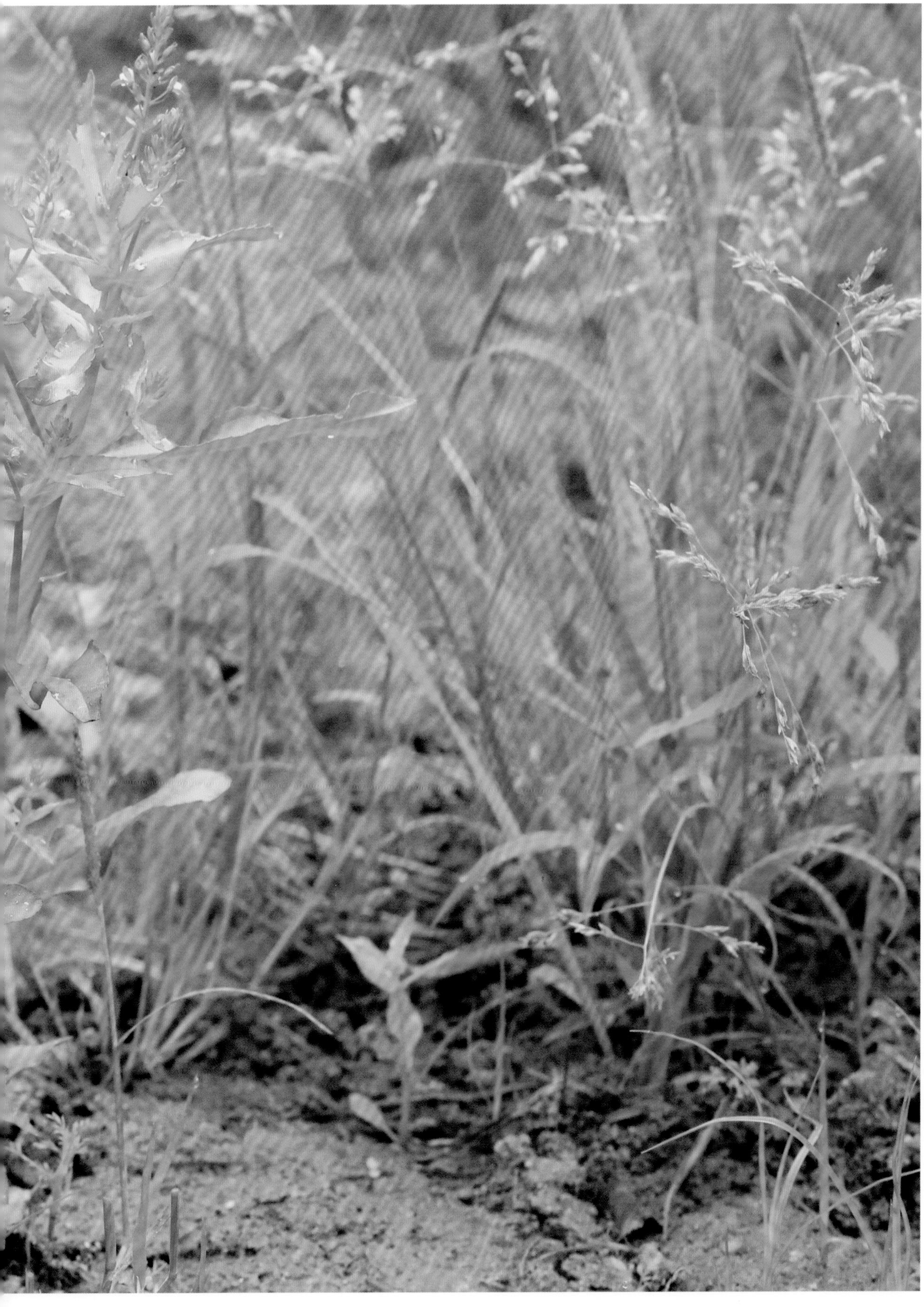

水苦荬

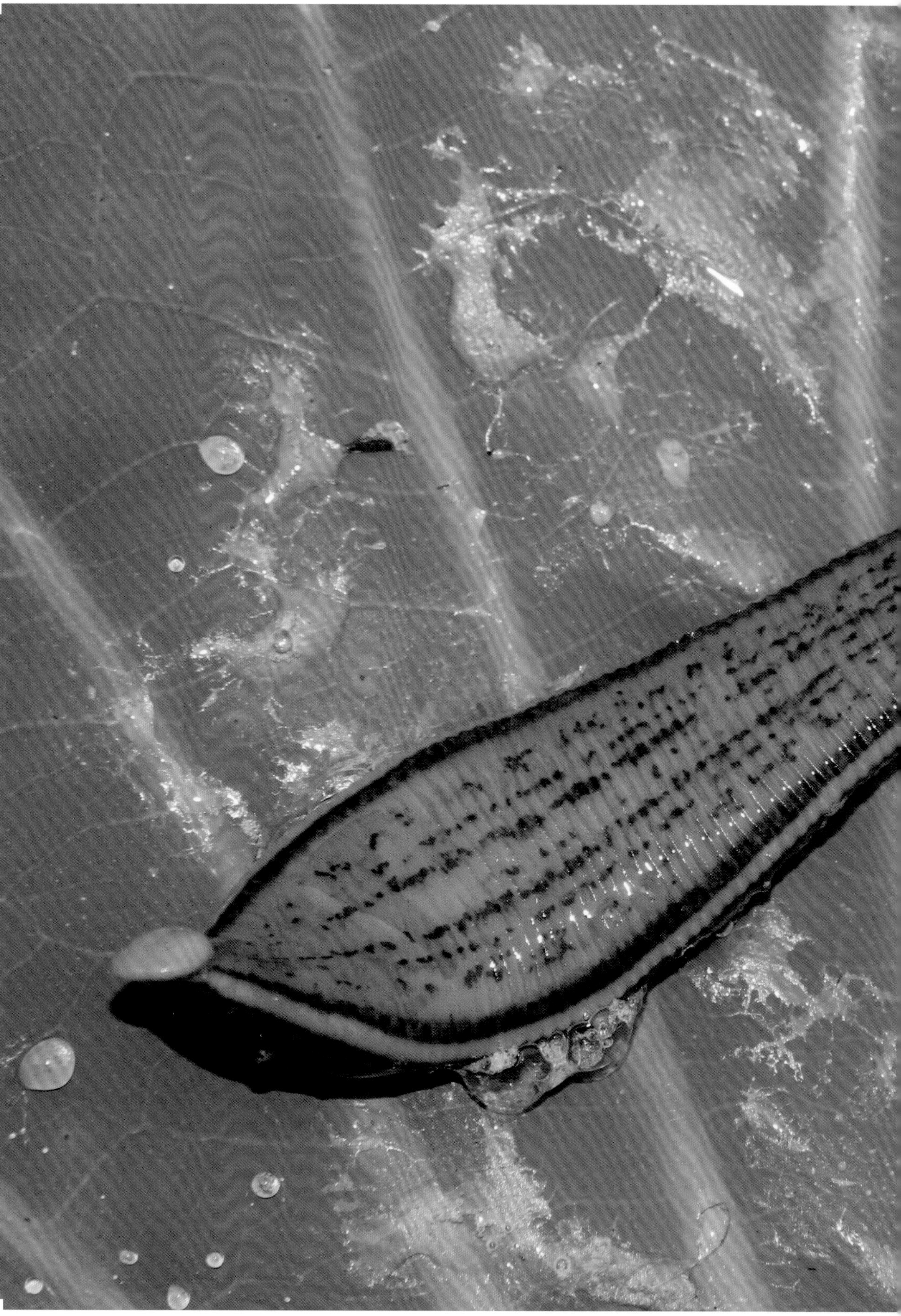

# 水蛭

【维药名】堵平。

【别　名】马蛭、蚂蟥、制水蛭、烫水蛭。

【来　源】本品为水蛭科动物蚂蟥 *Whitmania pigra* Whitman、水蛭 *Hirudo nipponica* Whitman 等的干燥体。

【性味归经】咸、苦，平；有小毒。归肝经。

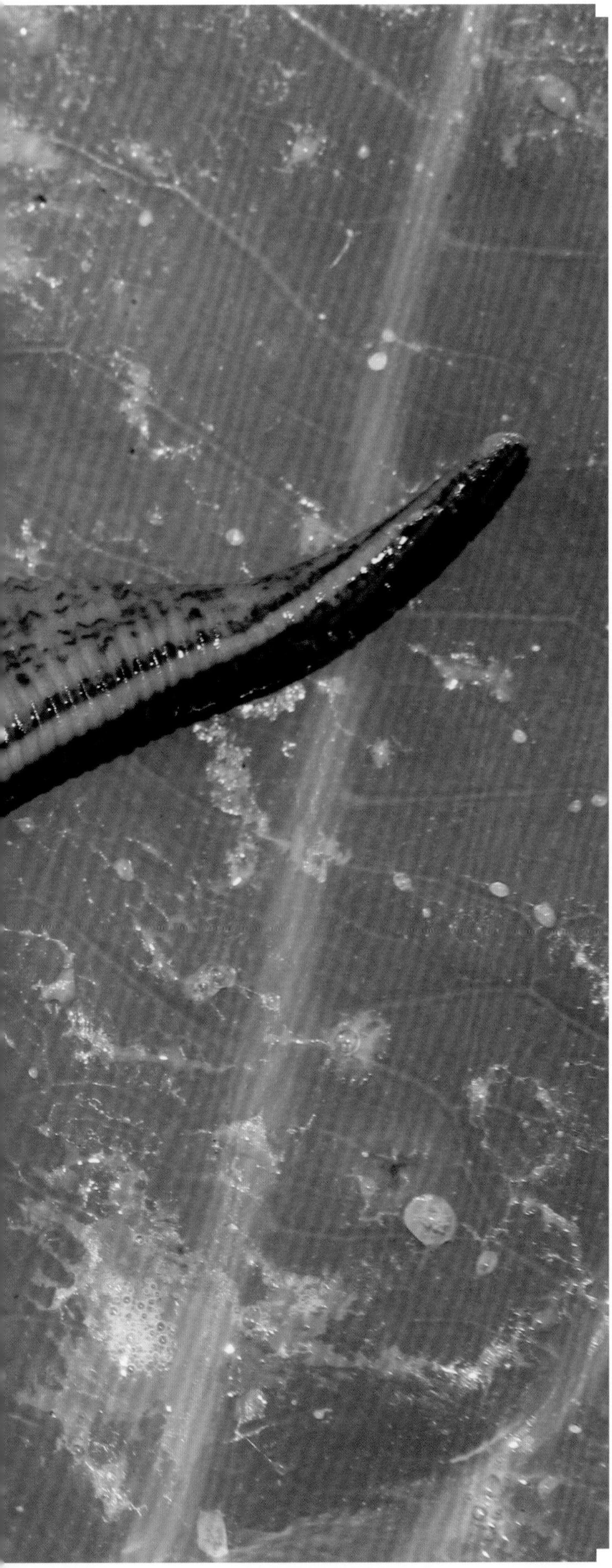

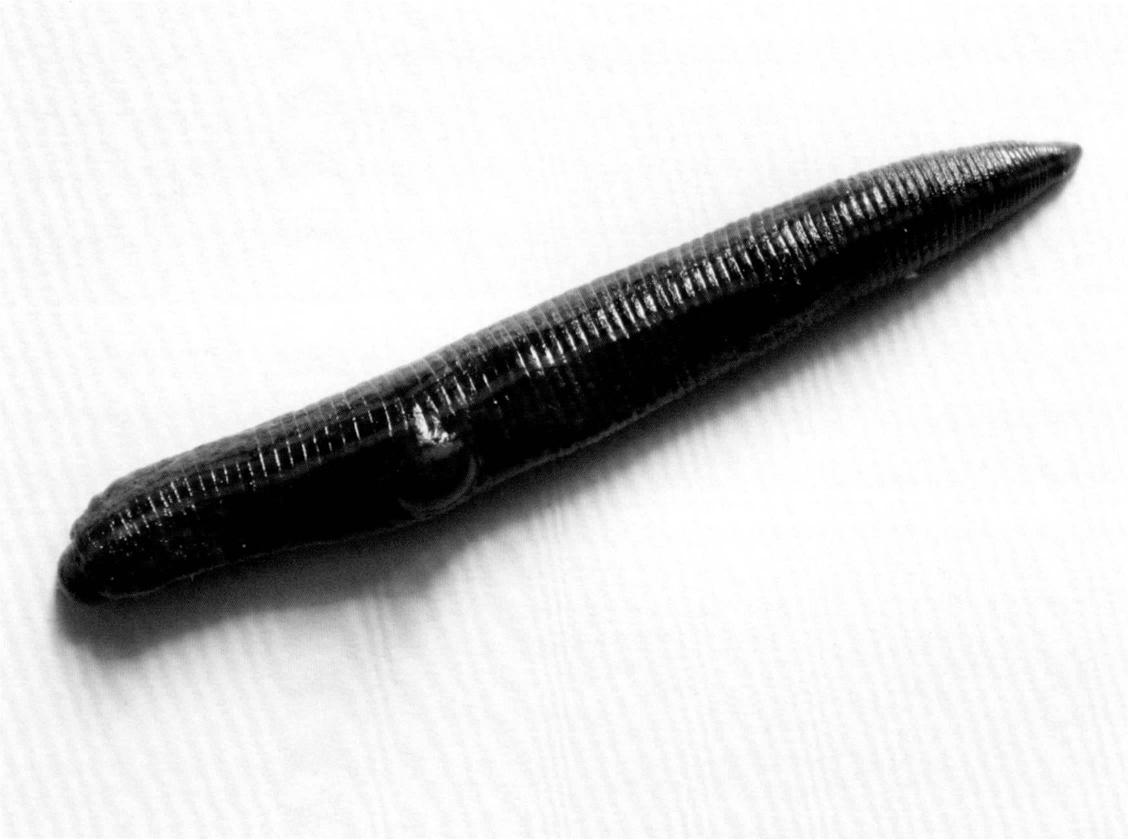

蚂蟥

## 识别特征

体长稍扁，乍视之似圆柱形，体长 2 ~ 5 cm，宽 2 ~ 3 mm。背面绿中带黑，有 5 条黄色纵纹，腹面平坦，灰绿色，无杂色斑，整体环纹显著，体节由 5 环组成，每环宽度相似。眼 10 个，呈“∩”形排列，口内有 3 个半圆形的颚片围成“Y”形，当吸着动物体时，用此颚片向皮肤钻进，吸取血液，由咽经食管而贮存于整个消化道和盲囊中。身体各节均有排泄孔，开口于腹侧。雌雄生殖孔相距 4 环，各开口于环与环之间。前吸盘较易见，后吸盘更显著，吸附力也强。

## 生境分布

生长于稻田、沟渠、浅水污秽坑塘等处，全国大部分地区均有出产，多属野生。主要分布于我国南部地区。

## 采收加工

夏、秋二季捕捉后，洗净，用开水烫死或用石灰、草木灰、酒闷死，晒干或烘干。

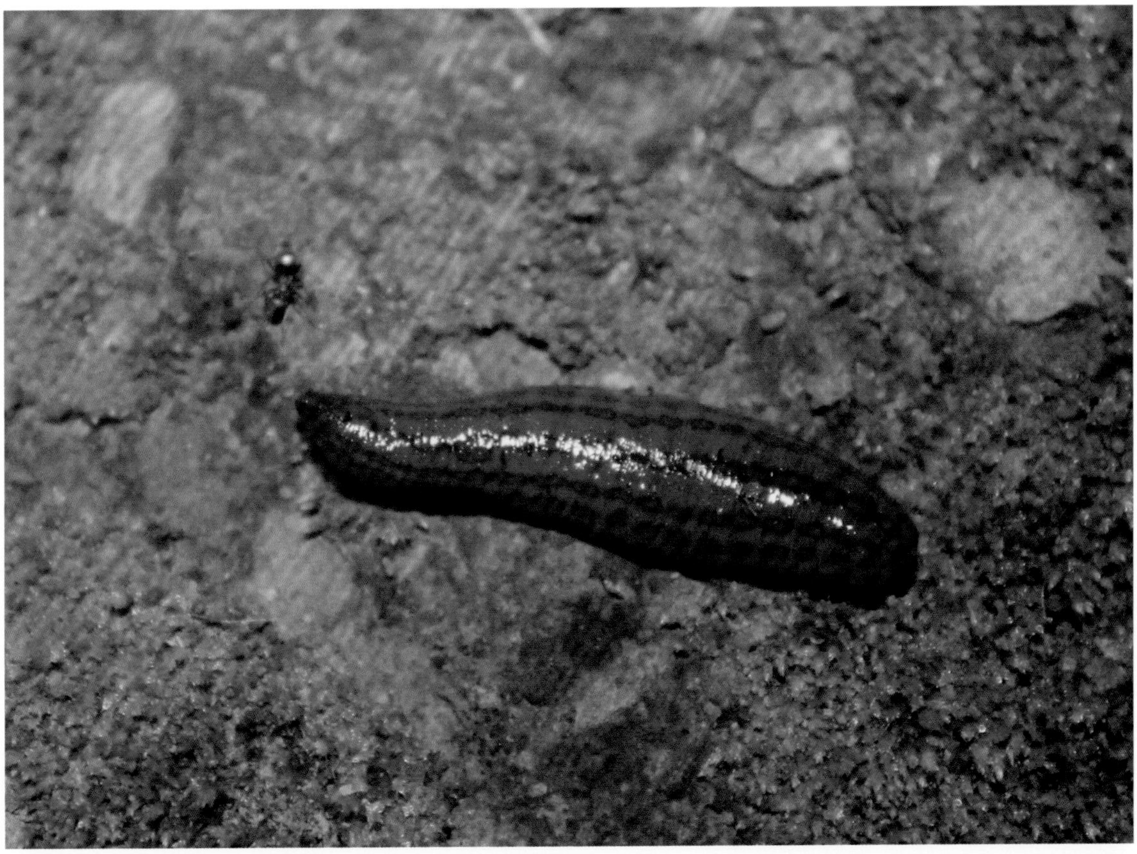

蚂蟥

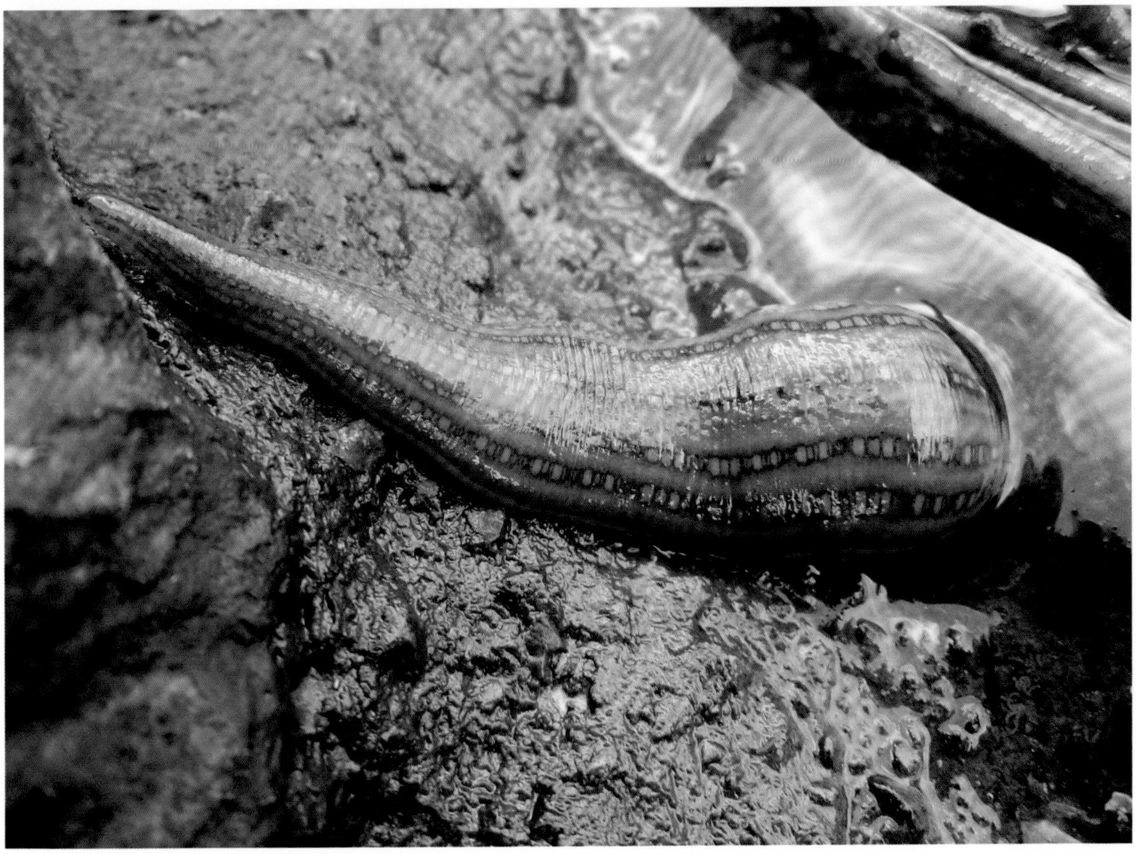

蚂蟥

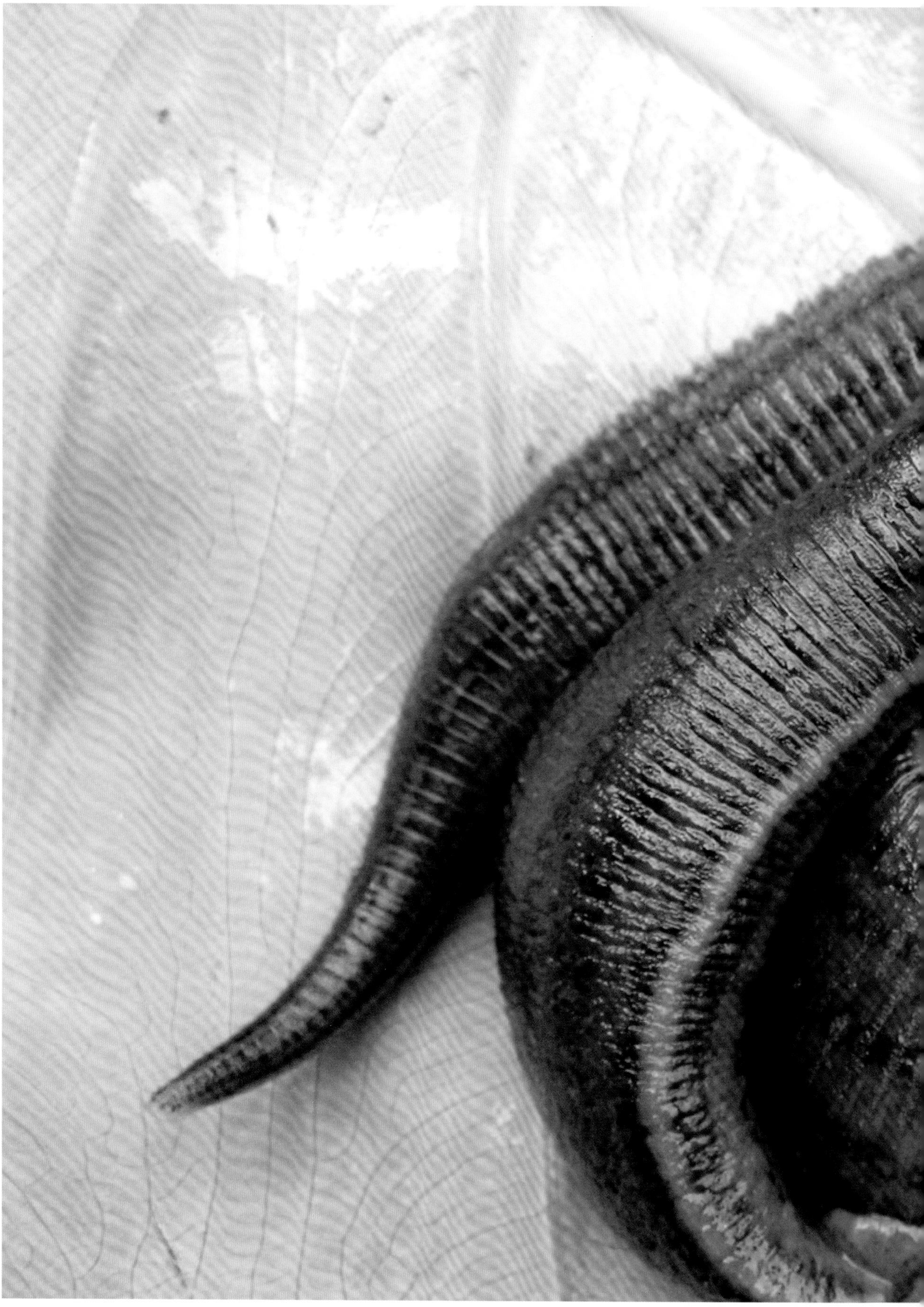

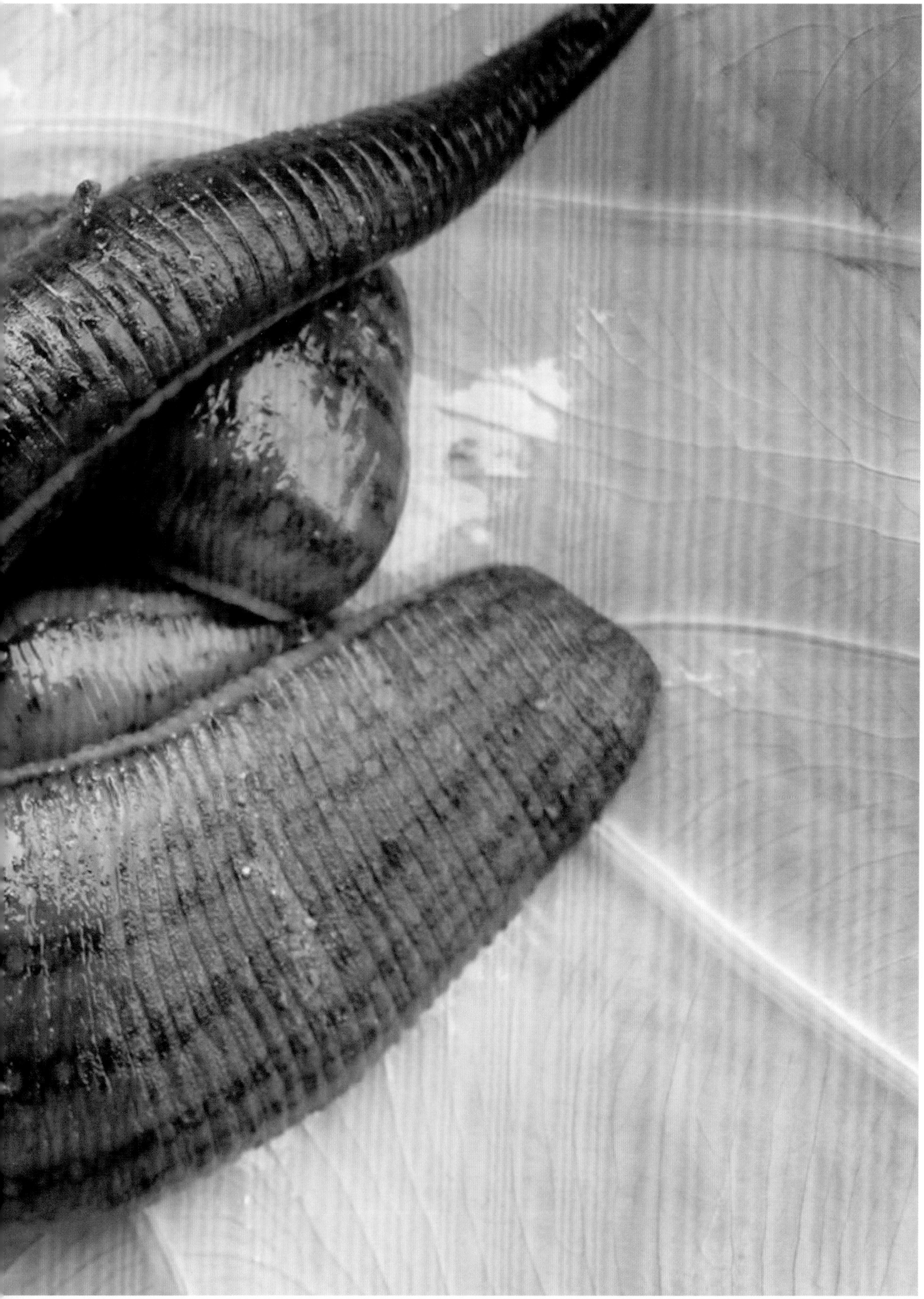

蚂蟥

## 药材鉴别

本品呈不规则扁块状或扁圆柱形，略鼓起，有环纹。表面棕黄色至黑褐色，附有少量白色滑石粉。宽水蛭断面胶质状，有光泽；长条水蛭断面不平坦，无光泽。断面松泡，灰白色至焦黄色。气微腥，味辛咸。以体小、条整齐、黑褐色、无杂质者为佳。

## 功效主治

破血，逐瘀，通经。主治蓄血，癥瘕，积聚，妇女经闭，干血成痨，跌扑损伤，目赤痛，云翳。

## 药理作用

水蛭素阻止凝血酶对纤维蛋白原之作用，阻碍血液凝固。20 mg 水蛭素可阻止100 g 人血的凝固；对细菌内毒素引起的大鼠血栓形成有预防作用，并减少大鼠的死亡率；肝素有抗凝血作用。

## 用法用量

内服：3 ~ 6 g，煎服；或研末吞服，每次 0.3 ~ 0.5 g。

## 民族药方

**1．骨折** 水蛭适量。新瓦上焙干，研为细末，热酒调下 5 g。并及时固定骨折处。

**2．肝癌** 水蛭、虻虫、土鳖虫、壁虎、蟾皮各等份。炼蜜为丸，每丸 4.5 g，每次9 g，每日 2 次。

**3．慢性前列腺炎** 水蛭、黄柏、知母、穿山甲、沙苑子各 10 g，蒲公英、白茅根各30 g，败酱草、王不留行各 20 g。水煎 2 次，分 2 次服，每日 1 剂。

**4．卒中后遗症** 水蛭 50 g，郁金 20 g，川芎 30 g。共研粉，温水冲服，每次 10 g，每日 3 次。

**5．血瘀经闭腹痛** 水蛭 7.5 g，丹参、赤芍各 25 g，川芎 10 g，香附 20 g，红花15 g。水煎服。

**6．跌打损伤** 水蛭、朴硝各等份。研末调敷患处；或用焙水蛭末 10 g，黄酒冲服。

**7．外伤有瘀血** 水蛭适量。焙干研粉，撒敷伤口处。

## 使用注意

孕妇忌服。

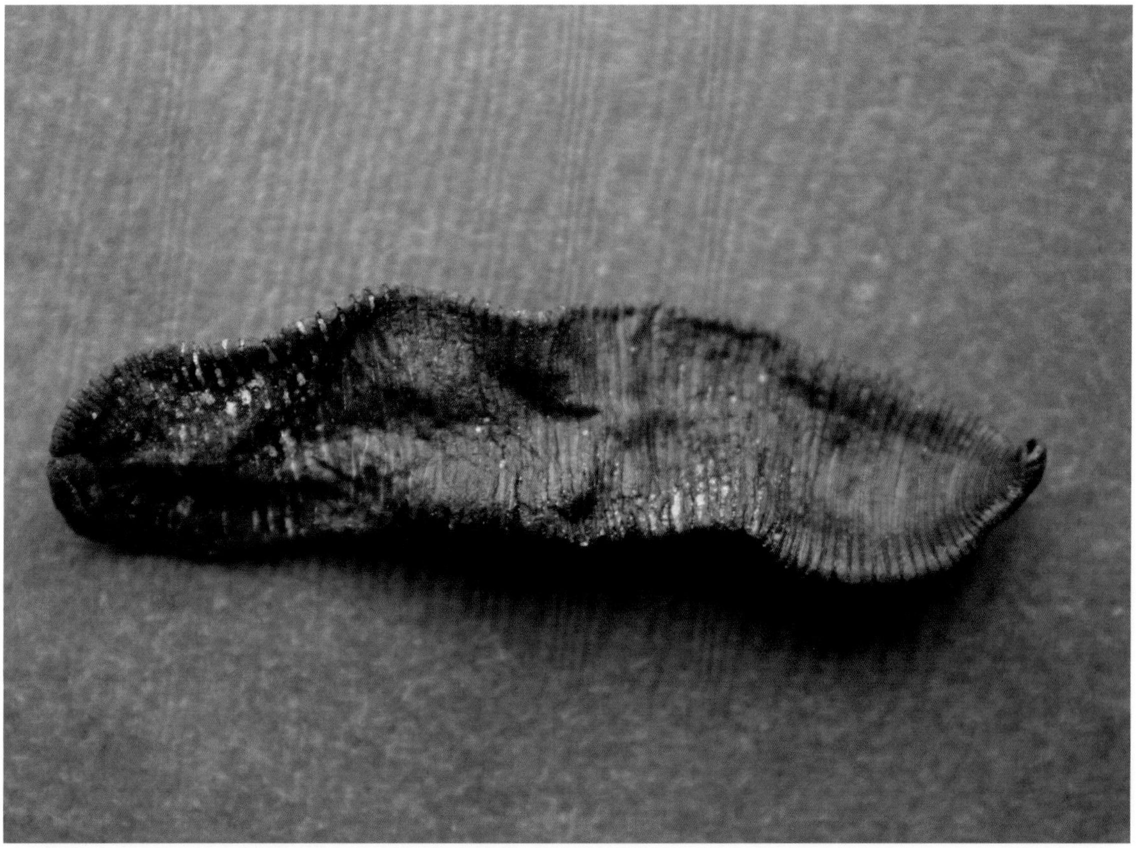

水蛭药材

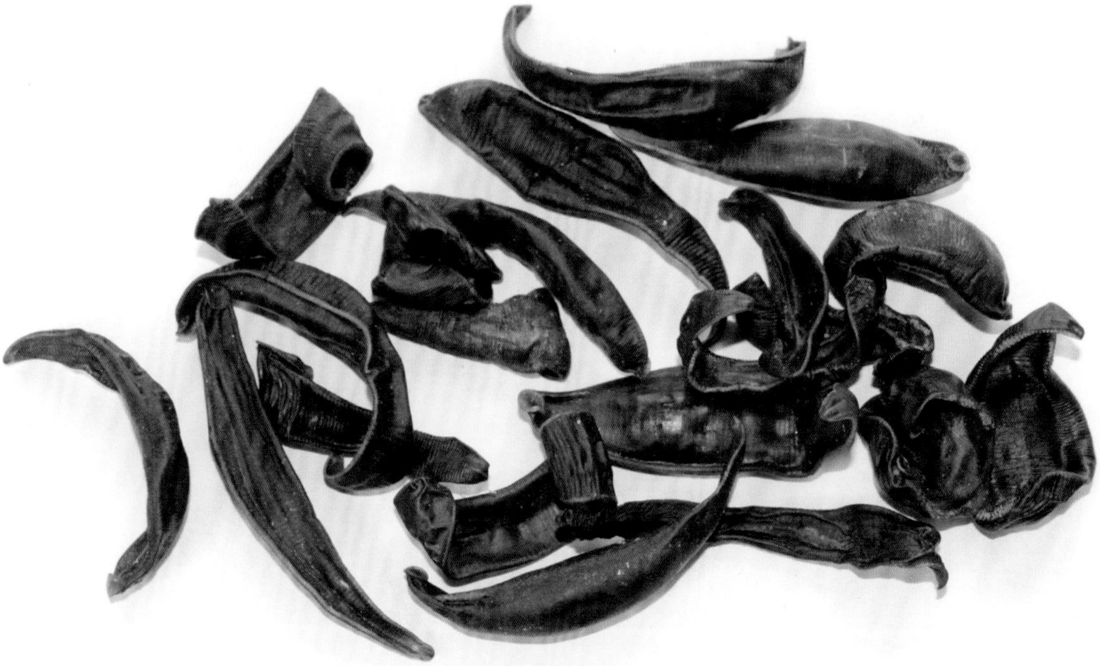

水蛭药材

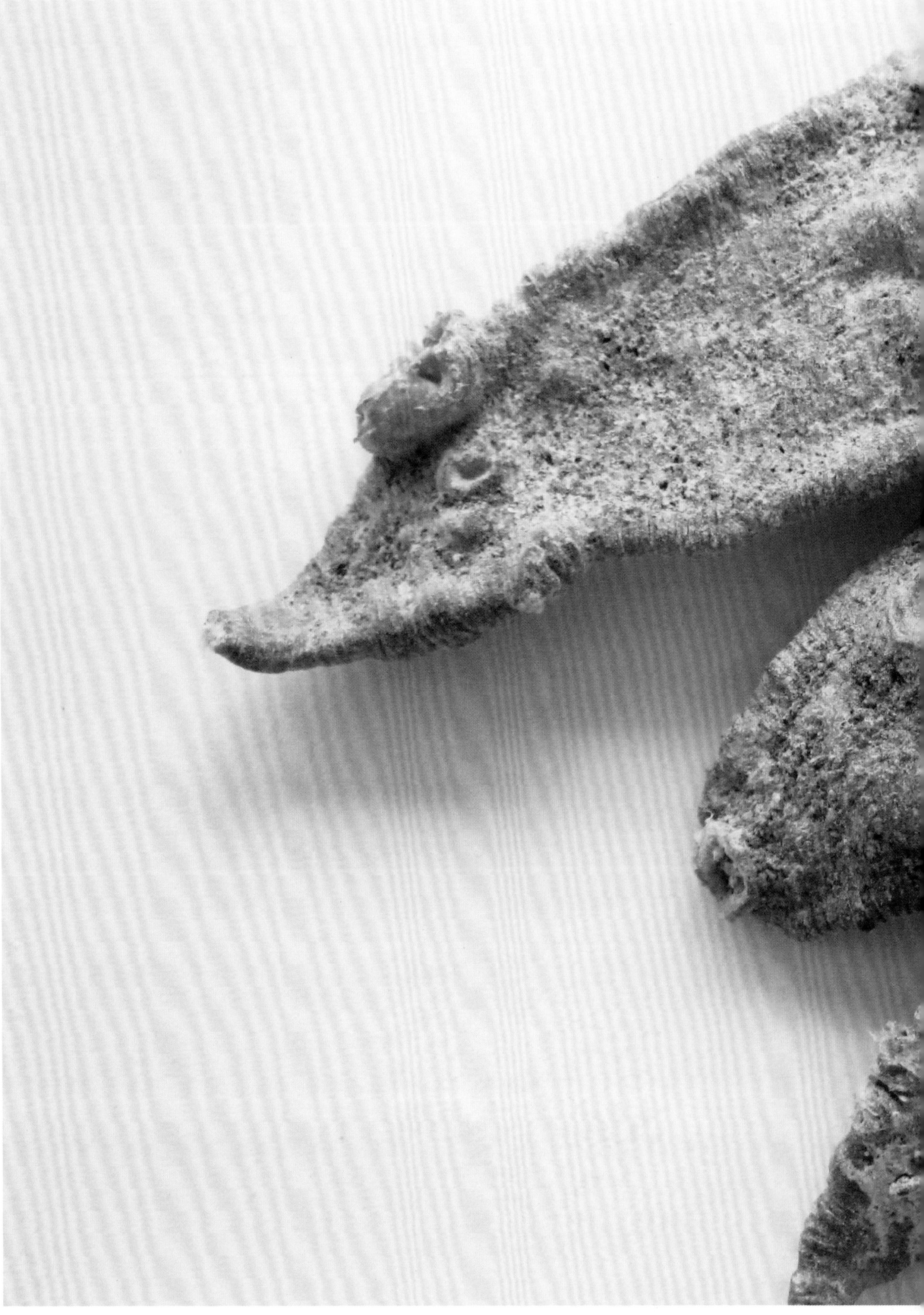

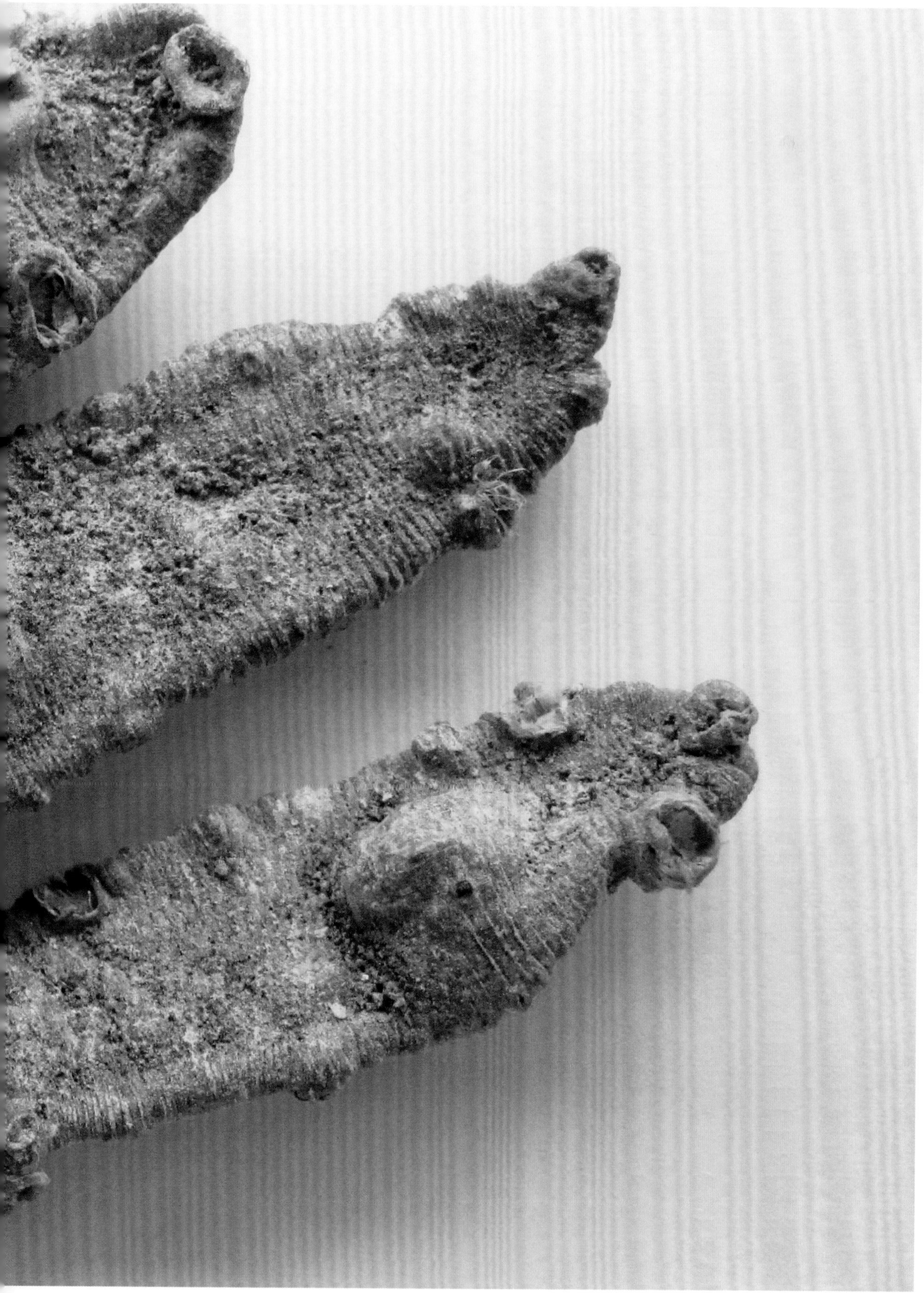

水蛭饮片

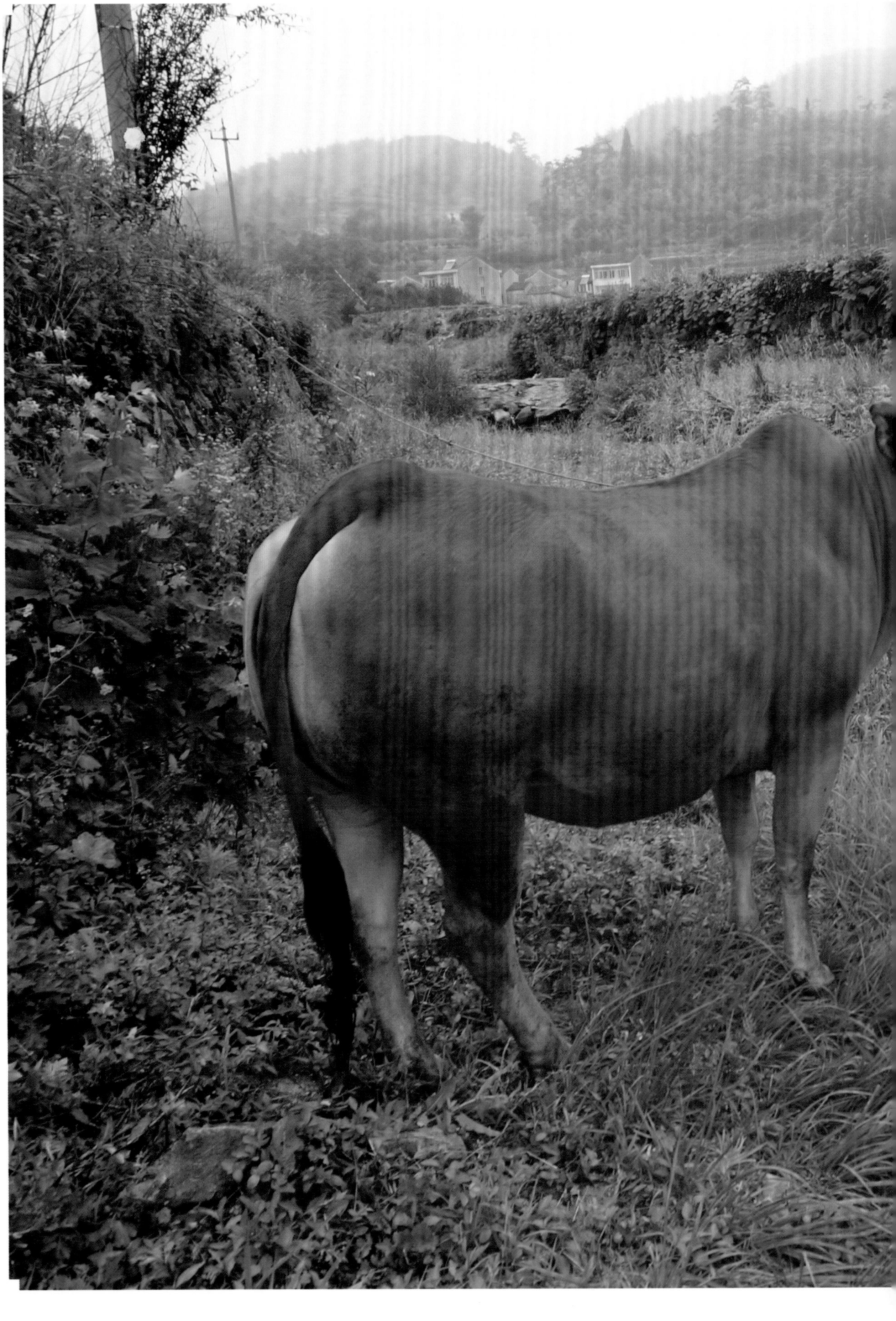

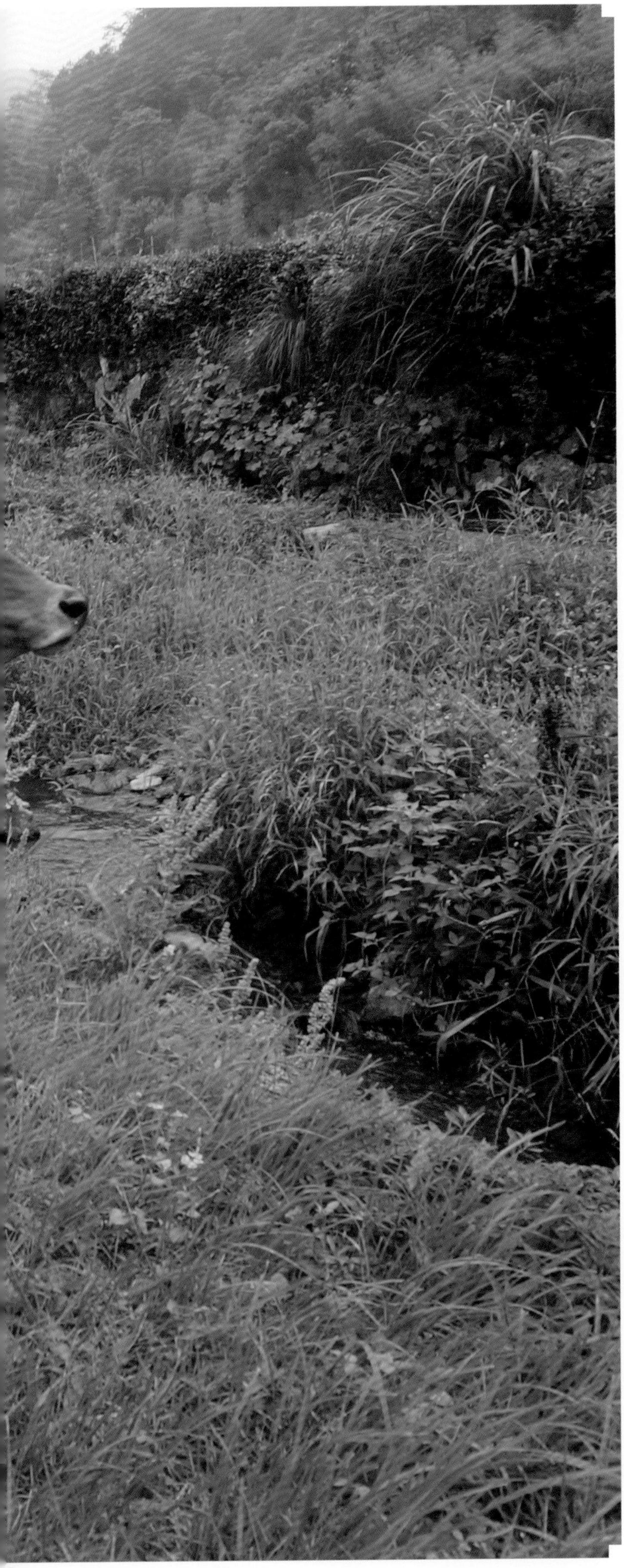

# 牛黄

**【壮药名】**堵策。

**【别　名】**西黄、天然牛黄、管黄、犀黄、人工牛黄。

**【来　源】**本品为牛科动物牛 *Bos taurus* domesticus Gmelin 干燥的胆结石，即天然牛黄。

**【性味归经】**苦，凉。归心、肝经。

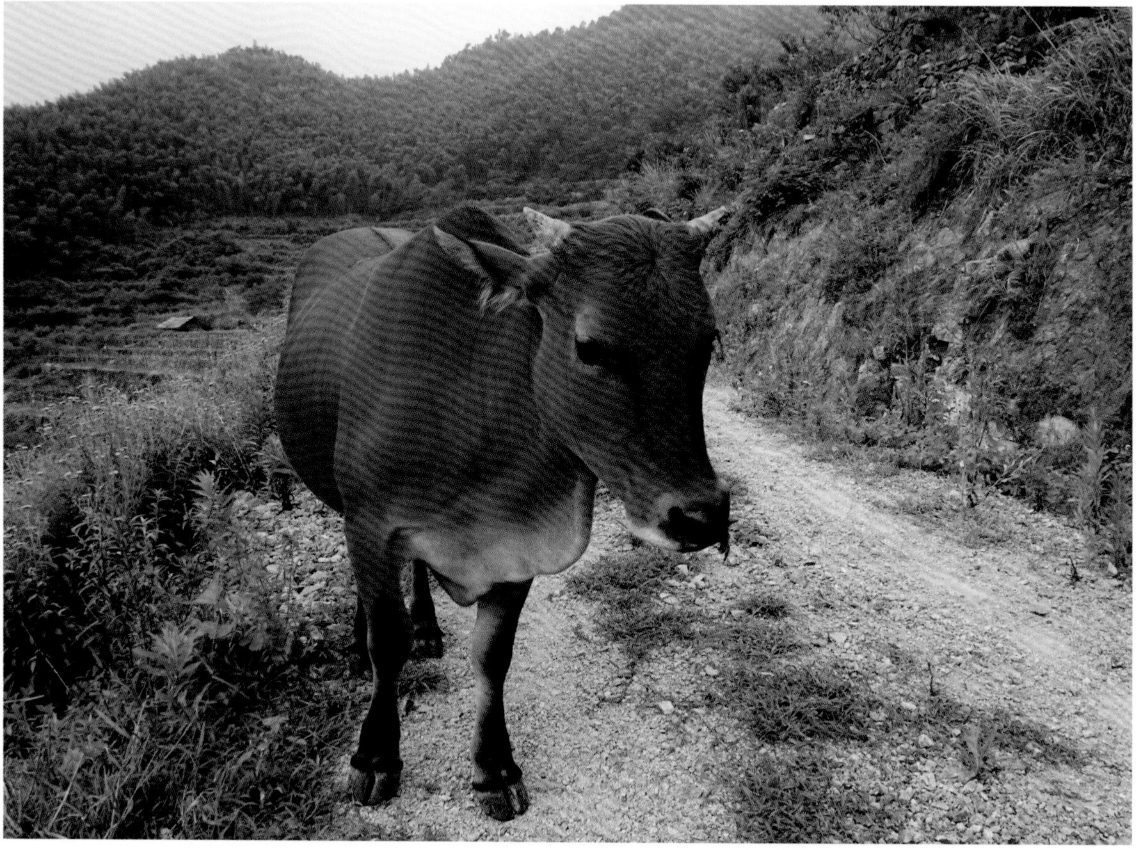

牛

## 识别特征

体长1.5 ~ 2.0 m，体重一般在250 kg左右。体格强壮结实，头大，额广，鼻阔，口大。上唇上部有2个大鼻孔，其间皮肤硬而光滑，无毛，称为鼻镜。眼、耳都很大。头上有角1对，左右分开，角之长短、大小随品种而异，弯曲，无分枝，中空，内有骨质角髓。四肢匀称。4趾，均有蹄甲，其后方2趾不着地，称悬蹄。尾端具丛毛。毛色大部分为黄色，无杂毛掺混。

## 生境分布

分布于我国西北、东北及河北等省区。国外分布于南美洲（金山牛黄）及印度（印度牛黄）等地。由牛胆汁或猪胆汁经提取加工而制成者称为人工牛黄。近年又试对活牛进行手术培育天然牛黄，即在牛胆囊内埋置黄核，注入非致病性大肠埃希菌，使胆汁中成分在黄核上沉淀附着，形成结石，称为人工天然牛黄。

## 采收加工

宰牛时，如发现胆囊、胆管或肝胆管中有牛黄，应立即滤去胆汁，将牛黄取出，除去外部薄膜，置阴凉处阴干，切忌风吹、日晒或火烘，以防破裂或变色。

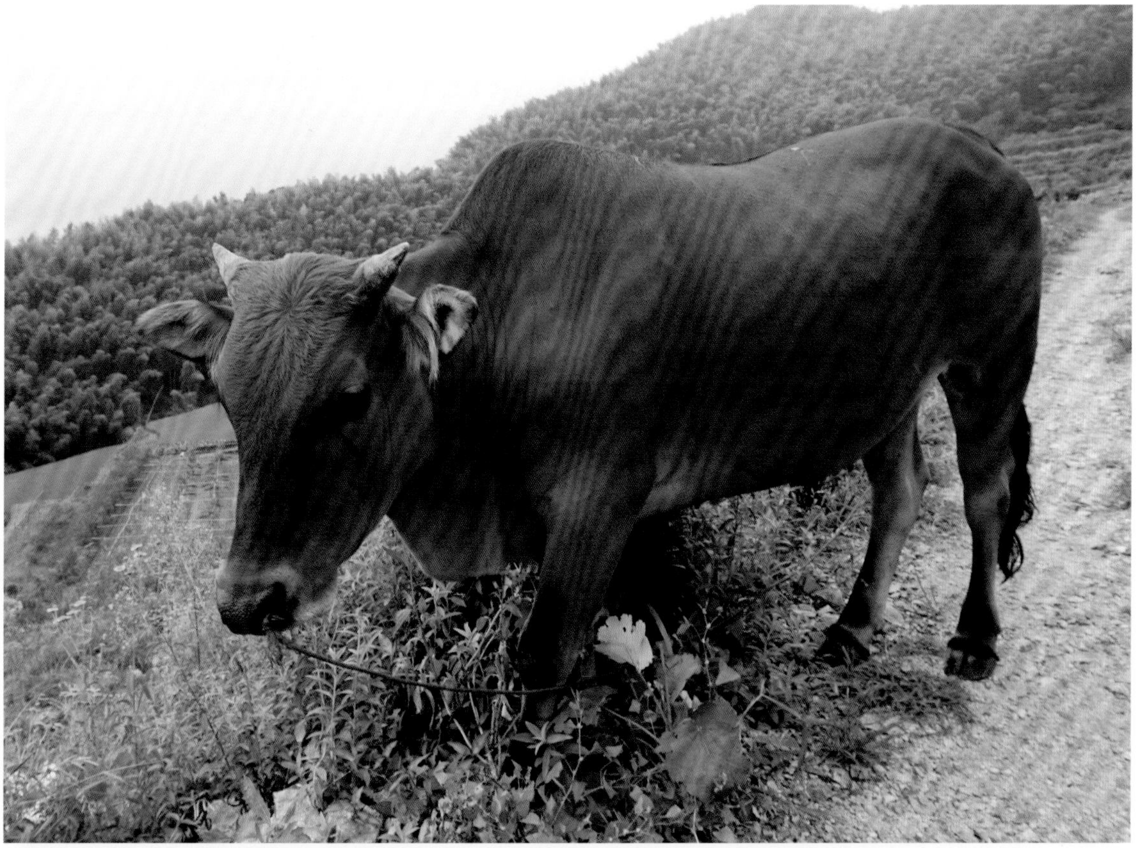

牛

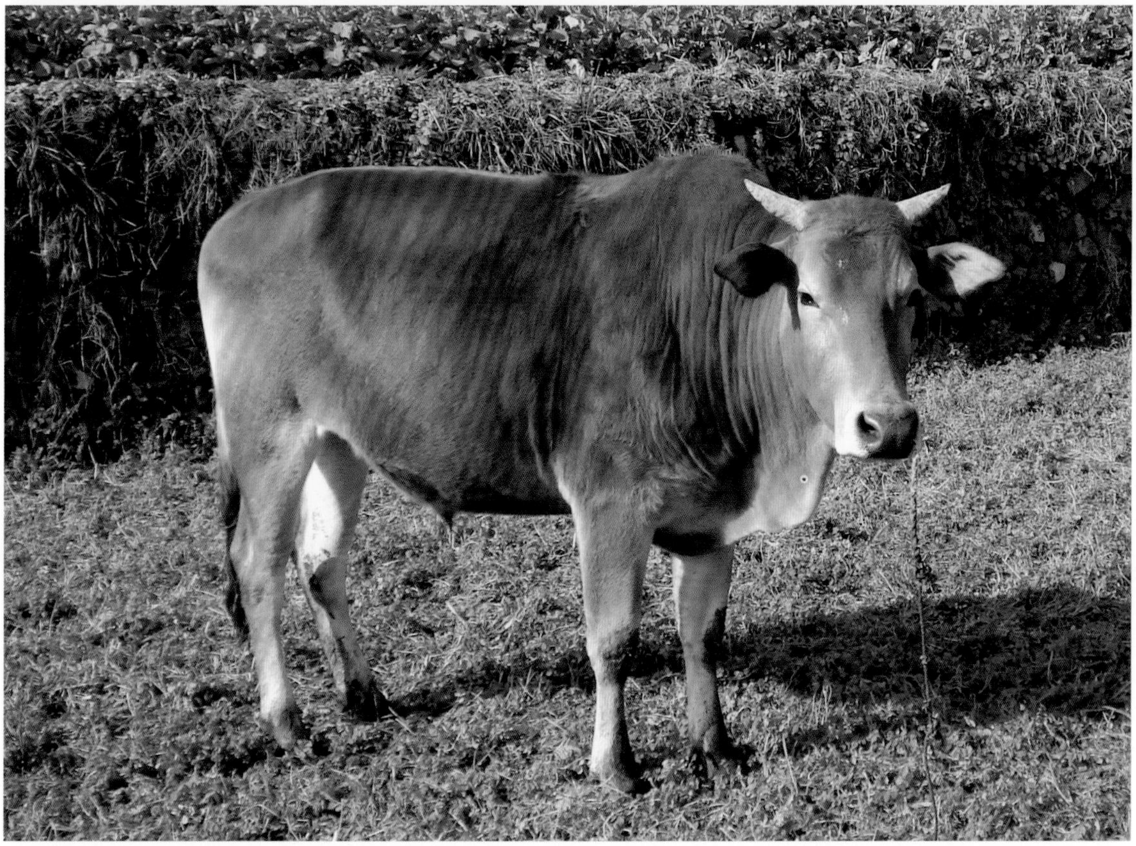

牛

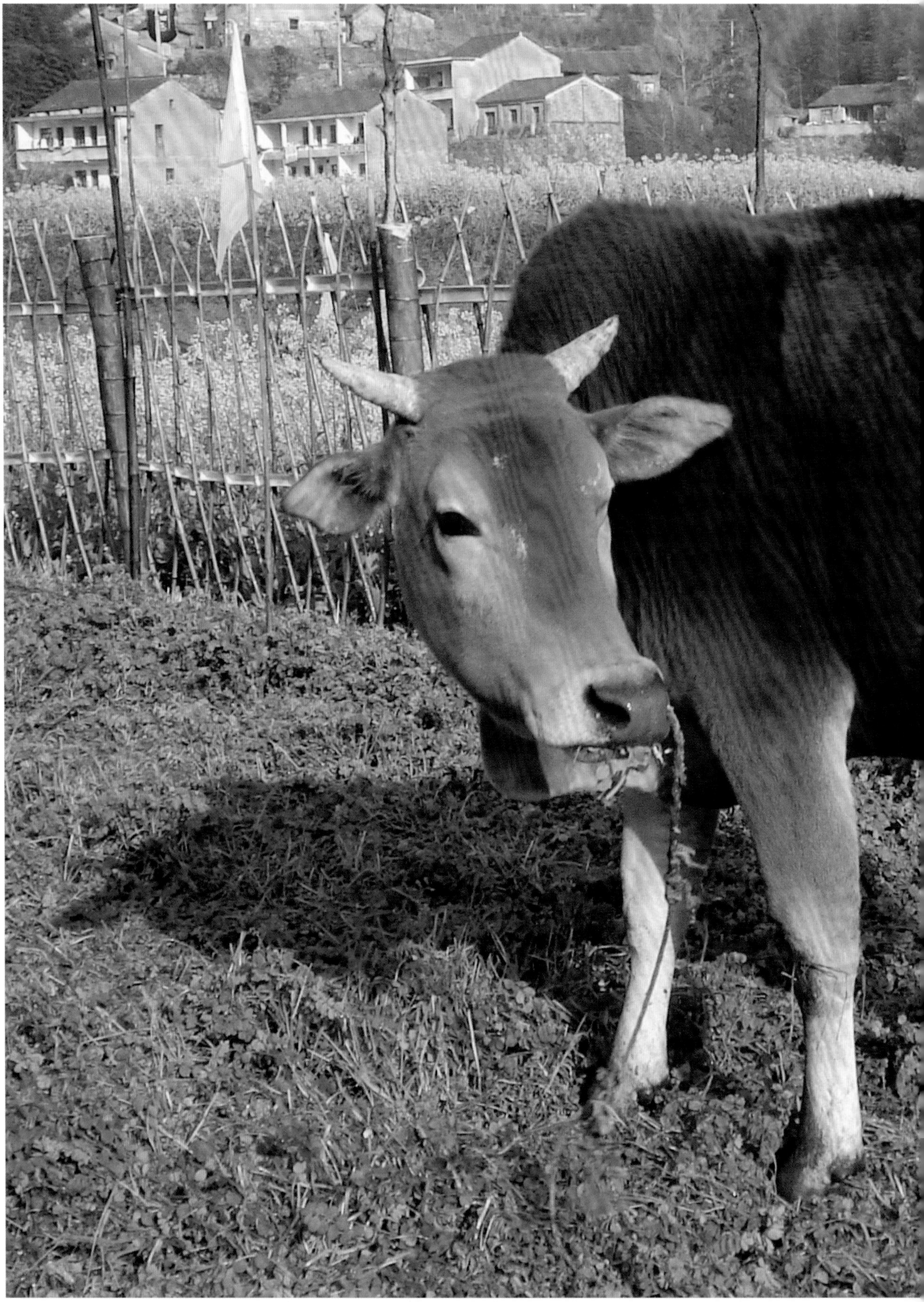

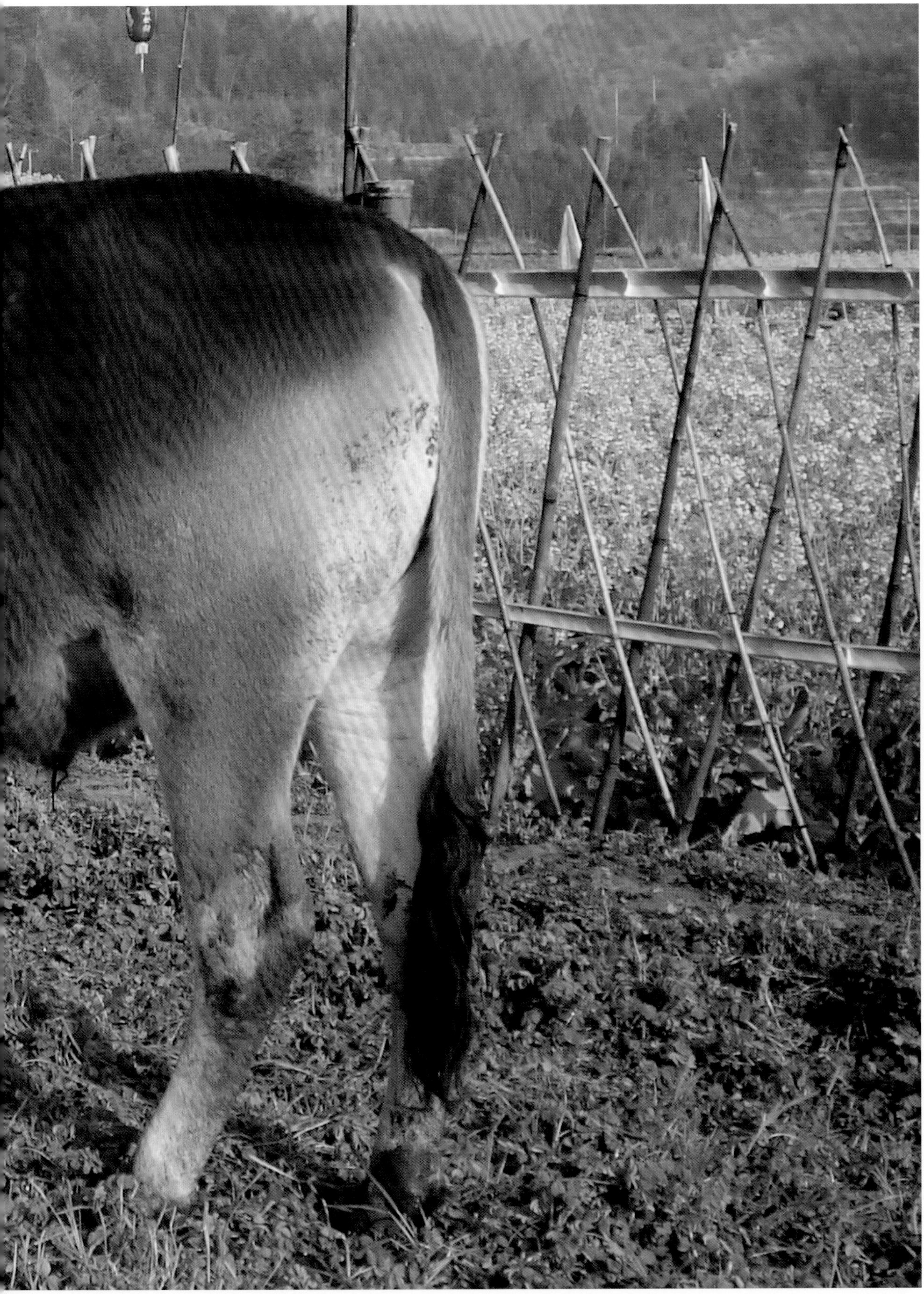

牛

## 药材鉴别

本品多呈卵形、类球形、三角形或四方形，大小不一，直径 0.6 ~ 4.5 cm，少数呈管状或碎片。表面黄红色至棕黄色，有的表面挂有一层黑色光亮的薄膜，习称“乌金衣”，有的粗糙，具疣状突起，有的具龟裂纹。体轻，质酥脆，易分层剥落，断面金黄色，可见细密的同心层纹，有的夹有白心。气清香，味苦而后甘，有清凉感，嚼之易碎，不黏牙。

## 功效主治

清心，豁痰，开窍，凉肝，息风，解毒。主治热病神昏，卒中痰迷，惊痫抽搐，癫痫发狂，咽喉肿痛，口舌生疮，痈肿疔疮。

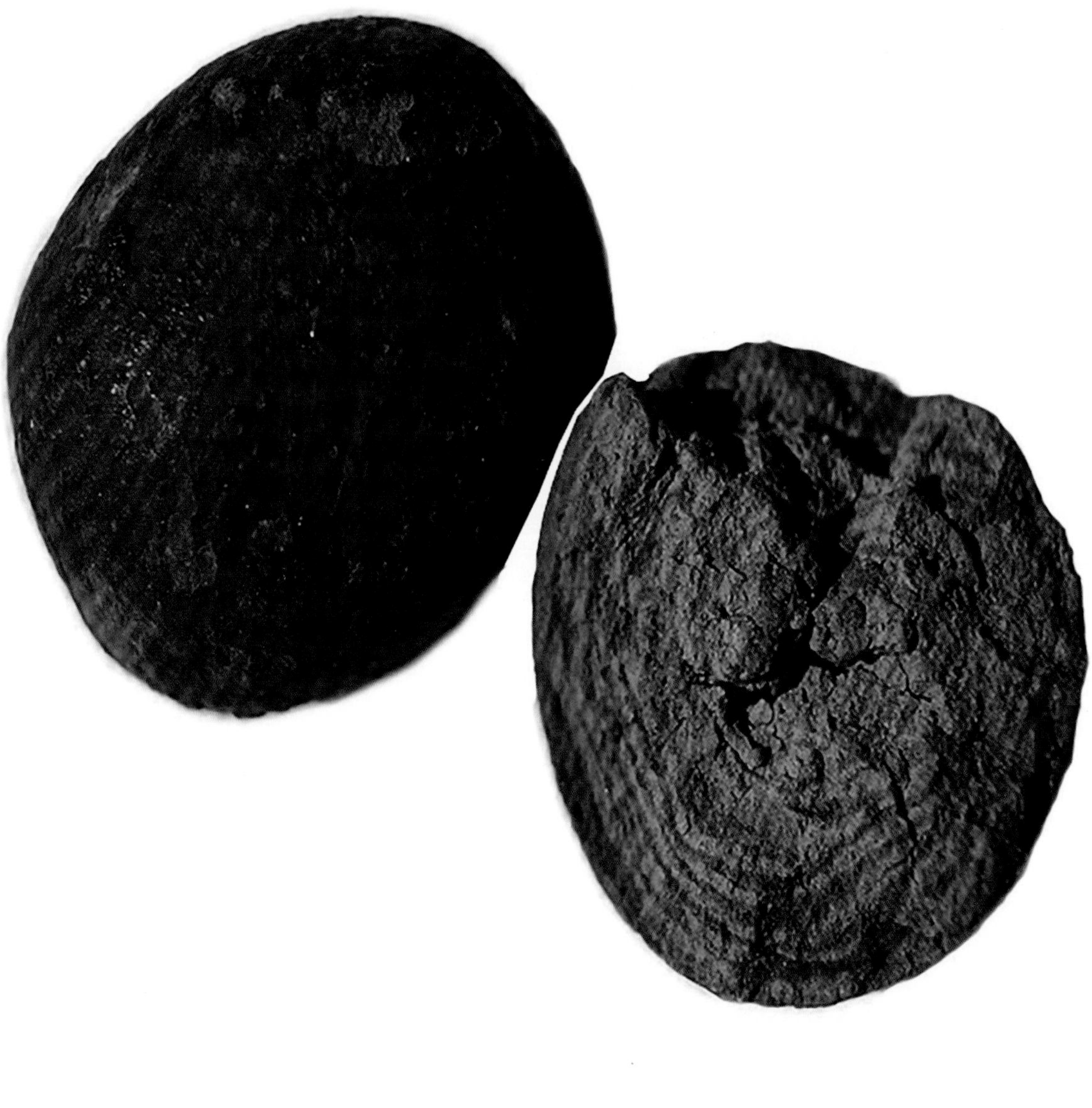

牛黄

## 药理作用

牛黄有镇静和抗痉厥作用；对实验性发热动物有显著解热作用；有镇痛、抗炎、利胆和保肝作用；牛黄能和多种有机物结合成稳定化合物，而起解毒作用。

## 用法用量

内服：入丸、散服，每次 0.2 ~ 0.5 g。外用：适量，研细末敷患处。

## 民族药方

**1．冠心病** 牛黄、熊胆、麝香、珍珠等药组成的活心丸。每次 1 丸，每日 2 次，2 周为 1 个疗程。

**2．小儿高热惊厥** 以牛黄、麝香为主组成的牛黄千金散。用灯心草、薄荷、金银花煎汤冲服，每次 0.3 g。

**3．新生儿丹毒** 牛黄 0.3 g，绿豆衣 0.5 g，生甘草 1.5 g，金银花 3 g。共研为细末，均分包装，每日 1 包，分 2 次服，7 日服完。

**4．皮肤感染性炎症** 牛黄、雄黄、麝香、乳香、没药各适量。温水送服，每次 1.5 ~ 3.0 g，每日 1 ~ 2 次，小儿减半。

**5．复发性口腔溃疡** 用以牛黄、青黛为主的犀青散。每日 0.3 g，分 3 ~ 4 次局部外搽，3 ~ 5 日为 1 个疗程。

**6．胃和十二指肠溃疡** 人工牛黄粉 10 g，珍珠粉、广木香各 50 g。研为极细末，装入胶囊中，每粒装 0.5 g，备服。饭前 1 小时用温开水送服，每次服 2 粒，每日 3 次，4 周为 1 个疗程。

**7．肝癌** 牛黄、青黛各 12 g，菊花 60 g，紫金锭 6 g。共研为细末，装瓶备用，用时，取 3 g 冲服，每日 3 次。

**8．银屑病** 牛黄 400 g，乌梢蛇 300 g，白花蛇、白扁豆、川贝母、白鲜皮、山慈菇各 100 g。共研细末，过 120 目筛，加牛黄拌匀，备用。饭后 15 分钟冲服，每次 8 g，每日 3 次。

## 使用注意

非实热证不宜用，孕妇慎用。

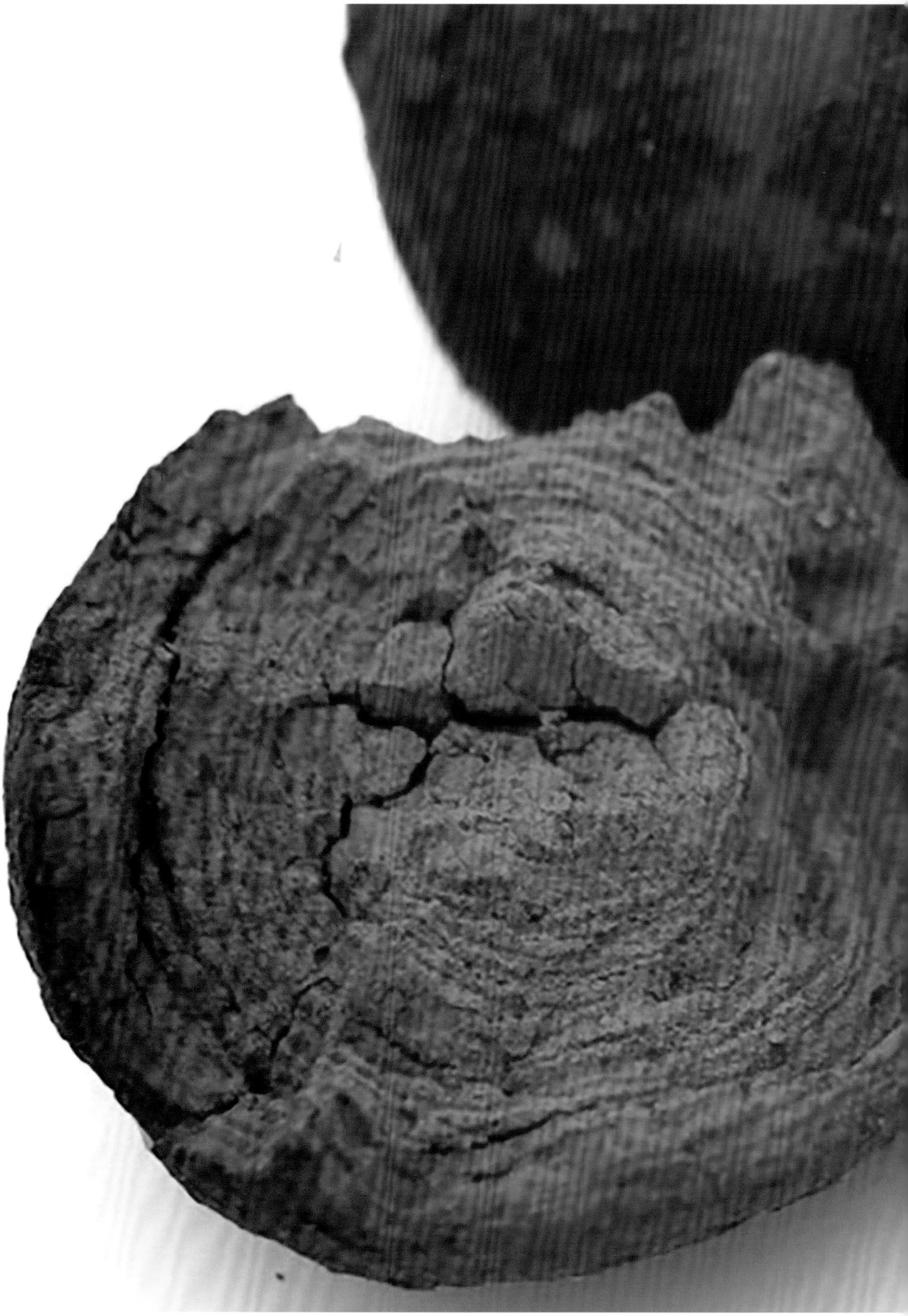

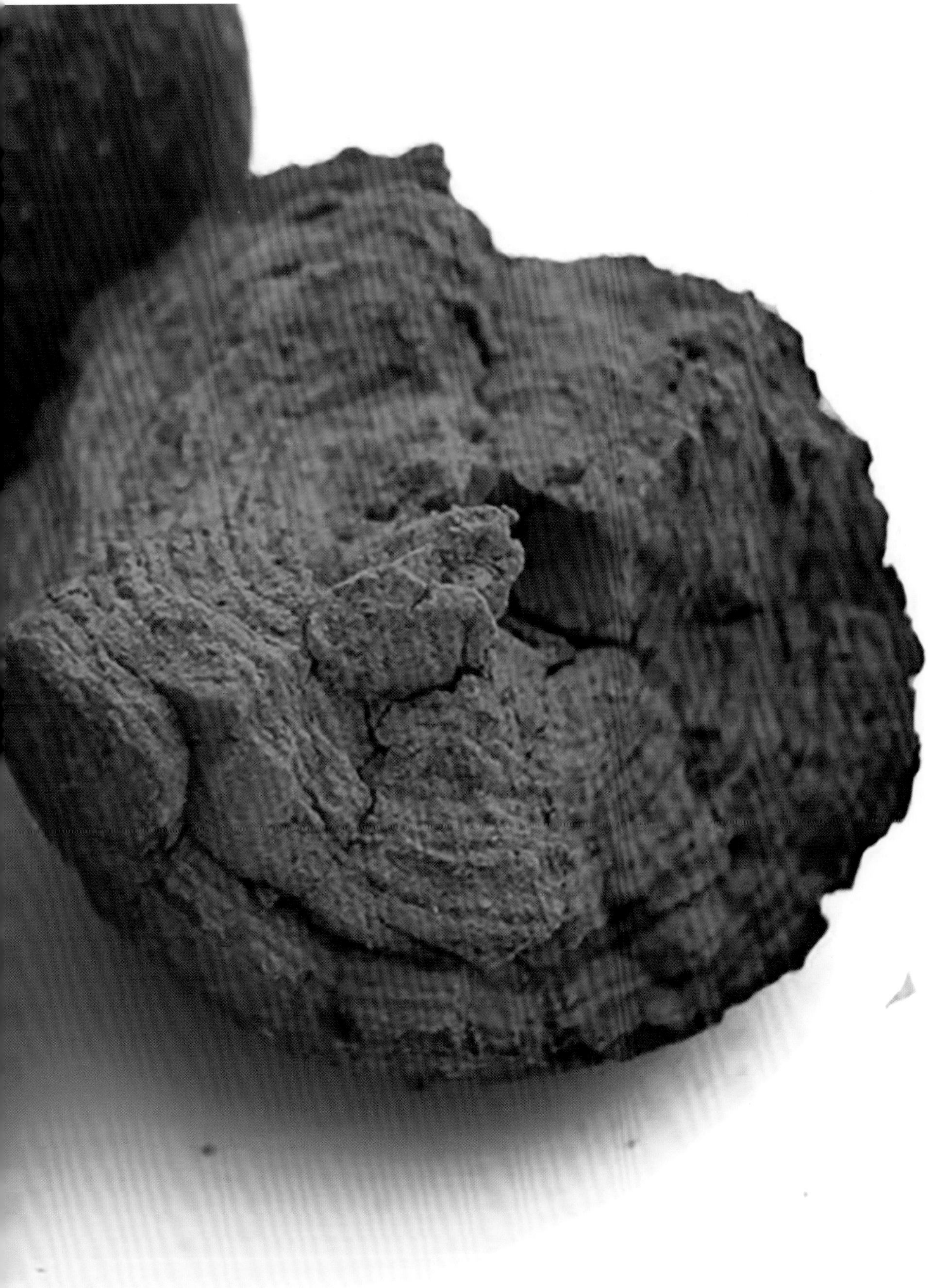

牛黄饮片

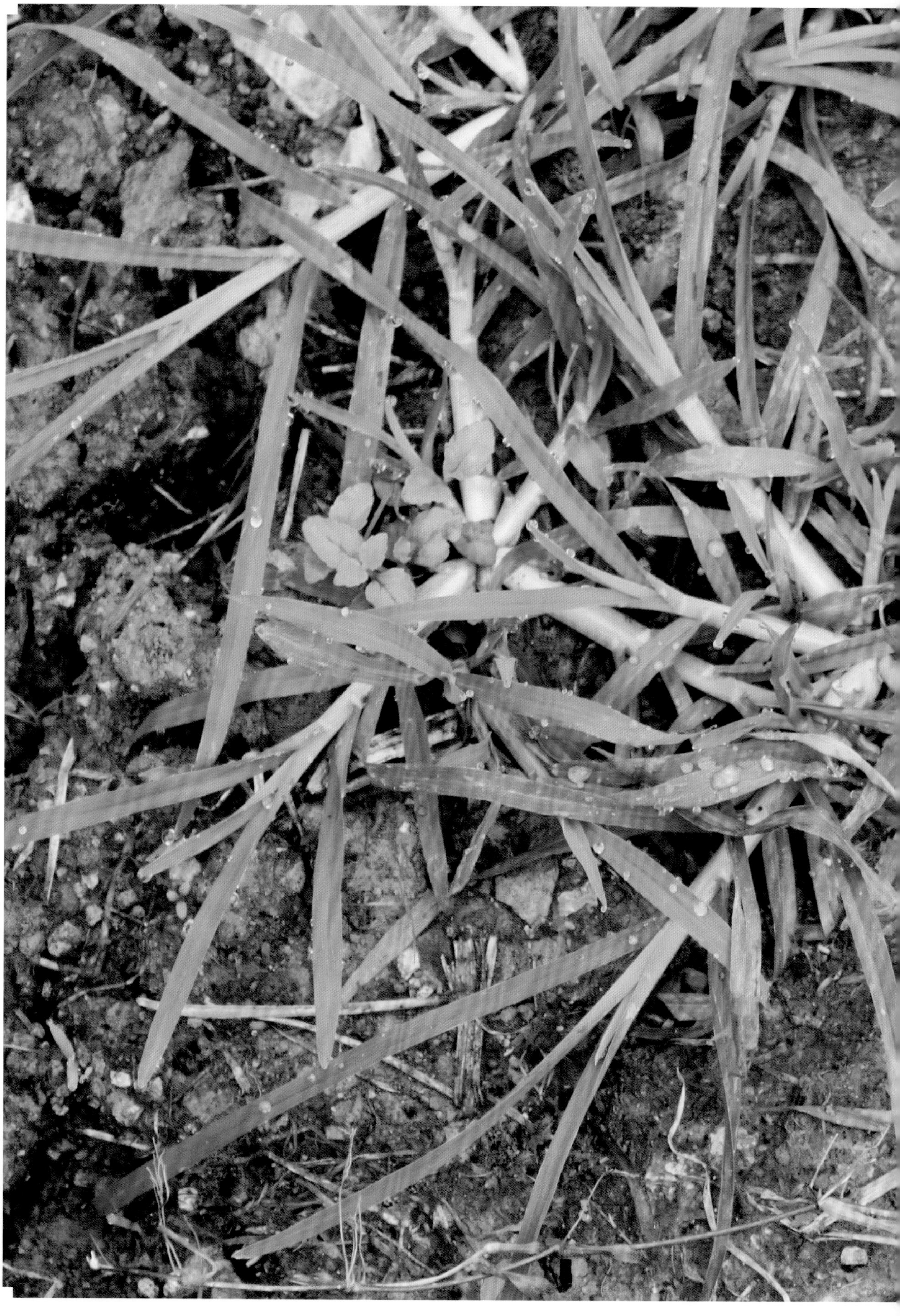

# 牛筋草

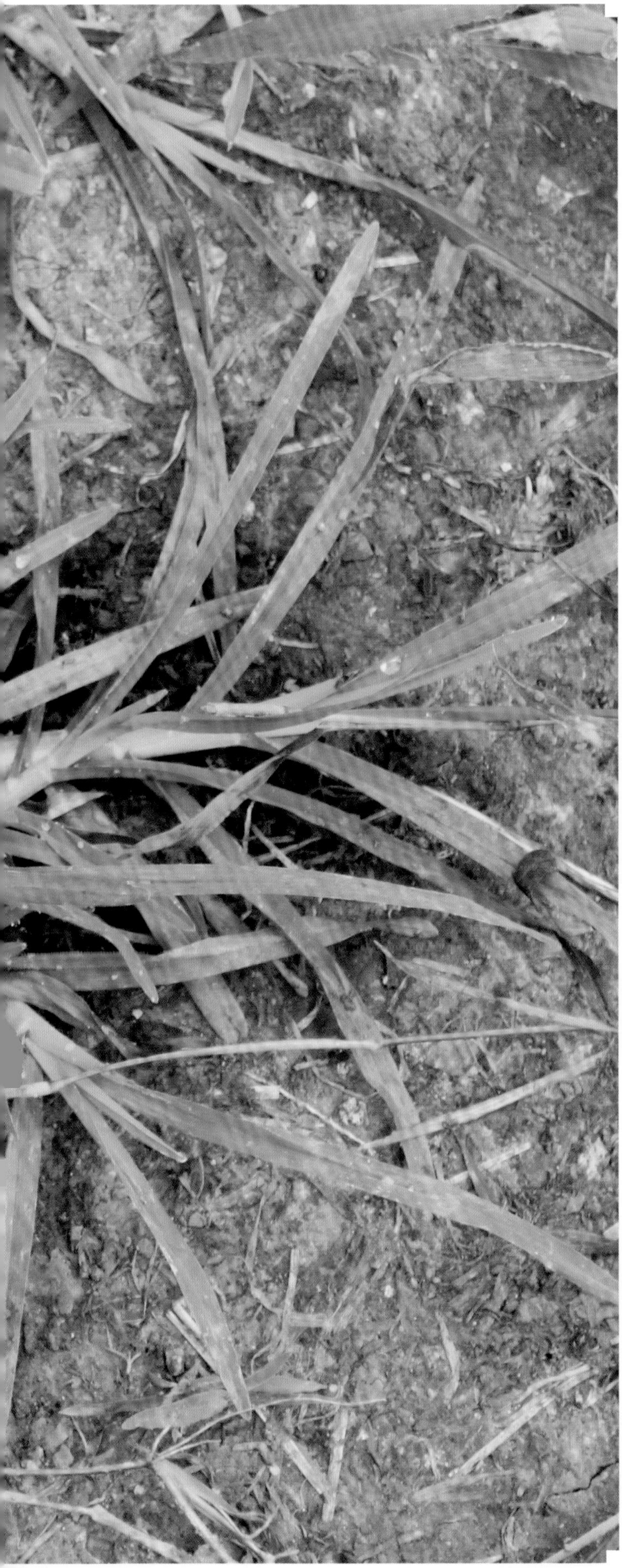

**【壮药名】**假卢。

**【别　名】**蹲倒驴、蟋蟀草、路边草、牛顿草、鸭脚草、千人踏、水枯草。

**【来　源】**本品为禾本科植物牛筋草 *Eleusine indica*（L.）Gaertn. 的干燥全草。

**【性味归经】**味甘，性寒。归肝、肺、胃经。

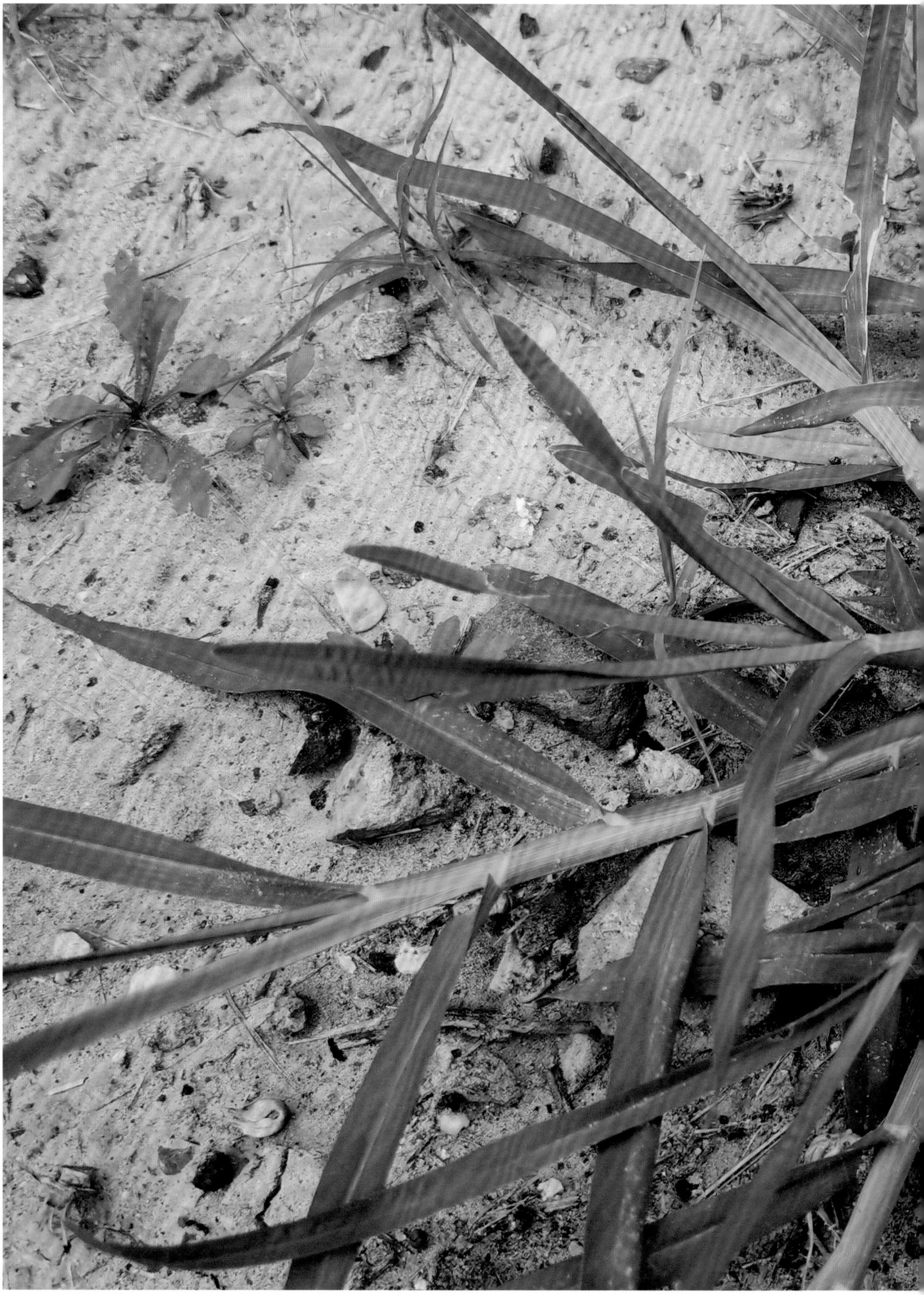

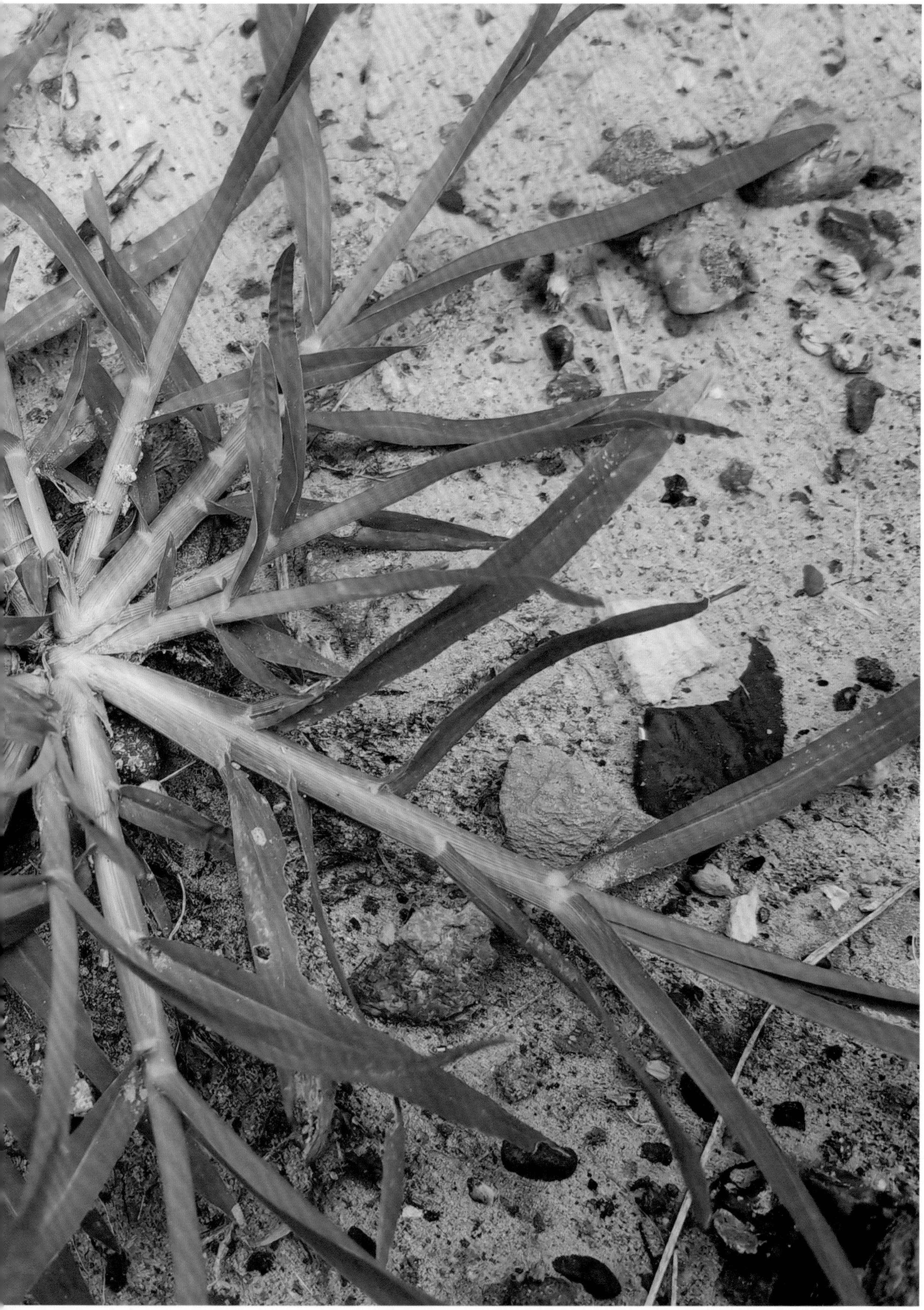

牛筋草

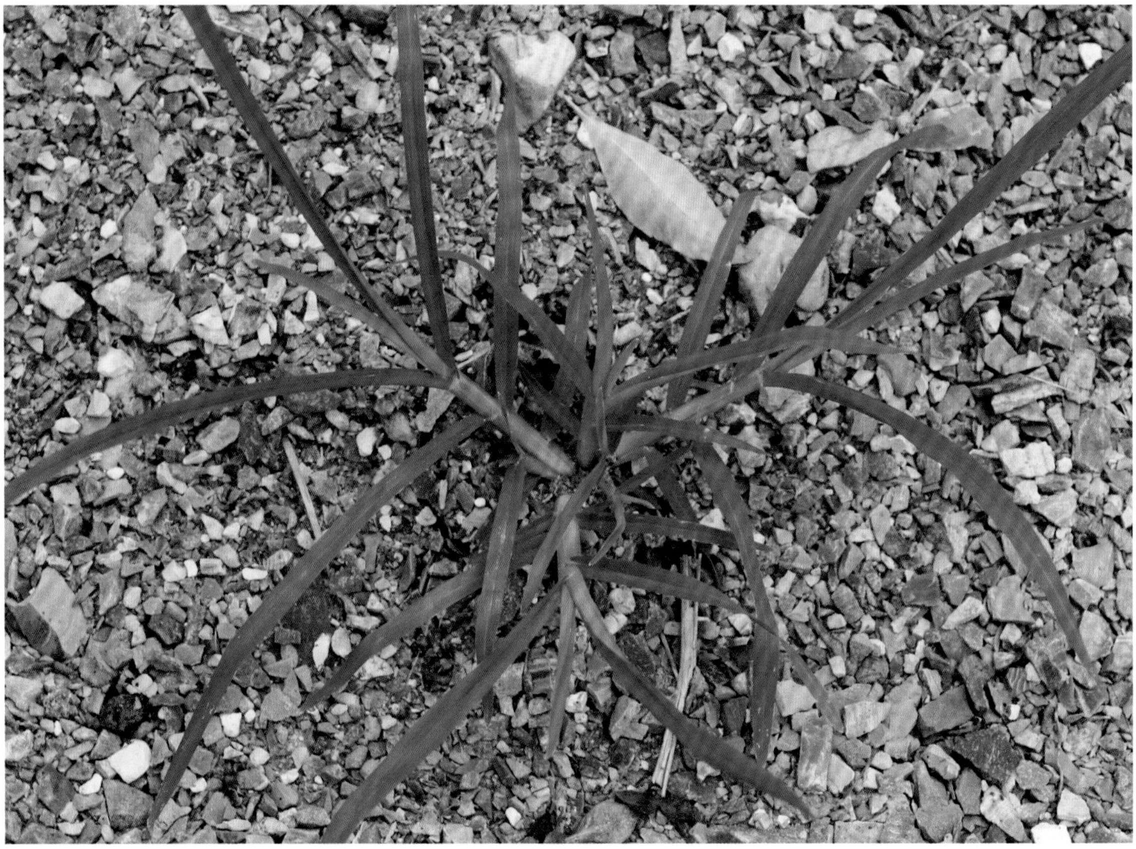

牛筋草

## 识别特征

一年生草本，高 15 ~ 90 cm，须根细而密。秆丛生，直立或基部弯曲，叶片条形，扁平或卷折，长达 15 cm，宽 3 ~ 5 mm，疏生疣状柔毛，中脉显著突起，叶鞘压扁，有脊，边缘近膜质，先端稀具丝状毛；叶舌长约 1 mm。穗状花序纤细，淡绿色，长 3 ~ 10 cm，宽 3 ~ 5 mm，2 ~ 5 花序（少为 2）呈指状排列于茎顶，有时其中之一单生长于其他花序之下，小穗有花 3 ~ 6 朵。种子卵形，有波状皱纹。花、果期 6—10 月。

## 生境分布

生长于路旁、沟边或山坡草地。全国各地广为分布。

## 采收加工

8—9 月采收，洗净切断，晒干备用。

## 药材鉴别

本品根呈须状，黄棕色，直径 0.5 ~ 1 mm。茎呈扁圆柱形，淡灰绿色，有纵棱，节明显，节间长 4 ~ 8 mm，直径 1 ~ 4 mm。叶线形，长达 15 cm，叶脉平行条状。穗状花序数个呈指状排列于茎顶端，常为 3 个，气微，味淡。

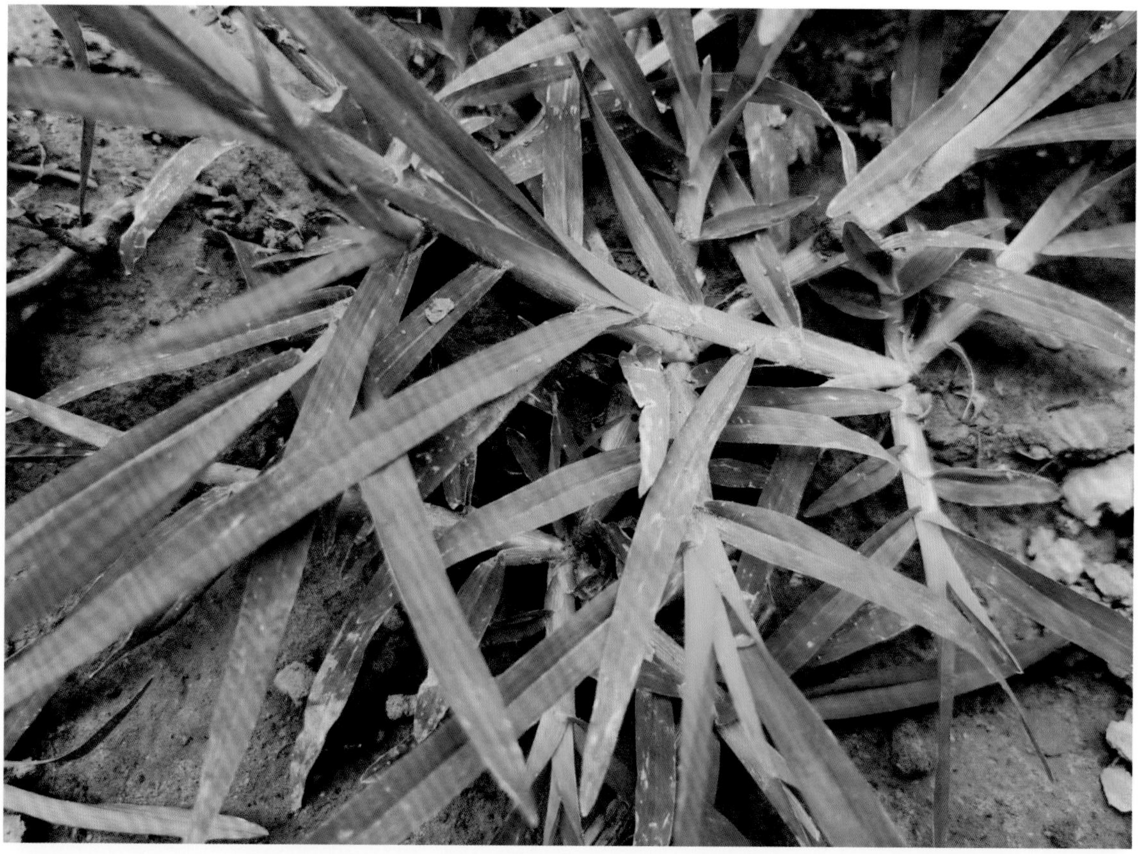

牛筋草

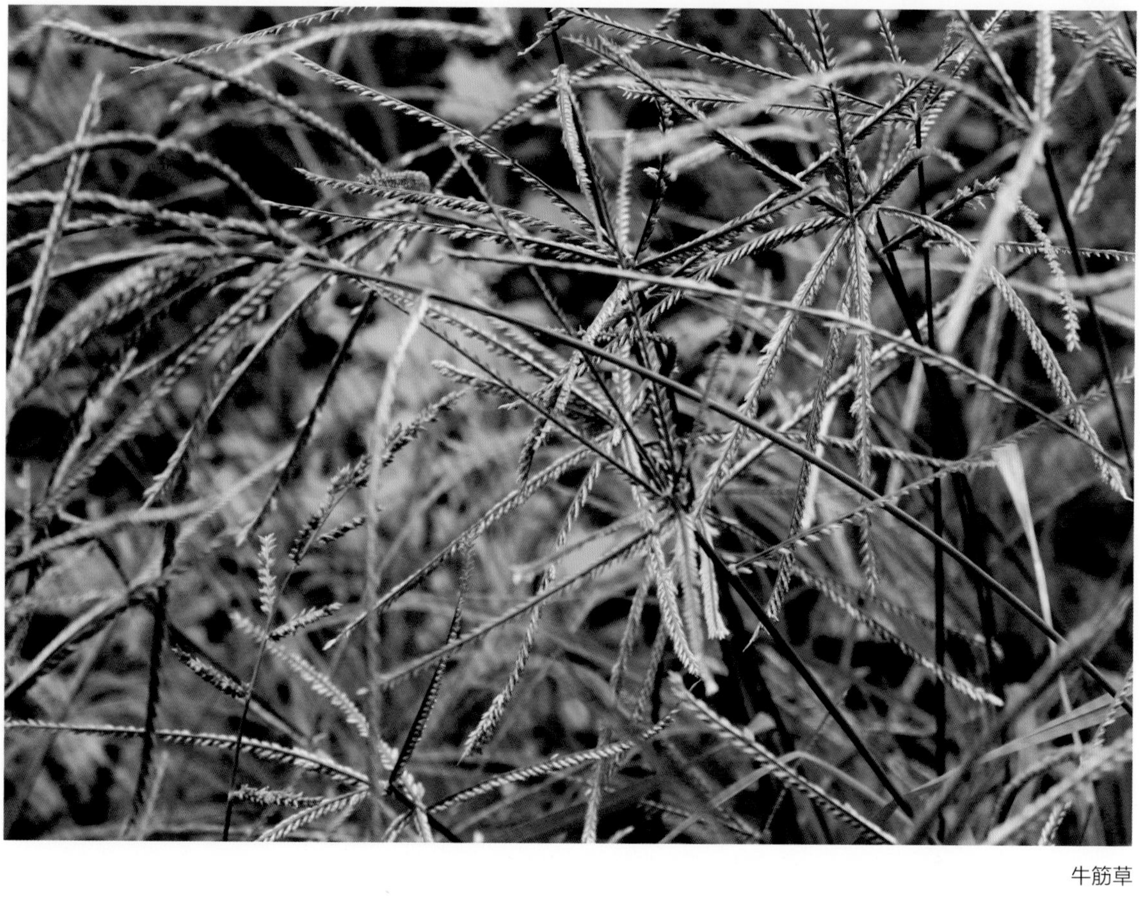

牛筋草

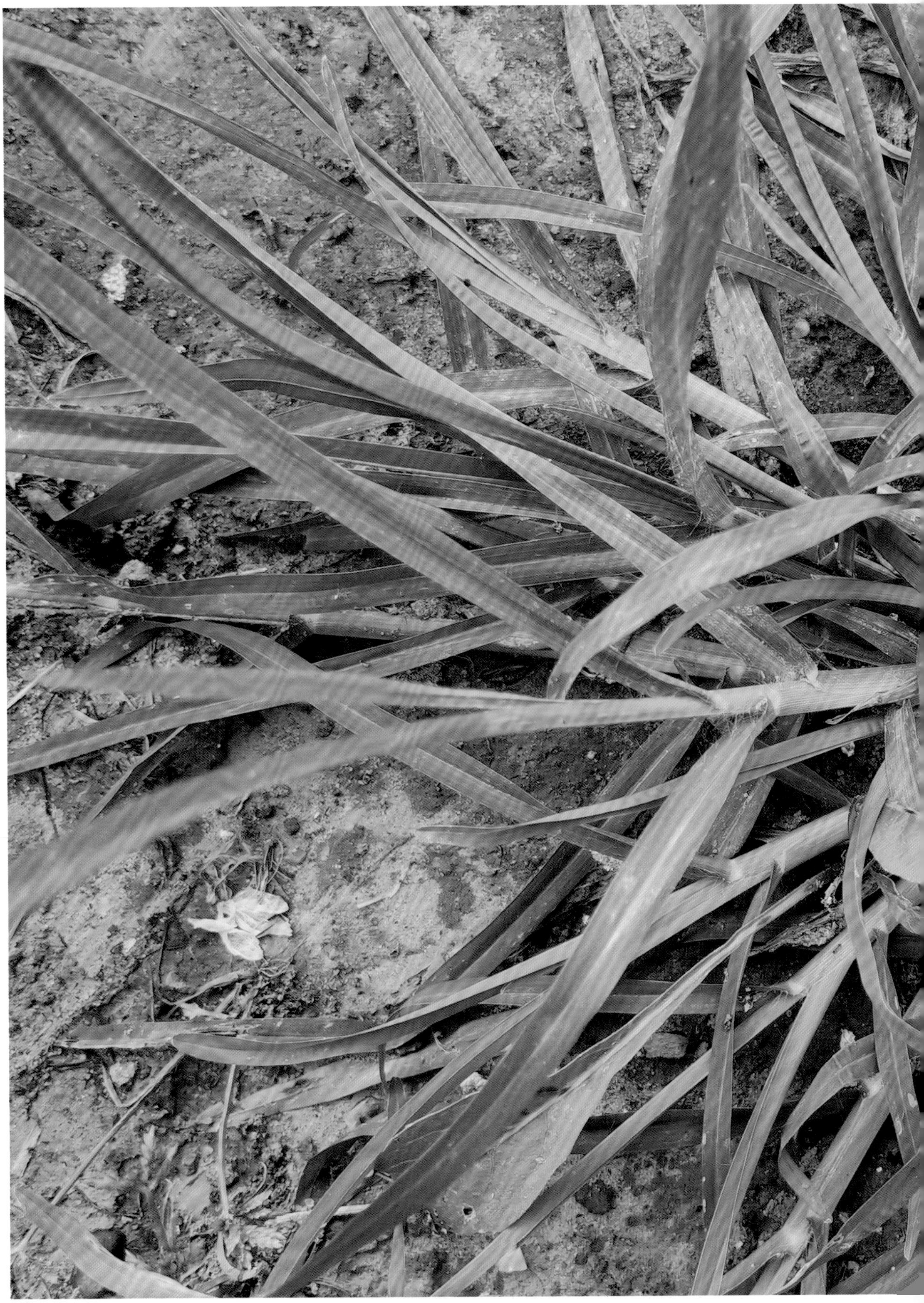

牛筋草

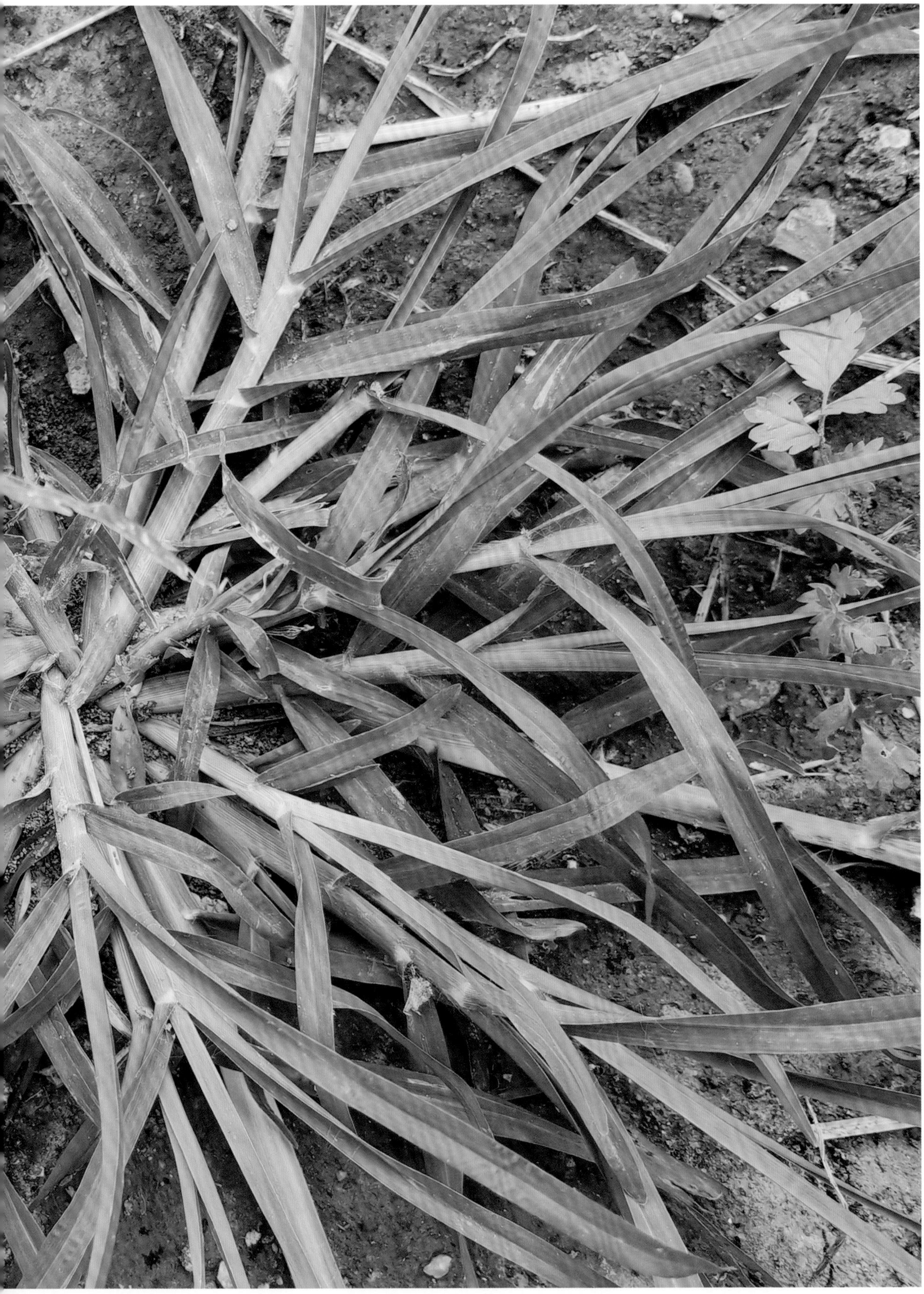

牛筋草

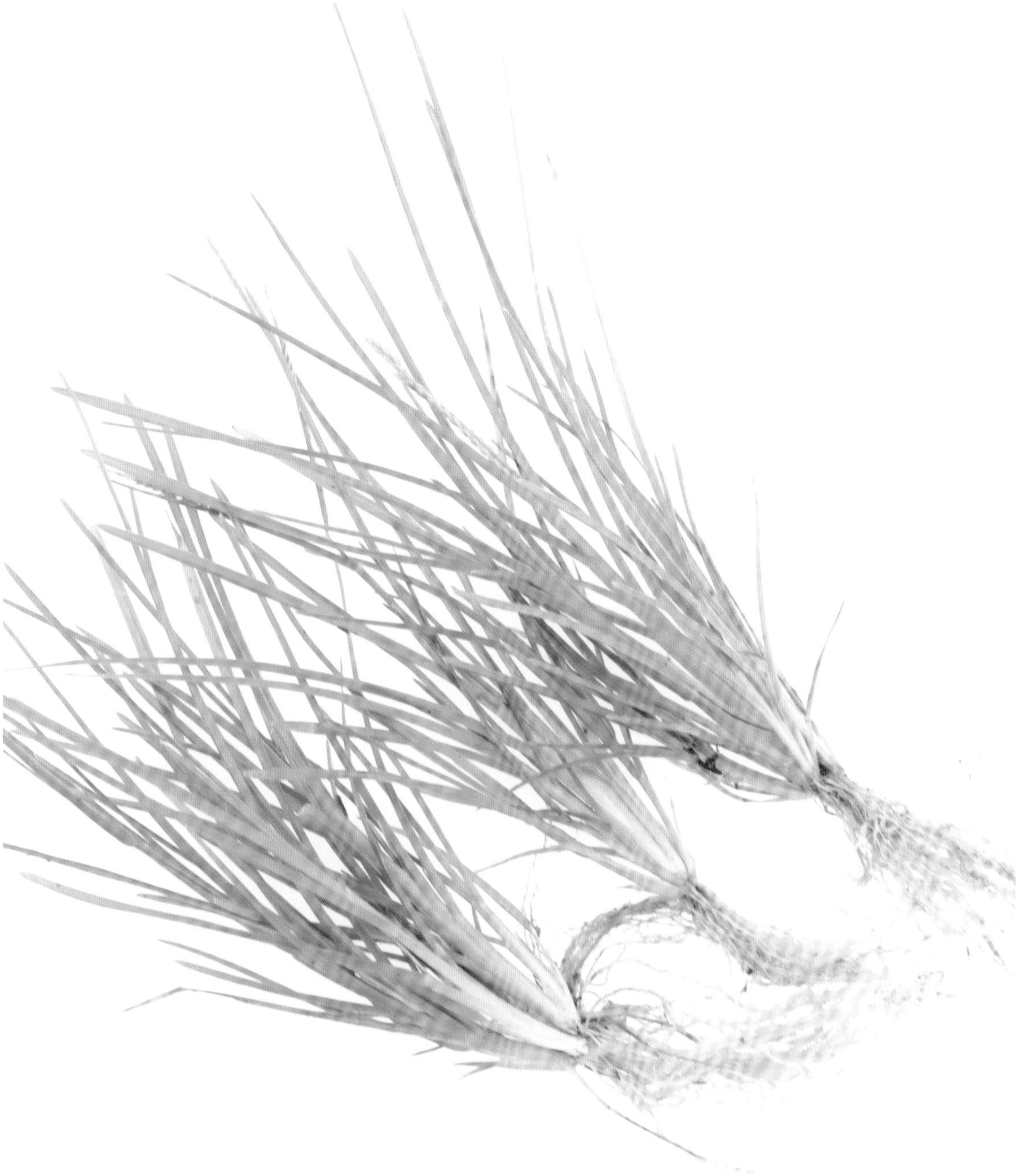

牛筋草药材

## 功效主治

清火解毒，消肿止痛，定心安神，降逆止呕。主治高热，口干舌燥，感冒，发热，咳嗽，咽喉肿痛，疔疮，痈疖，脓肿，心慌心悸，头昏目眩，恶心呕吐。

## 用法用量

内服：10 ~ 15 g，煎汤或泡服。外用：鲜品适量，捣烂敷。

## 民族药方

**1．预防流行性乙型脑炎** 鲜牛筋草 100 ~ 200 g。水煎代茶饮。

**2．高热，口干舌燥** 牛筋草、石菖蒲、姜黄各 10 g，千张纸根、狗牙花根各 15 g。水煎服。

**3．淋浊** 鲜牛筋草 100 g。水煎服。

**4．感冒，发热，咳嗽，咽喉肿痛** 牛筋草、小拔毒散根、草决明根各 15 g。水煎服。

**5．伤暑发热** 鲜牛筋草 100 g。水煎服。

**6．疔疮，痈疖，脓肿** 鲜牛筋草适量。捣烂包敷患处。

**7．湿热黄疸** 鲜牛筋草 100 g，山芝麻 50 g。水煎服。

**8．心慌心悸，头昏目眩，恶心呕吐** 牛筋草 10 g，甘草 5 g。开水泡服。

**9．腰部挫闪疼痛** 牛筋草、丝瓜络各 50 g。炖酒服。

**10．疝气** 鲜牛筋草根 200 g，荔枝干 14 个。加黄酒和水各半，炖 1 小时，饭前服，每日 2 次。

## 使用注意

孕妇慎用，不宜久服。

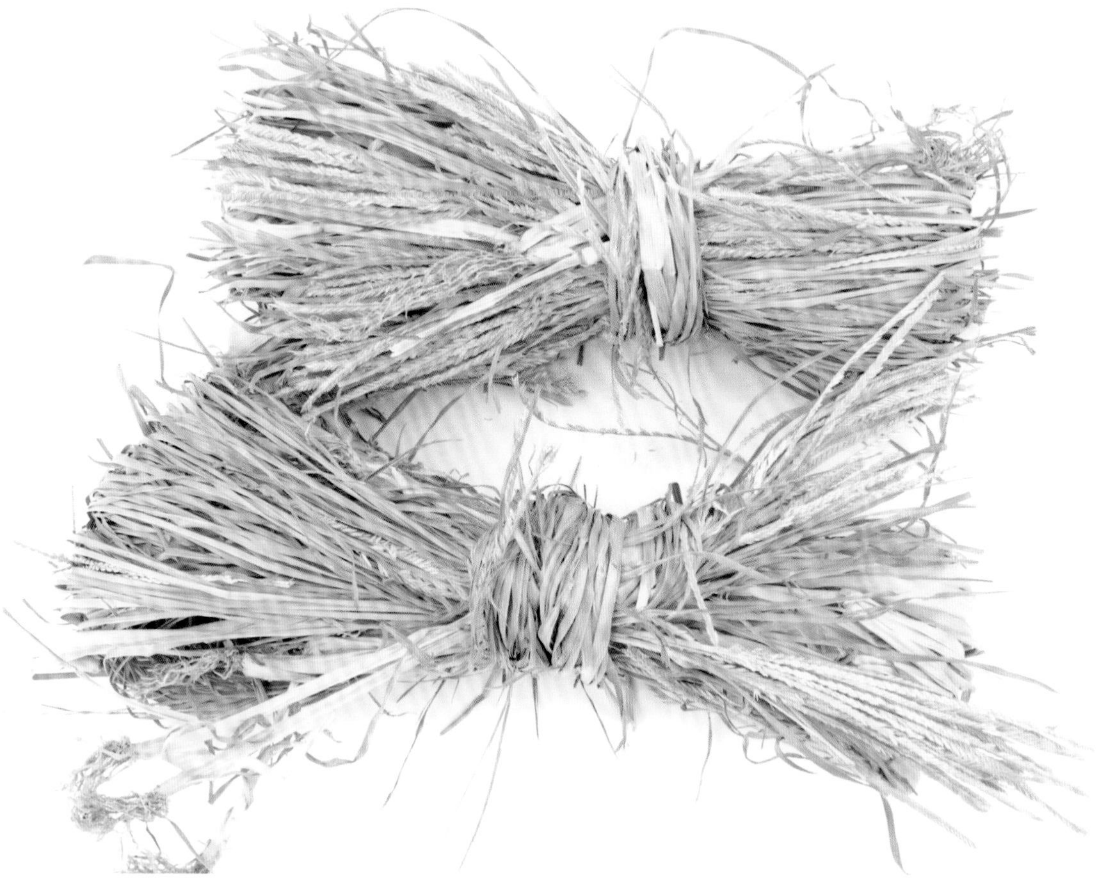

牛筋草药材

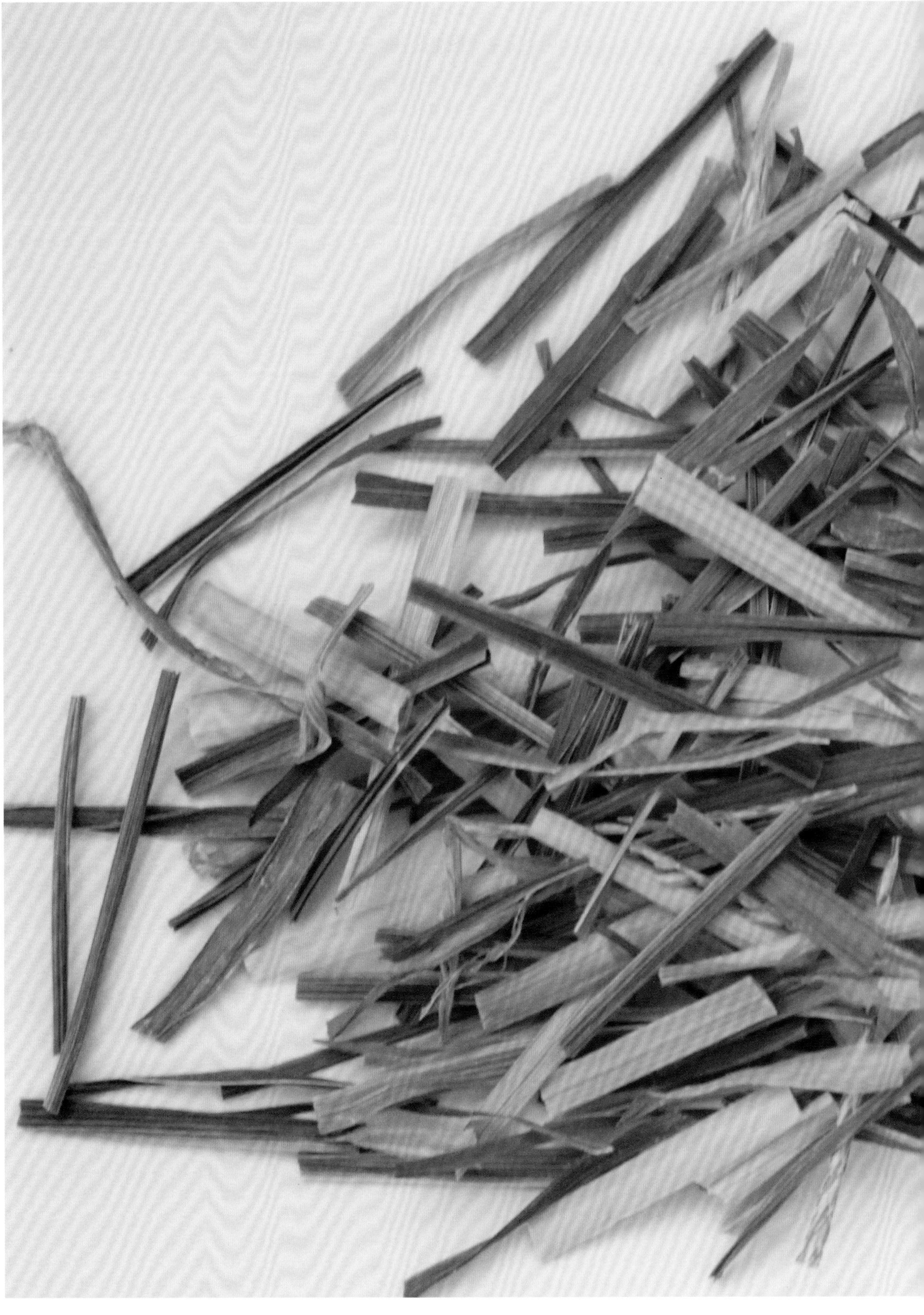

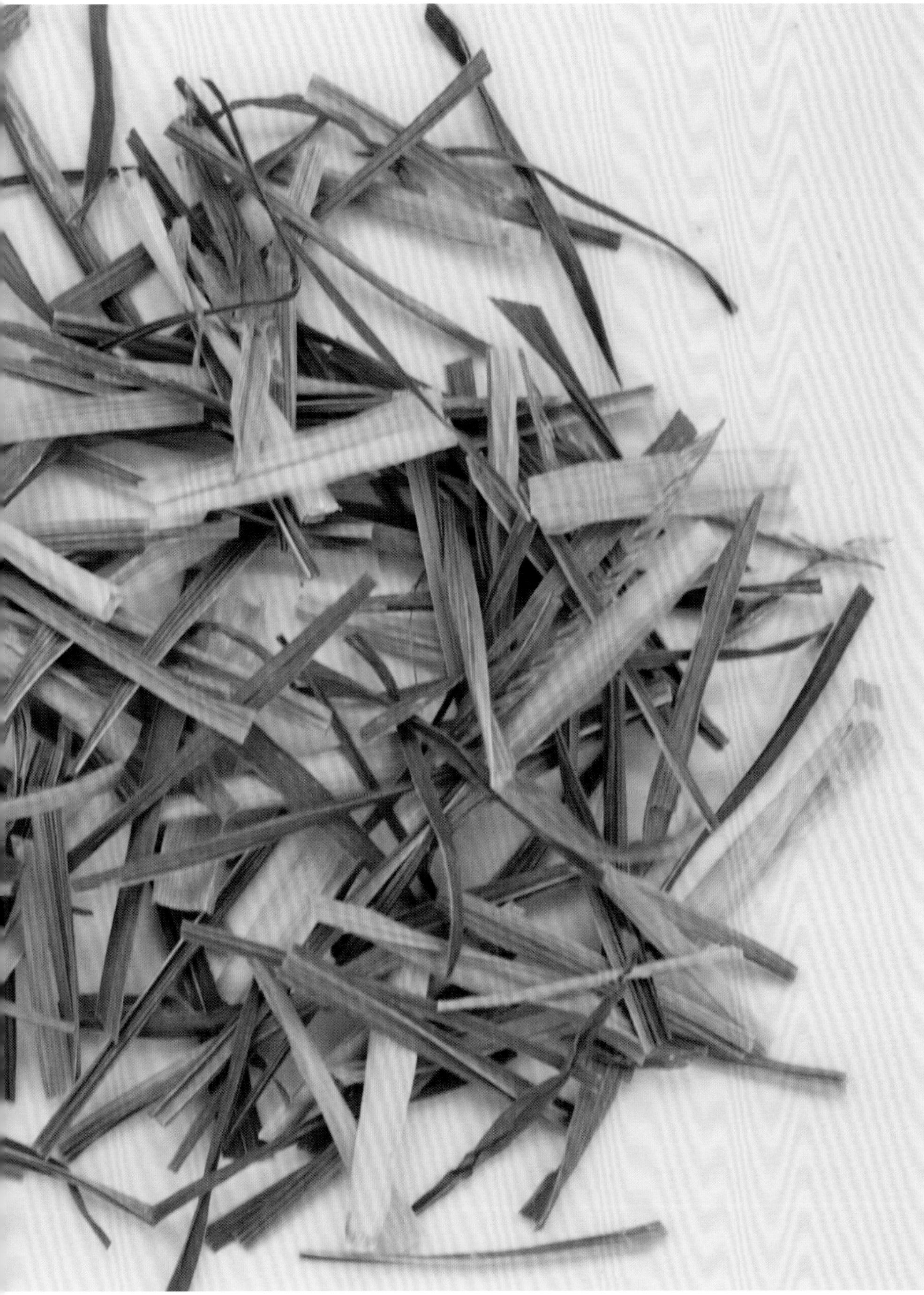

牛筋草饮片

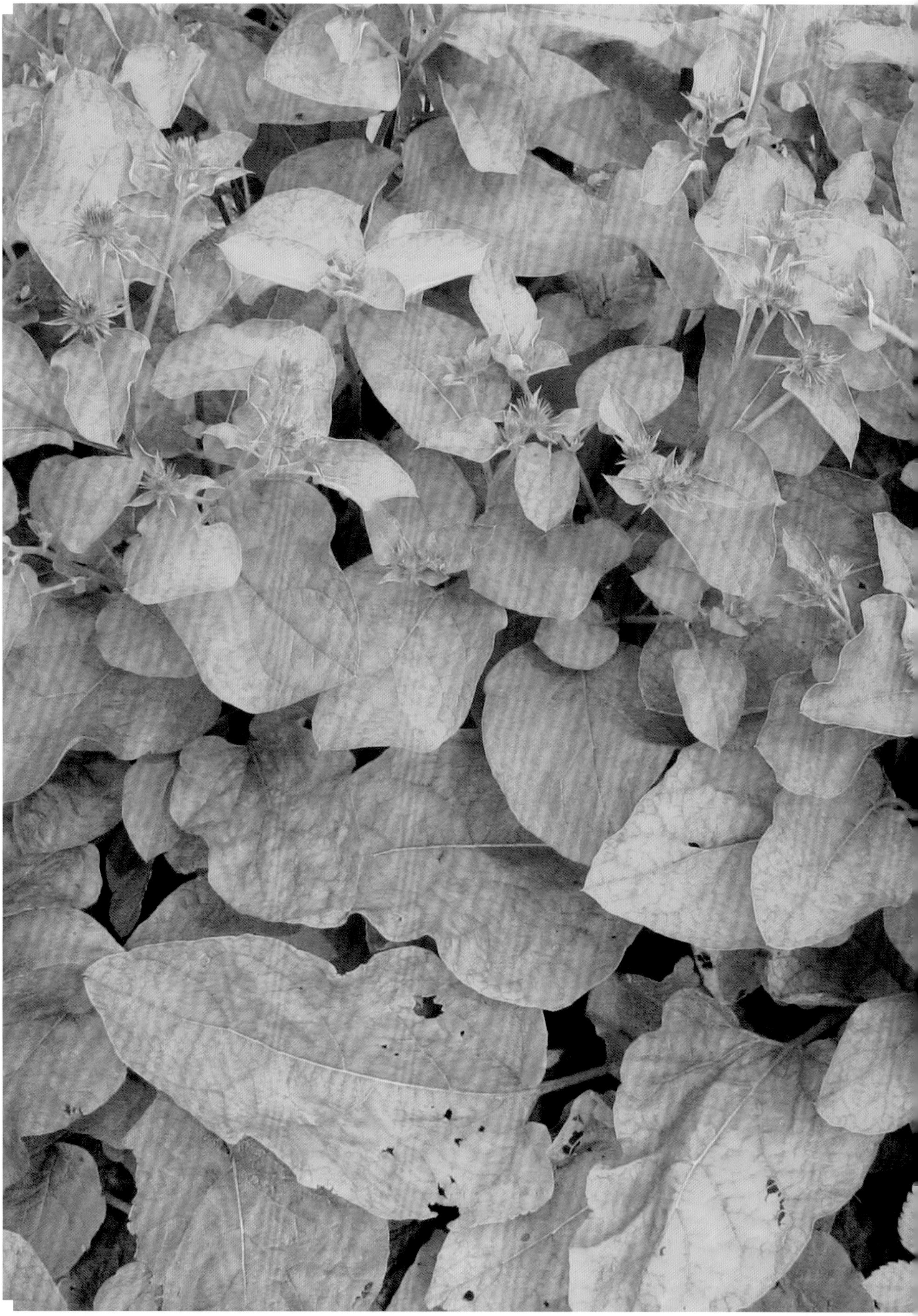

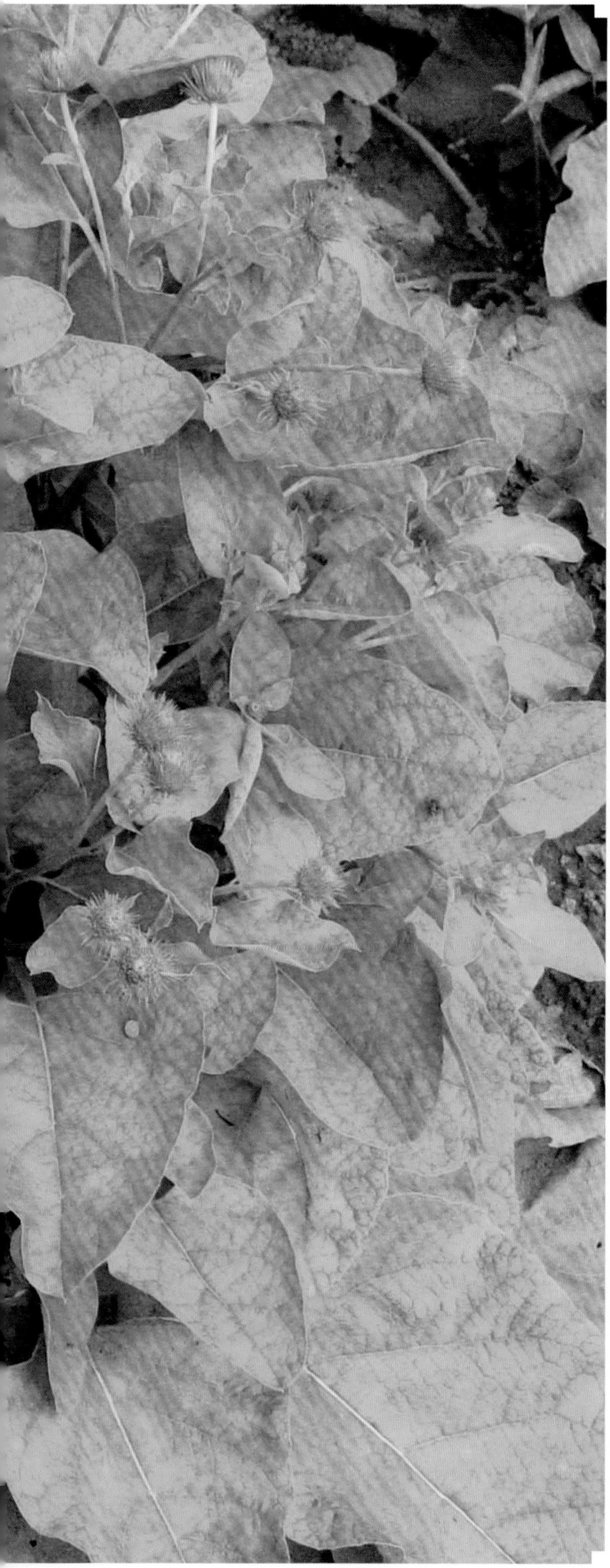

# 牛蒡子

**【壮 药 名】**楣耳象。

**【别　 名】**恶实、荔实、牛蒡、大力子、黑风子、毛锥子、粘苍子。

**【来　 源】**本品为菊科植物牛蒡 *Arctium lappa* L. 的干燥成熟果实。

**【性味归经】**味苦，性冷。归肺、胃经。

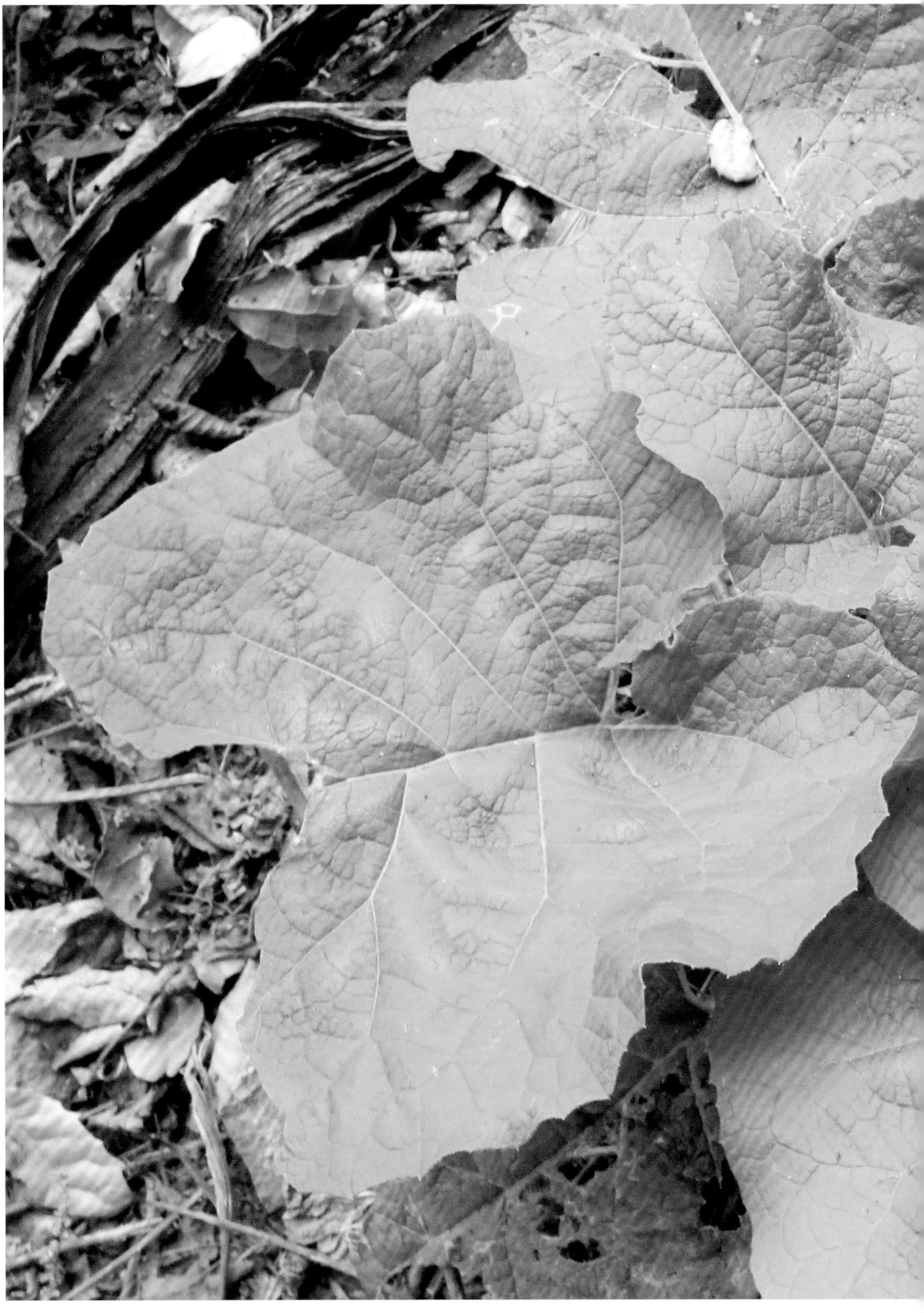

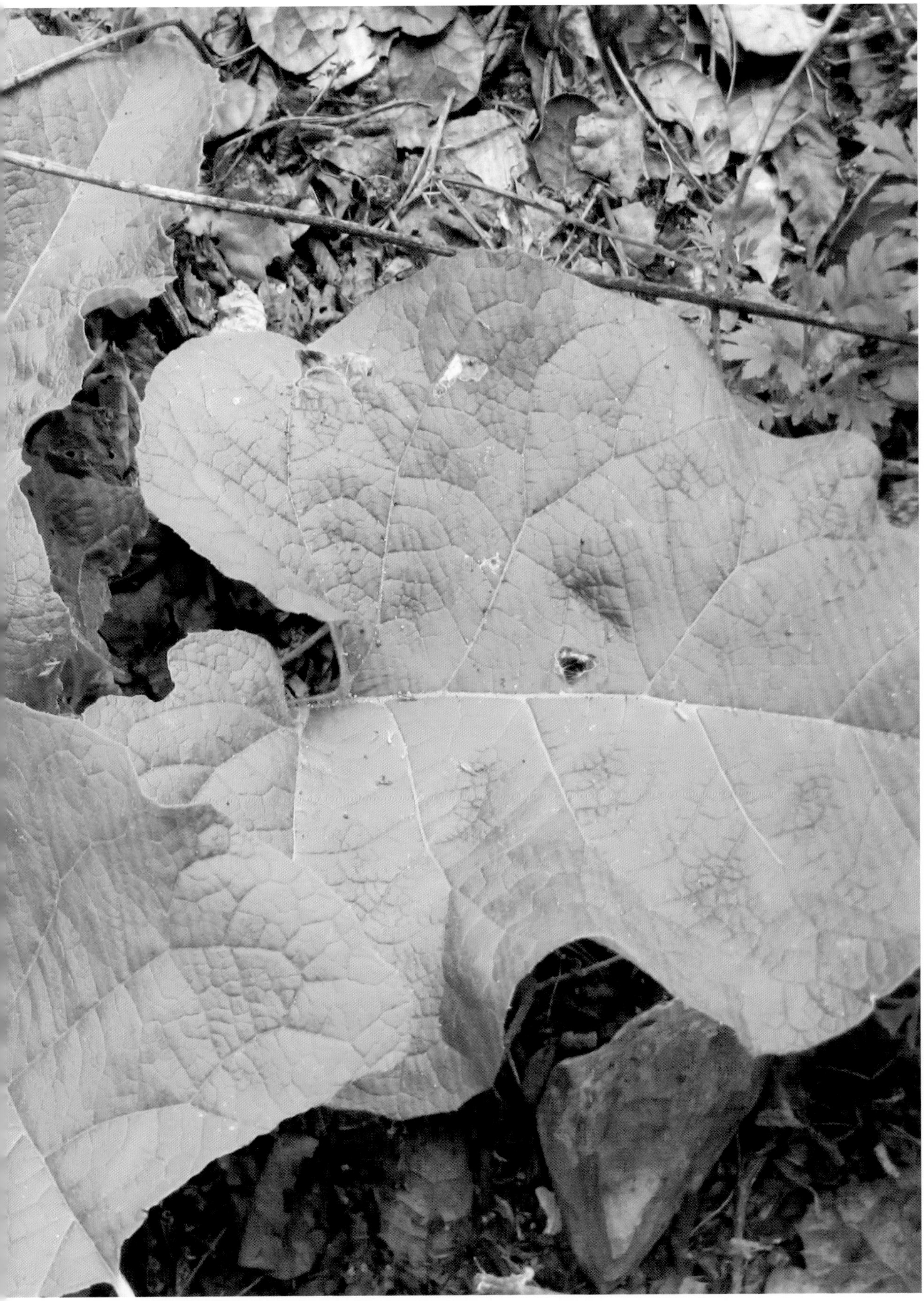

牛蒡

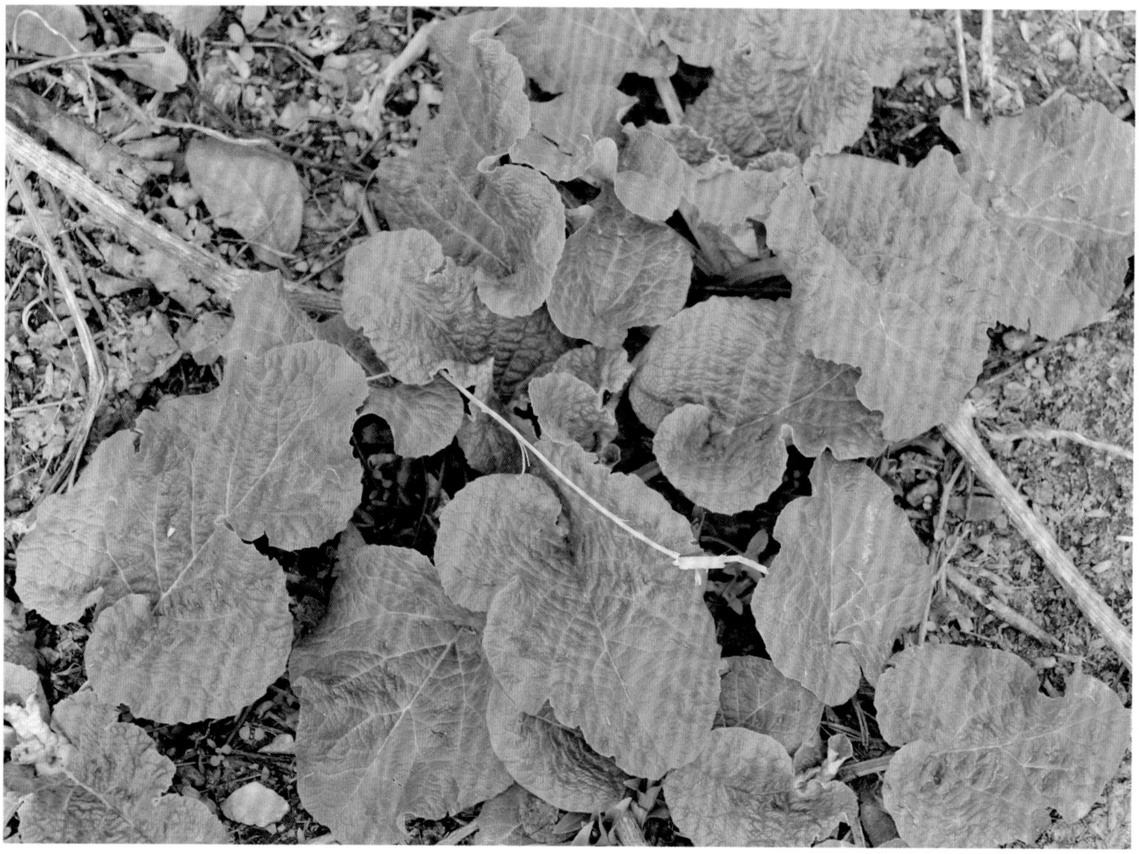

牛蒡

## 识别特征

二年生草本植物，高 1 ~ 2 m，根肉质，圆锥形。茎直立粗壮，上部多分枝，带紫褐色，有微毛和纵条棱。基生叶丛生，茎生叶互生，叶片长卵形或广卵形，长 40 ~ 50 cm，宽 30 ~ 40 cm，上面绿色或暗绿色，无毛，下面密被灰白色茸毛，全缘或有细锯齿，具刺尖，基部常为心形。头状花序簇生于茎顶或排列成伞房状，直径 2 ~ 4 cm，花序梗长 3 ~ 7 cm，有柄；总苞球形，苞片多数披针形，先端钩曲；花小，淡紫色，均为管状花，两性，顶端 5 齿裂，聚药雄蕊 5，与花冠裂片互生；瘦果椭圆形或倒卵形，灰黑色。花期 6—8 月，果期 7—9 月。

## 生境分布

生长于山野路旁、沟边、荒地、山坡向阳草地、林边和村镇附近。常栽培。分布于我国东北及西南地区。

## 采收加工

播种后的第二年 7—8 月，当总苞呈枯黄色时，即可采收果实，除去杂质，晒干。

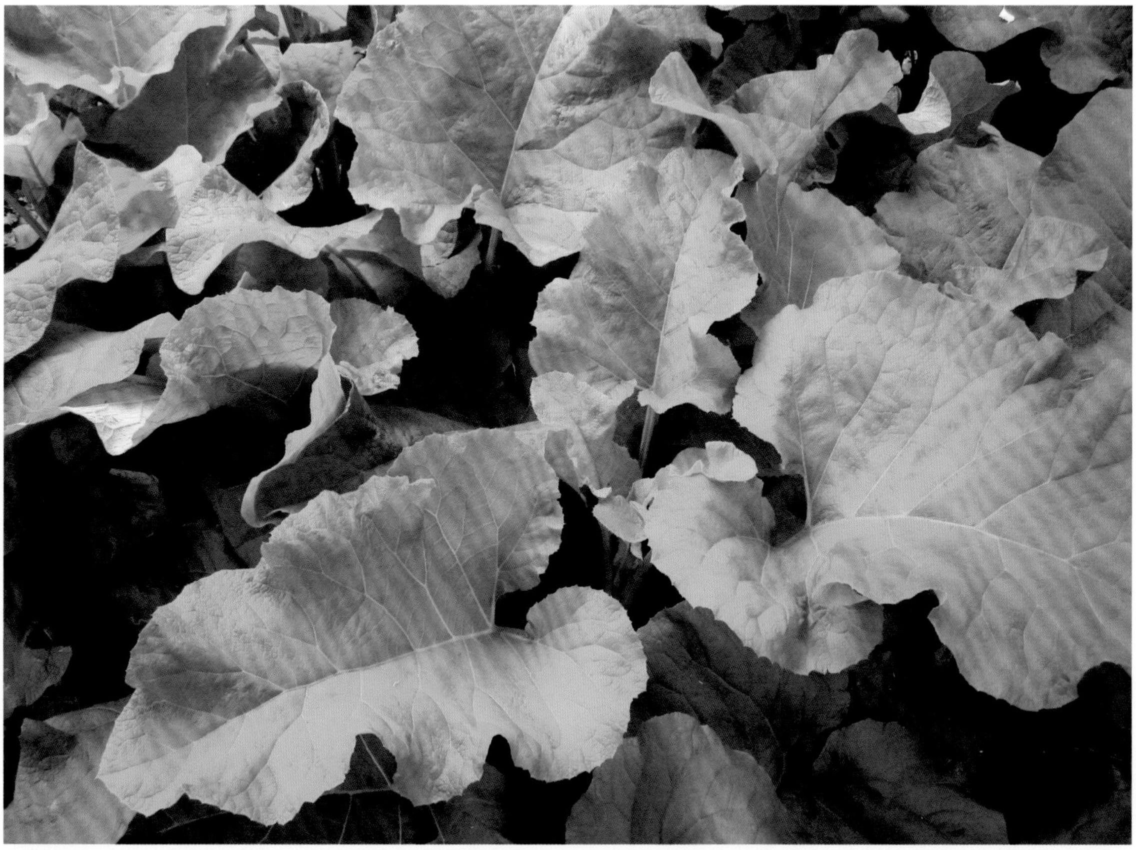

牛蒡

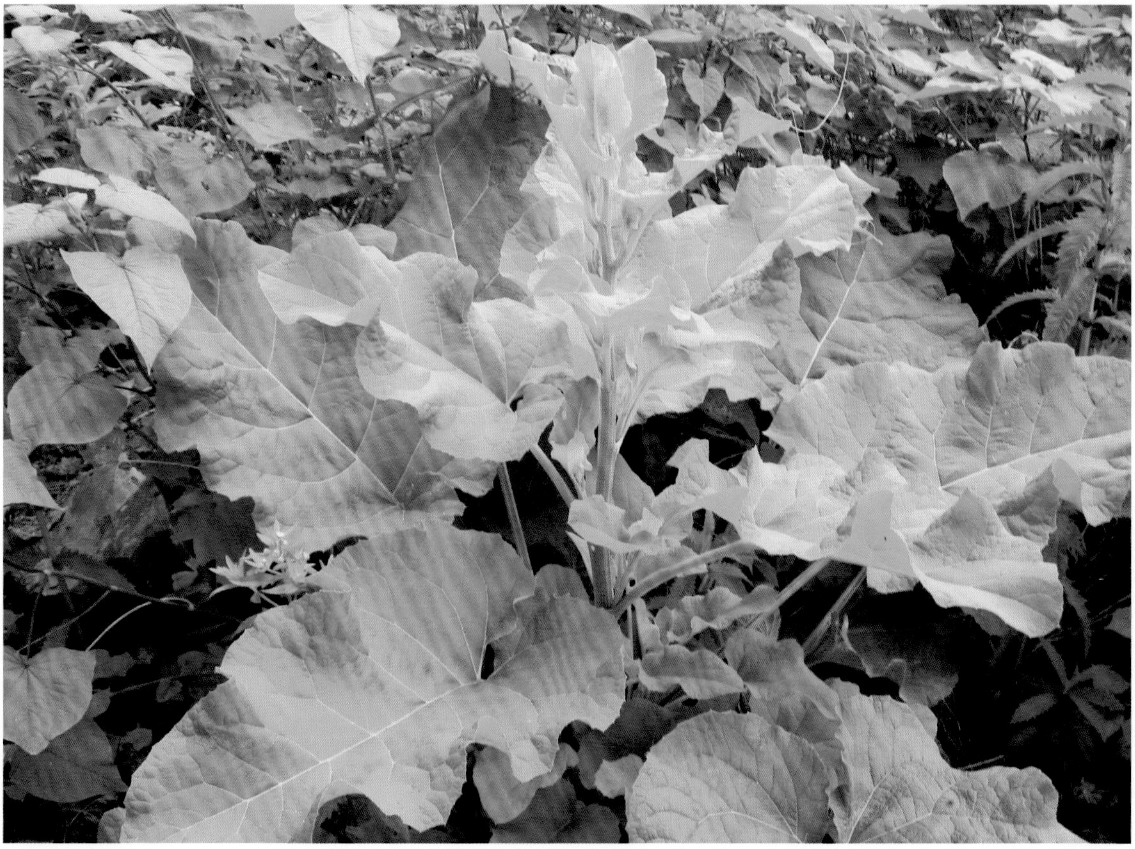

牛蒡

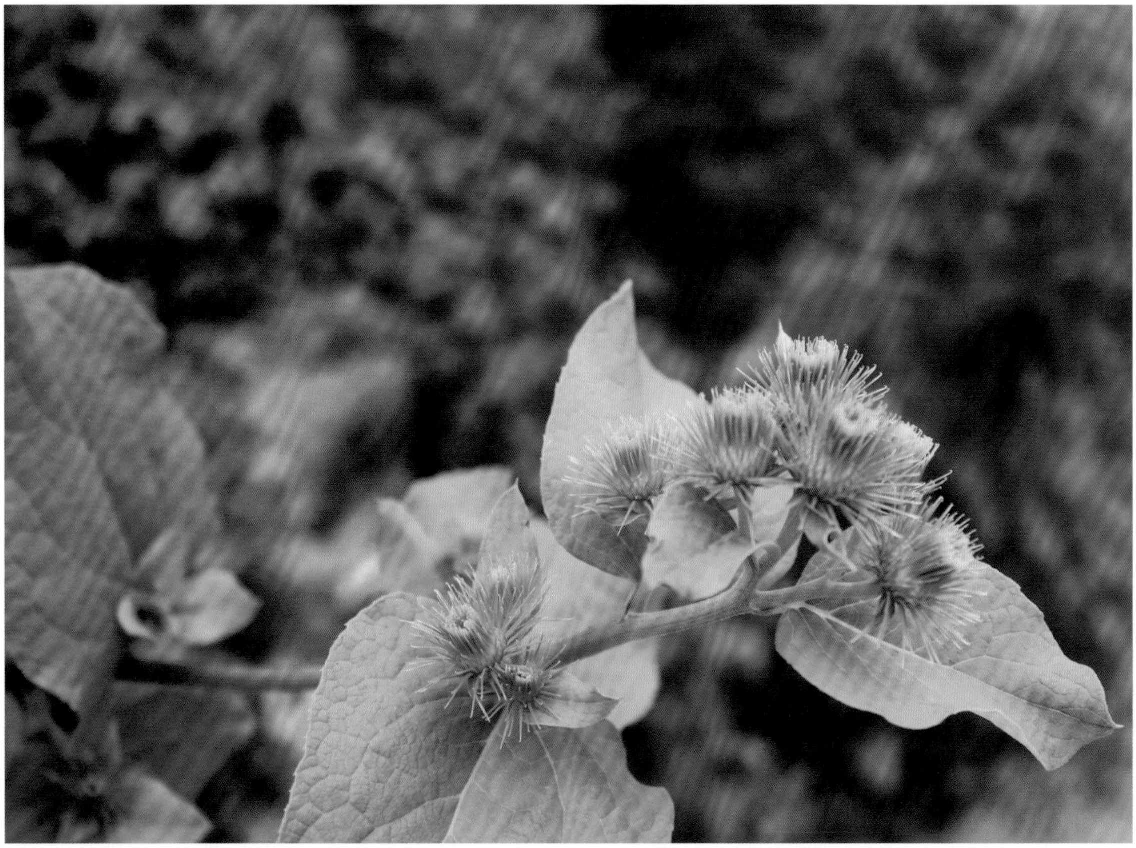

牛蒡

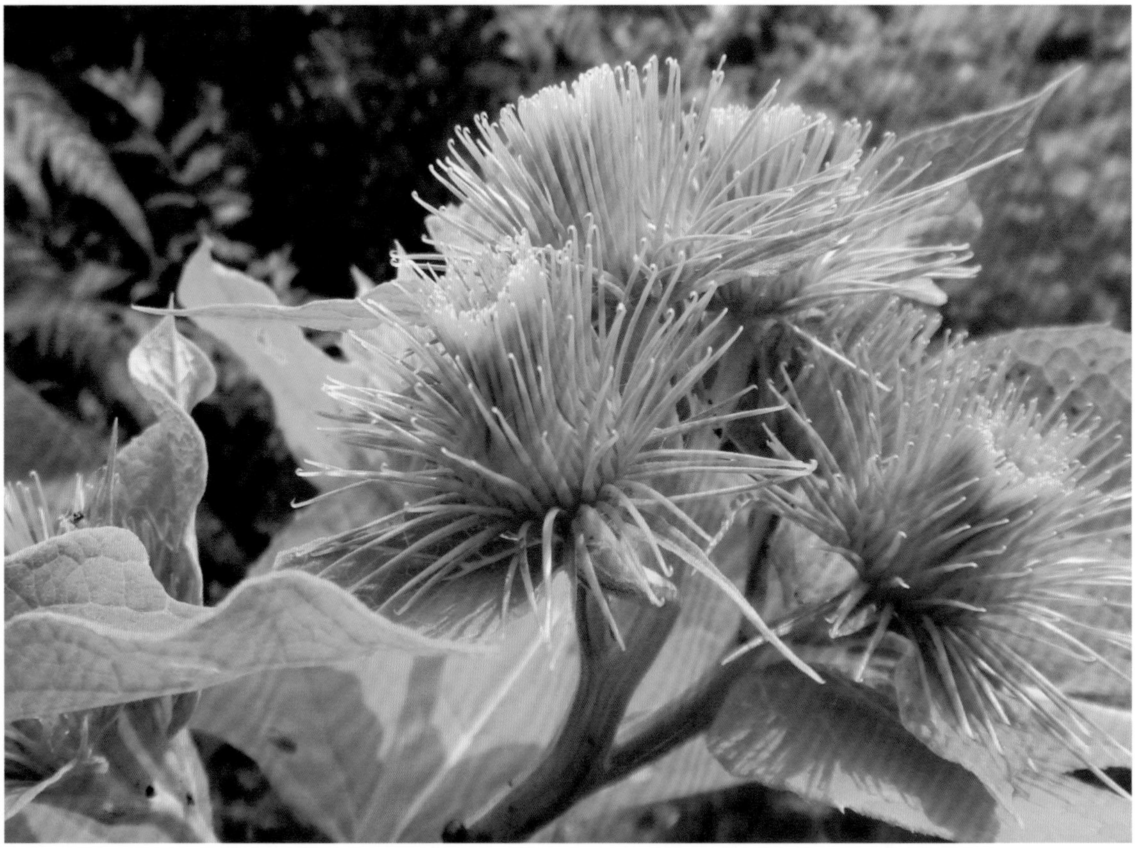

牛蒡

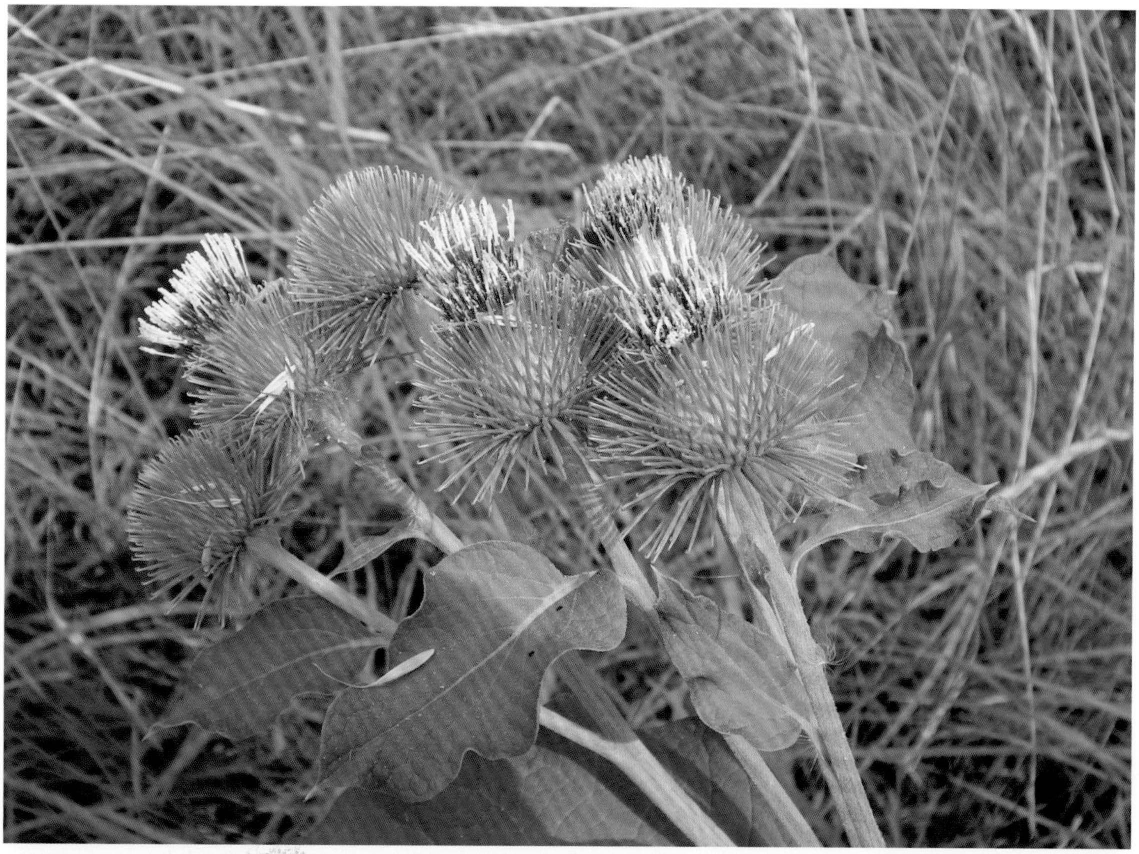

牛蒡

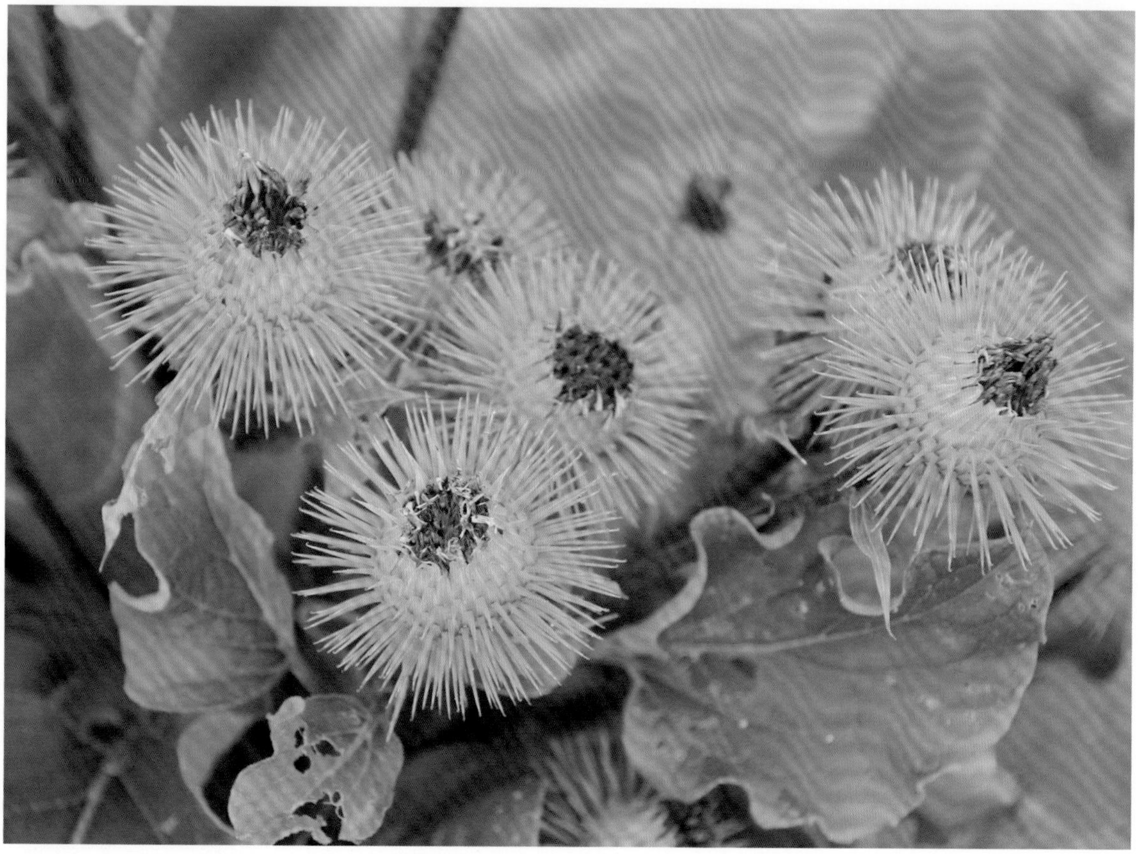

牛蒡

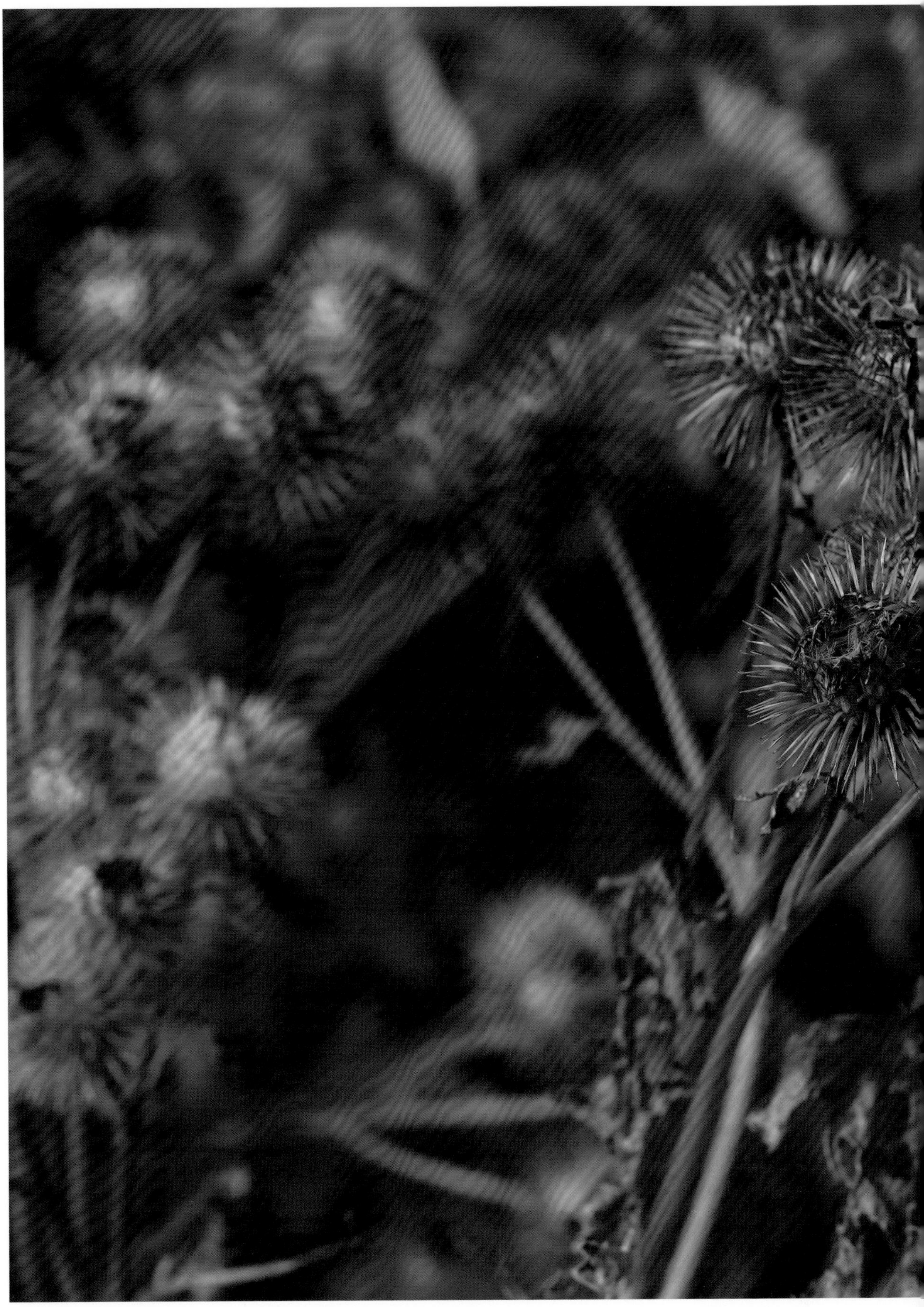

# 牛蒡子

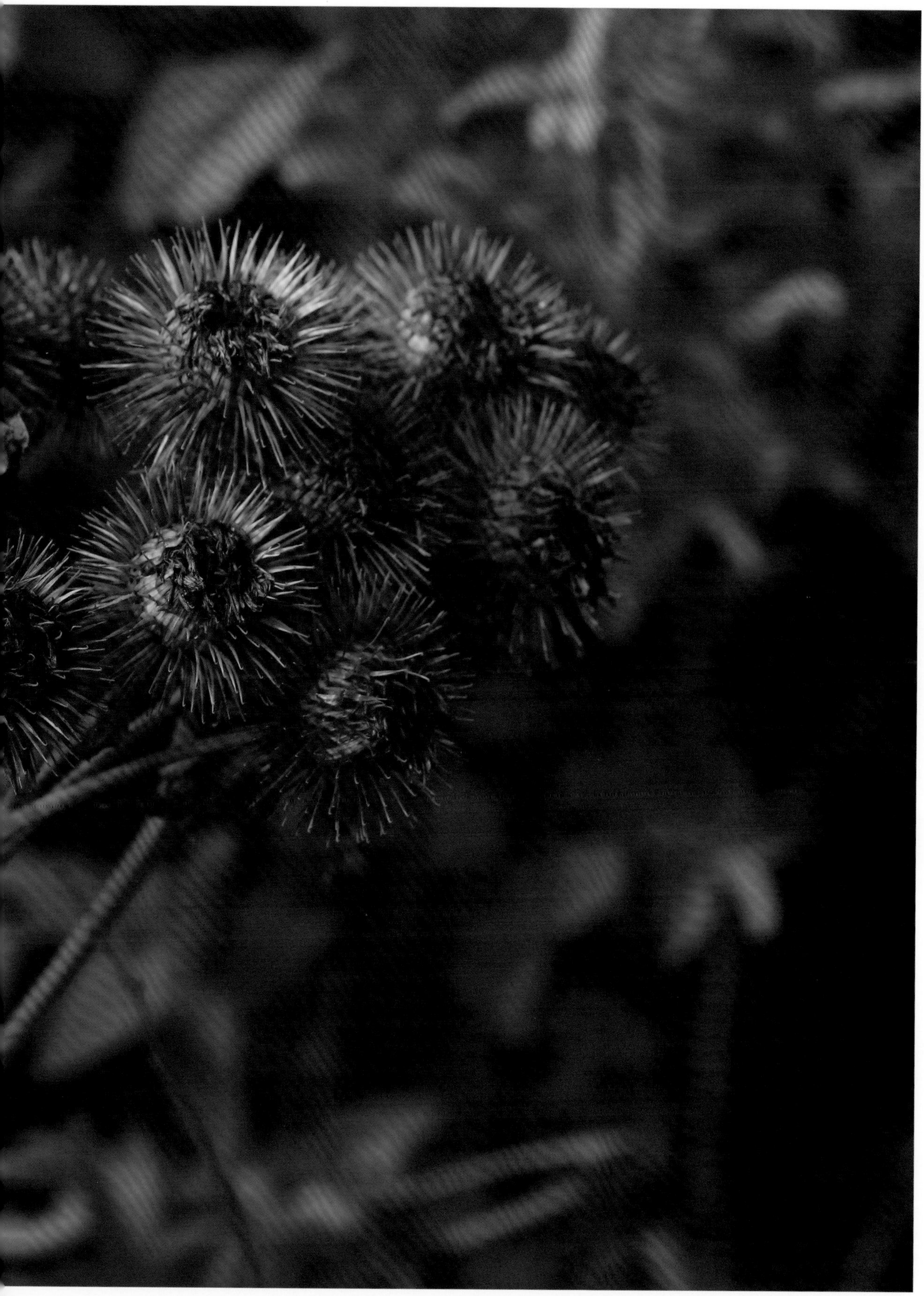

牛蒡

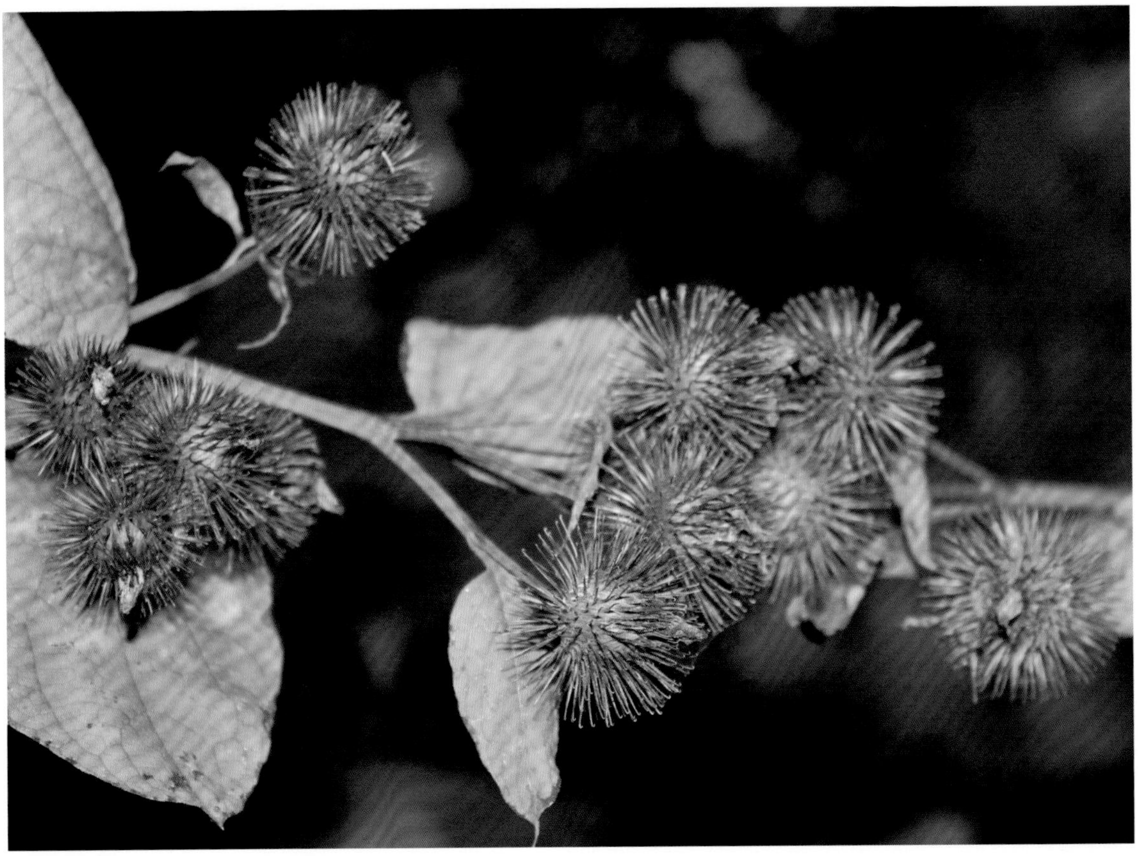

牛蒡

## 药材鉴别

本品呈长倒卵形，两端平截，略扁，微弯曲，长 5 ~ 7 mm，宽 2 ~ 3 mm。表面灰褐色或淡灰褐色，具多数细小黑斑，有数条纵棱。先端钝圆，有一圆环，中心具点状凸起的花柱残迹；基部狭窄，有圆形果柄痕。果皮质硬，子叶 2，淡黄白色，富油性。果实无臭；种子气特异，味苦后微辛，稍久有麻舌感。以粒大、饱满、色灰褐者为佳。

## 功效主治

疏散风热，宣肺透疹，散结解毒。主治风热感冒，头痛，咽喉肿痛，流行性腮腺炎，斑疹不透，疮疡肿毒。

## 用法用量

内服：10 ~ 15 g，煎汤；或入散剂服。外用：适量，煎水含漱。

## 民族药方

**1. 风热型荨麻疹**　牛蒡子 10 g，浮萍、黄芩、蝉蜕各 9 g。水煎服，每日 1 剂。

**2. 扁桃体炎**　牛蒡子 10 g，穿心莲、金银花、山豆根各 9 g。水煎服，每日 1 剂。

**3．虫咬皮炎**　牛蒡子 30 g，苦参 15 g。水煎适量，待凉，棉签蘸搽，每日数次。

**4．足癣**　牛蒡子 30 g，土荆皮 20 g，95% 乙醇 250 ml。浸泡 1 周后过滤成酊，棉签蘸搽患处，每日 3 次。

**5．百日咳**　牛蒡子、茯苓各 10 g，荆芥穗 6 g。水煎服。

**6．麻疹出疹不透**　牛蒡子 6 g，芫荽、金银花各 5 g，蝉蜕 2 g。水煎服，每日 2 次。

**7．感冒**　牛蒡子适量。研细粉，开水送服，每次 5 g，每日 3 ~ 4 次。

**8．风热咳嗽**　牛蒡子 12 g，桑叶、连钱草各 15 g。水煎服。

**9．颜面丹毒，流行性腮腺炎（痄腮）**　牛蒡子、荆芥各 10 g，蒲公英、连翘各 12 g，薄荷、甘草各 3 g。水煎服。

**10．偏头痛伴眼睛痛**　牛蒡子、菊花、苍耳子各 9 g。水煎服。

**11．感冒咳嗽**　牛蒡子、杏仁、紫菀、防风、前胡各 10 g，甘草 6 g。水煎服。

**12．咽喉肿痛**　牛蒡子 15 g，板蓝根、薄荷、桔梗各 10 g，甘草 6 g。水煎服。

**13．急性乳腺炎**　牛蒡子、蒲公英各 10 g，鹿角霜、天花粉各 9 g。水煎服，每日 1 剂。

## 使用注意

气虚便溏者忌用。

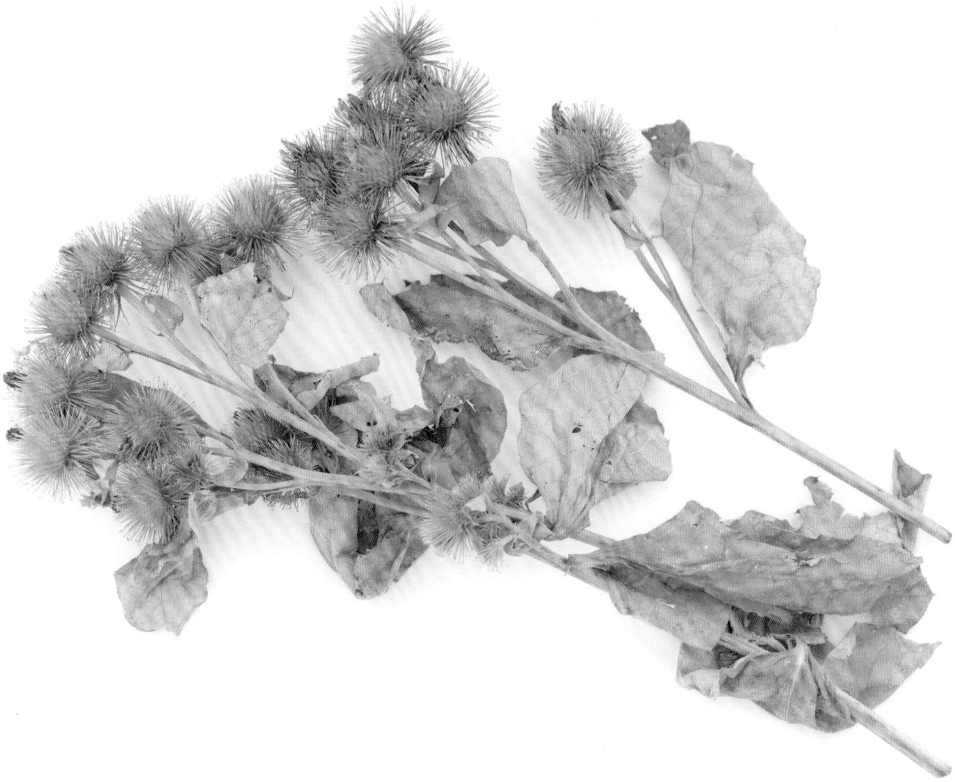

牛蒡子药材

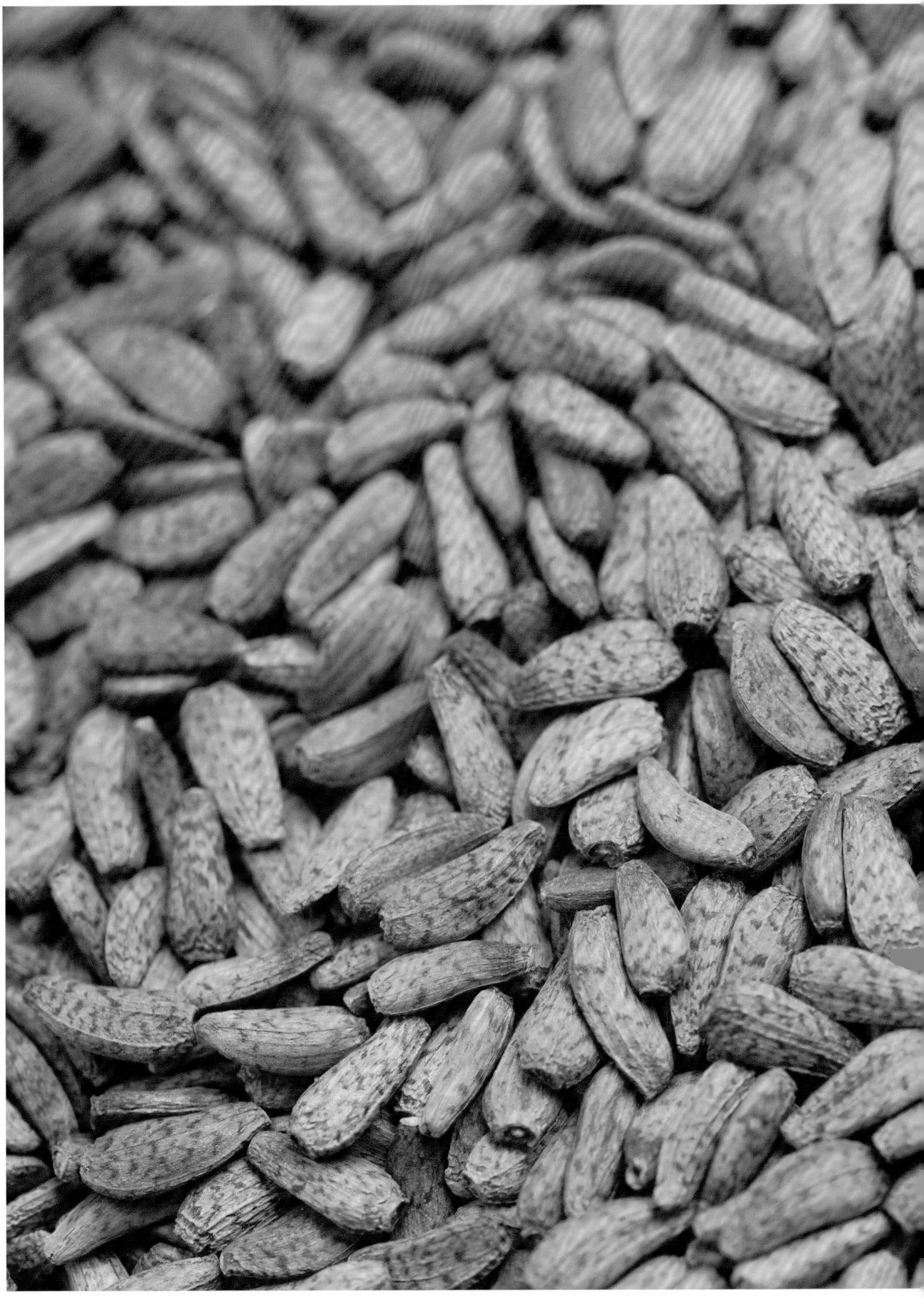

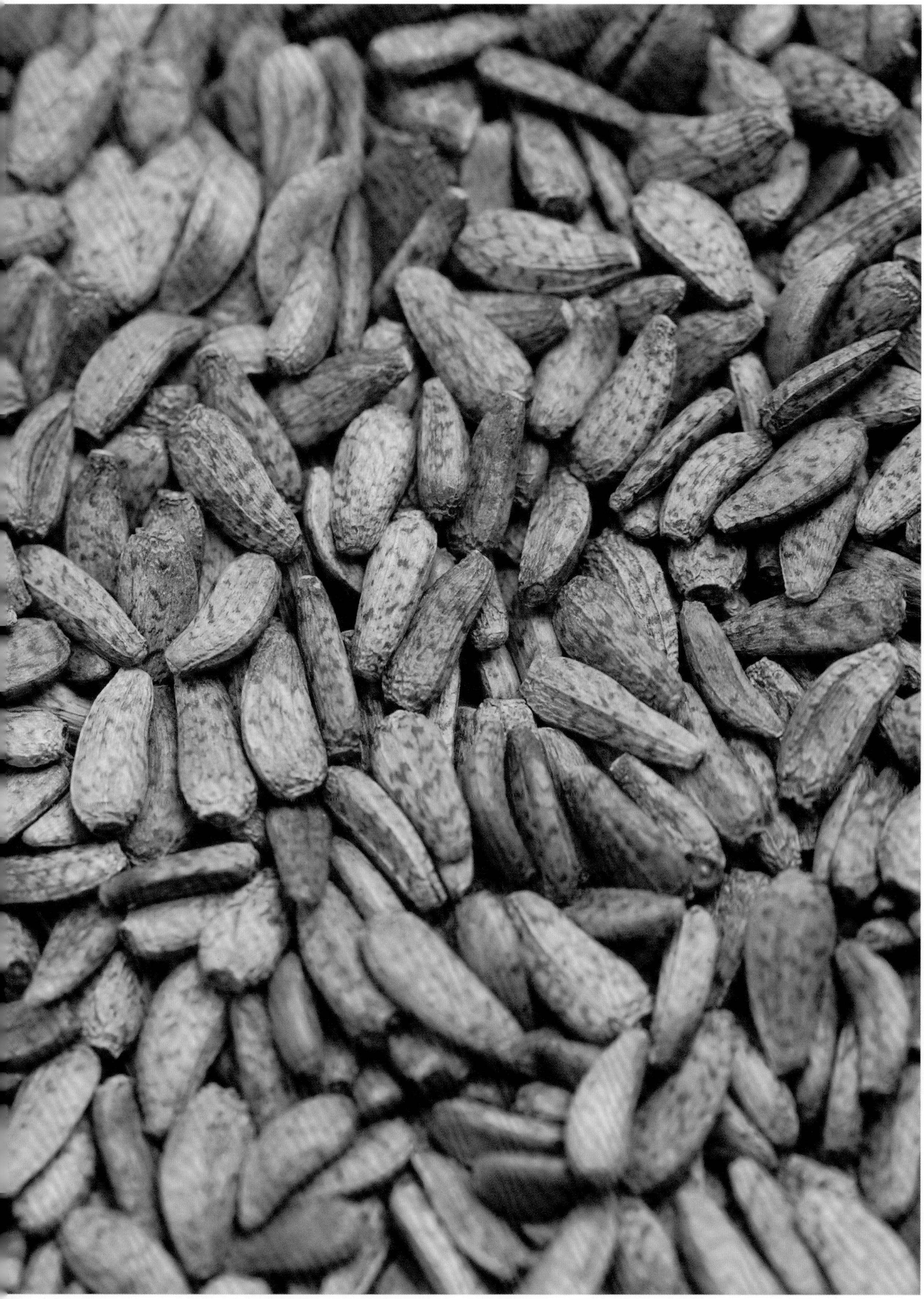

牛蒡子饮片

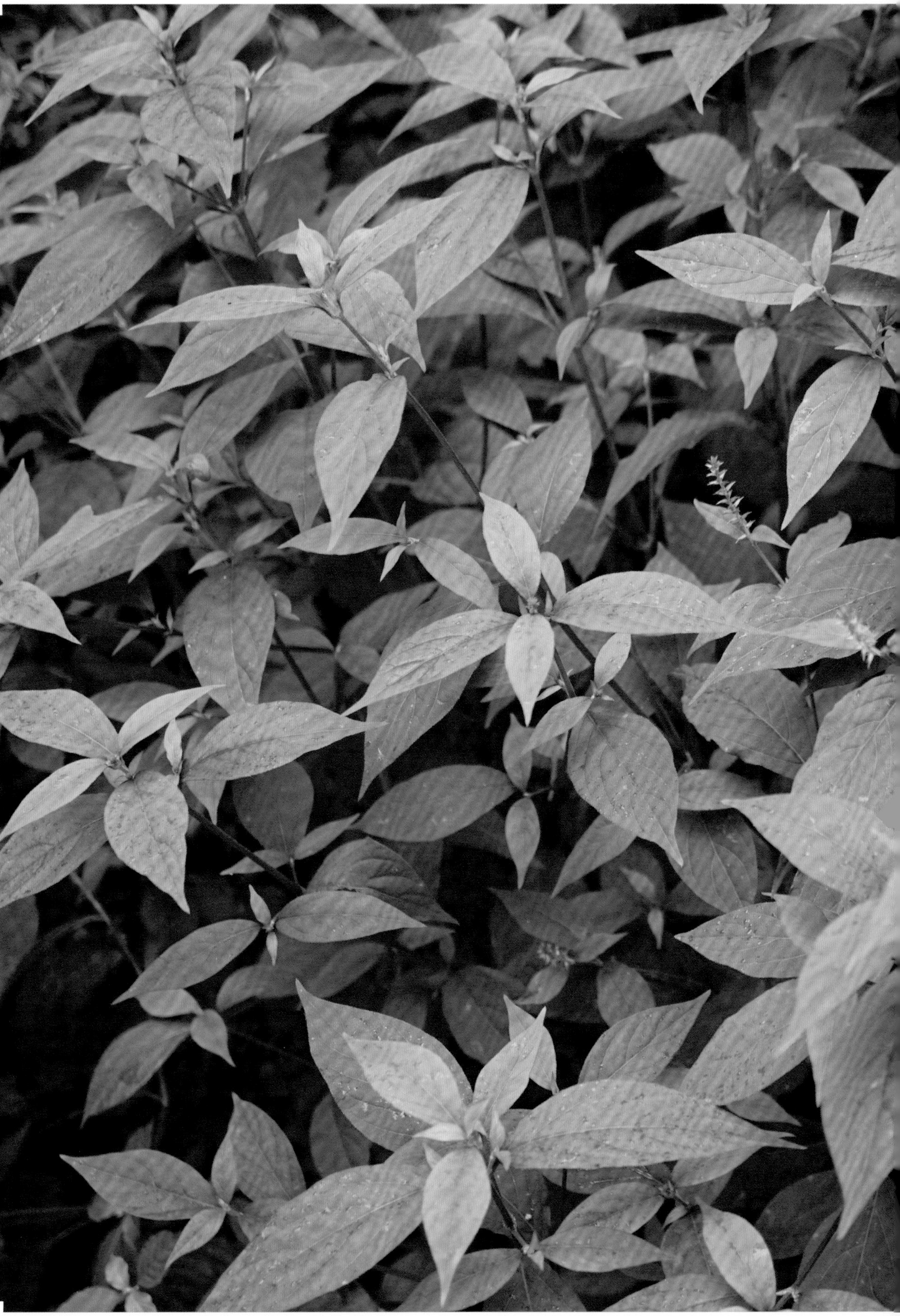

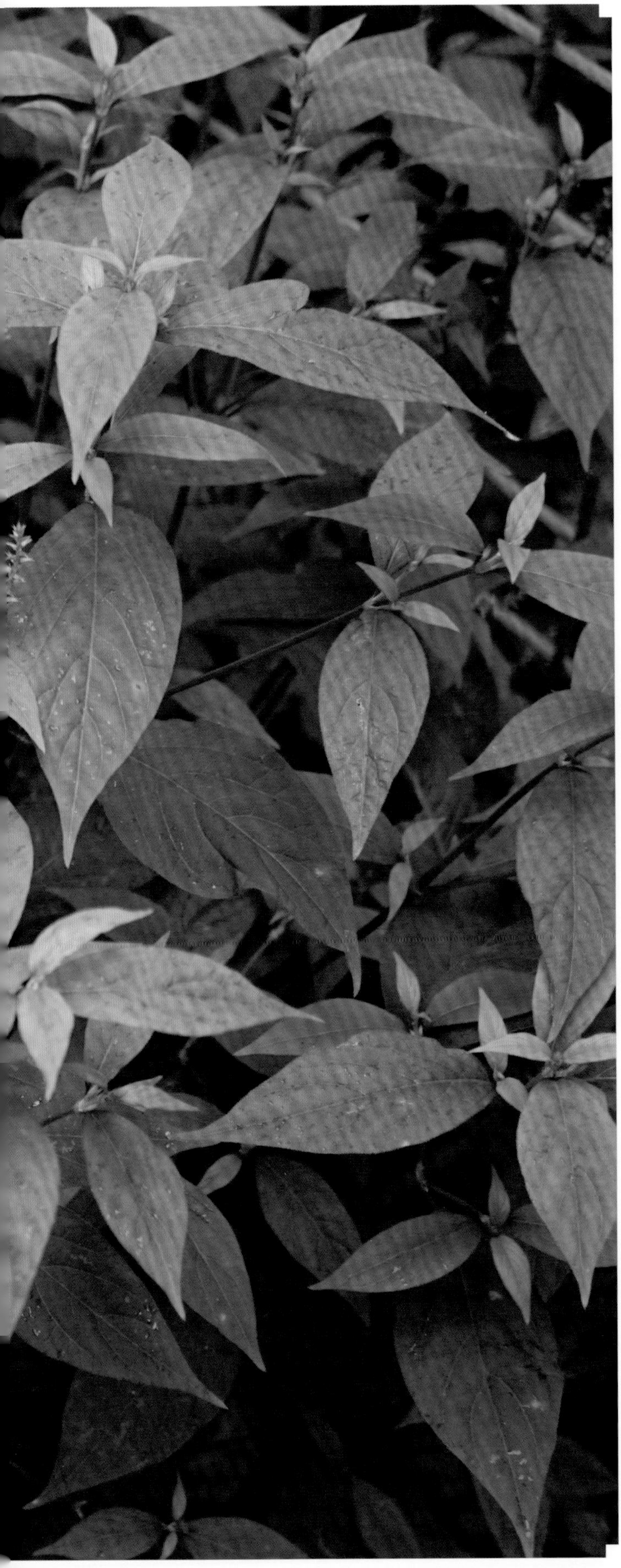

# 牛膝

**【壮药名】**拍脱。

**【别　名】**牛七、牛夕、山苋、百倍、牛茎、牛髁膝、牛磕膝、牛克膝、牛盖膝。

**【来　源】**本品为苋科植物牛膝 *Achyranthes bidentata* Bl. 的干燥根。

**【性味归经】**味甘、苦、酸、微腥，性平。归肝、肾经。

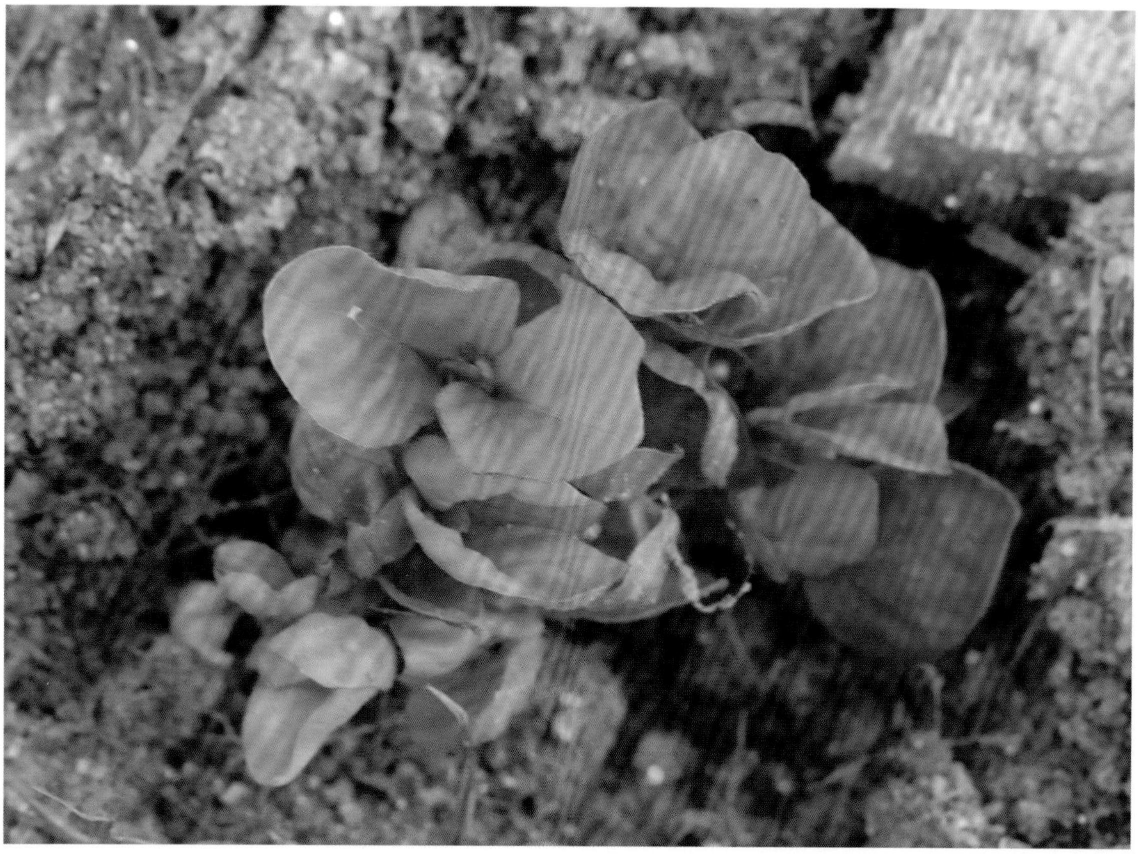

牛膝

## 识别特征

多年生草本，高 70 ~ 120 cm，根圆柱形。茎有棱角，有白色贴生或开展的柔毛，节部膝状膨大，分枝对生。叶对生，卵形至椭圆形或椭圆状披针形，先端尾尖，长 4.5 ~ 12 cm，两面有柔毛；叶柄长 0.5 ~ 3 cm，有柔毛。花两性，穗状花序腋生或顶生，花后总花梗伸长，花向下折而贴近总花梗；苞片宽卵形，先端渐尖；小苞片贴生长于萼片基部，刺状，基部有卵形小裂片；花被片 5，绿色；雄蕊 5，基部合生，退化雄蕊顶端平圆，波状。胞果长圆形，长 2 ~ 2.5 mm。种子长圆形，长约 1 mm，黄褐色。花期 7—9 月，果期 9—10 月。

## 生境分布

生长于屋旁、山坡林下。分布于全国各地，野生或栽培。

## 采收加工

秋、冬二季挖取根，洗净晒干备用。

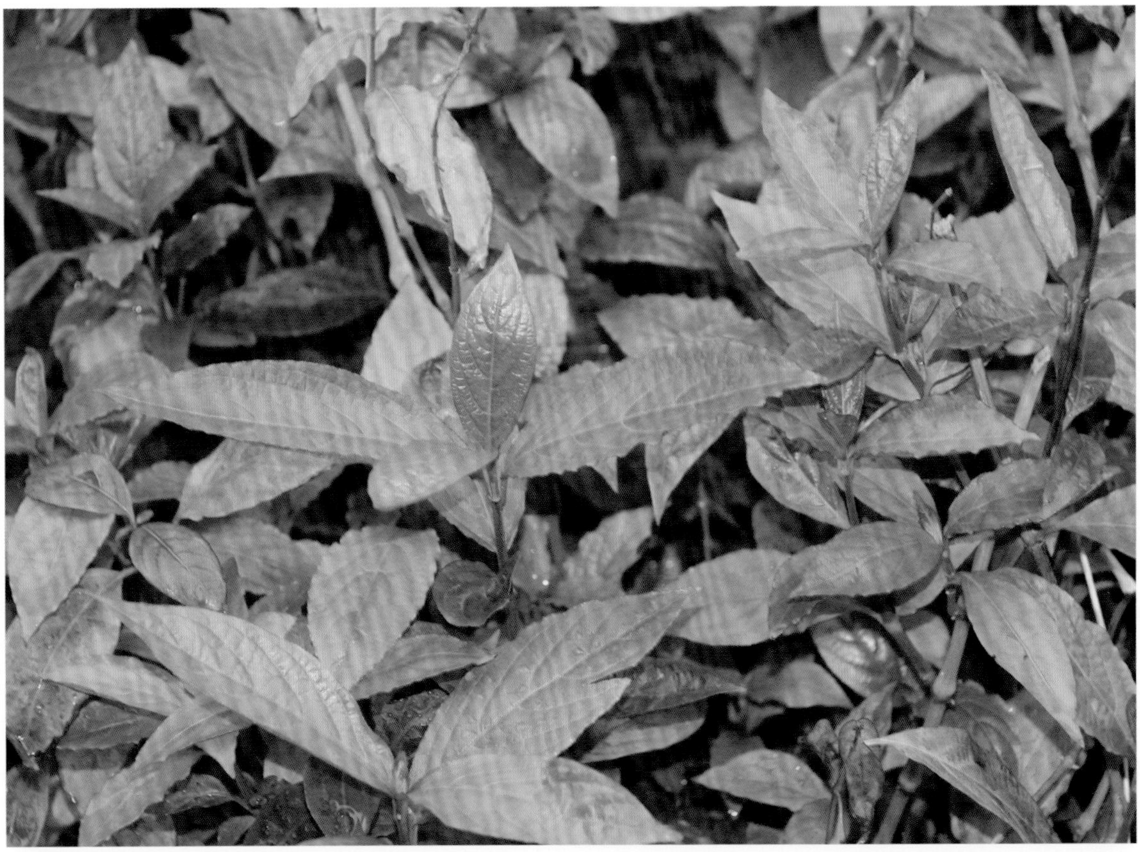

牛膝

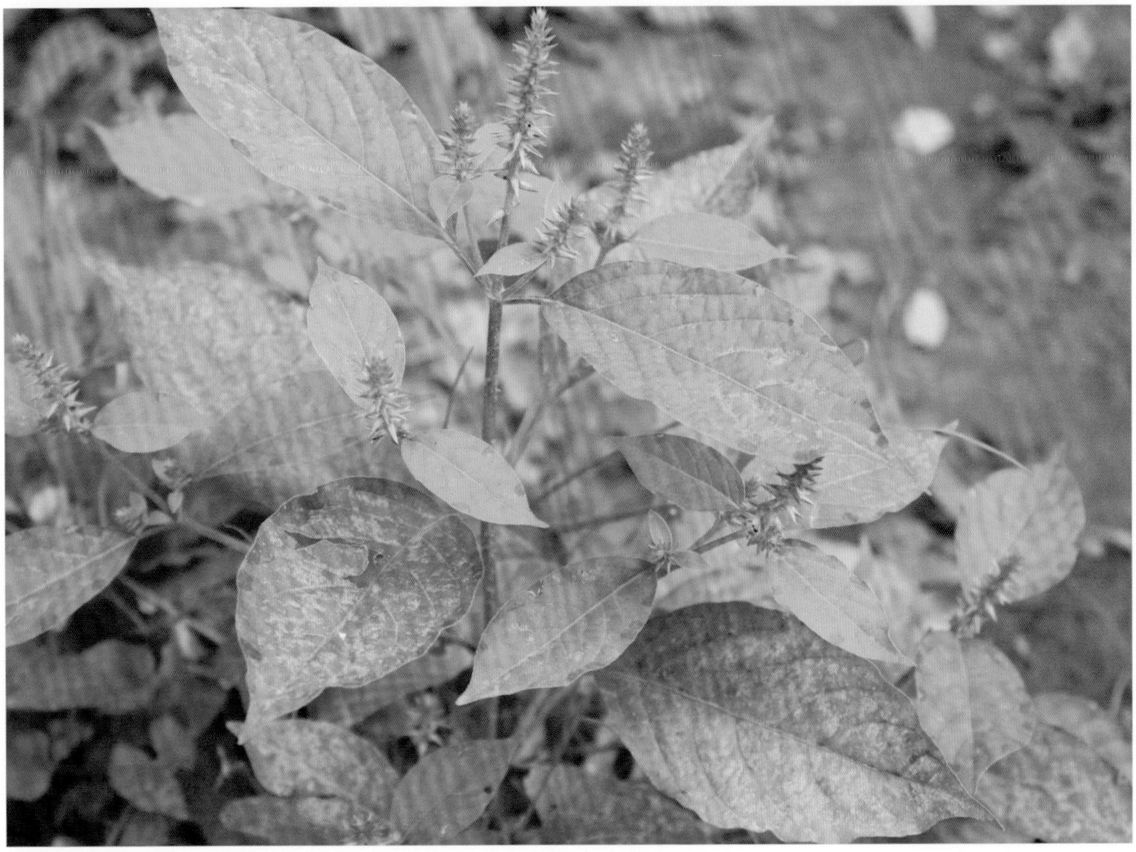

牛膝

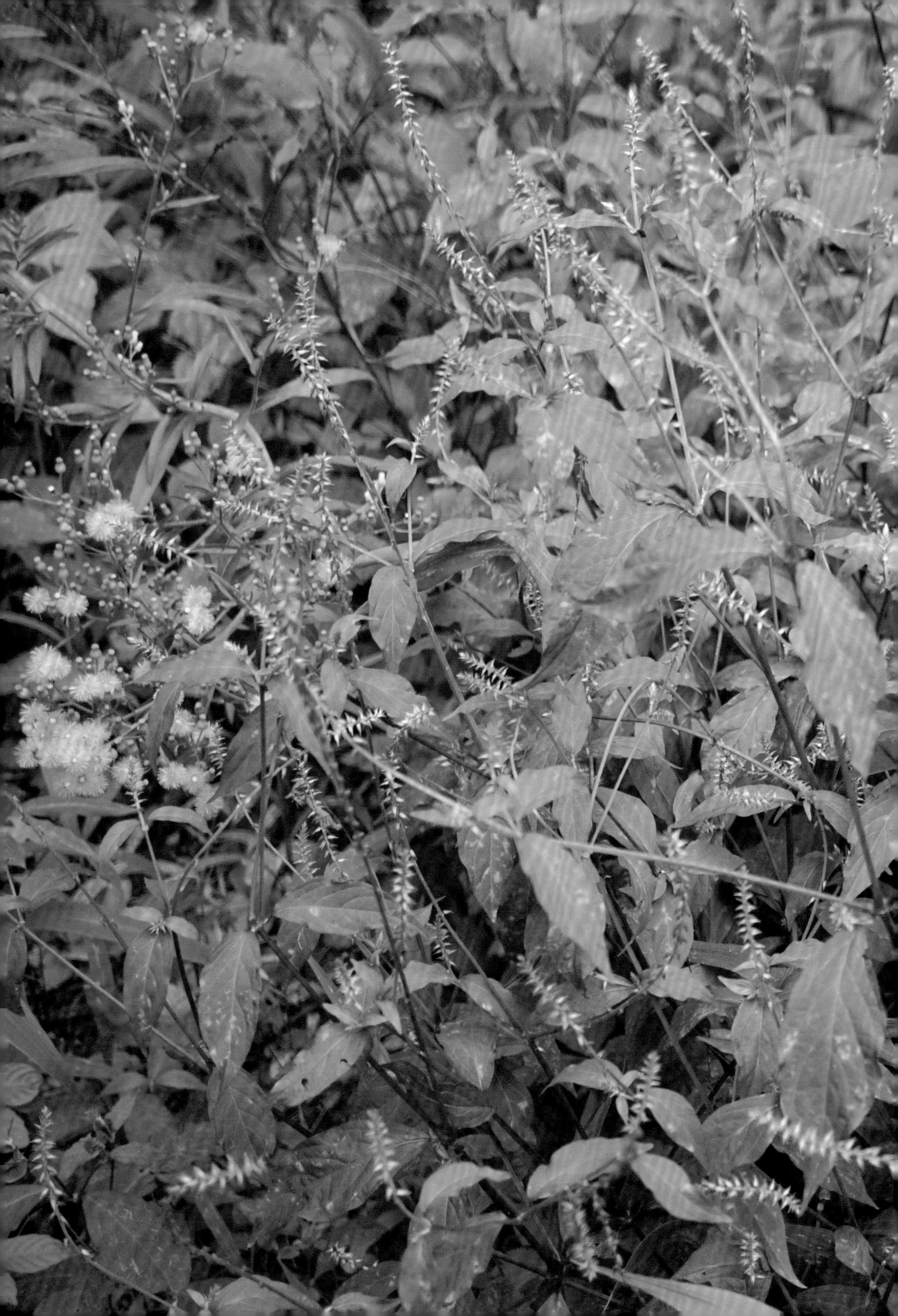

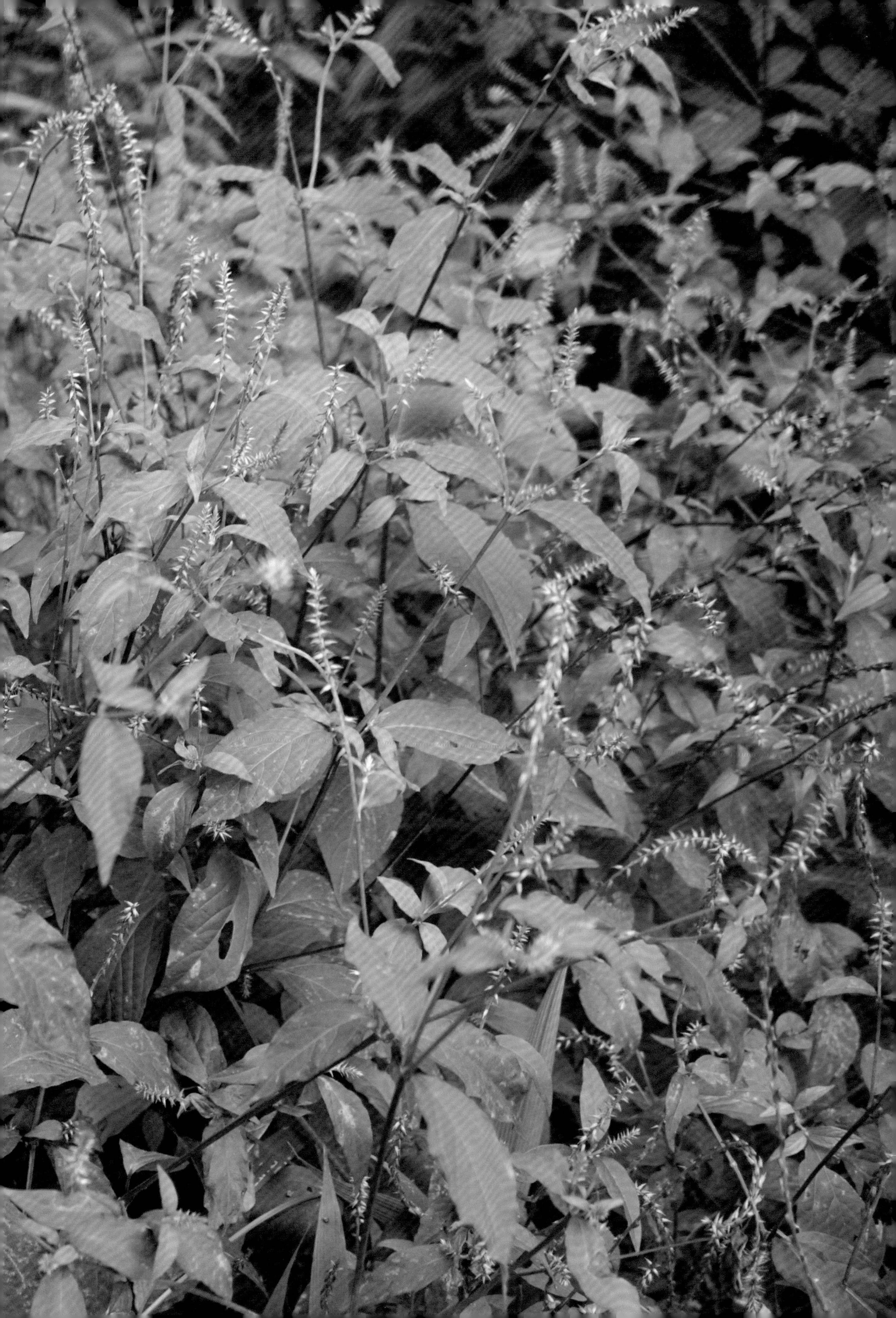

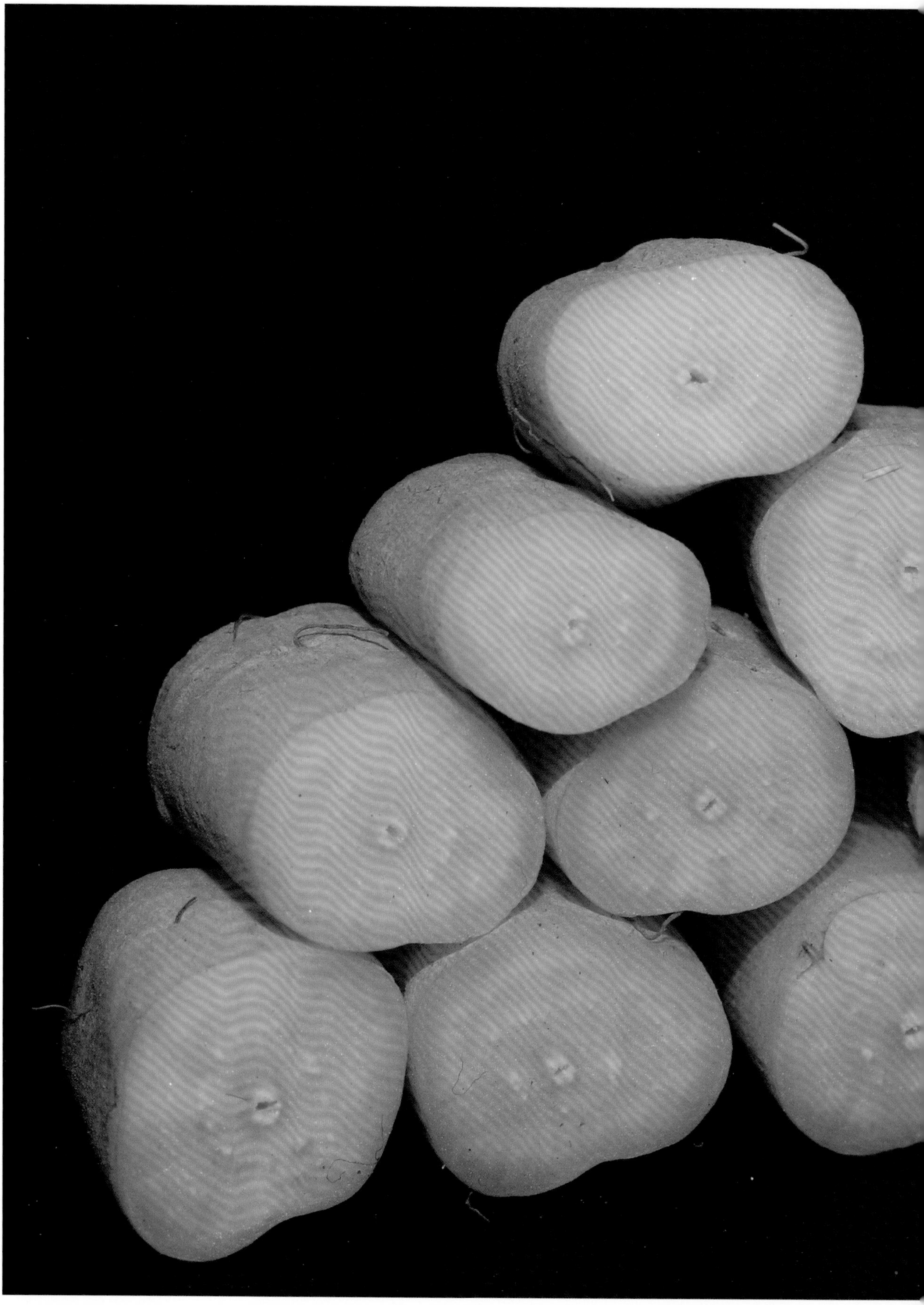

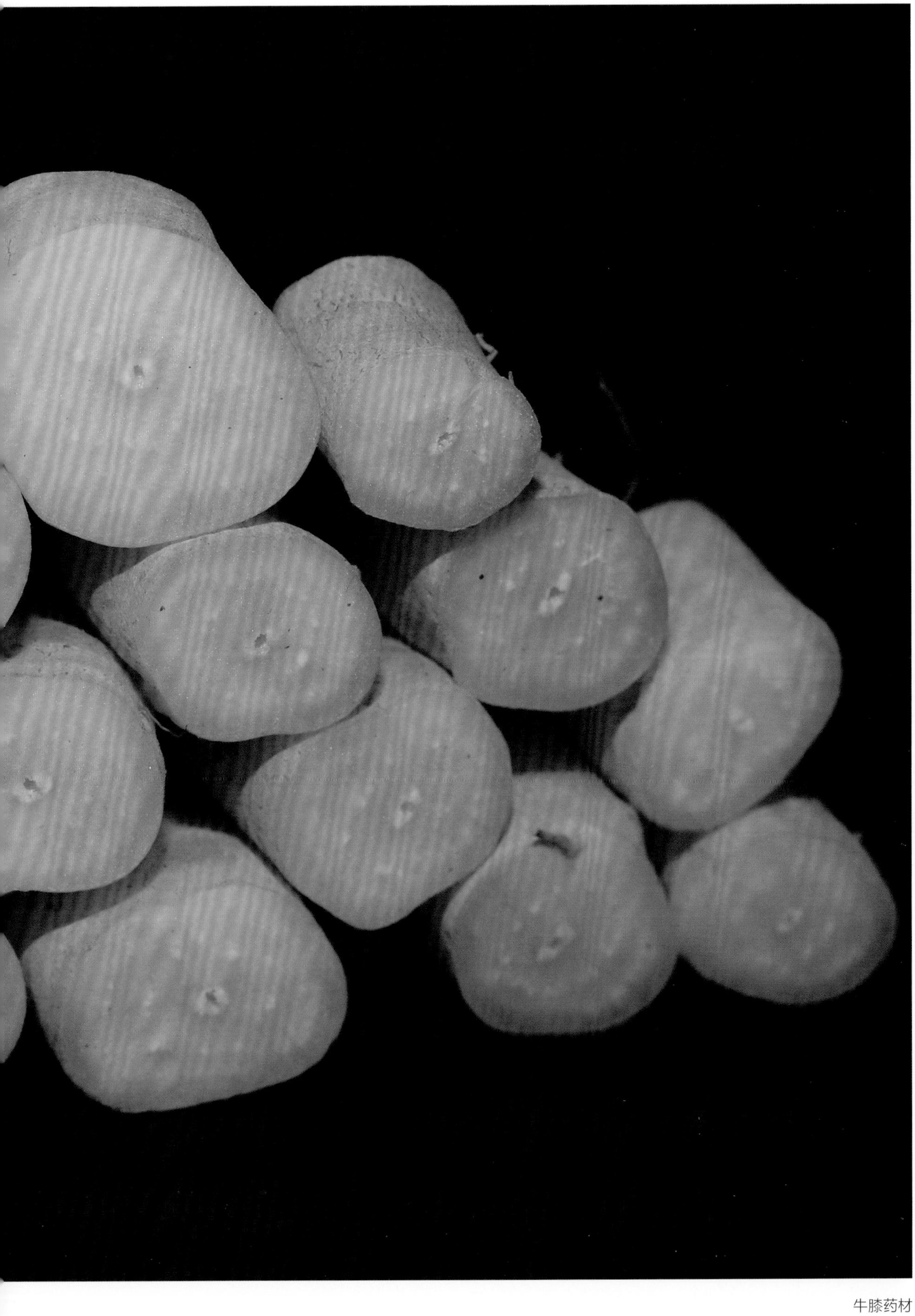

牛膝药材

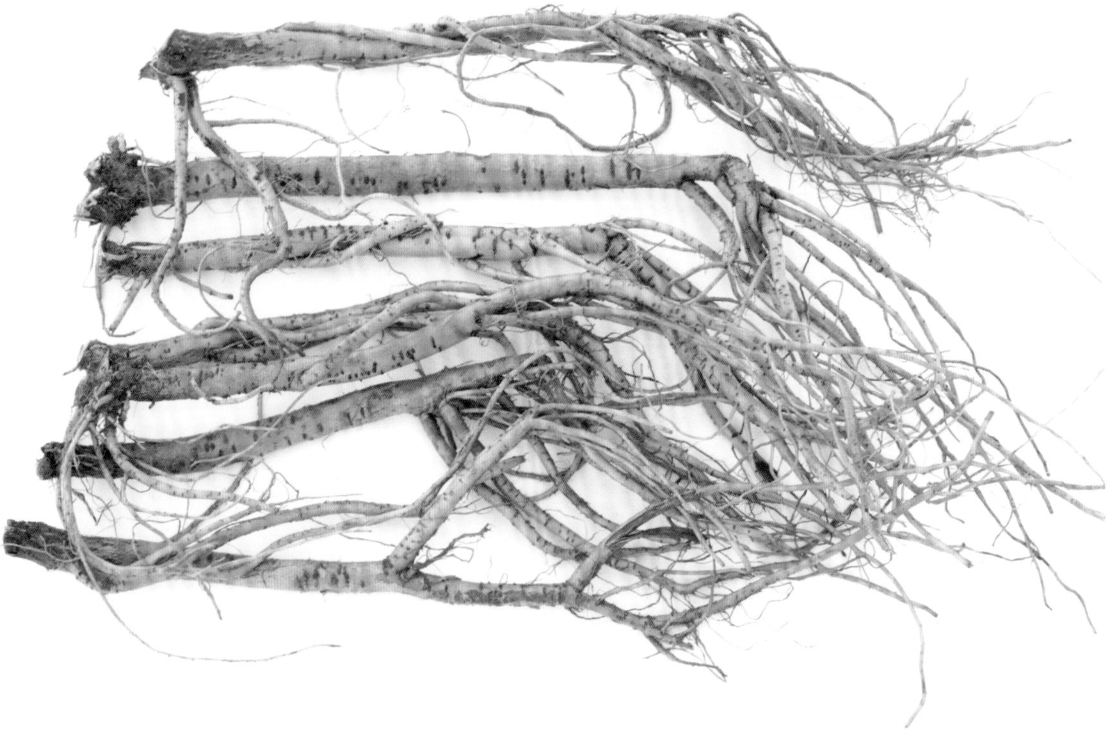

牛膝药材

## 药材鉴别

本品根呈细长圆柱形，有的稍弯曲，上端稍粗，下端较细，长 15 ~ 50 cm，最长可达 90 cm，直径 0.4 ~ 1 cm。表面灰黄色或淡棕色，有略扭曲而细微的纵皱纹、横长皮孔及稀疏的细根痕。质硬而脆，易折断，受潮则变柔软，断面平坦，黄棕色，微呈角质样而油润，中心维管束木部较大，黄白色，其外围散有多数点状的维管束，排列成 2 ~ 4 轮。气微、味微甜而稍苦涩。

## 功效主治

熟用：调补水血，强筋壮骨。生用：散瘀消肿，清火解毒。主治尿血，中风偏瘫，半身不遂，肢体麻木疼痛，性病，腰痛，肢体痉挛抽搐，闭经。

## 用法用量

内服：15 ~ 25 g，煎汤，或浸酒服。外用：鲜品适量，捣烂敷。

## 民族药方

**1. 口腔糜烂** 牛膝、野蔷薇根皮各 15 g。水煎服，频频含咽。

**2．小肠气痛**　牛膝60 g，黄麻根30 g。水煎服。

**3．小便不通，阴茎疼痛，妇女血结，腹坚痛**　牛膝30 g，当归、黄芩各20 g。水煎服。

**4．流行性腮腺炎**　鲜牛膝适量。水煎服或代茶饮服。剂量视病情及患儿年龄大小而定，3 ~ 4岁每日50 g，5 ~ 6岁每日80 g。

**5．月经不调，痛经**　鲜牛膝、月季花根各60 g，小蓟根30 g。煎水冲红糖服。

**6．小儿肺炎**　鲜牛膝根500 g。捣烂，加入适量开水，绞取汁500 ml，隔水蒸30分钟。1 ~ 2岁每次服15 ml，3 ~ 5岁每次服20 ~ 25 ml，每隔4 ~ 6小时服1次。

**7．急性扁桃体炎**　鲜牛膝30 ~ 60 g。煎水煮2次，每次40分钟，分2次服，服药12小时后，发热仍不退者按前法再服，直至热退。

**8．功能失调性子宫出血**　牛膝30 ~ 45 g。煎水，顿服或分2次服。通常连服2 ~ 4日，出血停止，病程较长者，血止后减量连续服5 ~ 10日，加以巩固。

## 使用注意

凡中气下陷，脾虚泄泻，下元不固，梦遗失精，月经过多及孕妇均忌服。

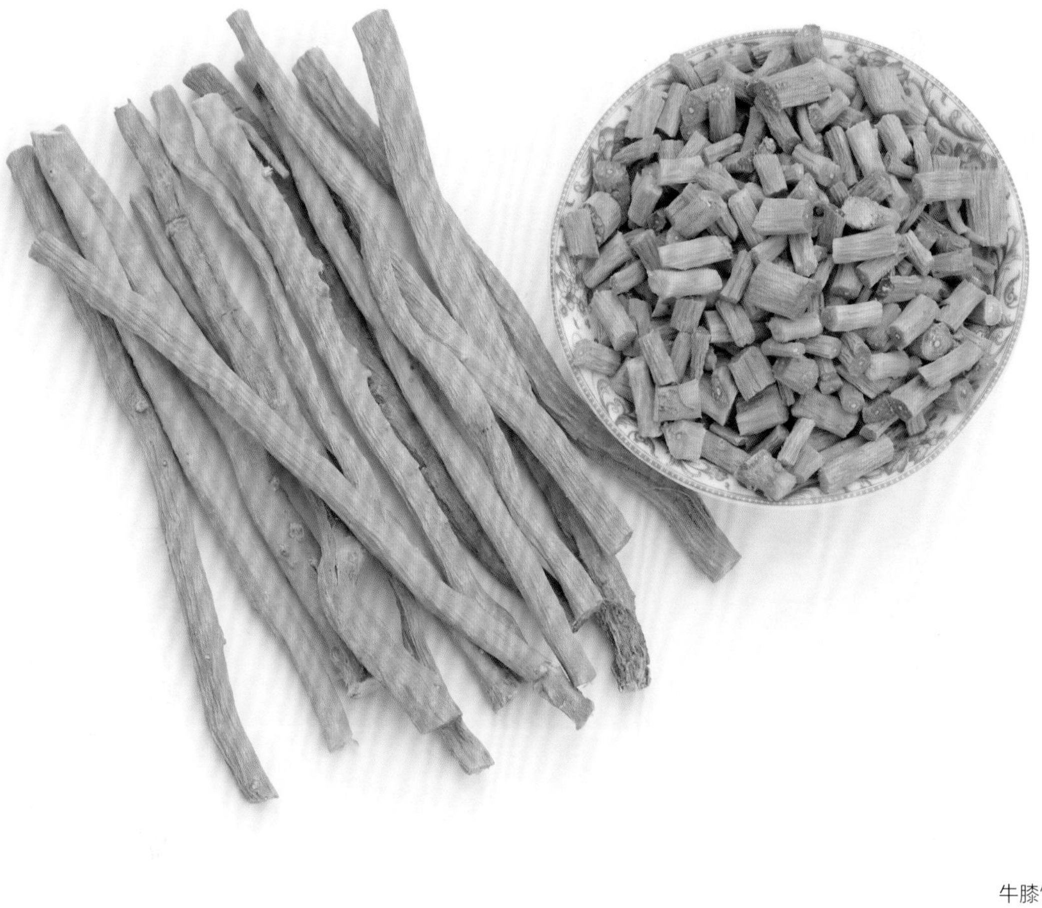

牛膝饮片

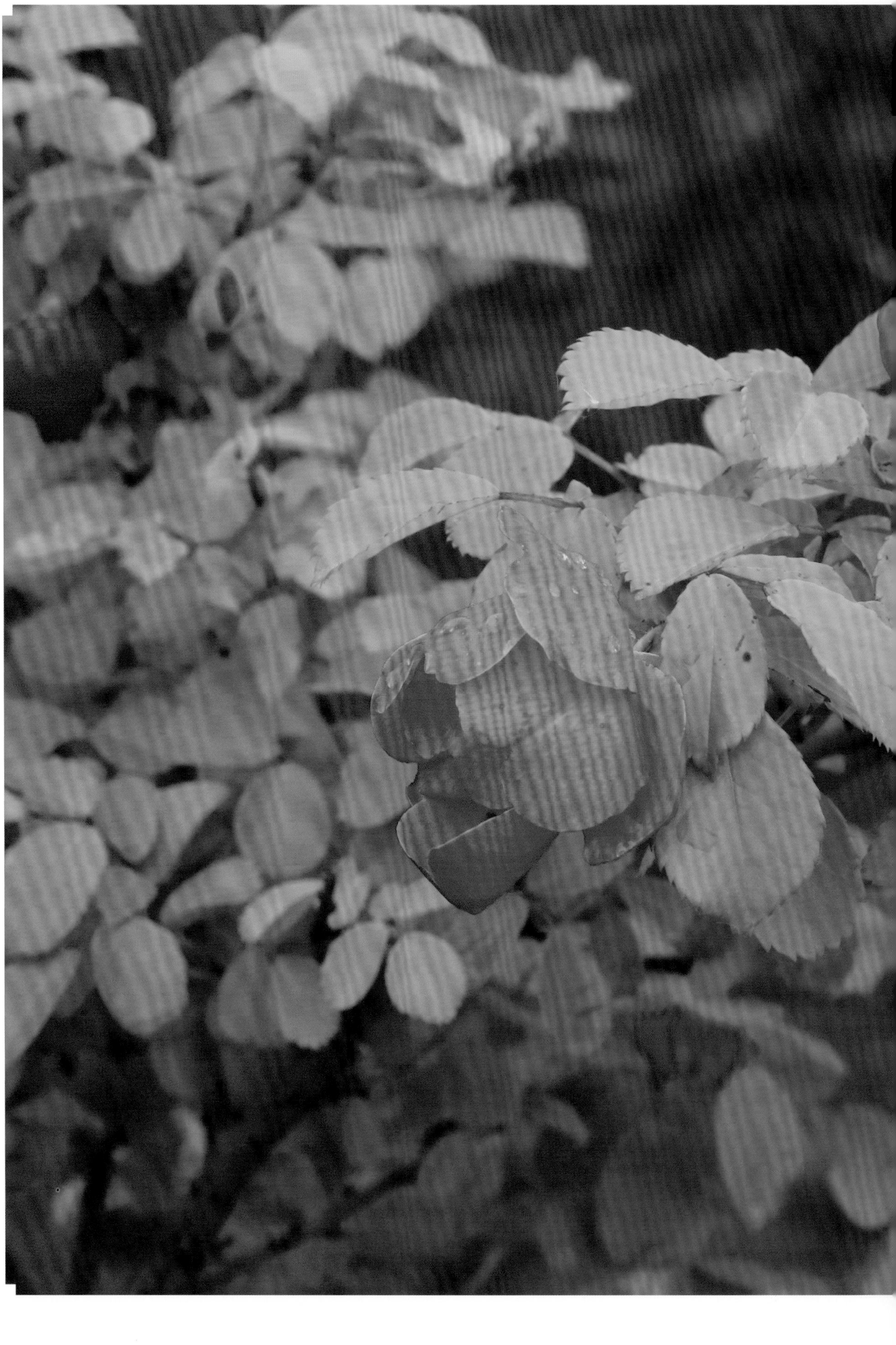

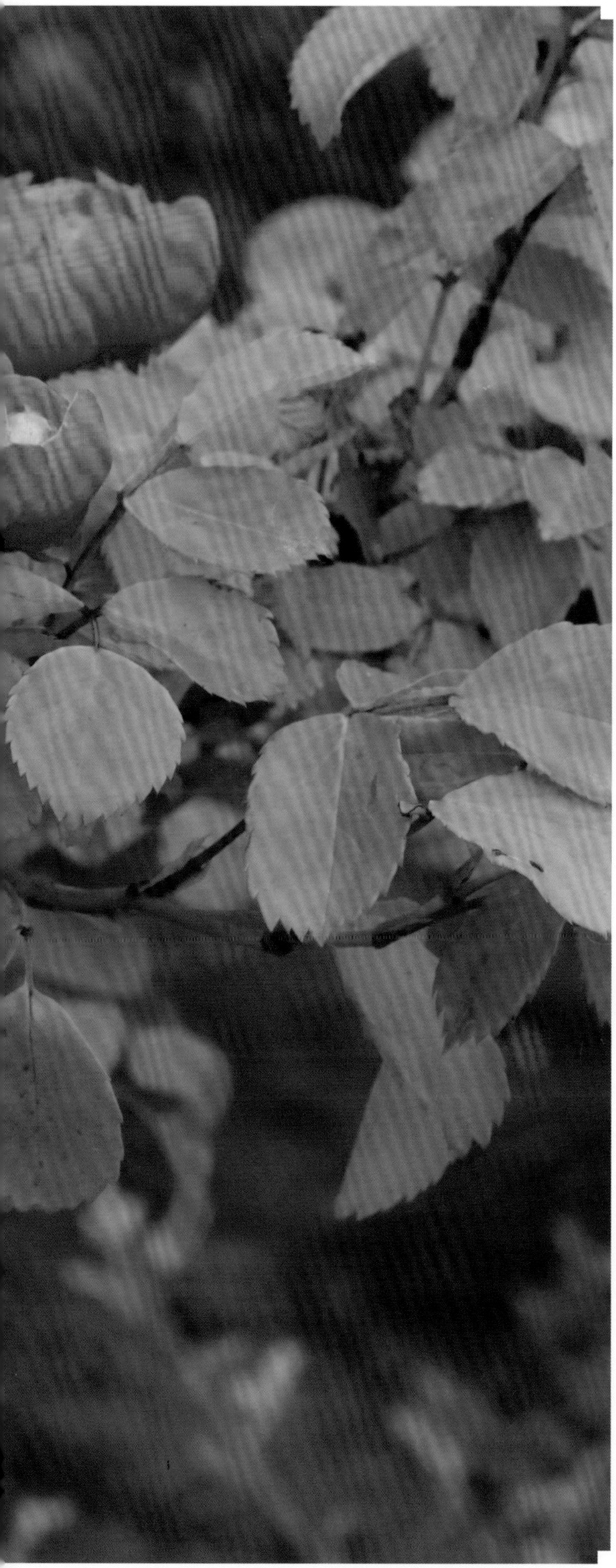

# 月季花

**【壮药名】**华也吉。

**【别　名】**四季花、月月红、月贵花、月记、月月花、月季红。

**【来　源】**本品为蔷薇科植物月季 *Rosa chinensis* Jacq. 的干燥花。

**【性味归经】**味甜，性热。归肝、肾经。

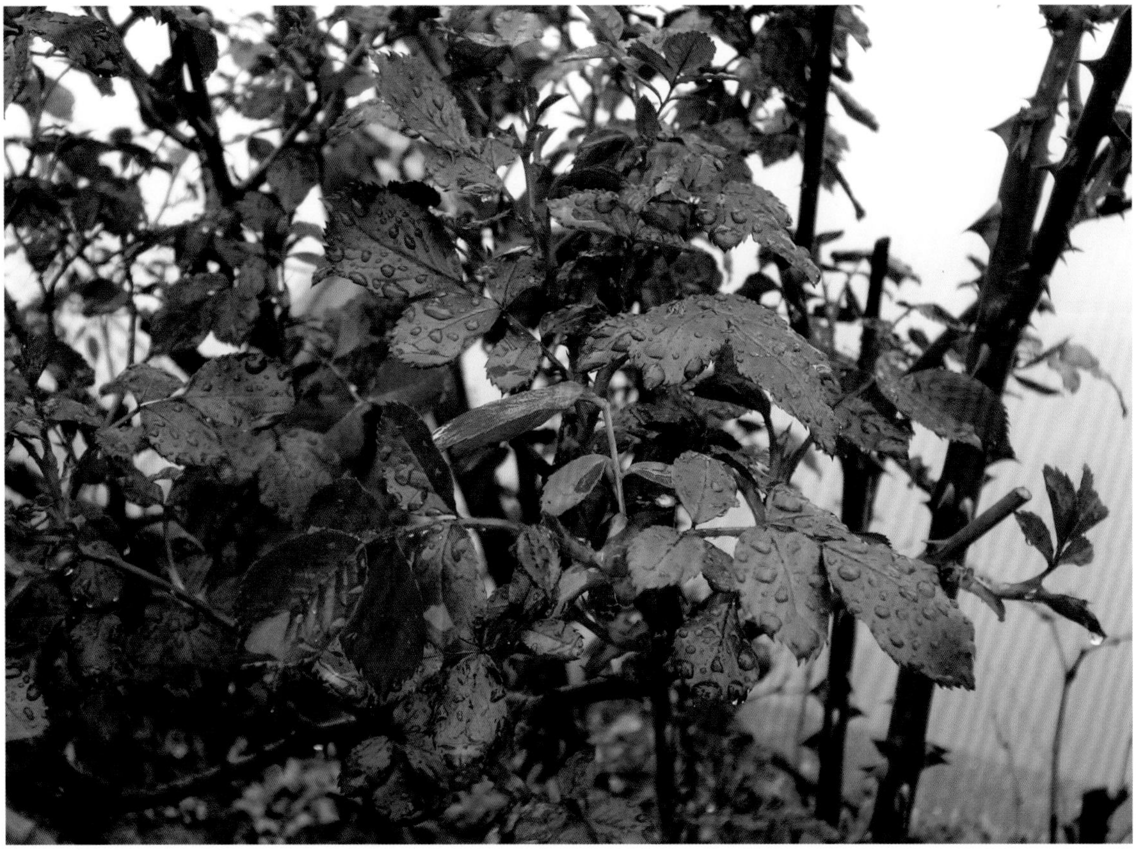

月季

## 识别特征

常绿灌木。枝直立，枝条张开，小枝有粗壮而略带钩状的皮刺或无刺。羽状复叶，小叶 3 ~ 5 片，也有 7 片，宽卵形或卵状长圆形，长 2 ~ 6 cm，宽 1 ~ 3 cm，先端渐尖，基部宽楔形或近圆形，边缘有锐锯齿，两面无毛叶柄及叶轴疏生皮刺及腺毛，托叶大部附生于叶柄上，边缘有腺毛或羽裂。花单生或数朵聚生成伞房状；花梗长，散生短腺毛；萼片卵形，先端尾尖，羽裂，边缘有腺毛；花瓣红色或玫瑰色，重瓣，花瓣倒卵形，微香；花柱分离，子房被茸毛。果实卵形或陀螺形，长 1.5 ~ 2.0 cm，红色。萼片宿存。花期 5—9 月，果期 8—11 月。栽培者可常年开花。

## 生境分布

生长于山坡路旁。全国各地普遍栽培。

## 采收加工

在 5 月上旬至 6 月上旬和 9 月下旬至 10 月下旬两个盛花期，选晴天于上午露水干后，采摘半开放的花蕾，及时摊开晾干，或用小火烘干。

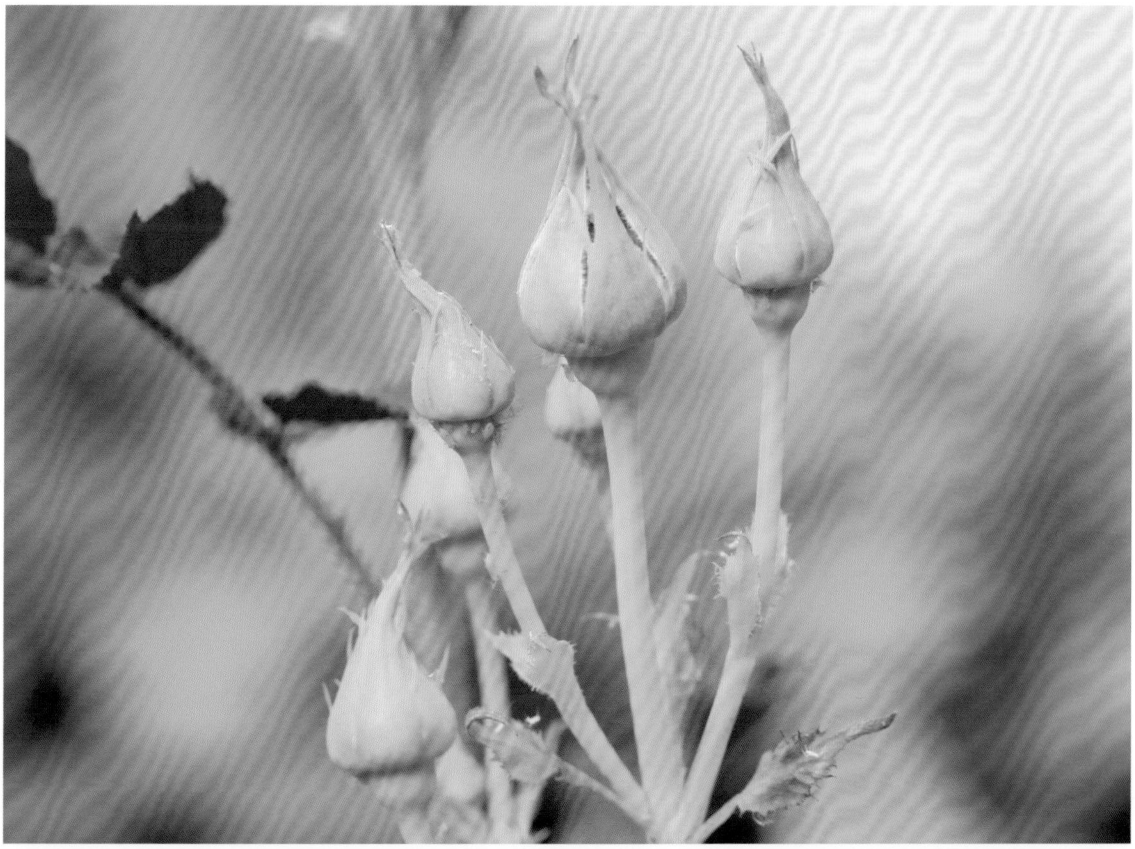

月季

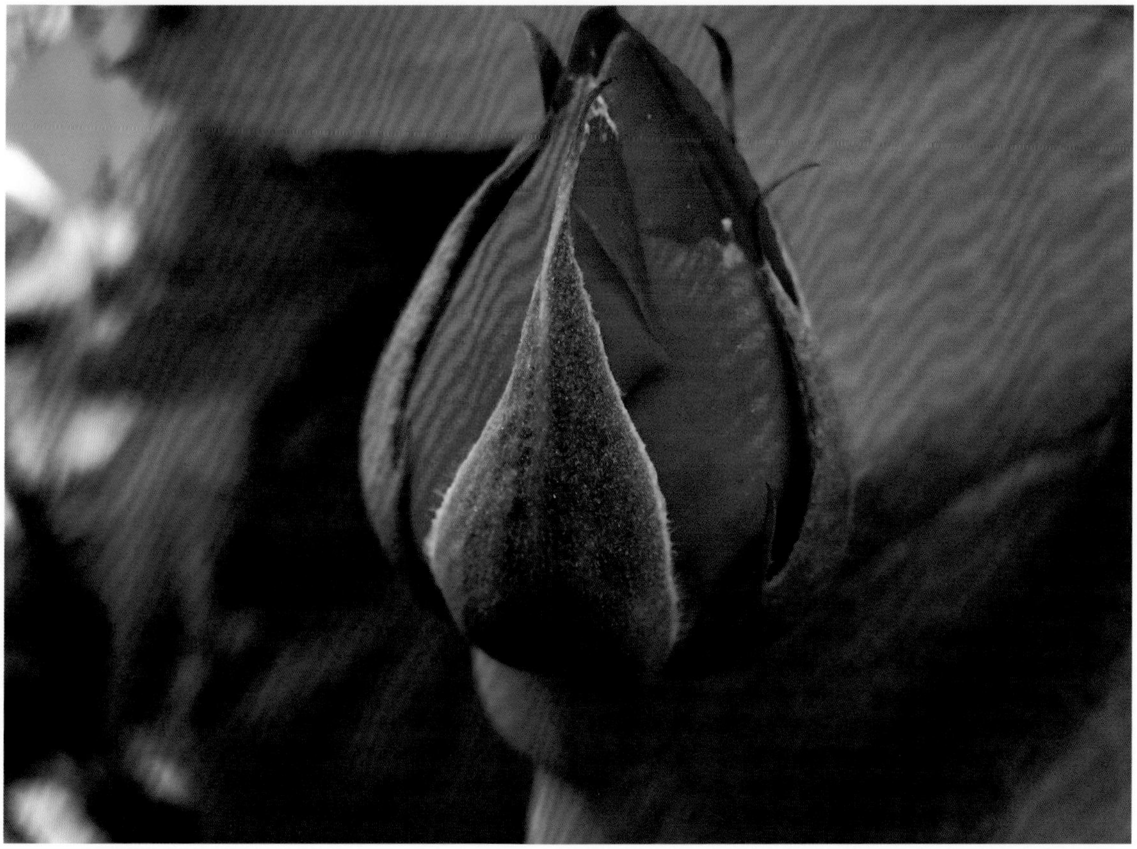

月季

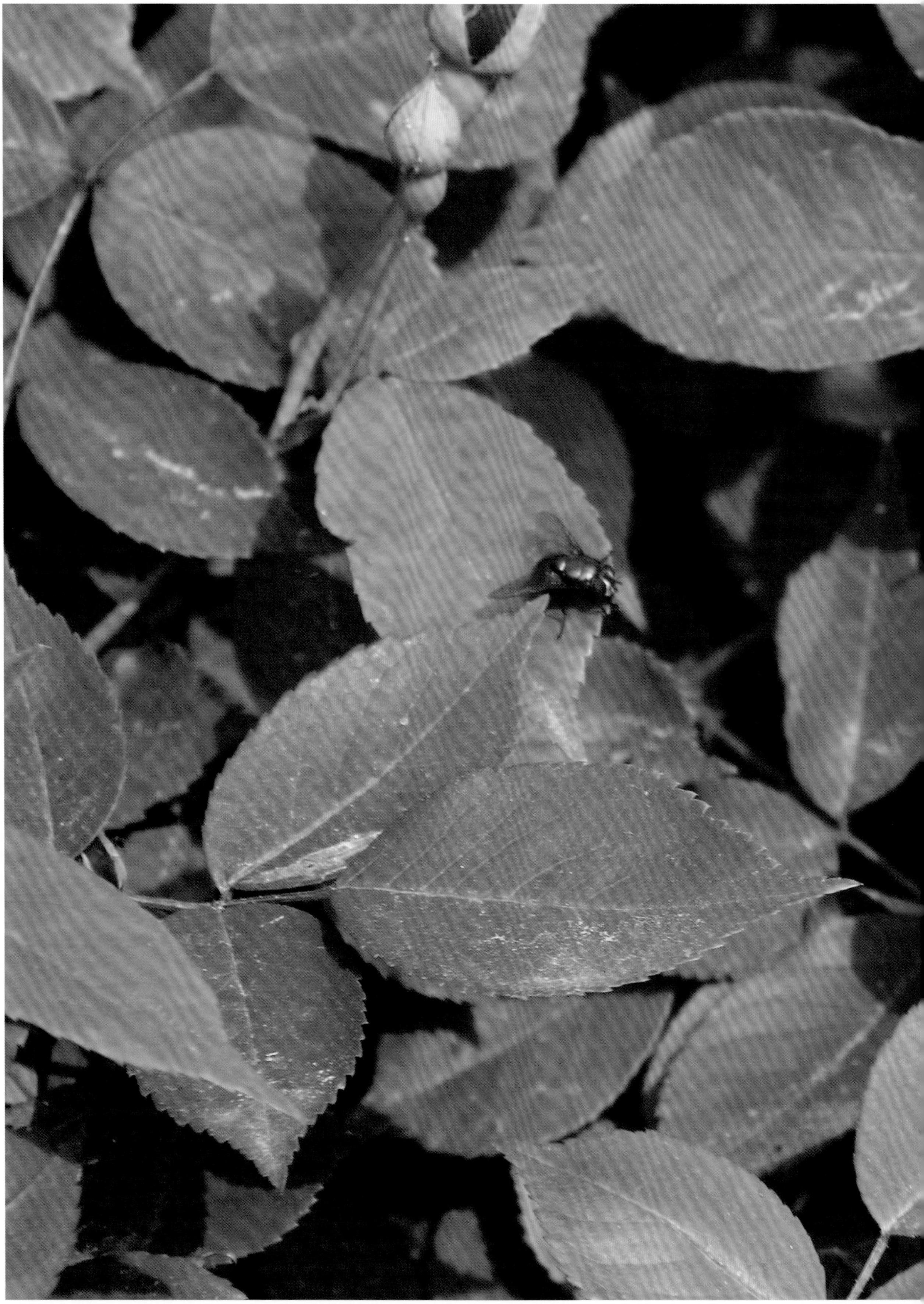

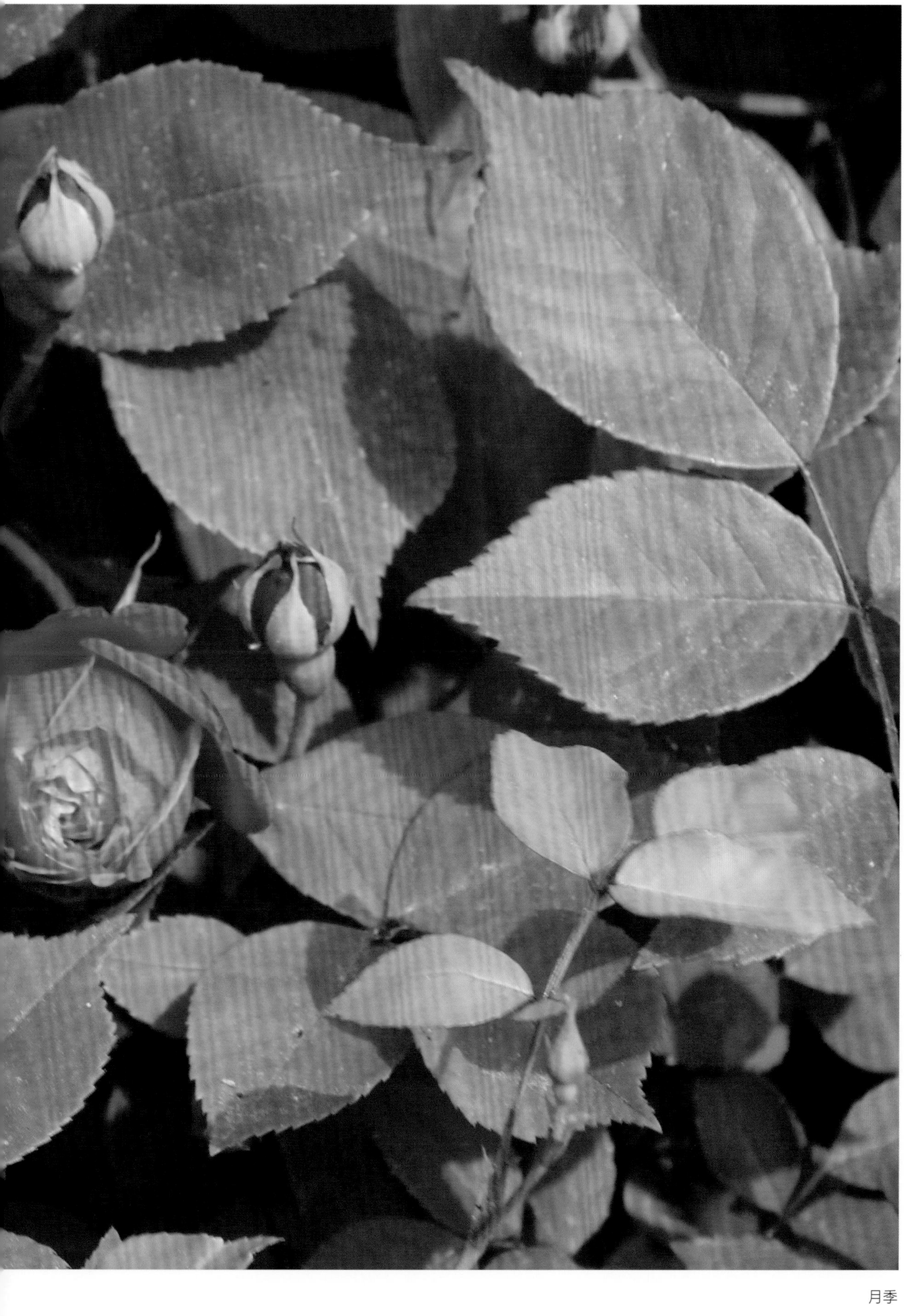

月季

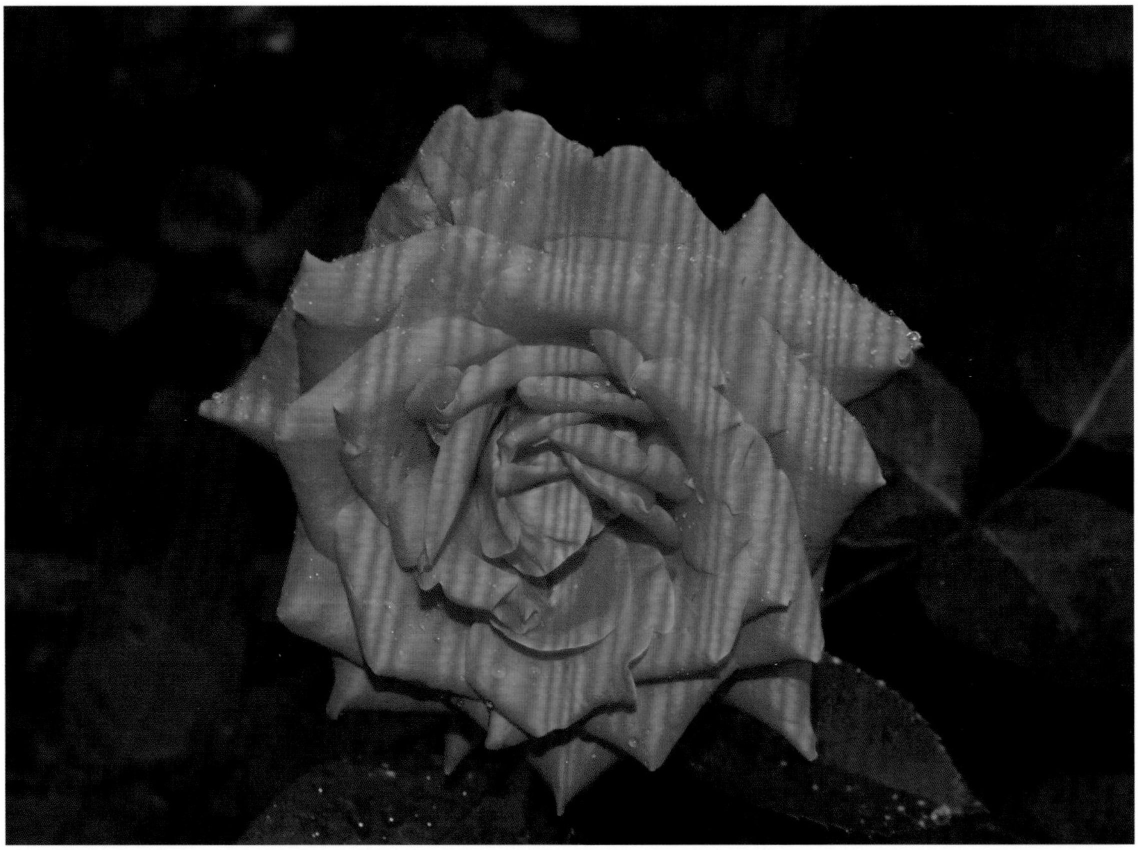

月季花

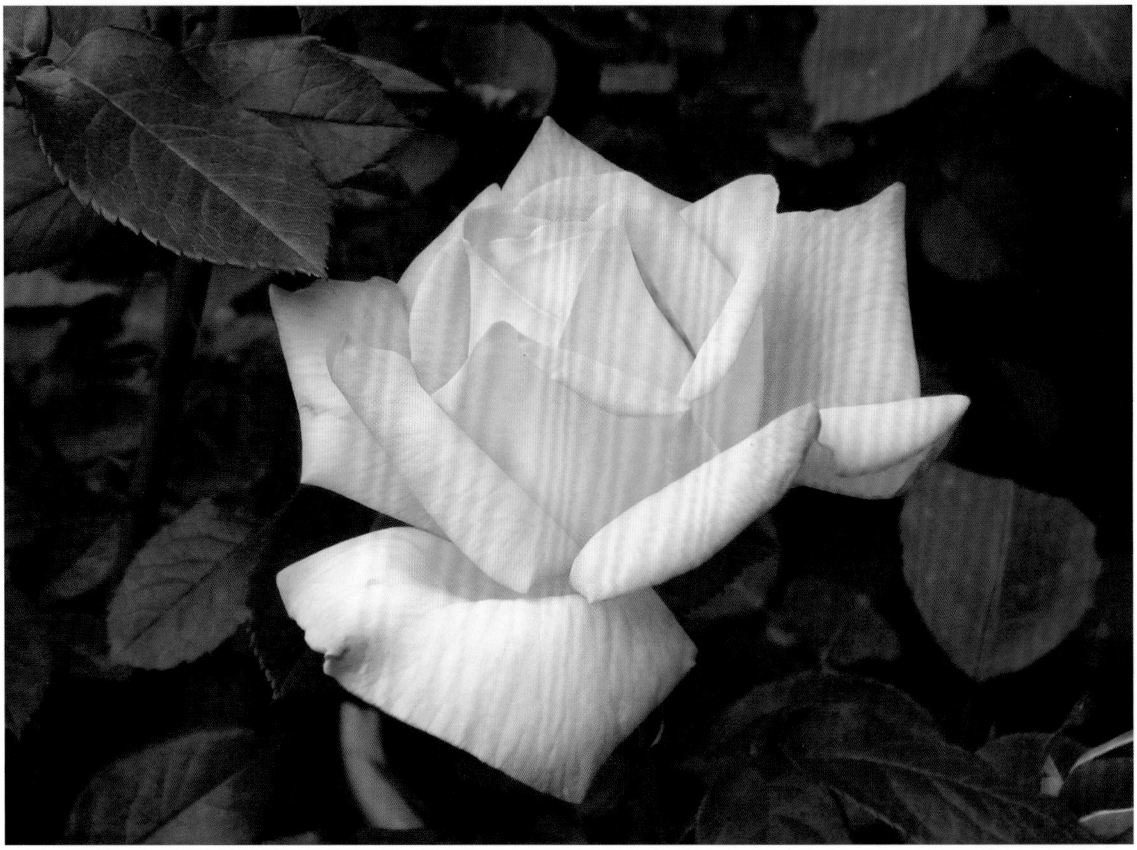

月季花

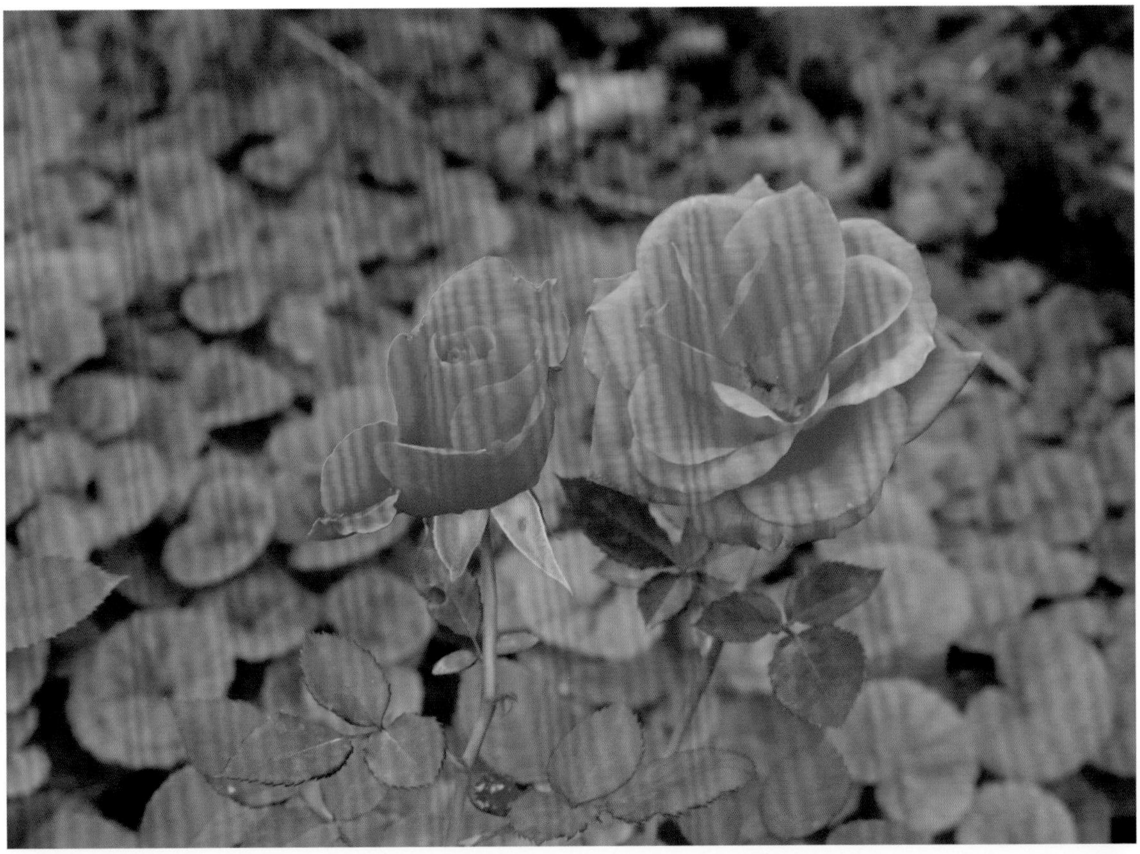

月季花

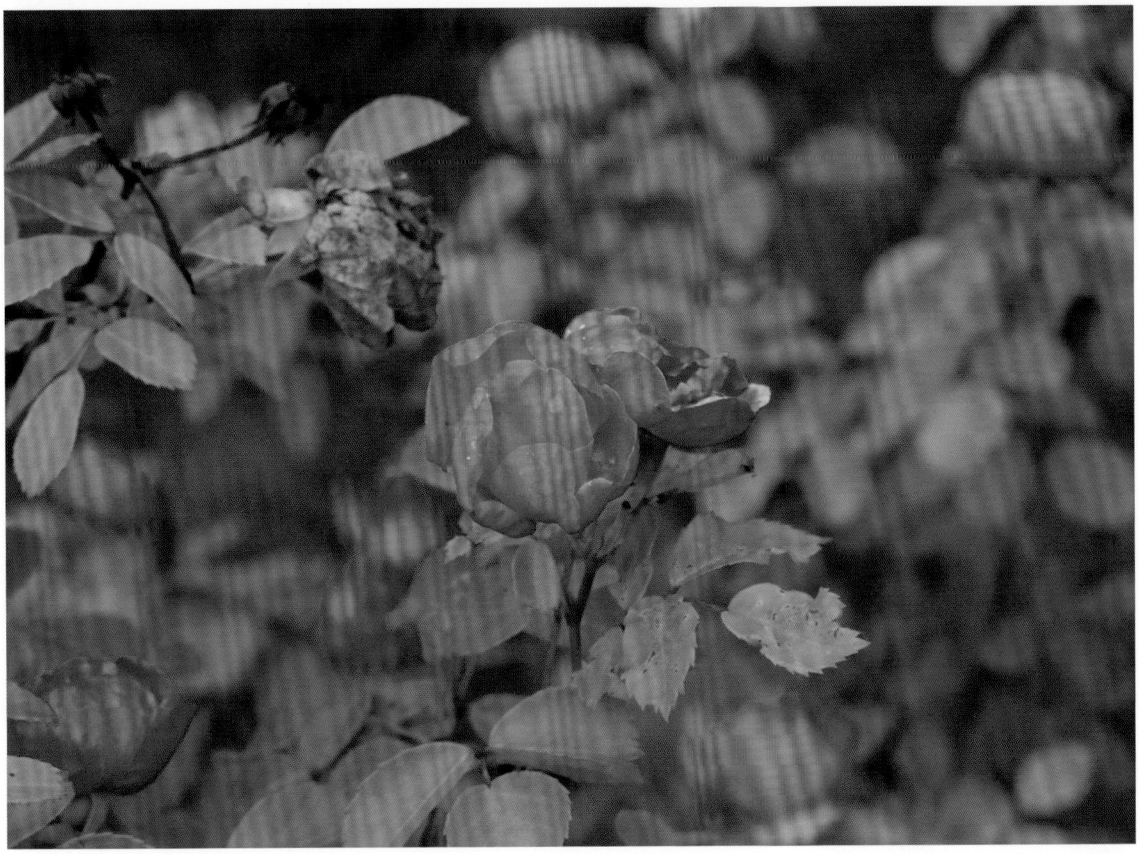

月季花

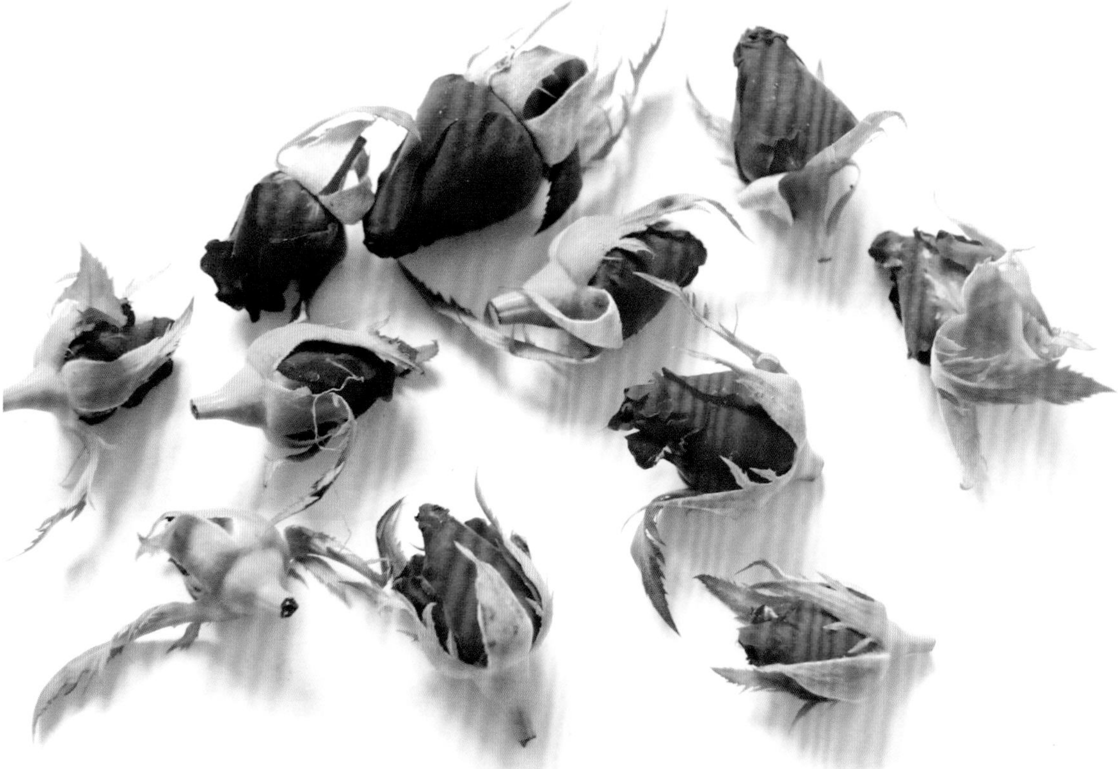

月季花药材

## 药材鉴别

本品多呈卵圆形或类球形，花朵多呈圆球形，直径 1.0 ~ 1.5 cm，常杂有散碎的花瓣。呈紫色或粉红色。花瓣多呈长圆形，有纹理，中央为黄色花蕊，花萼绿色，先端裂为 5 片，下端有膨大成长倒圆锥形或倒卵形的花托。质脆，易破碎。气清香，味微苦、涩。以完整、色紫红、半开放、气清香者为佳。

## 功效主治

活血调经，解毒消肿，涩精止带，止血。主治月经不调，痛经，闭经，跌扑损伤，外伤出血，瘀血肿痛，瘰疬，痈肿，烫伤，遗精，带下。

## 药理作用

本品具有较强的抗真菌作用，在 3% 浓度时即对 17 种真菌有抗菌作用。已分离出其抗菌的有效成分是没食子酸。

## 用法用量

内服：3 ~ 6 g，鲜品 9 ~ 15 g，花煎汤或开水泡服；根煎汤加量 9 ~ 30 g。外用：适量，鲜品捣烂外敷患处，或干品研末调搽患处。

## 民族药方

**1．月经不调** 月季花、庐山石韦各 15 g，狗脊 6 g。水煎服。

**2．月经不调，血瘀经闭** 月季花、赤芍各 9 g，鸡冠花 10 g。水煎服。

**3．妇女不孕** 月季花 6 g，元宝草、连钱草、薏苡仁各 9 g，益母草、萱草根各 15 g。泡白酒 500 ml，早、晚各服 15 ml。

**4．筋骨疼痛，骨折后疼痛** 月季花适量。烘干研末，用酒吞服，每次 3 g，服后卧床发汗。

**5．白带** 月季花 15 g，冬瓜子 30 g。煎水加冰糖，每日分 3 次服。

**6．月经不调** 月季花、鸡冠花、赤芍各适量。煎水取汁，用白酒冲服。

**7．妇女痞块在腹** 月季花、红花、益母草、连钱草、紫苏根各 6 g，茜草、紫菀各 10 g，土知母 3 g。泡酒 500 ml，内服，每次 16 ml，每日 3 次。

**8．肺虚咳嗽、咯血** 月季花 15 g。煎水加冰糖服。

## 使用注意

脾胃虚寒者及孕妇慎用。

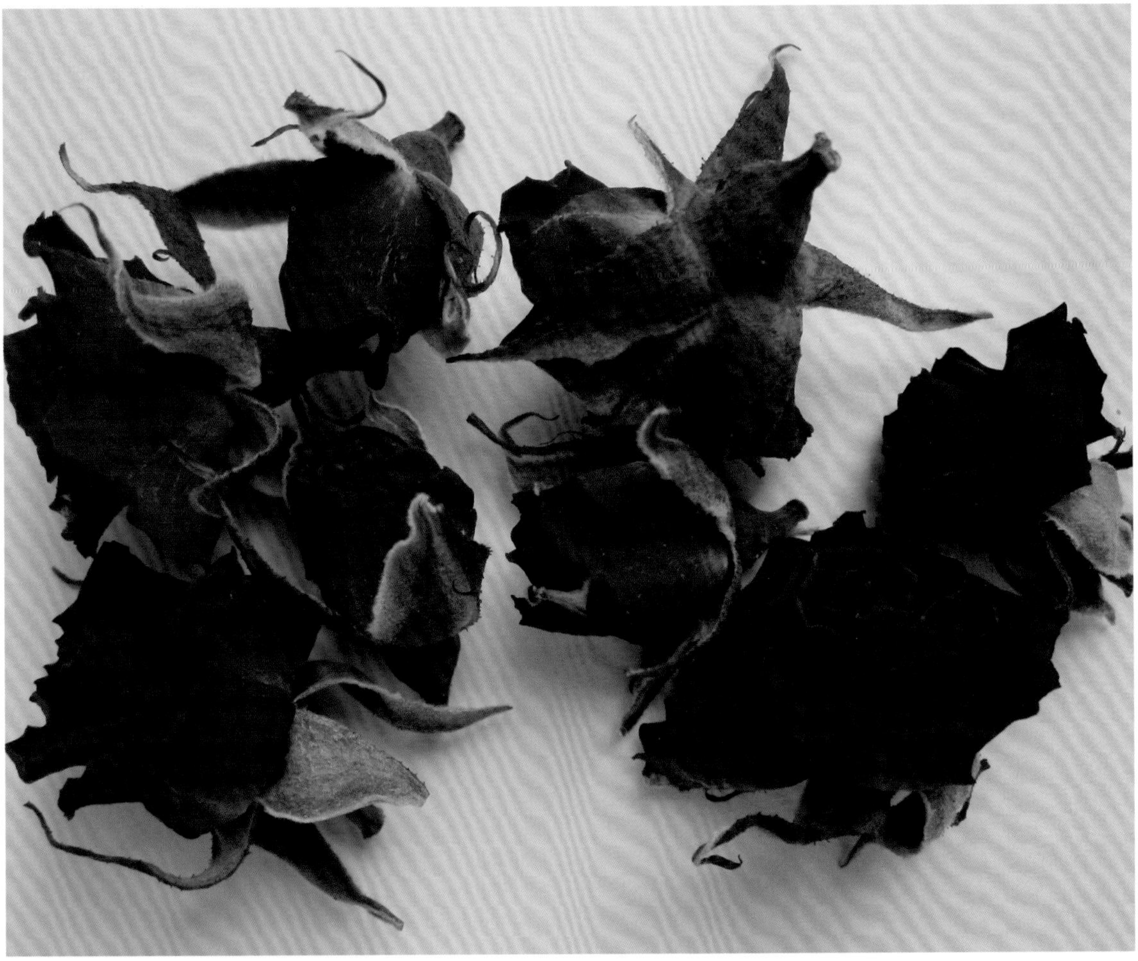

月季花药材

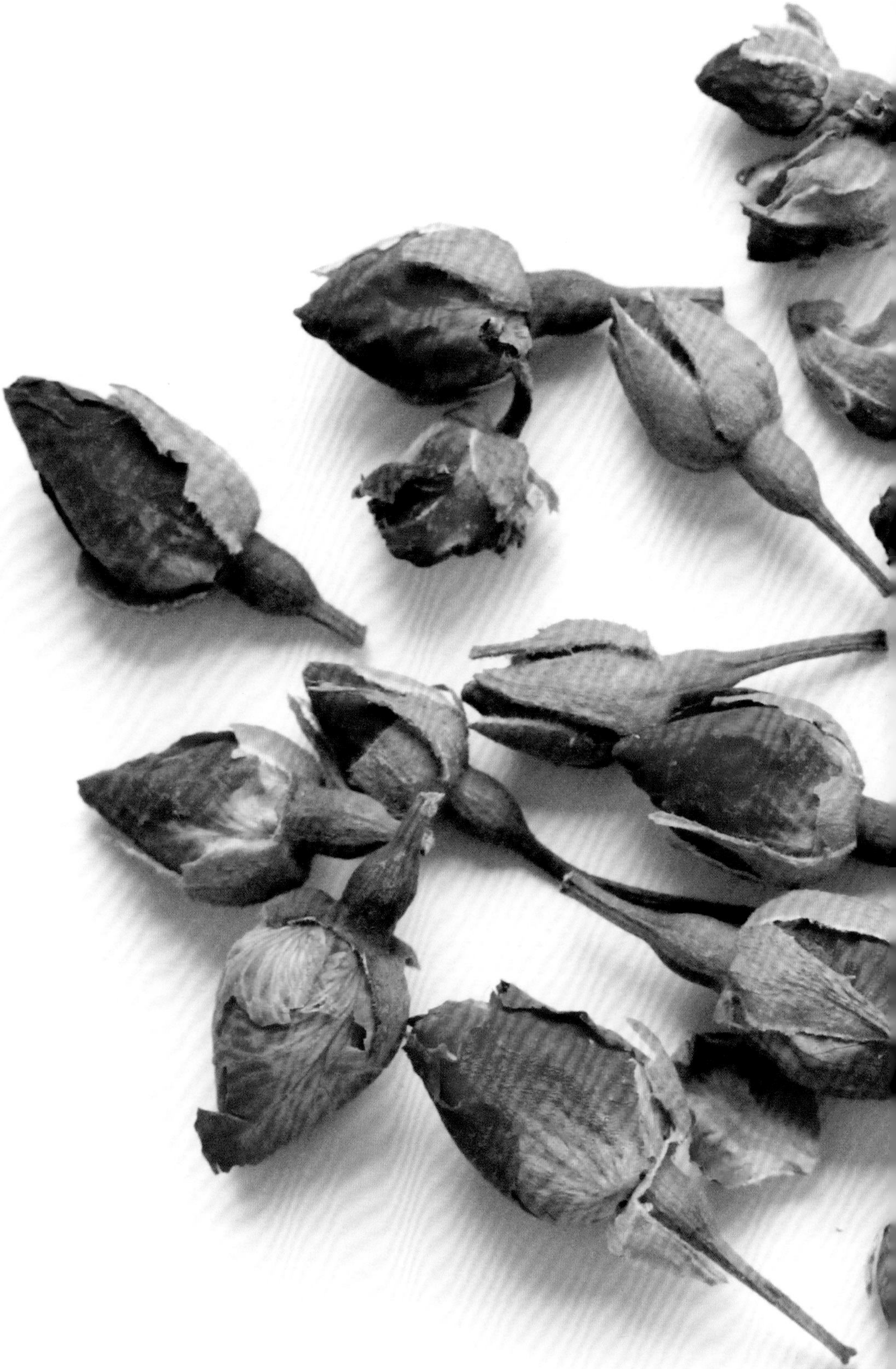

# 月季花

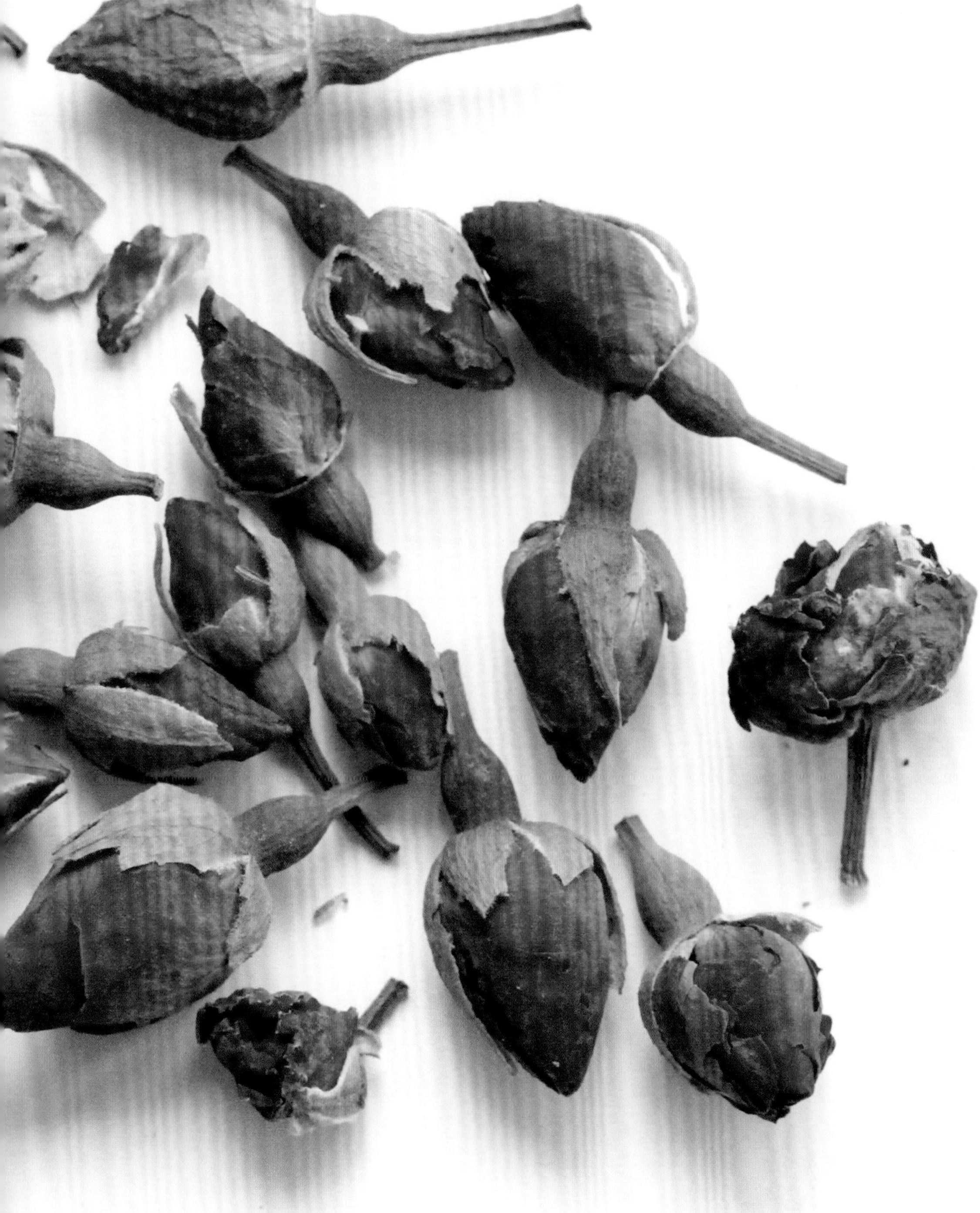

月季花饮片

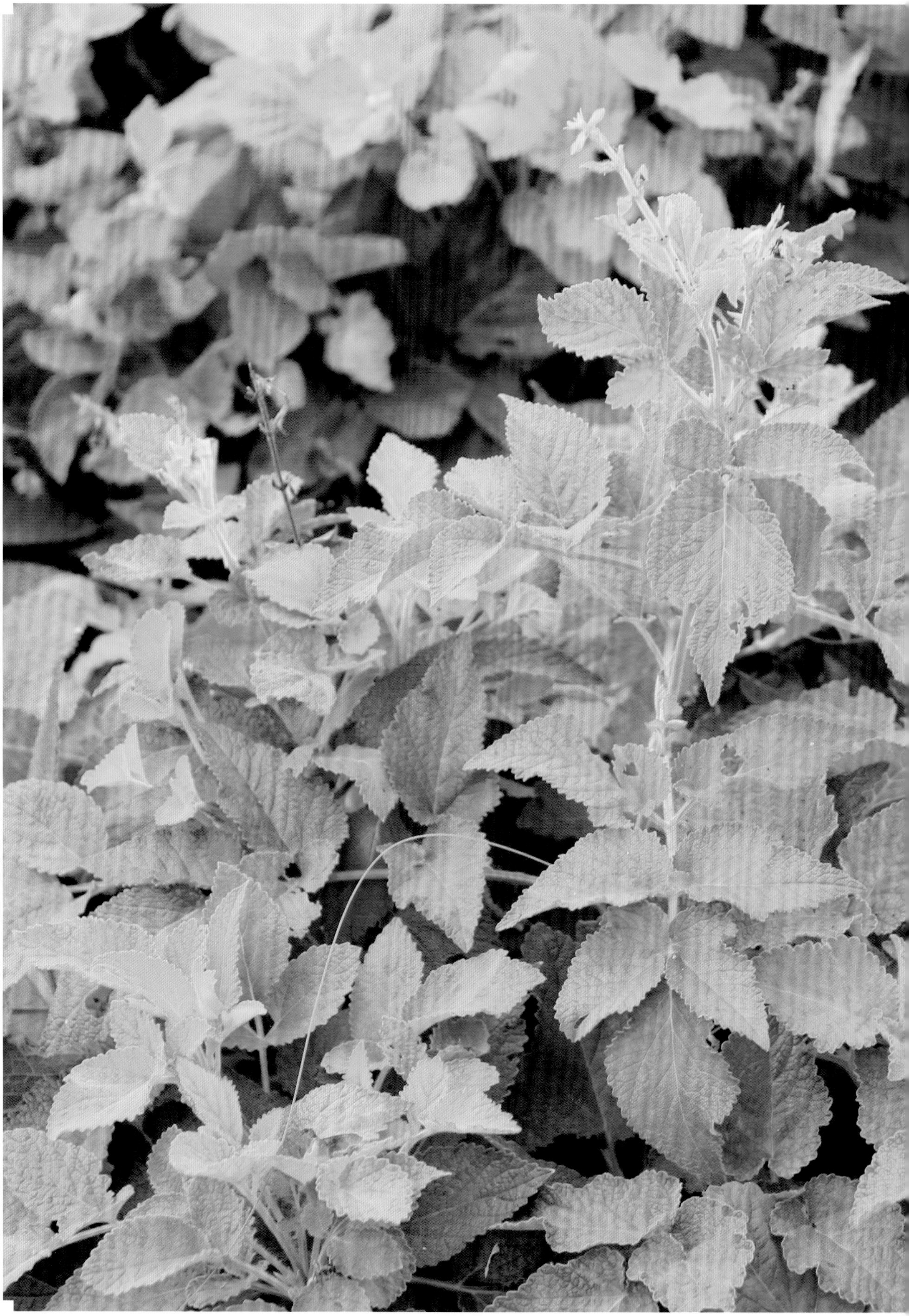

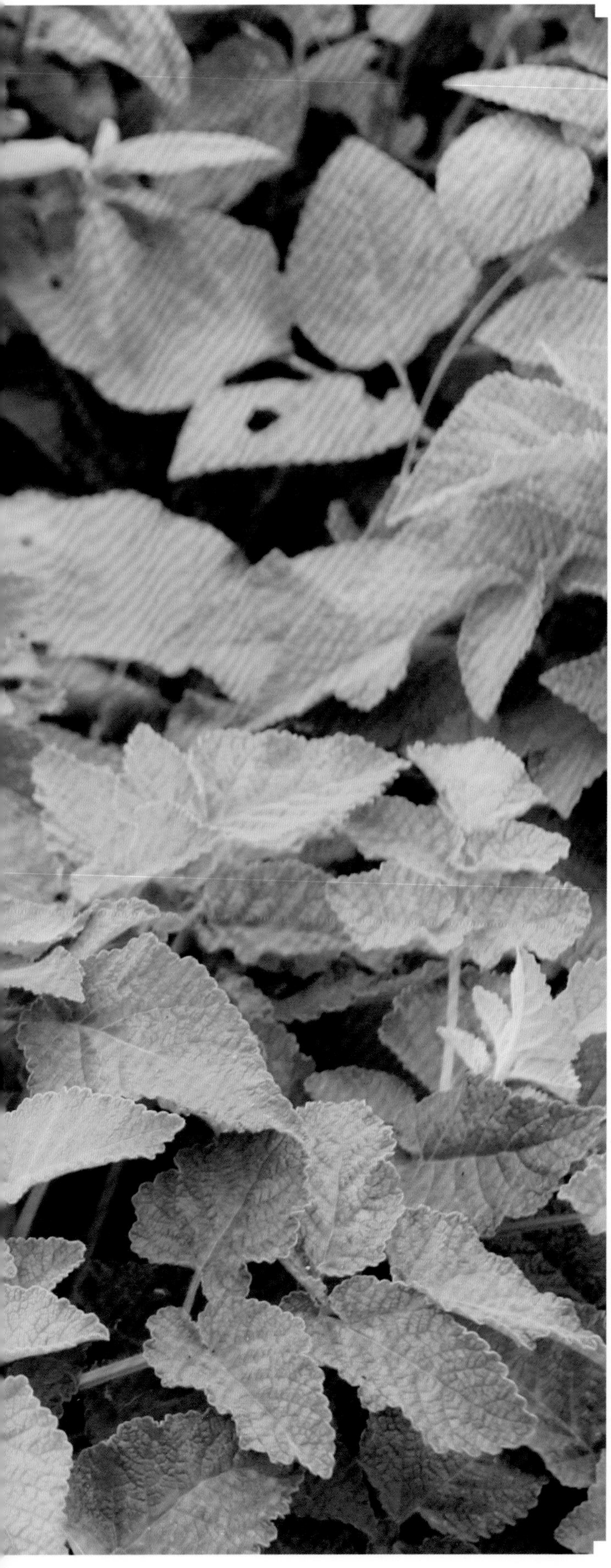

# 丹参

**【壮药名】**拉岜勒。

**【别　名】**赤参、红根、大红袍、血参根、血山根、红丹参、紫丹参、山红萝卜。

**【来　源】**本品为唇形科植物丹参 *Salvia miltiorrhiza* Bunge. 的干燥根及根茎。

**【性味归经】**性苦，微寒。归心、肝经。

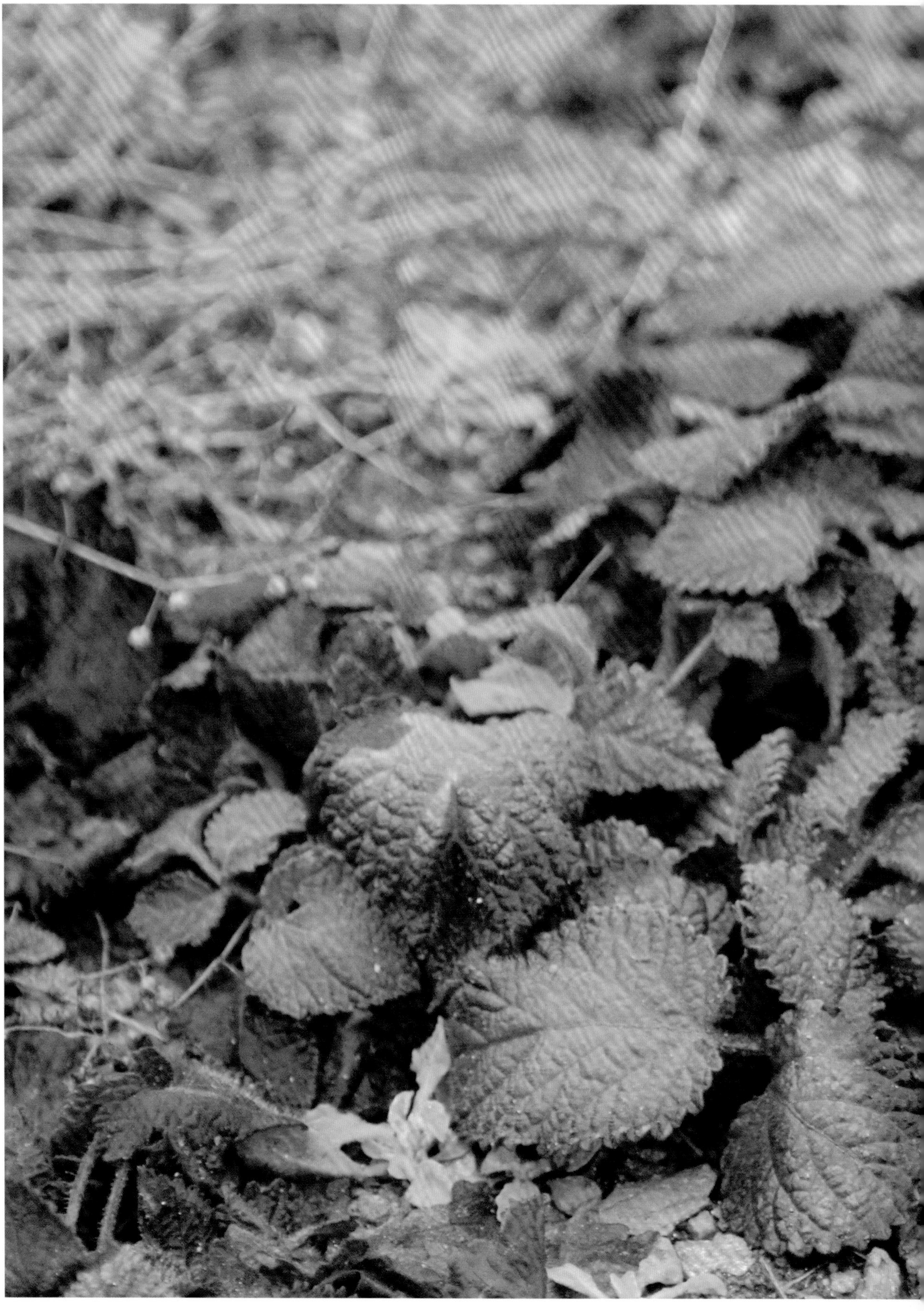

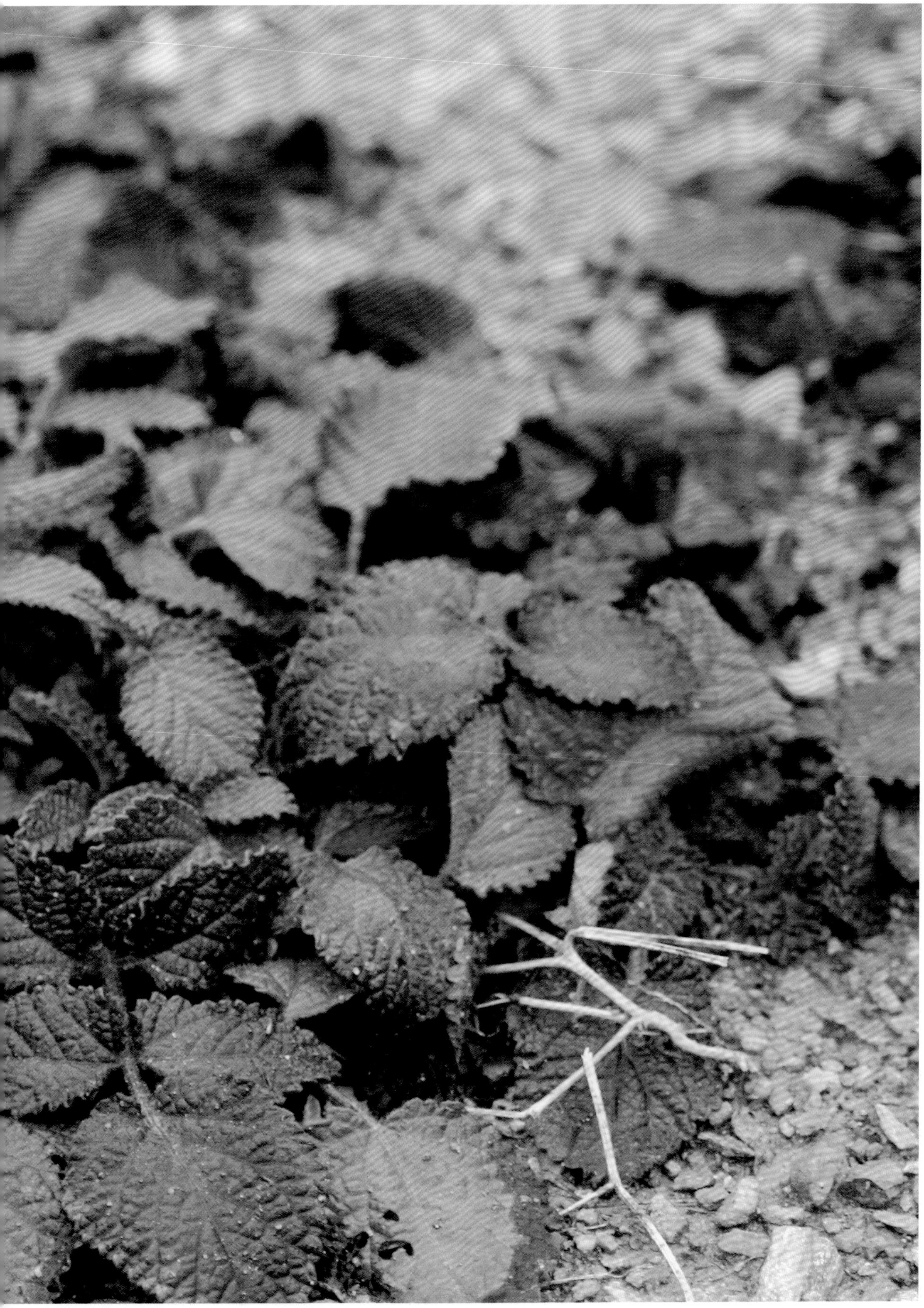

丹参

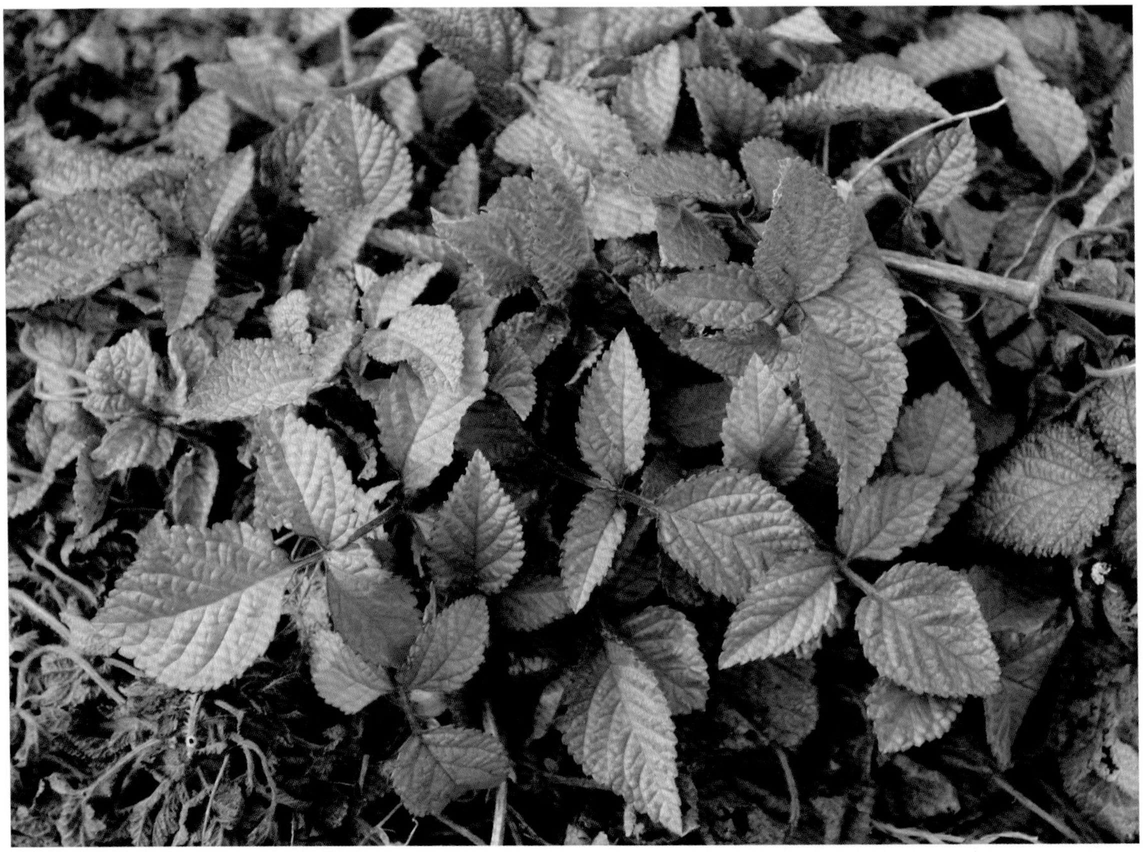

丹参

## 识别特征

多年生草本，高 30 ~ 80 cm，全株密被黄白色柔毛及腺毛。根细长圆柱形，外皮朱红色。茎直立，方形，表面有浅槽。单数羽状复叶，对生，有柄；小叶 3 ~ 5 片，罕 7 片，顶端小叶最大，小叶柄亦最长，侧生小叶具短柄或无柄；小叶片卵形、广披针形，长 2 ~ 7.5 cm，宽 0.8 ~ 5 cm，先端急尖或渐尖，基部斜圆形、阔楔形或近心形，边缘具圆锯齿，上面深绿色，疏被白柔毛，下面灰绿色，密被白色长柔毛，脉上尤密。总状花序，顶生或腋生，长 10 ~ 20 cm；小花轮生，每轮有花 3 ~ 10 朵，小苞片披针形，长约 4 mm；花萼带紫色，长钟状，长 1 ~ 1.3 cm，先端二唇形，上唇阔三角形，先端急尖，下唇三角形，先端二尖齿裂，萼筒喉部密被白色长毛；花冠蓝紫色，二唇形，长约 2.5 cm，上唇直升略呈镰刀形，下唇较短，圆形，先端 3 裂，中央裂片较长且大，先端又作 2 浅裂；发育雄蕊 2，花丝柱状，药隔细长横展，丁字着生，花药单室，线形，伸出花冠以外，退化雄蕊 2，花药退化成花瓣状；子房上位，4 深裂，花柱伸出花冠外，柱头 2 裂，带紫色。小坚果 4，椭圆形，黑色，长 3 mm。花期 5—8 月，果期 8—9 月。

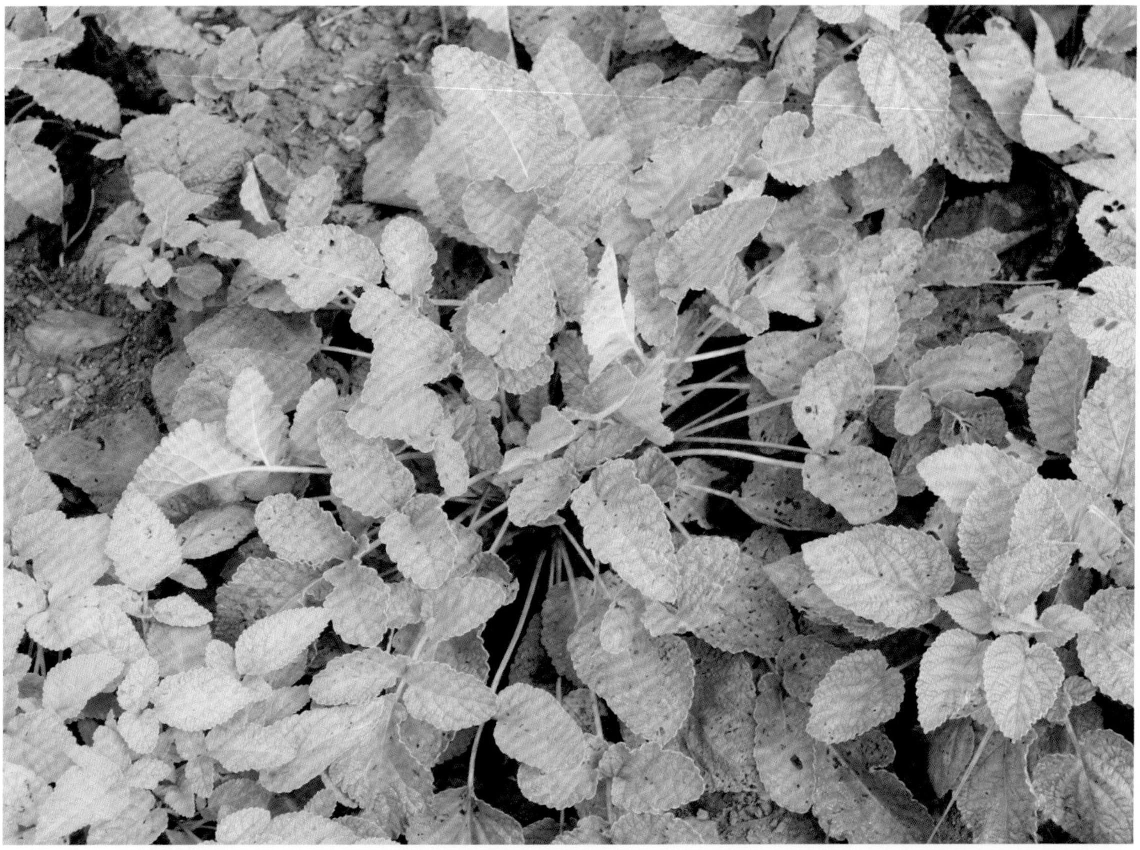

丹参

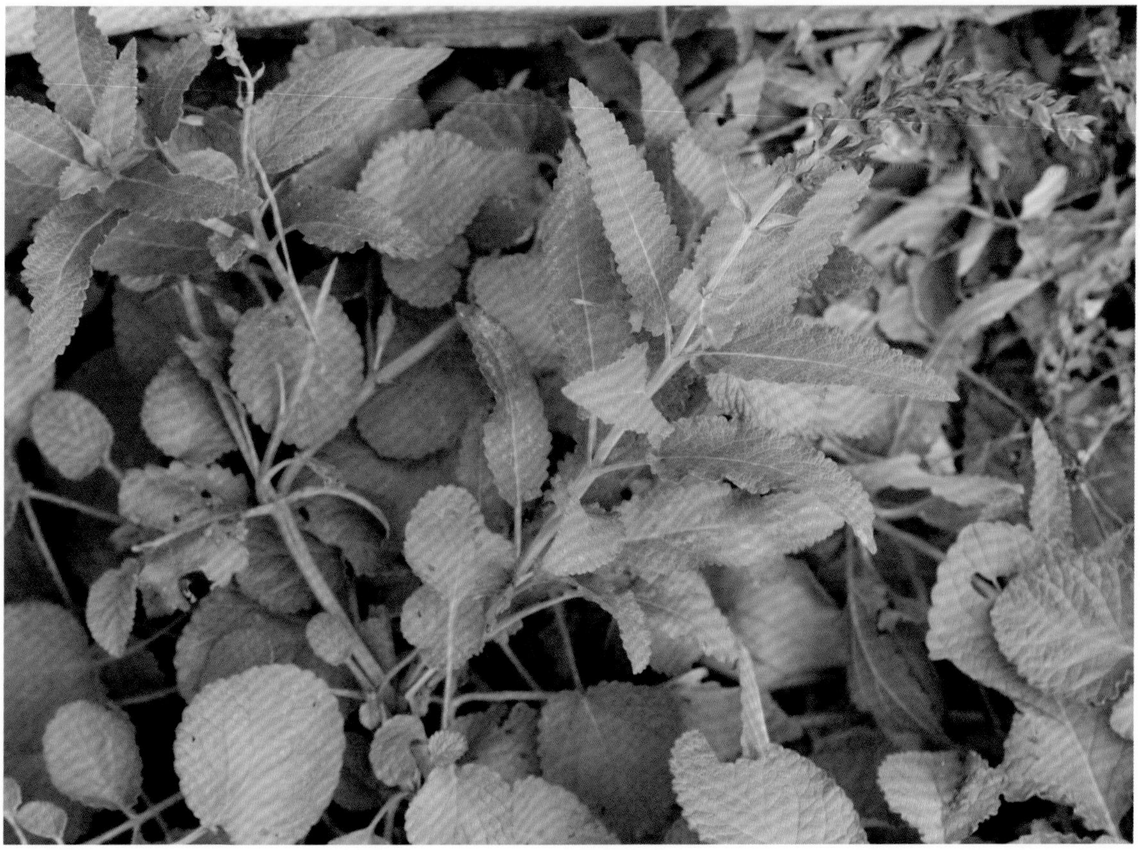

丹参

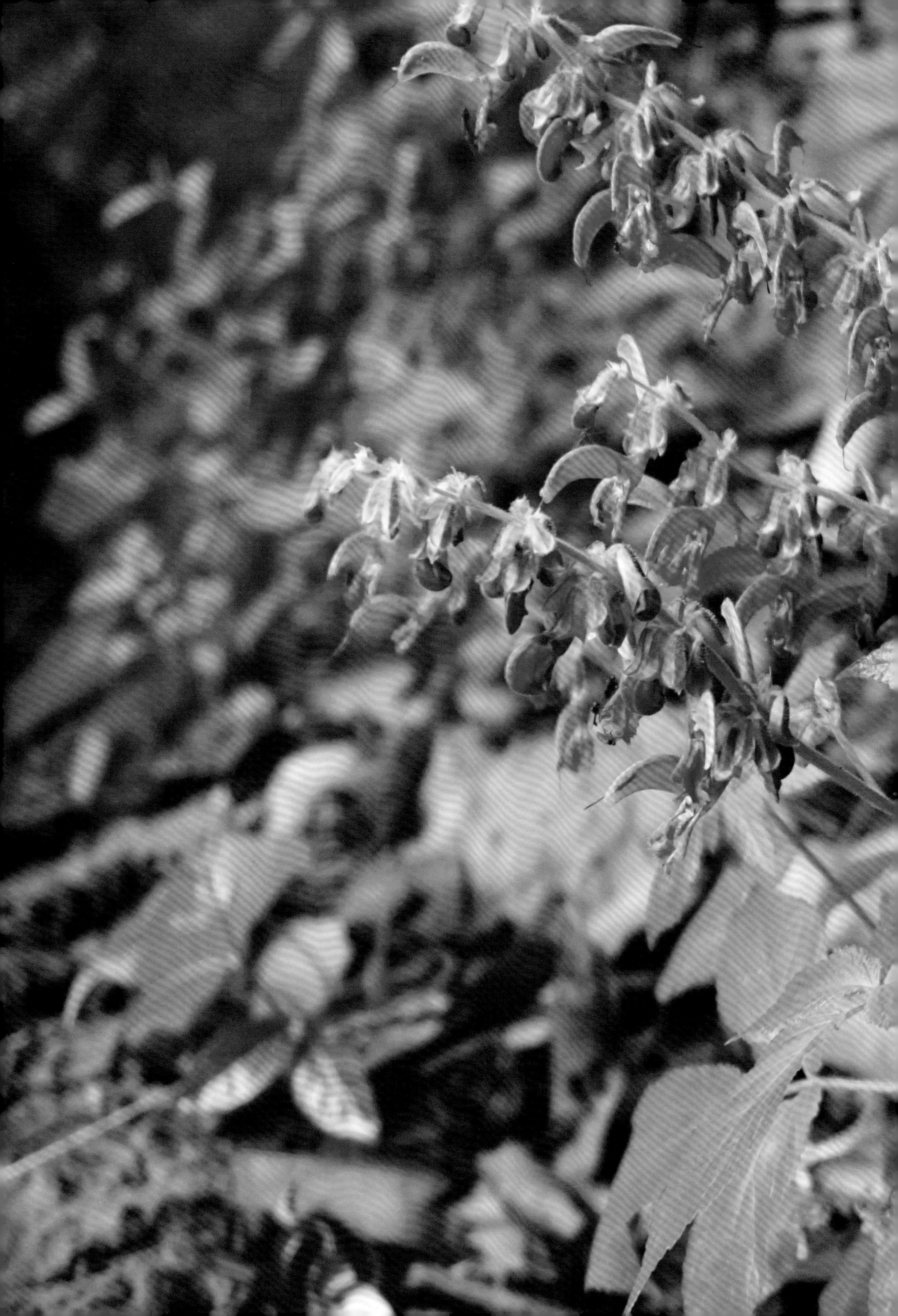

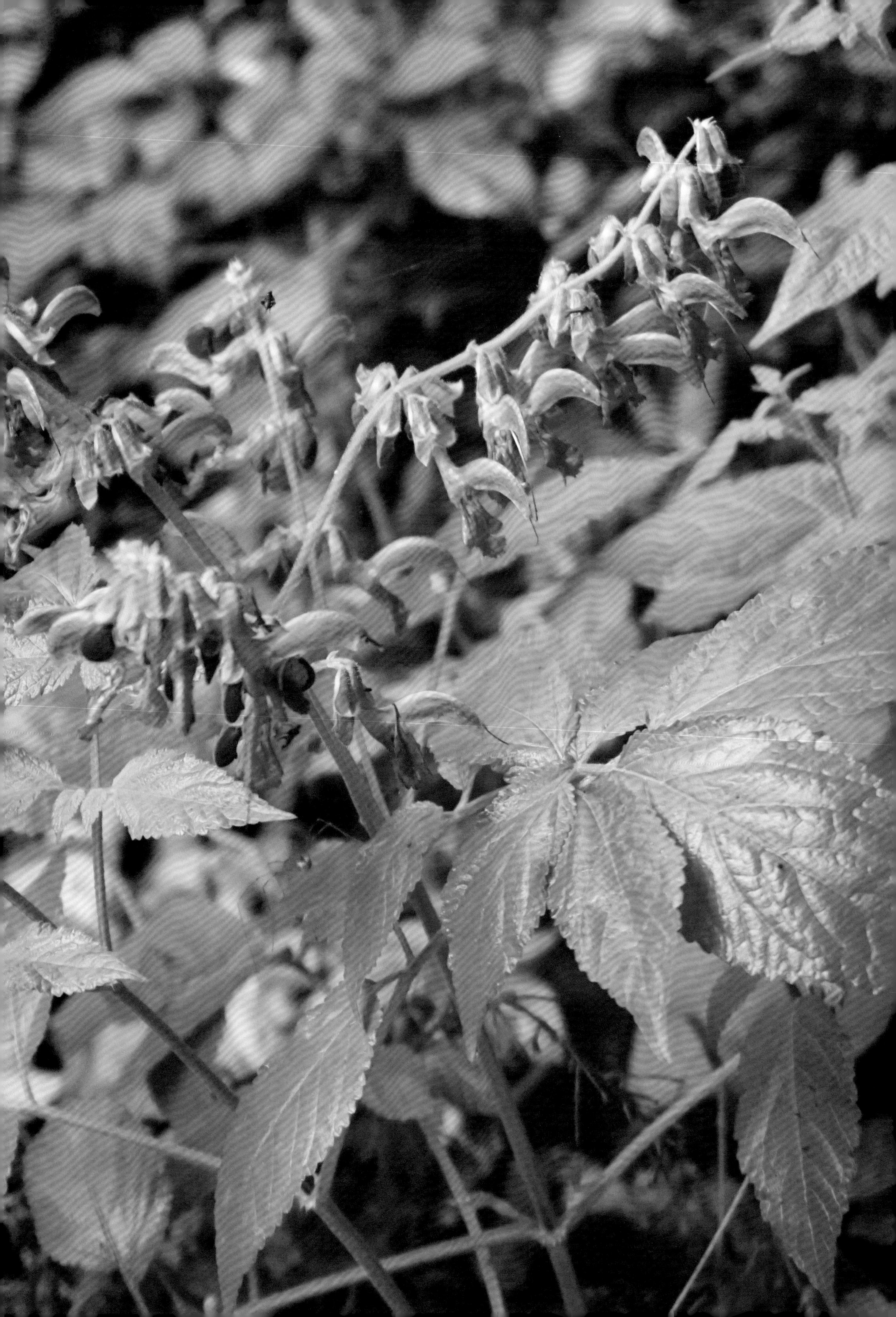

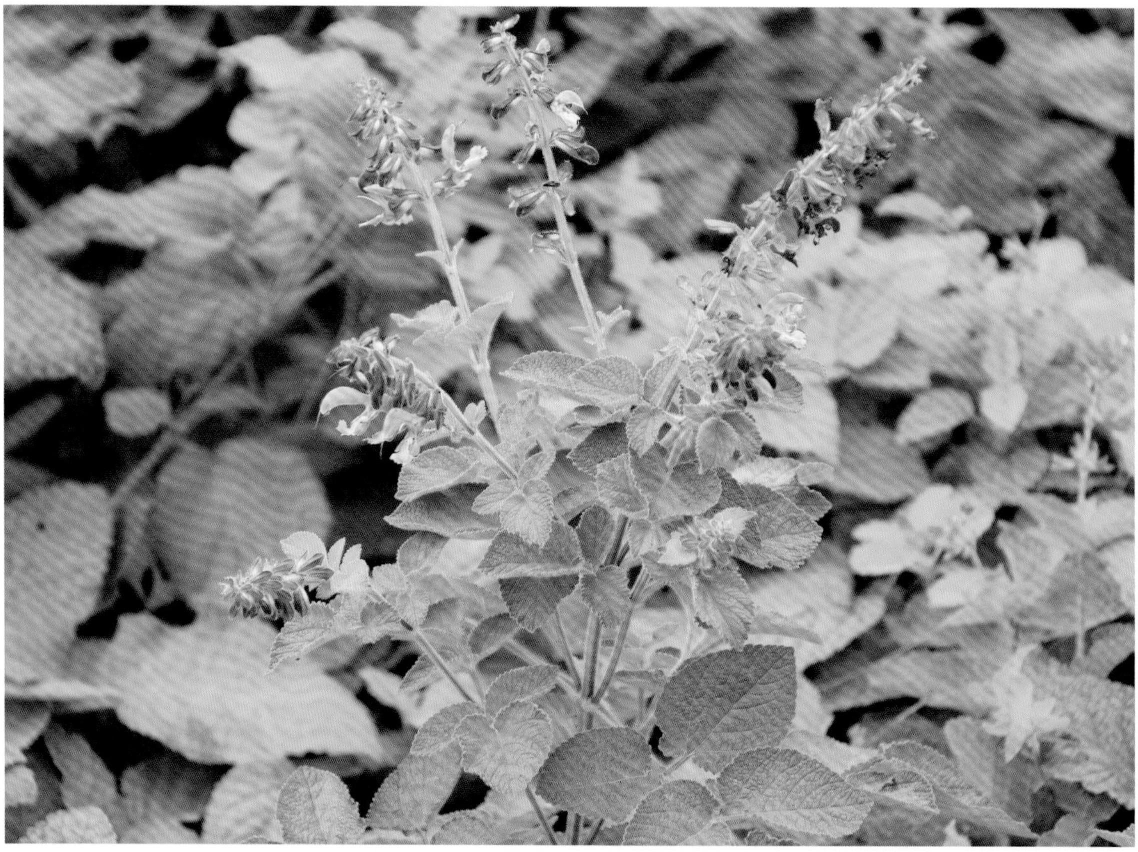

丹参

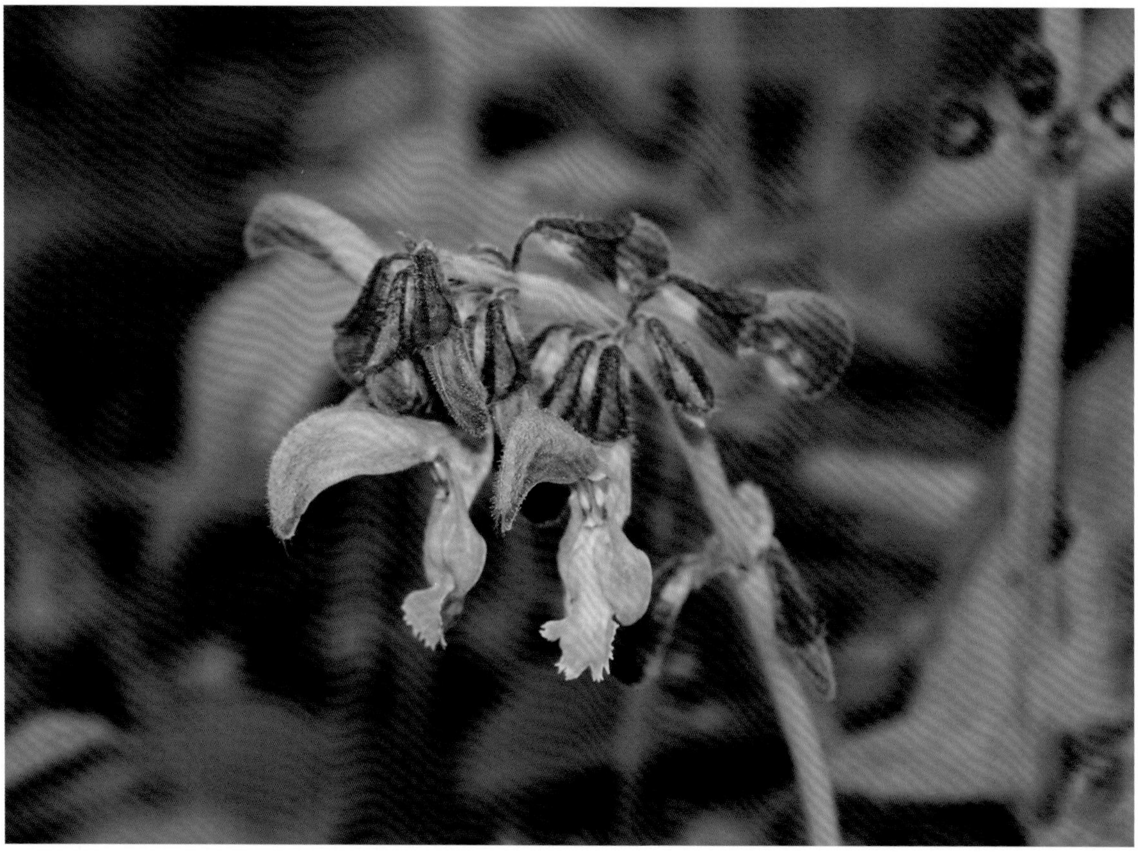

丹参

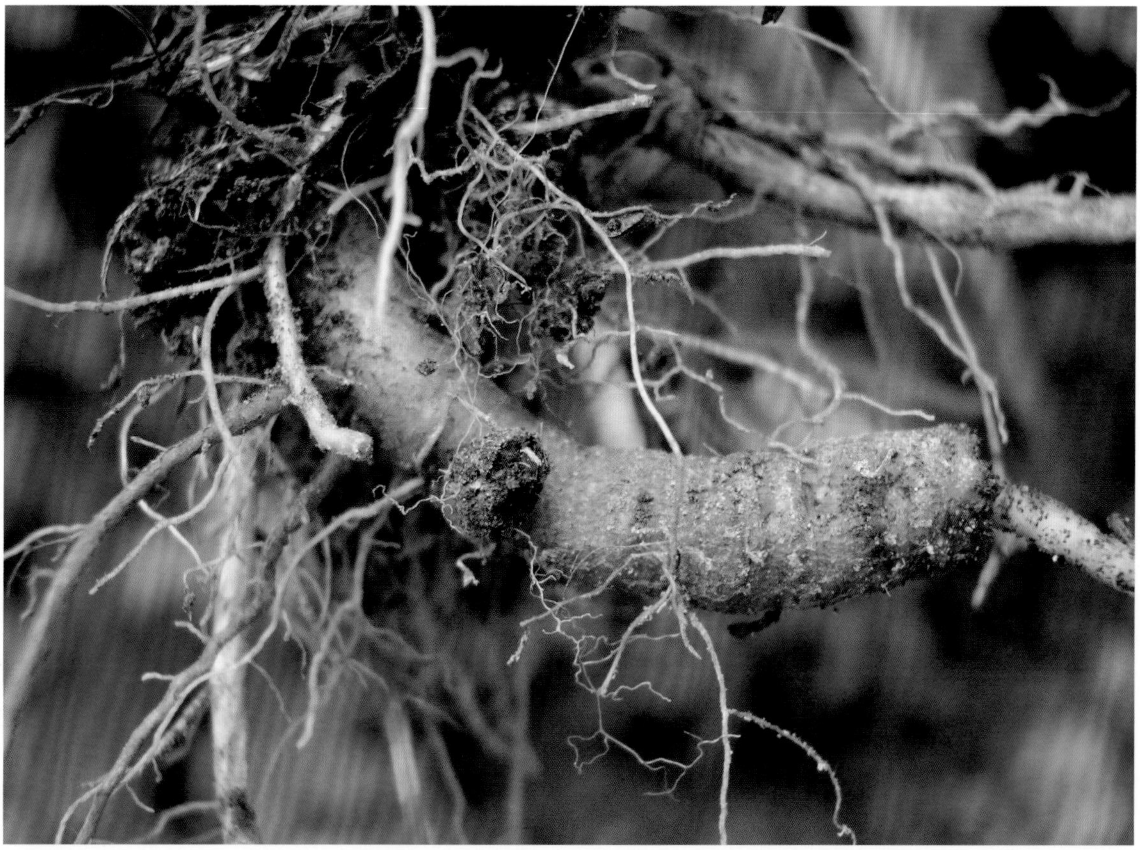

丹参根

## 生境分布

生长于海拔 2100 ~ 4050 m 的林缘、路旁、沟边灌丛中。分布于辽宁、河北、河南、山东、安徽、江苏、浙江、江西、湖北、四川、贵州、山西、陕西、甘肃、广西等省区。

## 采收加工

秋季采挖，除去茎叶，洗净泥土，润透后切片，晒干。生用或酒炒用。

## 药材鉴别

本品根茎短粗，顶端有时残留茎基。根数条，长圆柱形，略弯曲，有的分枝并具须状细根，长 10 ~ 20 cm，直径 0.3 ~ 1 cm。表面棕红色或暗棕红色，粗糙，具纵皱纹。老根外皮疏松，多显紫棕色，常呈鳞片状剥落。质硬而脆，断面疏松，有裂隙或略平整而致密，皮部棕红色，木部灰黄色或紫褐色，导管束黄白色，呈放射状排列。气微，味微苦涩。以条粗均匀、外红内紫、有菊花状白点者为佳。

## 功效主治

祛瘀止痛，活血通经，清心除烦。主治月经不调，经闭痛经，癥瘕积聚，胸腹刺痛，热痹疼痛，疮疡肿痛，心烦不眠，肝脾大，心绞痛。

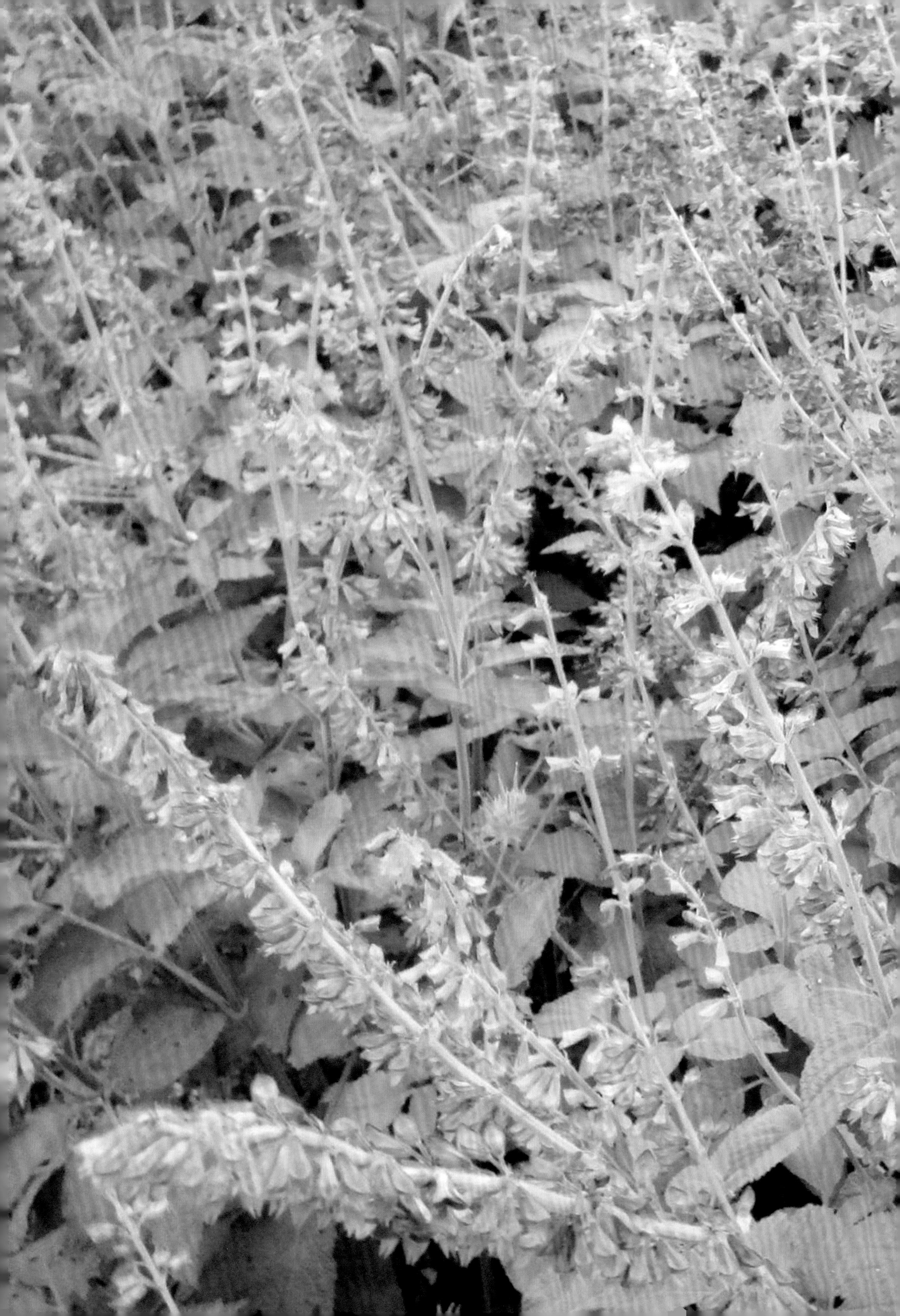

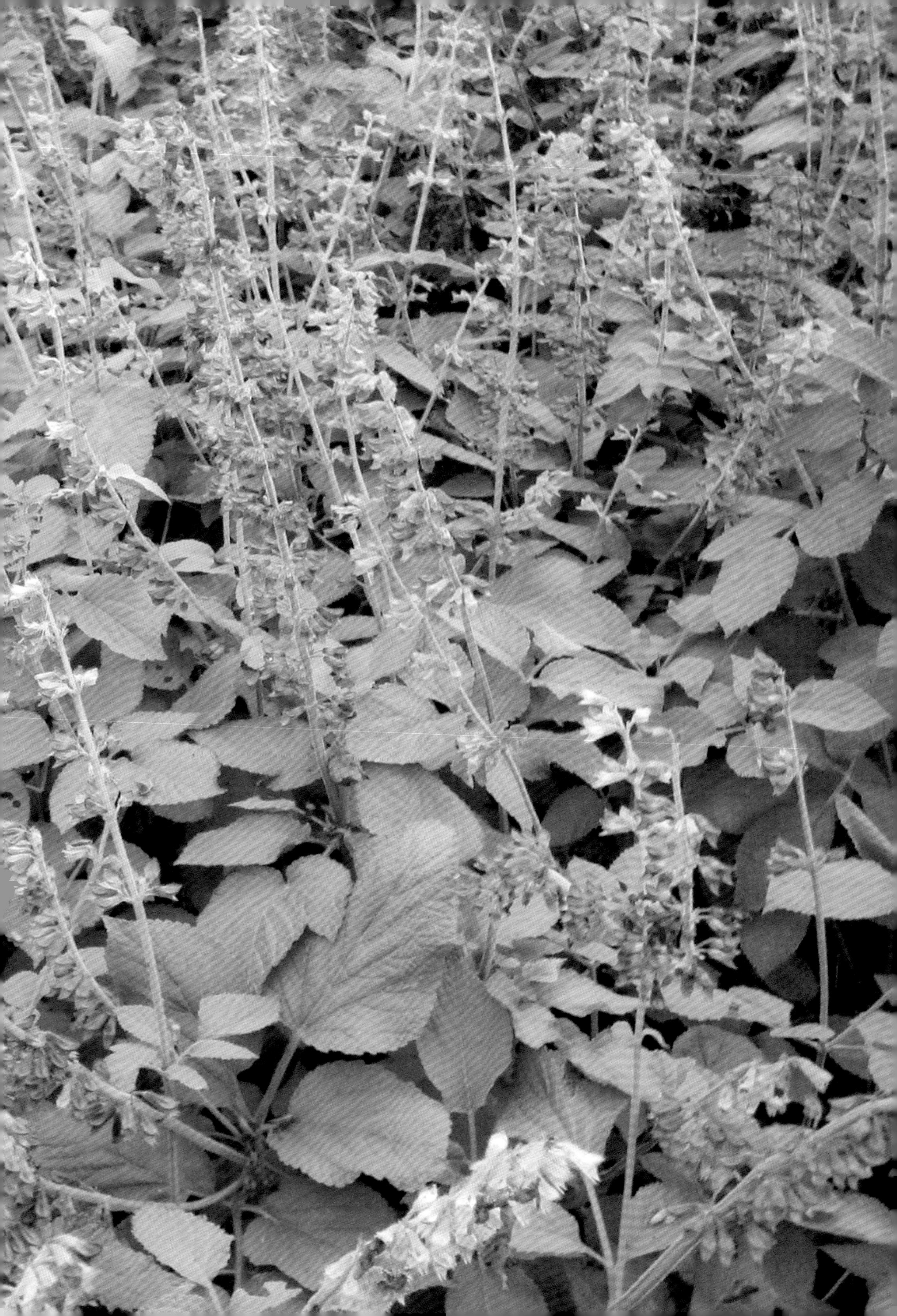

## 药理作用

本品对冠状动脉有扩张作用，并可改善心功能，缩小心肌梗死范围。可增强豚鼠离体心脏的收缩力，可显著延长或提高小鼠或大鼠在常压缺氧下的存活时间或存活率。可改善外周循环障碍，有抗凝和促纤溶作用。能降低血压，对动脉粥样硬化家兔，可降低血和肝中的甘油三酯。此外，还有抗菌、镇静作用，以及延长艾氏腹水癌小鼠的存活时间。

## 用法用量

内服：5 ~ 15g，煎服。活血化瘀宜酒炙用。

## 民族药方

**1．神经衰弱** 丹参 25 g，五味子 50 g。水煎服。

**2．经血涩少，产后瘀血腹痛，闭经腹痛** 丹参、益母草、香附各 15 g。水煎服。

**3．急、慢性肝炎，两胁作痛** 丹参、郁金、板蓝根各 15 g，茵陈 25 g。水煎服。

**4．冠心病心绞痛** 丹参 60 g，红花、月季花各 15 g，白酒 500 ml。以白酒浸药，每日饮 1 ~ 2 小杯。

**5．动脉粥样硬化** 丹参、玉竹、山楂各 15g。水煎服。

**6．痛经** 丹参 15 g，川芎、乌药各 5 g。水煎分 3 次服，每日 1 剂。

**7．乳汁不通** 丹参 9 g，老母鸡 1 只。将丹参用纱布包好，与母鸡共炖，食盐调味，食鸡喝汤，分 2 日服完。

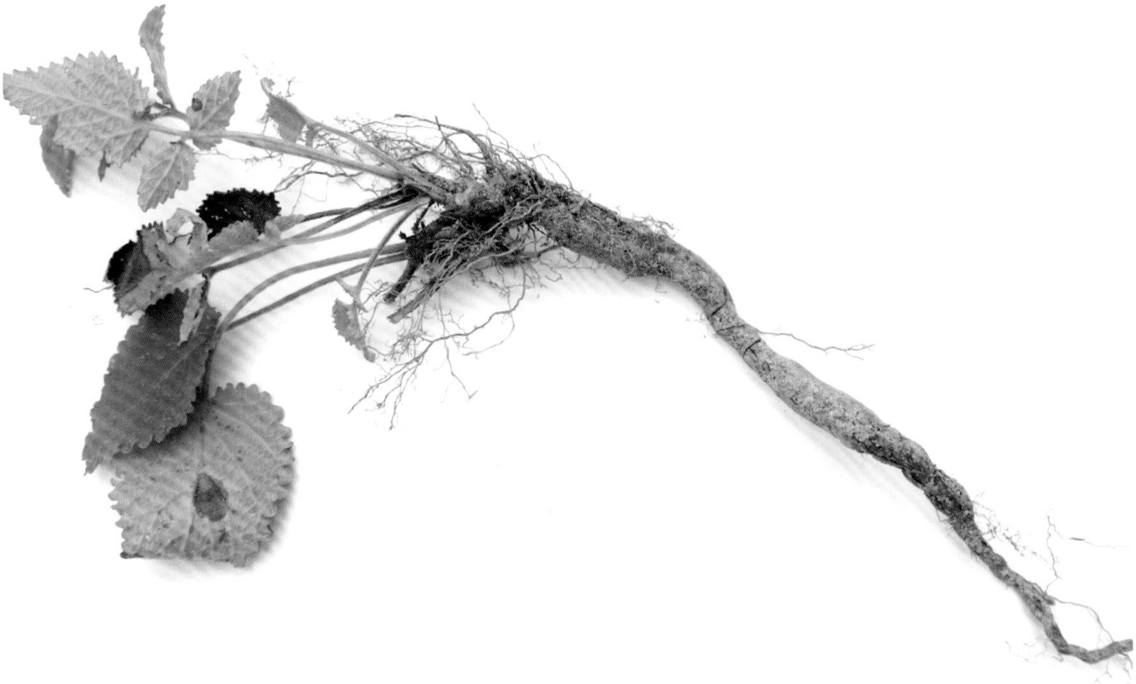

丹参药材

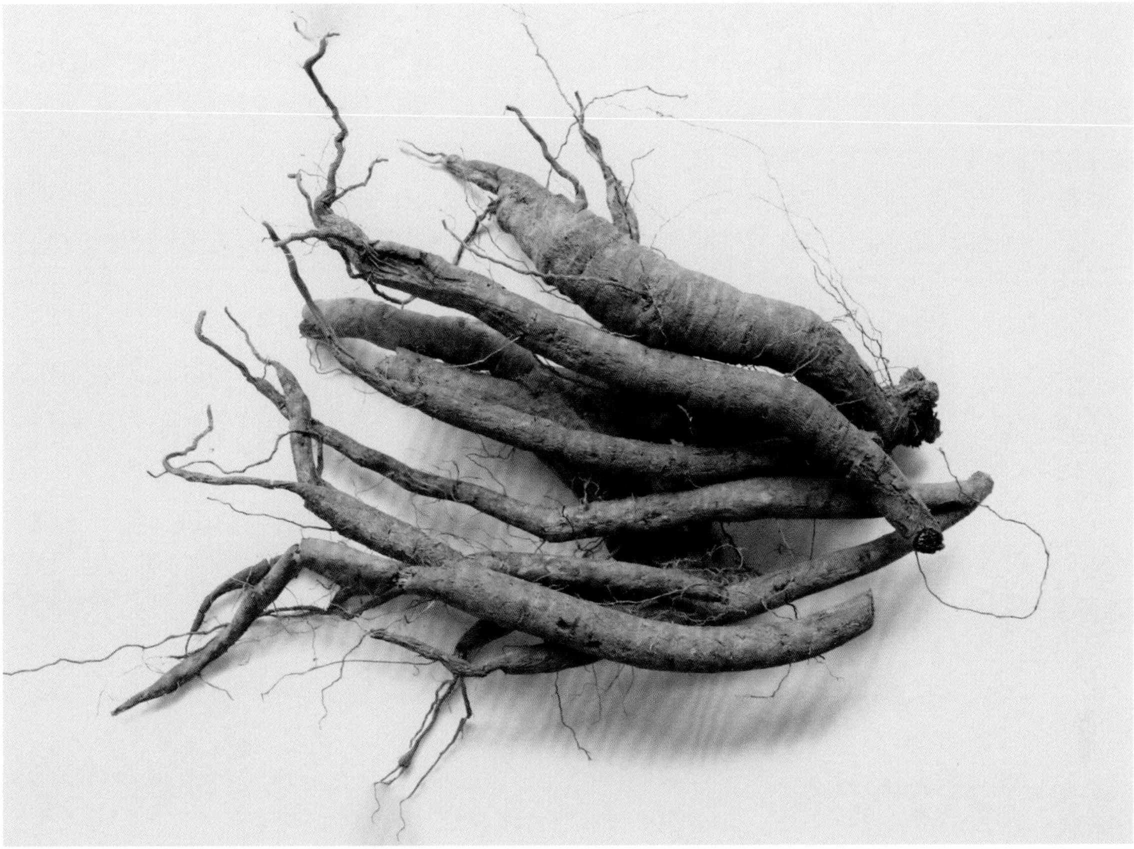

丹参药材

**8．瘀阻疼痛** 丹参 30 g，白酒 500 ml。浸泡 7 日后服，每次 20 ~ 30mL，每日 2 ~ 3 次。

**9．跌打损伤** 丹参 20 g。研为细末，用白酒调湿后，外敷患处。

**10．心烦失眠** 丹参 6 g。切片，泡开水代茶饮，味淡为止，每日 1 ~ 2 次。

**11．月经不调** 丹参 250 g，黄酒适量。丹参研为细末，每晚睡前用黄酒冲服 10 g。

**12．闭经，腹胀，腹痛** 丹参 30 g，水蛭 6 g。共研为细末，每日分 2 次兑水、酒适量服。

**13．足跟痛** 丹参 30 g。煎水代茶饮，每日 1 剂。

**14．手背疔毒** 鲜丹参 70 g，白酒 30 ml。先将丹参捣烂，再加入白酒调匀，外敷患处，每日换敷 2 次，连用 2 ~ 3 日。

**15．气滞血瘀、肝失疏泄所致的胁痛，症见胁肋刺痛，胸闷腹胀，不思饮食** 丹参、白芍、柴胡、枳壳各 5 g。丹参、白芍、枳壳切成小碎块，与柴胡一起置入茶杯内，倒入刚沸的开水，盖严杯盖，浸泡 20 分钟左右即可代茶饮，可反复加入沸水浸泡数次，直至无味，每日早、晚各泡服 1 剂。

## 使用注意

无瘀血者慎服。

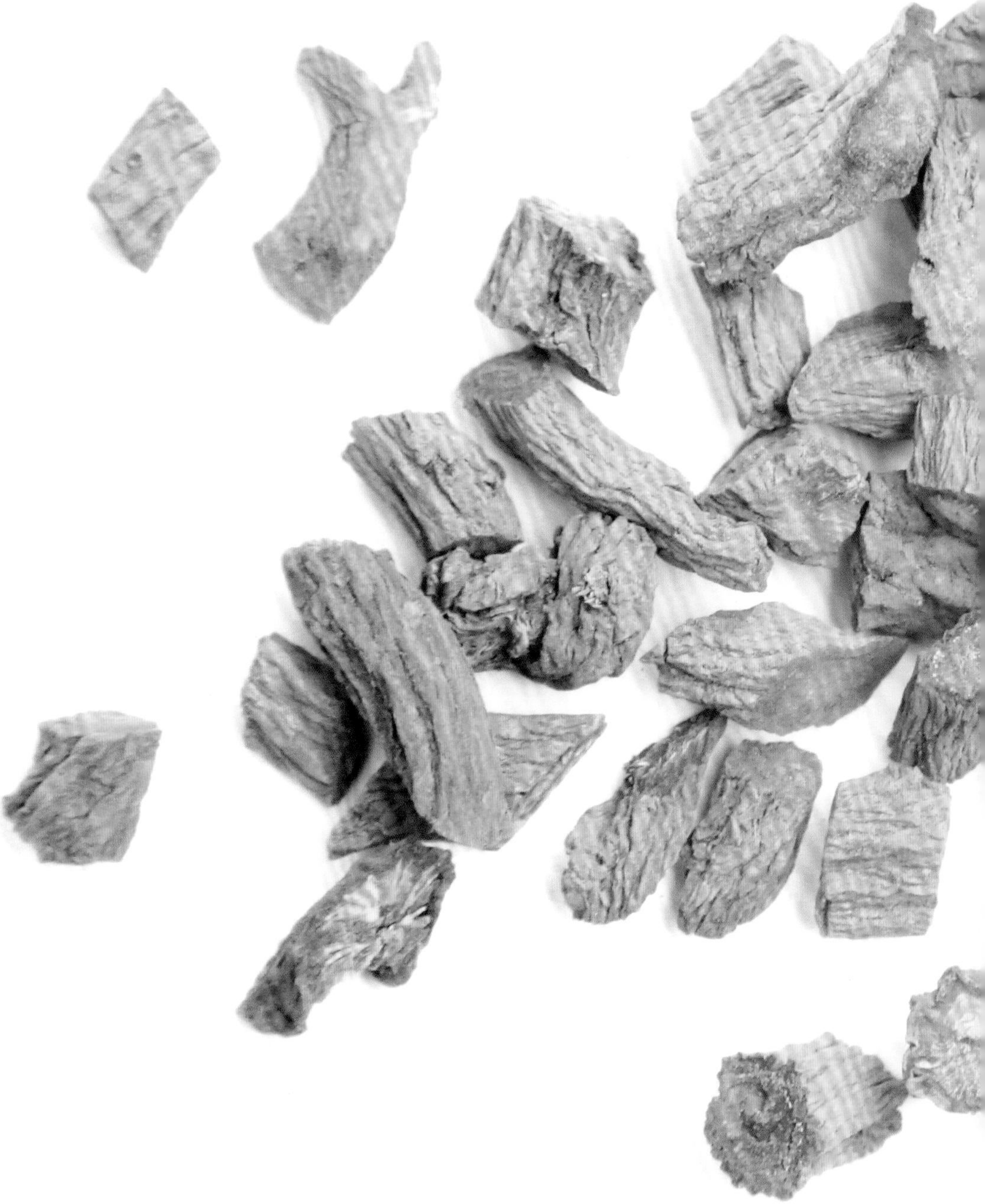

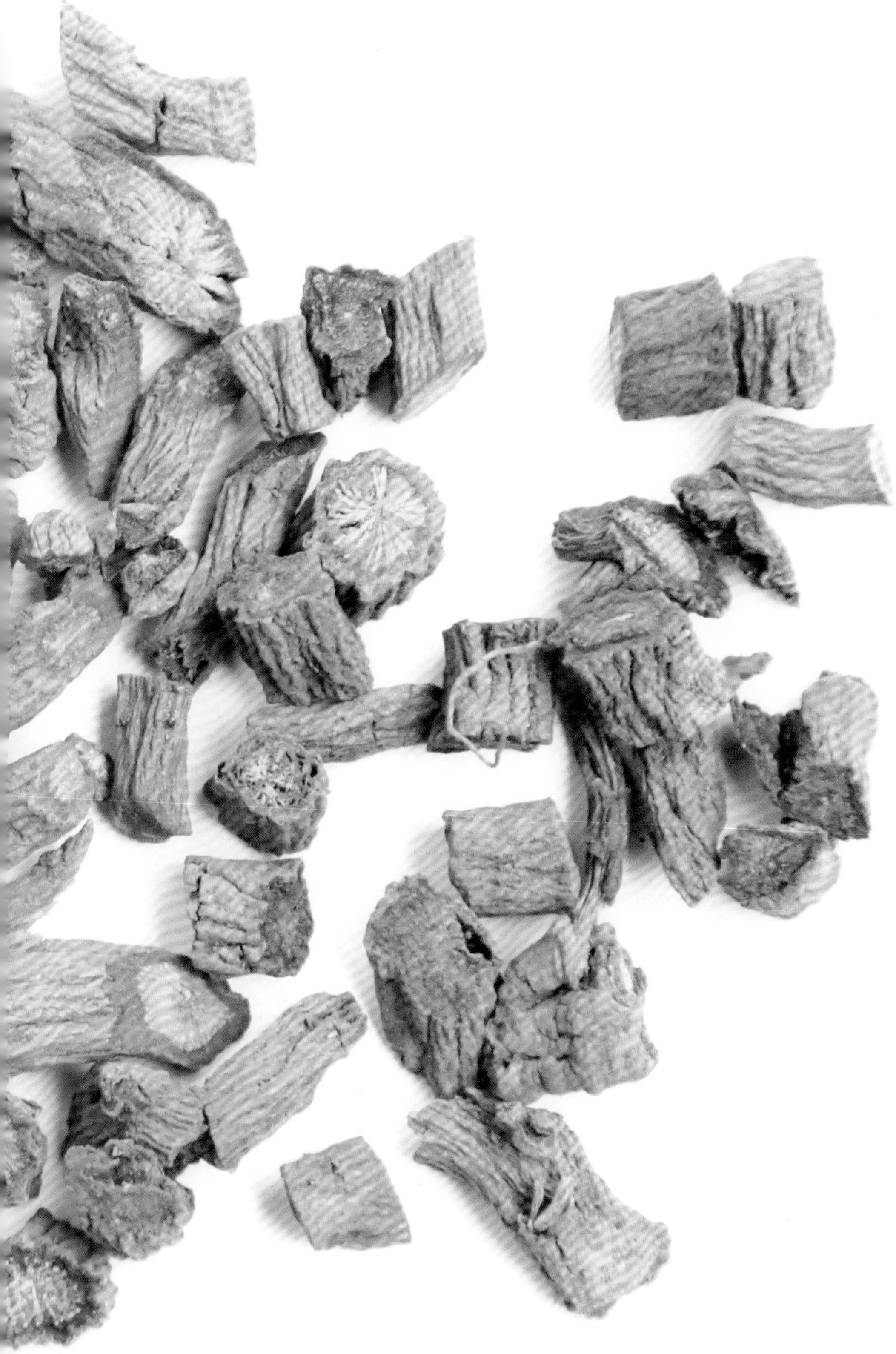

丹参饮片

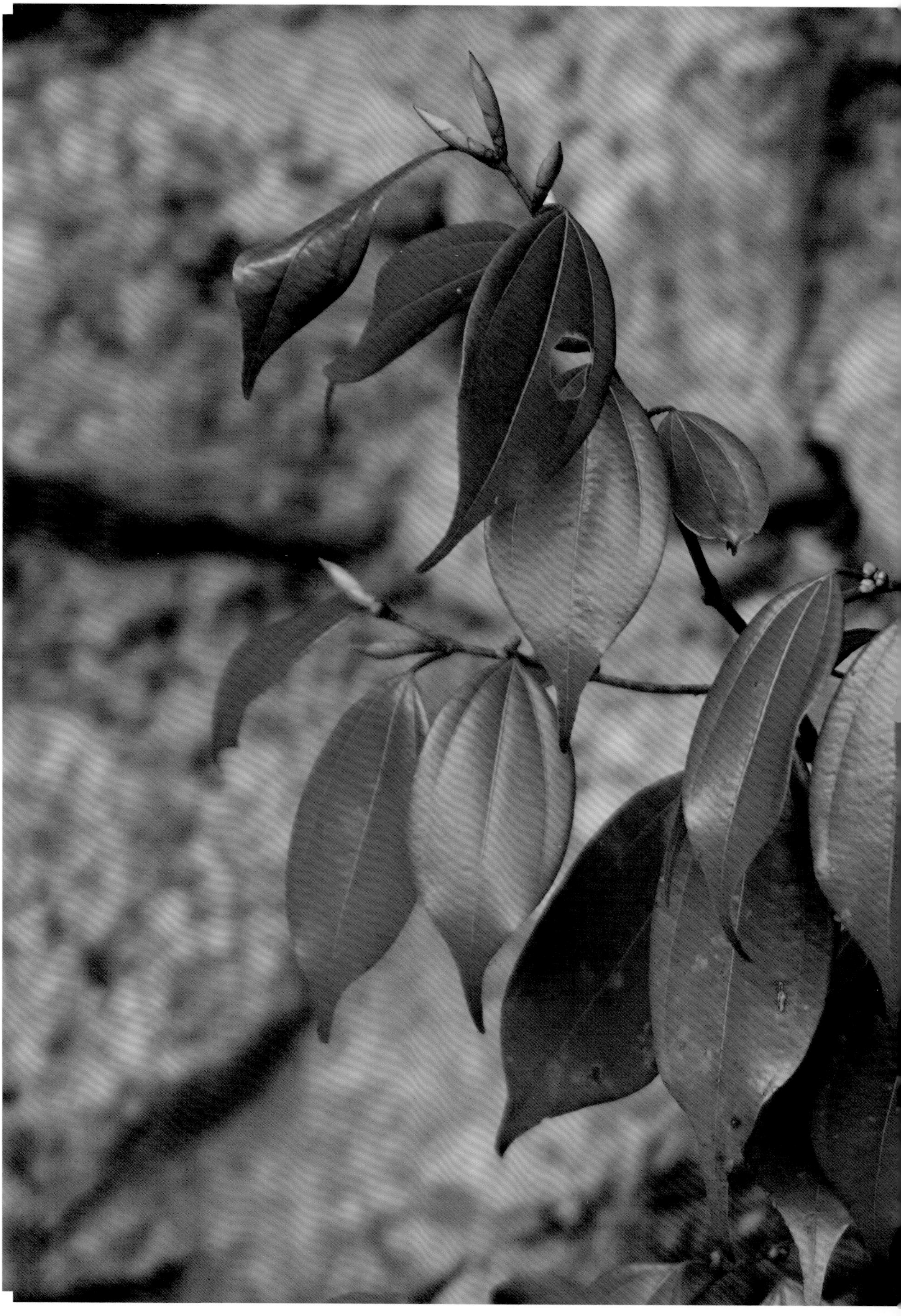

# 乌药

**【壮药名】**粉潜桶。

**【别　名】**台乌、矮樟、台乌药、乌药片、天台乌、香桂樟、铜钱柴、班皮柴、白叶柴、吹风散。

**【来　源】**本品为樟科植物乌药 *Lindera aggregata*（Sims）Kosterm. 的干燥块根。以浙江天台产者质量最佳。

**【性味归经】**性辛，温。归肺、脾、肾、膀胱经。

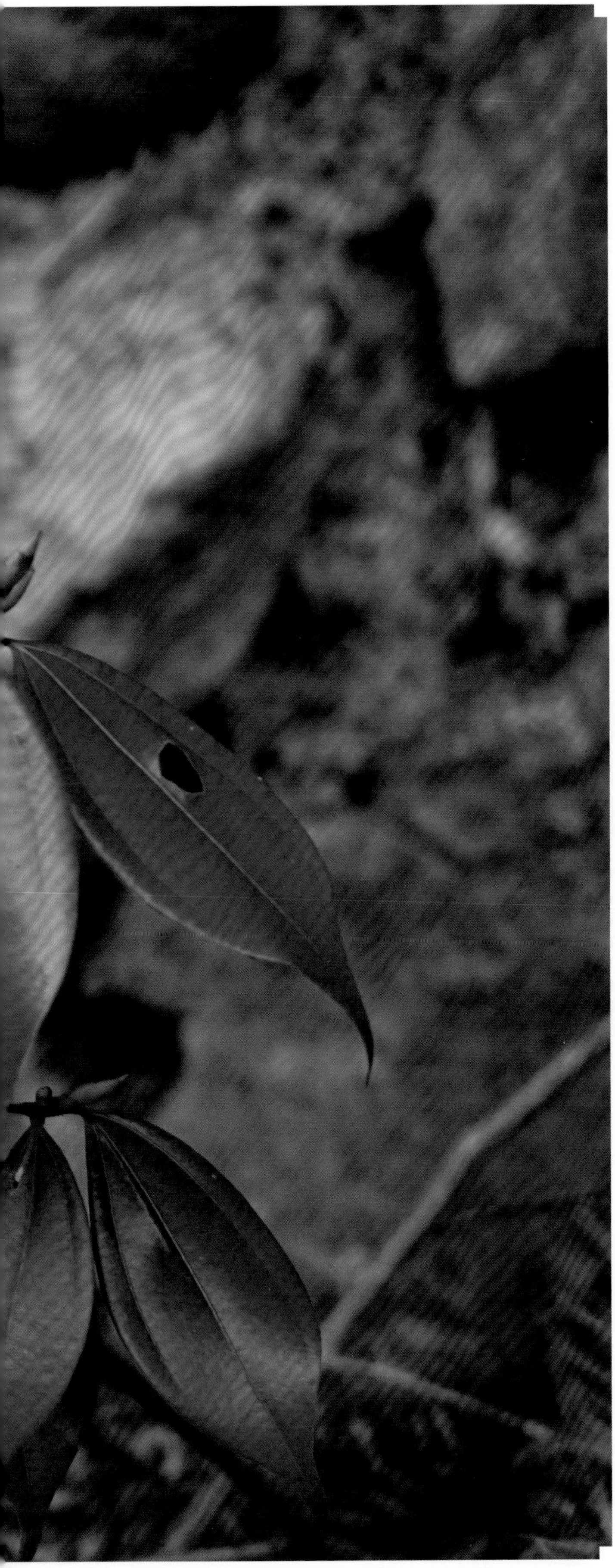

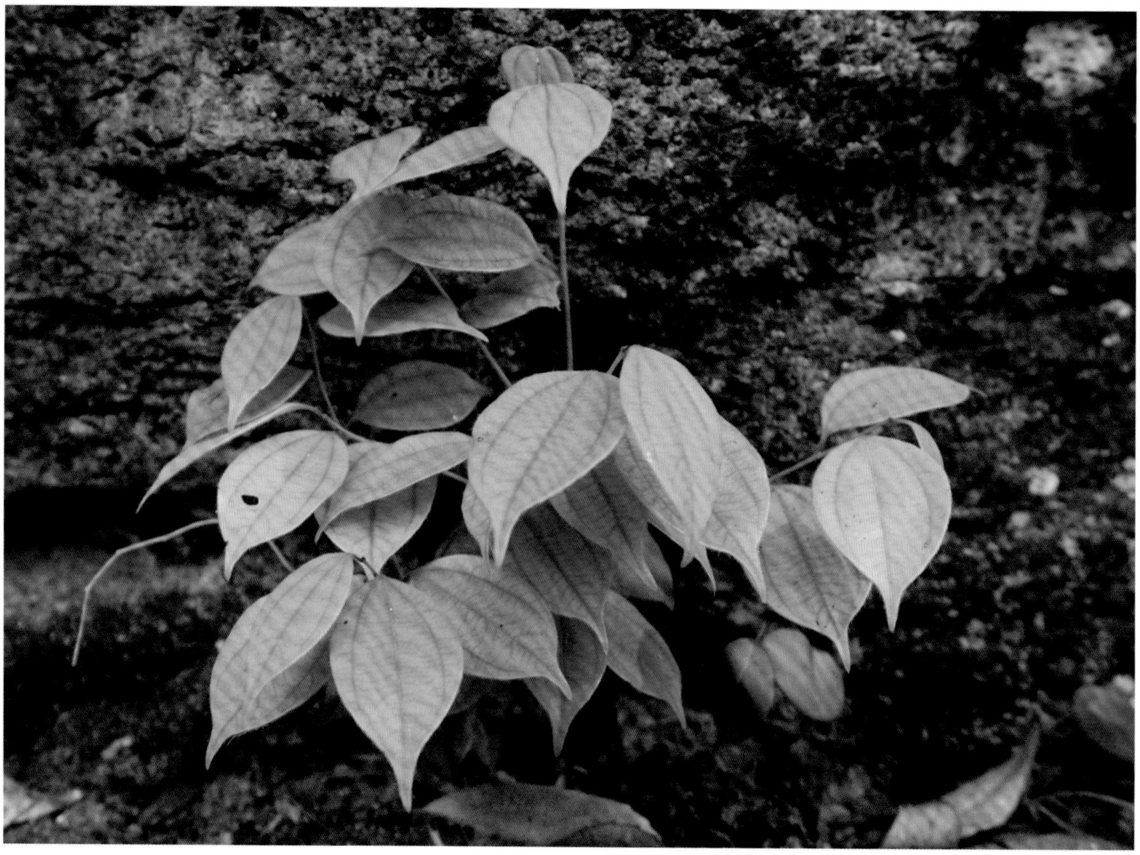

乌药

## 识别特征

常绿灌木或小乔木，高 4 ~ 5 m。根木质，膨大粗壮，略呈念珠状。树皮灰绿色。小枝幼时密被锈色短柔毛，老时平滑无毛；茎枝坚韧，不易断。叶互生，革质，椭圆形至广倒卵形，长 3 ~ 8 cm，宽 1.5 ~ 5 cm，先端渐尖或尾状渐尖，基部圆形或广楔形，全缘，上面绿色，有光泽，除中脉外，均光滑无毛，下面灰白色，被淡褐色长柔毛，后变光滑，叶脉 3 条，基出，极明显；叶柄短，有短柔毛。伞形花序腋生，几无总梗；小花梗长 1.5 ~ 3 mm，被毛，簇生多数小花；花单性，雌雄异株，黄绿色；花被 6 片，大小几相等，广椭圆形，雄花有雄蕊 9 枚，排成 3 轮，最内一轮的基部有腺体，花药 2 室；雌花有退化雄蕊多枚，子房上位，球形，1 室，胚珠 1 枚。核果近球形，初绿色，成熟后变黑色。花期 3—4 月，果期 10—11 月。

## 生境分布

生长于向阳山坡灌木林中、林缘以及山麓、旷野等地。分布于安徽、江苏、浙江、福建、台湾、广东、江西、湖北、湖南、陕西、广西等省区。

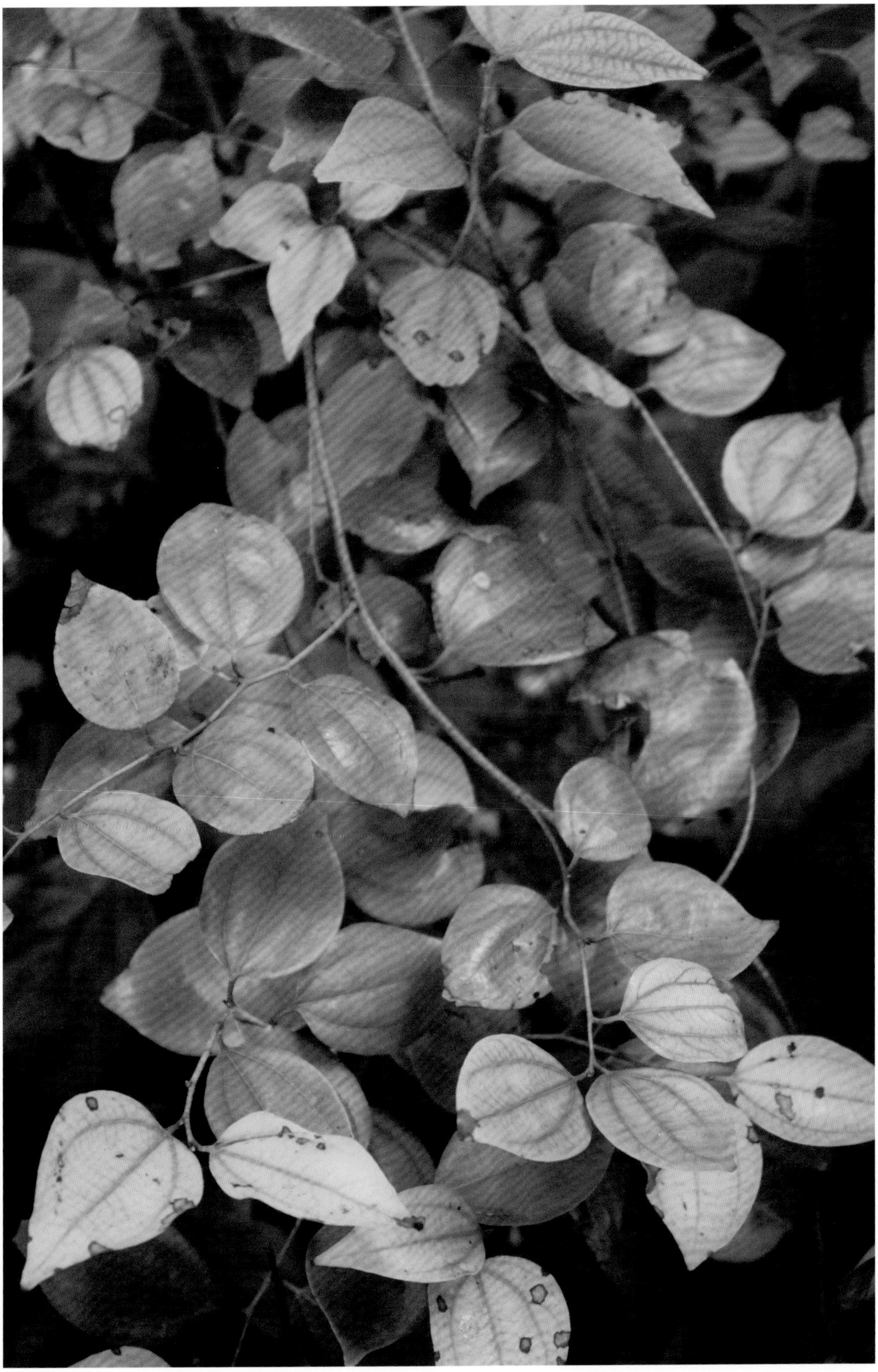

乌药

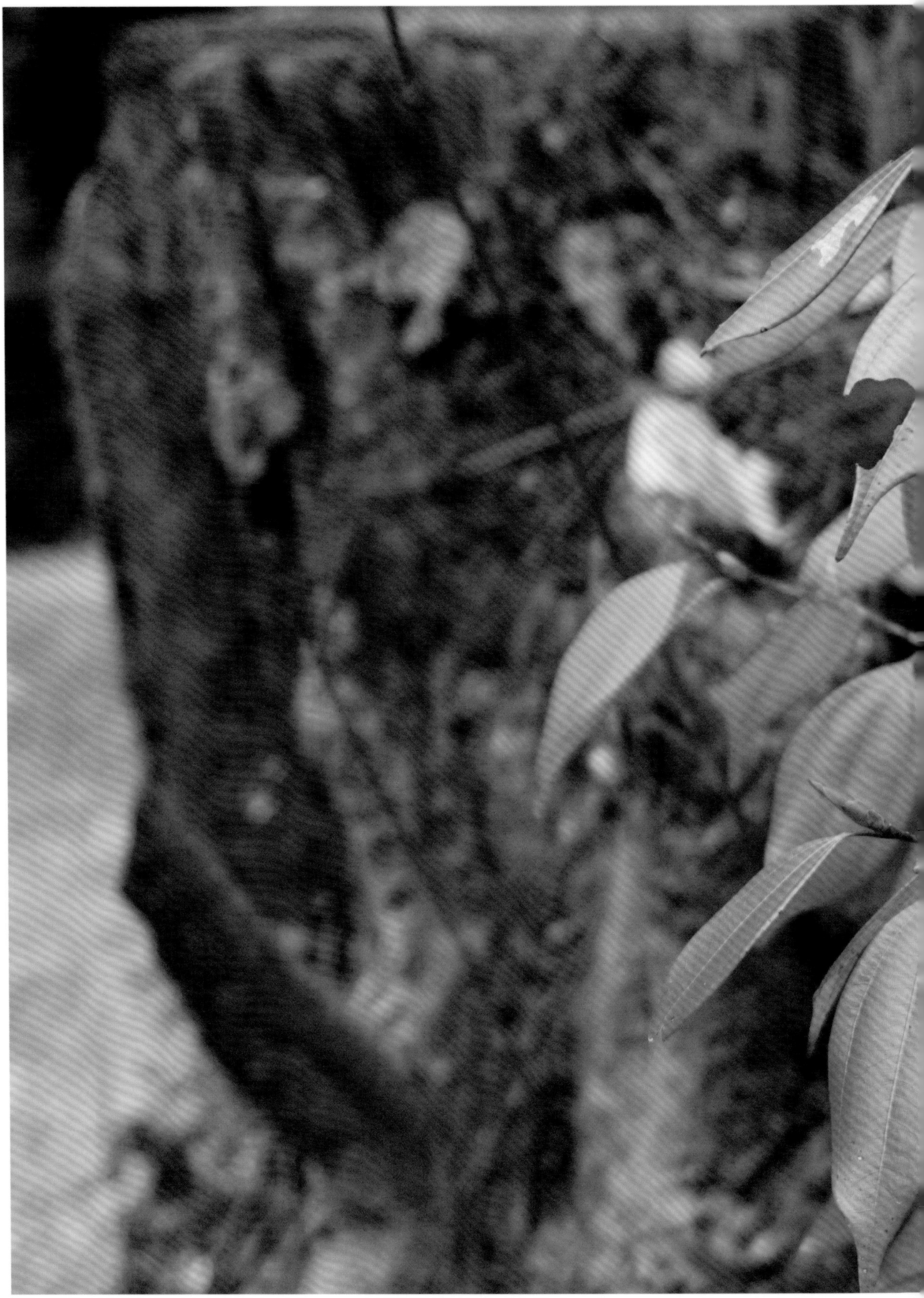

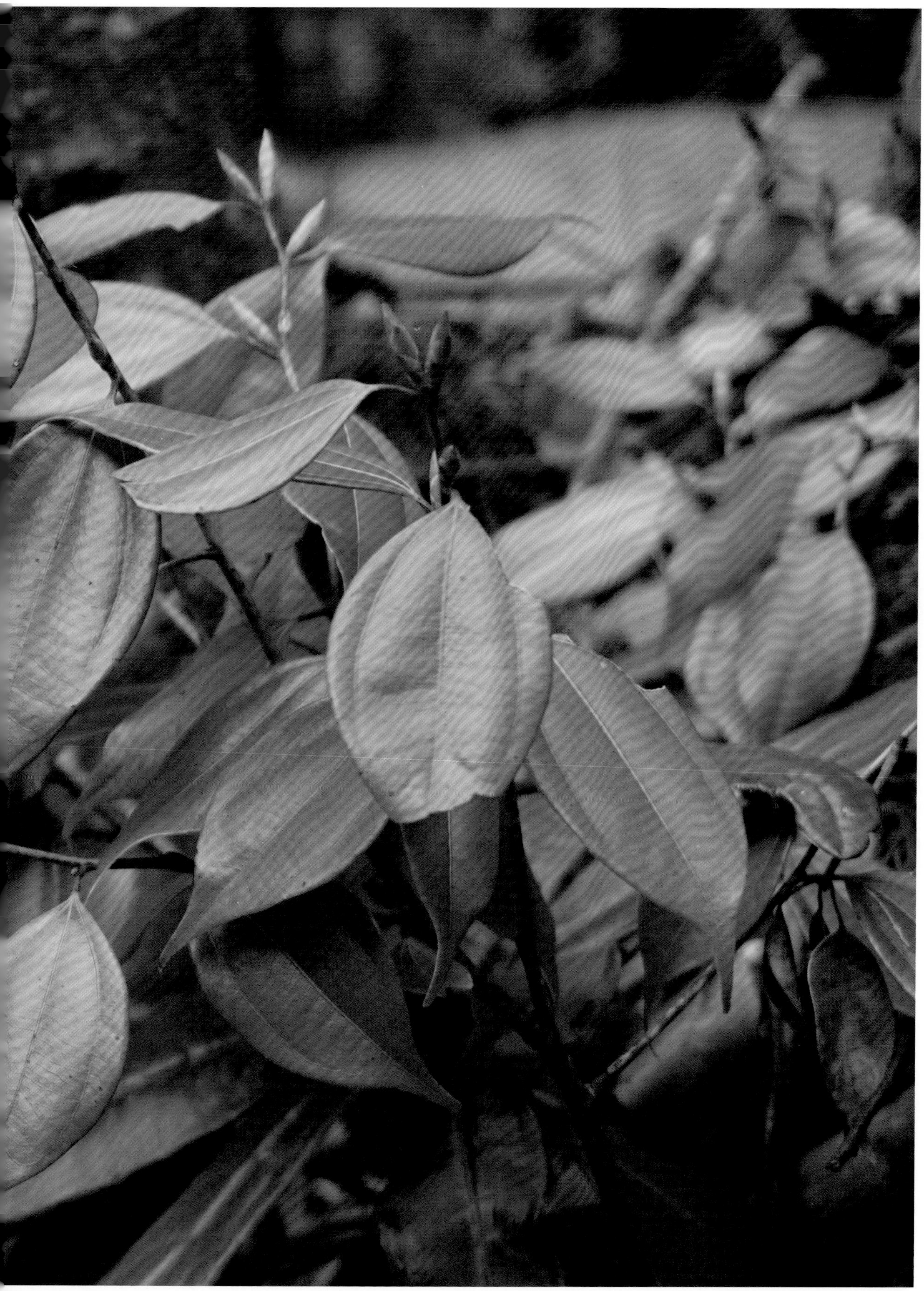

乌药

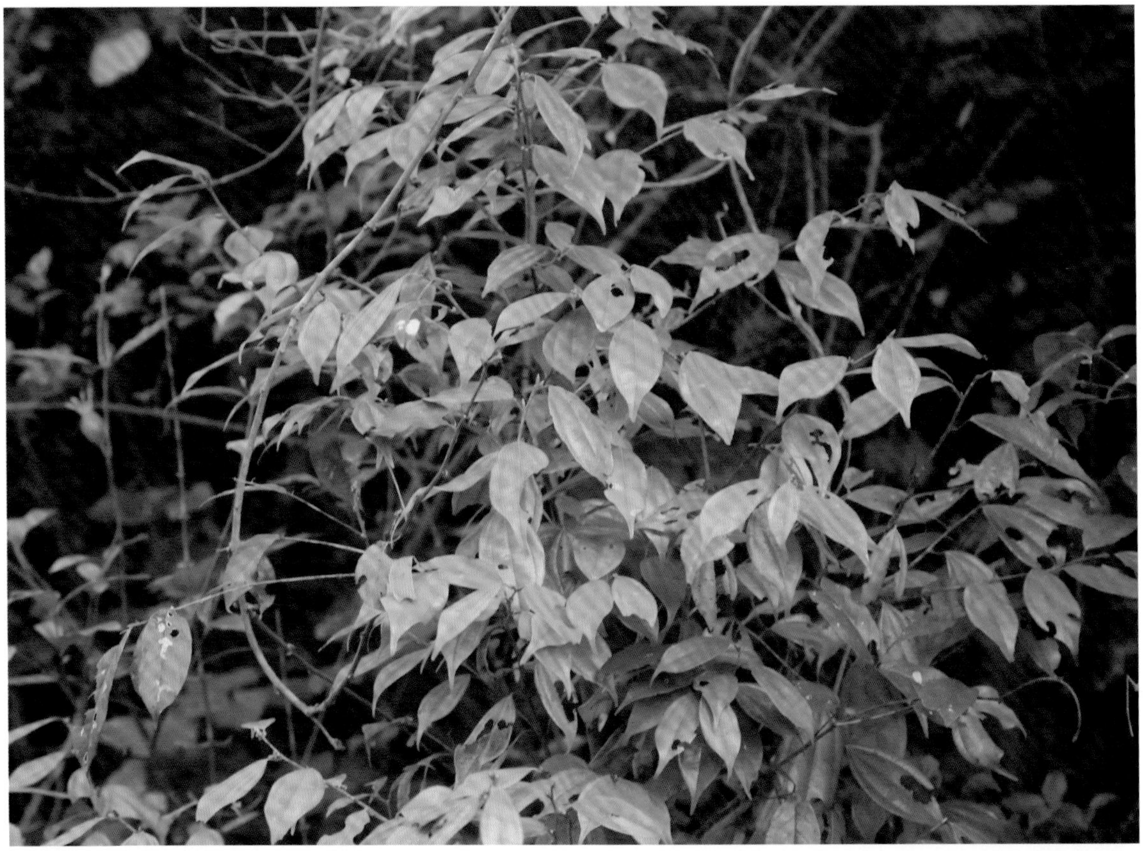

乌药

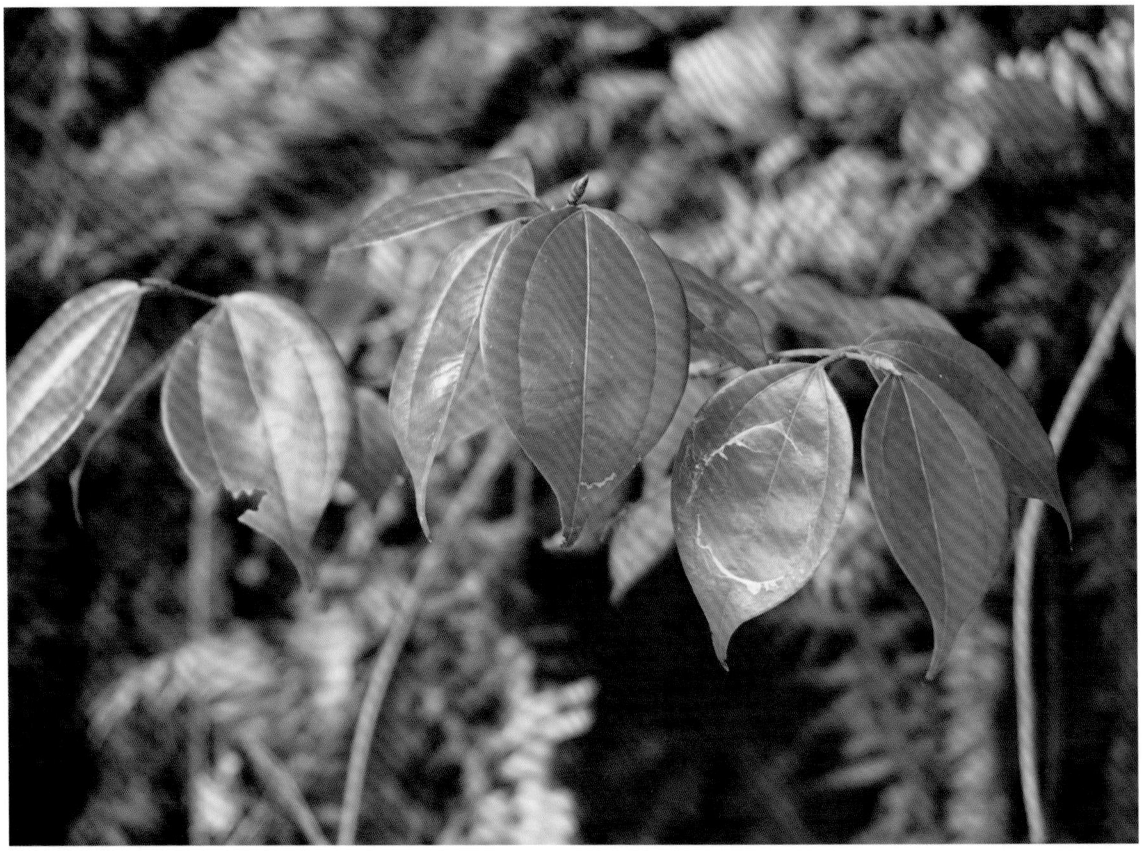

乌药

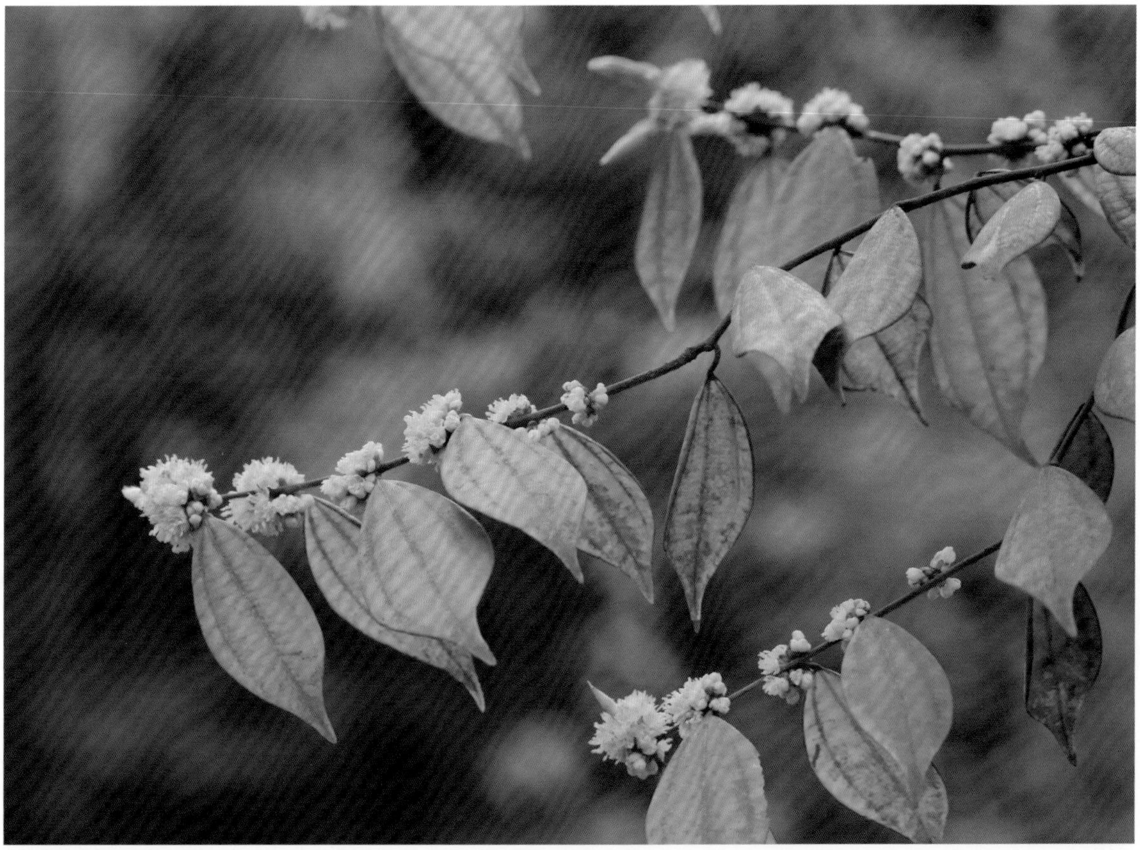

大蒜

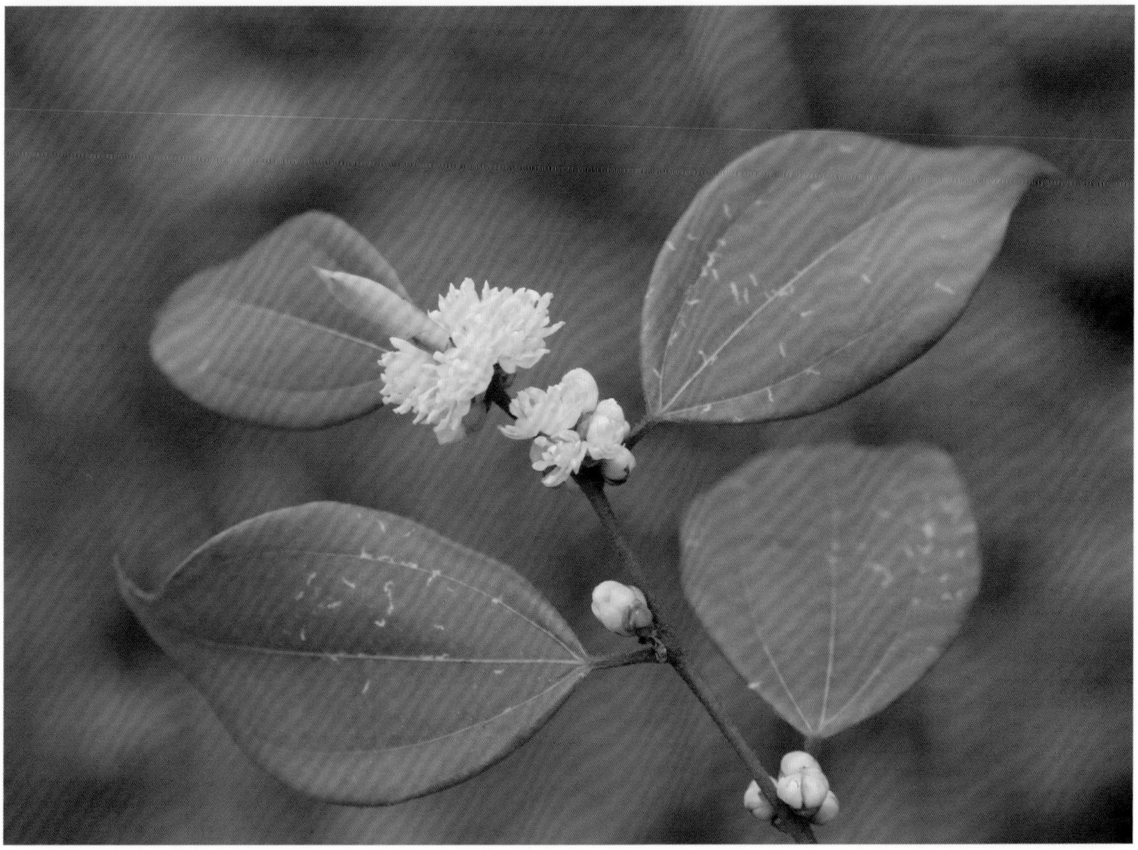

大蒜

## 采收加工

全年均可采挖，除去细根，洗净，趁鲜切片，晒干或直接晒干。

## 药材鉴别

本品多呈纺锤形，略弯曲，有的中部收缩成连珠状，长 6 ~ 15 cm，直径 1 ~ 3 cm；表面黄棕色或黄褐色，有纵皱纹及稀疏的细根痕；质坚硬。切片厚 0.2 ~ 0.3 mm，切面黄白色或淡黄棕色，射线放射状，可见年轮环纹，中心颜色较深。气香，味微苦、辛，有清凉感。质老、不呈纺锤状的直根，不可供药用。

## 功效主治

行气止痛，温肾散寒。主治胸胁满闷，脘腹胀痛，头痛，寒疝疼痛，痛经及产后腹痛，尿频，遗尿等。

## 药理作用

本品对肠胃道平滑肌有兴奋和抑制的双向调节作用，能促进消化液的分泌。其挥发油内服能兴奋大脑皮质、促进呼吸、兴奋心肌、加速血液循环、升高血压及发汗，外涂能使局部血管扩张、血液循环加速、缓和肌肉痉挛疼痛。

## 用法用量

内服：6 ~ 10 g，煎汤，或入丸、散服。外用：适量，研末调敷。

## 民族药方

**1．消化不良**　乌药、石榴皮各 10 g，香附 3 g。水煎服。

**2．气滞胃痛，胸腹胀痛**　乌药、香附各 10 g，木香 5 g。水煎服。

**3．痛经**　鲜乌药 25 g，鲜马鞭草 30 g。水煎服。

**4．痧气腹痛**　乌药 15 g，樟木根、辣蓼各 10 g。水煎服。

**5．跌打损伤**　乌药 30 g，威灵仙 15 g。水煎服，每日 2 次，每日 1 剂。

**6．风湿痛**　乌药、钩藤、海风藤各 10 g，两面针 5 g，猪骨适量。同煲服。

**7．疳积**　乌药、五谷虫、鸡内金各 30 g，青黛 1.5 g。将前三味药烘干，研细末，加青黛和匀，瓶装备用，温开水送服，每日清晨空腹服 3 ~ 5 g。

## 使用注意

血虚内热者忌用，气虚者慎用。

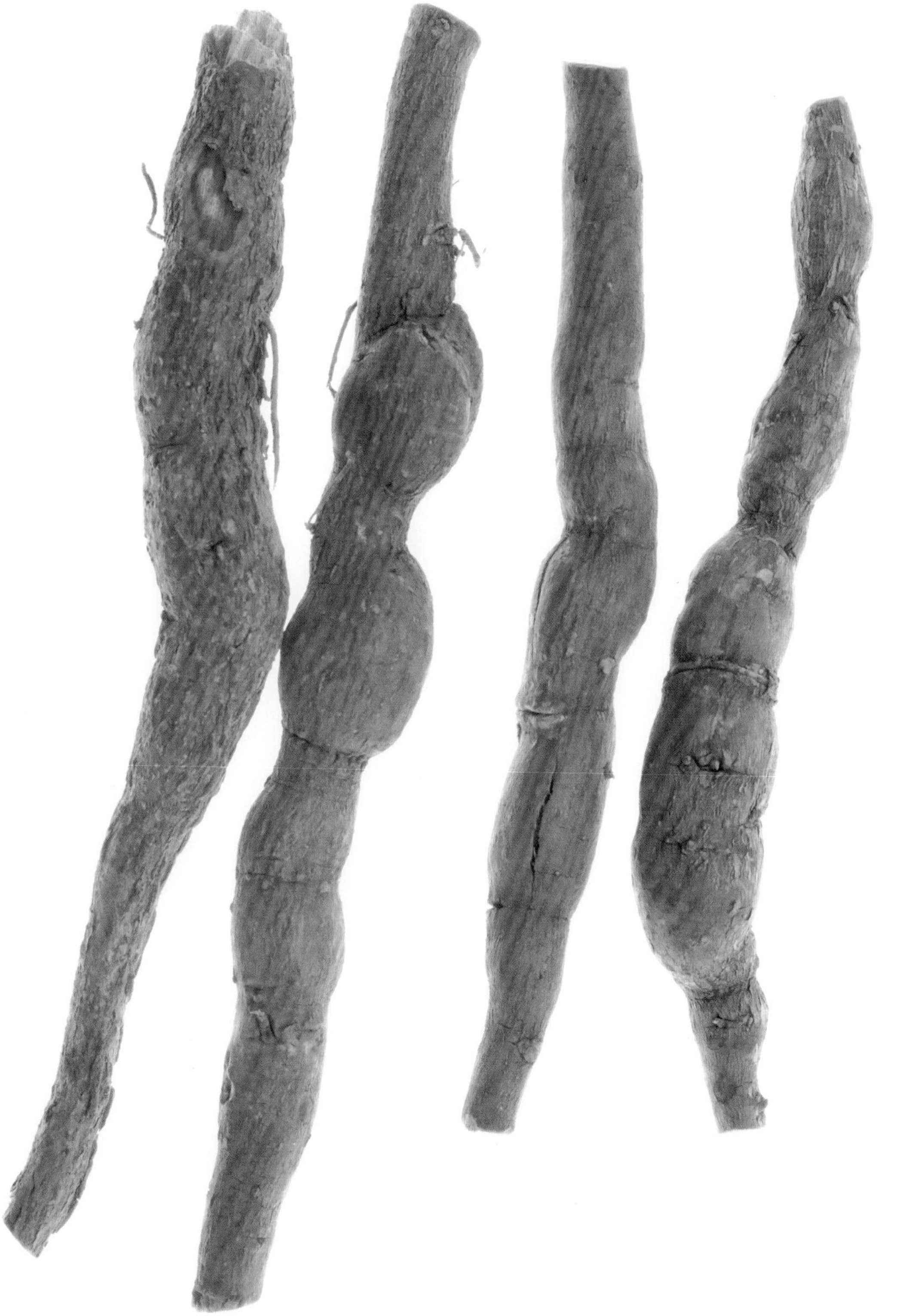

乌药药材

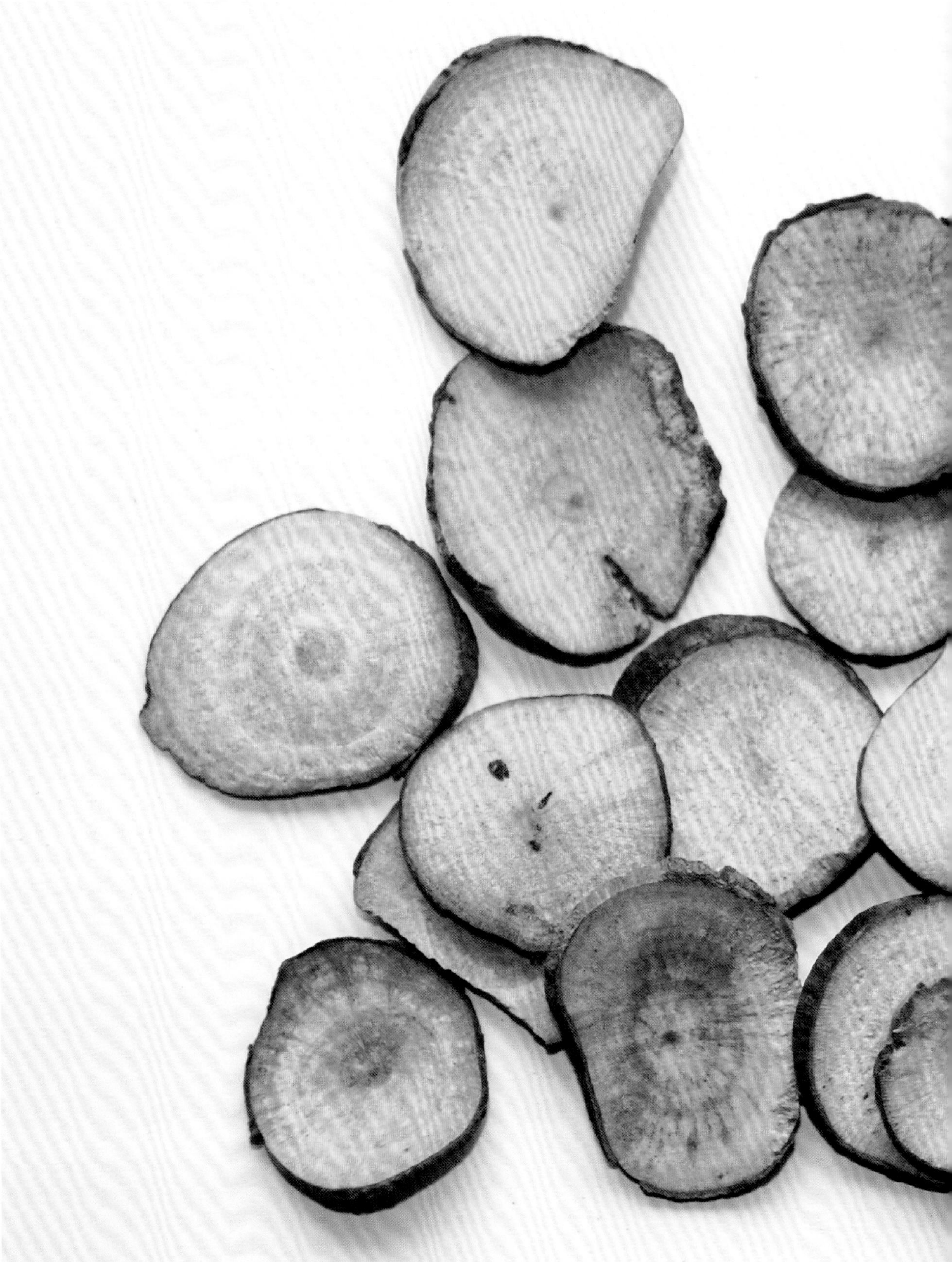

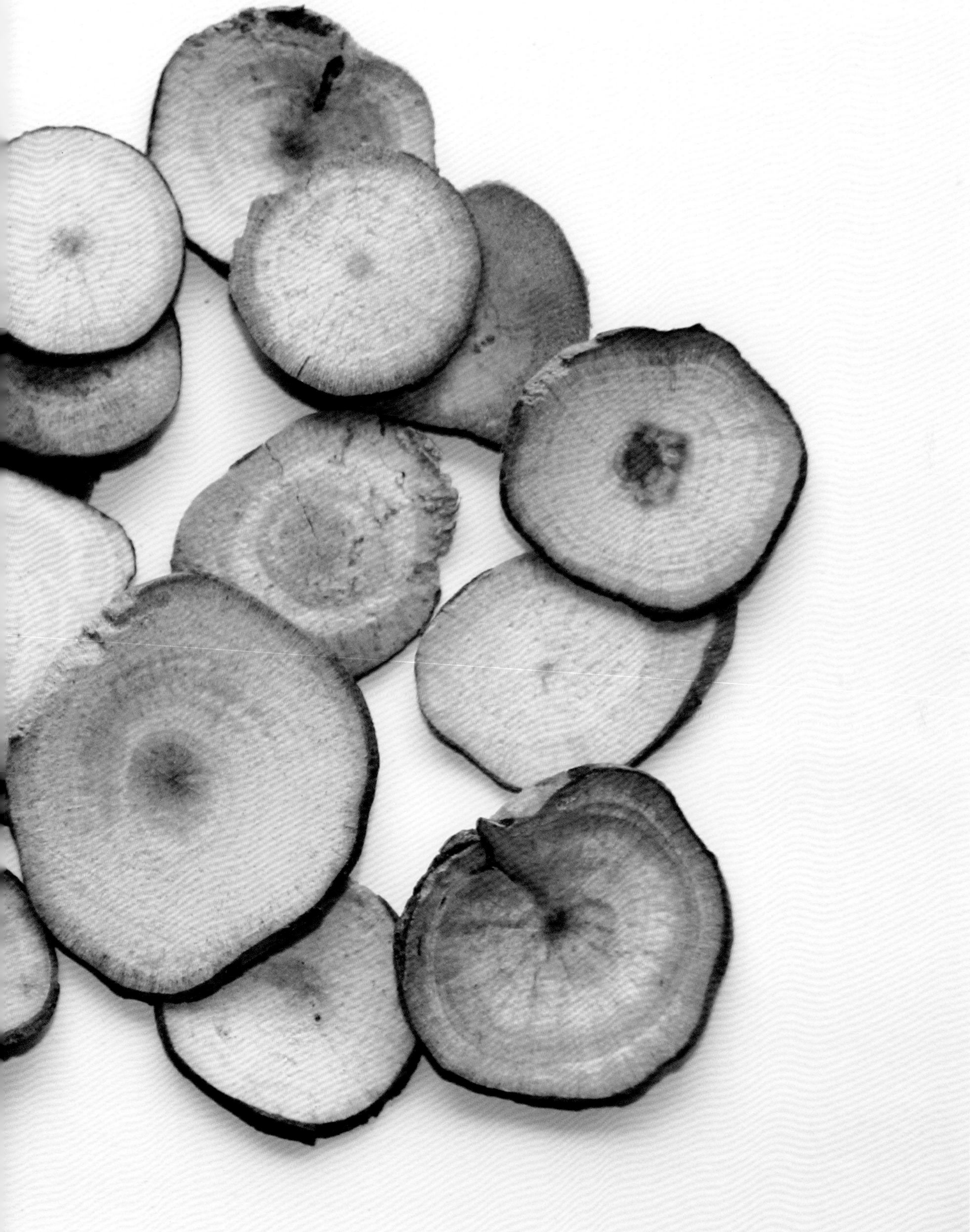
乌药饮片

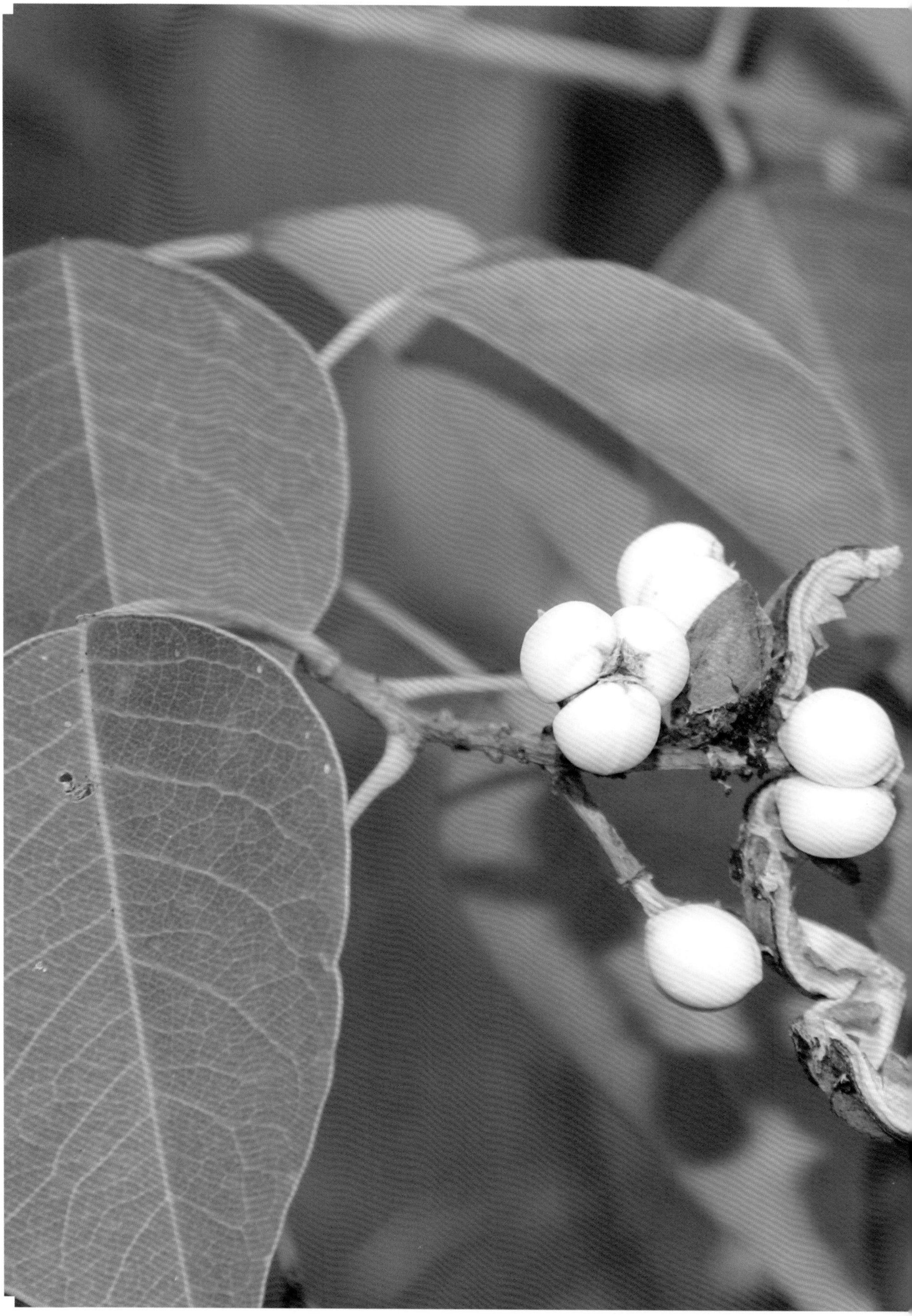

# 乌桕

【壮药名】棵够。

【别　名】桕树、虹树、木蜡树、乌桕子、木油树、蜡烛树。

【来　源】本品为大戟科植物乌桕 *Sapium sebiferum*（L.）Roxb. 的种子、叶及去掉栓皮的根皮或茎皮。

【性味归经】味苦，性冷。归肺、脾、肾、大肠经。

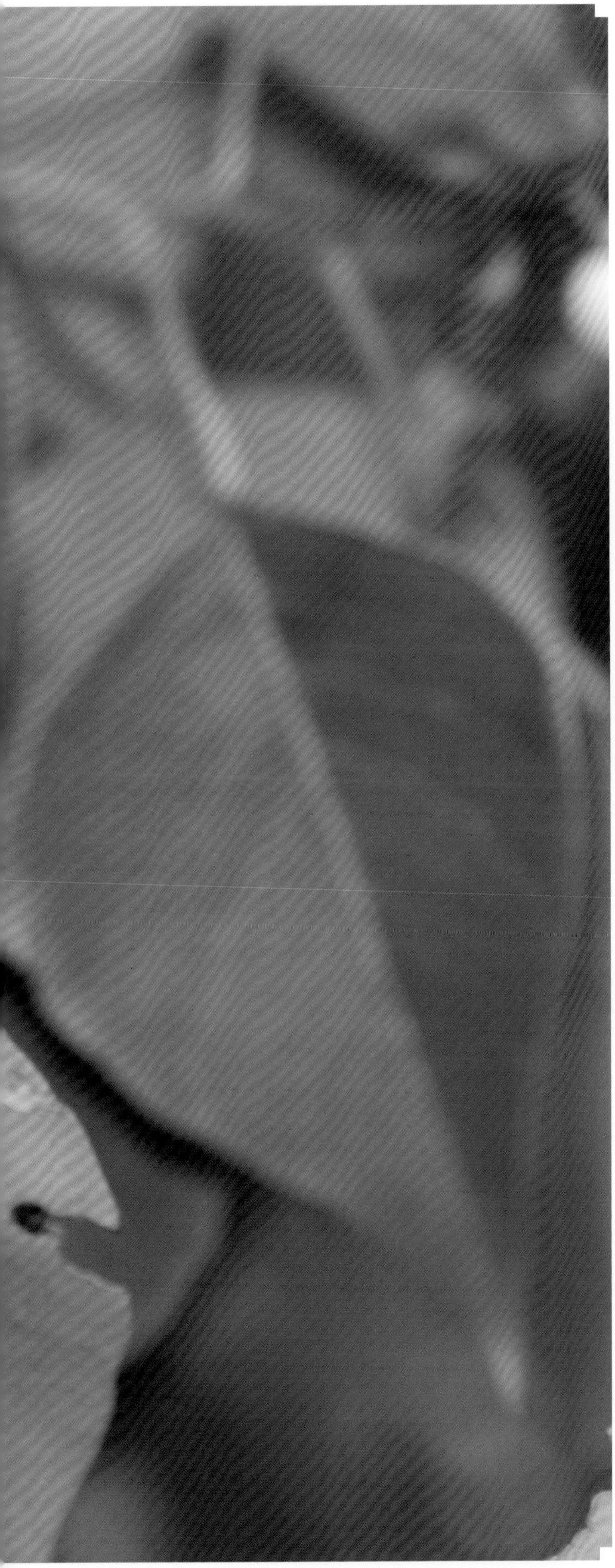

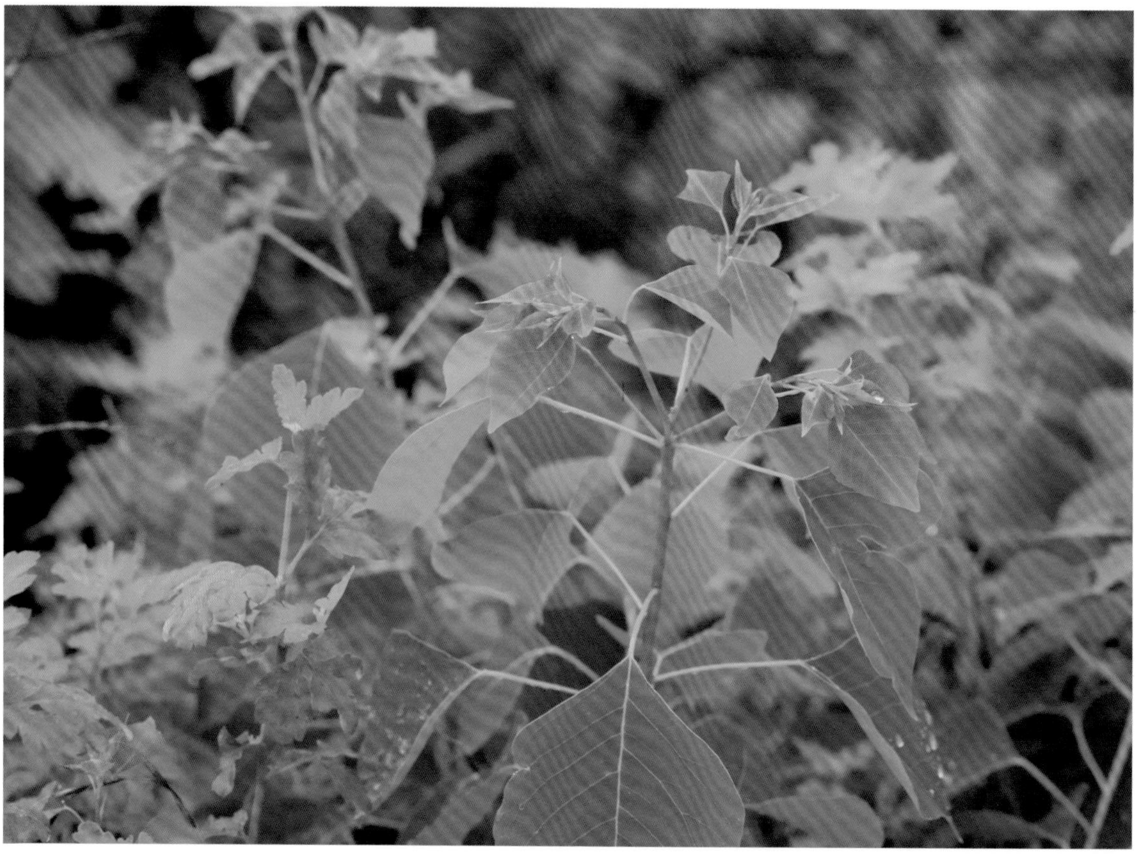

乌桕

## 识别特征

落叶乔木，高达 15 m，具乳汁。树皮暗灰色，有纵裂纹。叶互生；叶柄长 2.5 ~ 6.0 cm；叶片纸质，长、宽 3 ~ 9 cm，先端微凸尖到渐尖，基部楔形；侧脉 5 ~ 10 对。穗状花序顶生，长 6 ~ 12 cm；花单性，雌雄同株，无花瓣和花盘；最初全为雄花，随后有 1 ~ 4 朵雌花生于花序基部；雄花小，萼杯状，3 浅裂，雄蕊 2，稀 3，花丝分裂；雌花具梗，长 2 ~ 4 mm，苞片 3，花萼 3 深裂，子房光滑，3 室，花柱基部合生，柱头外卷。蒴果椭球形，直径 1.0 ~ 1.5 cm，成熟时褐色，室背开裂为 3 瓣，每瓣有种子 1 颗；种子近球形，黑色，外被白蜡。花期 4—7 月，果期 10—12 月。

## 生境分布

生长于山野、路旁或栽培。分布于华东、中南、西南及台湾等省区。

## 采收加工

果熟时采摘种子，鲜用或晒干。根、茎皮全年均可采，将皮割下，除去栓皮，晒干。

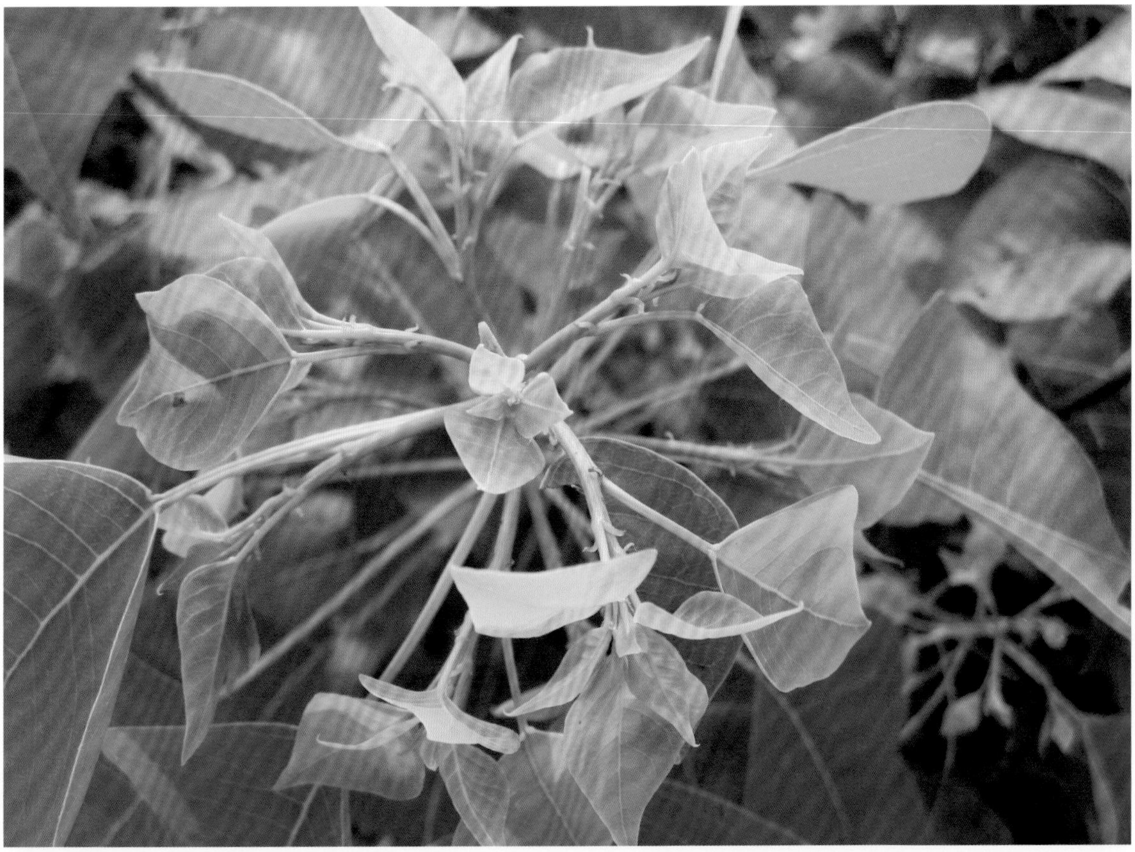

乌桕

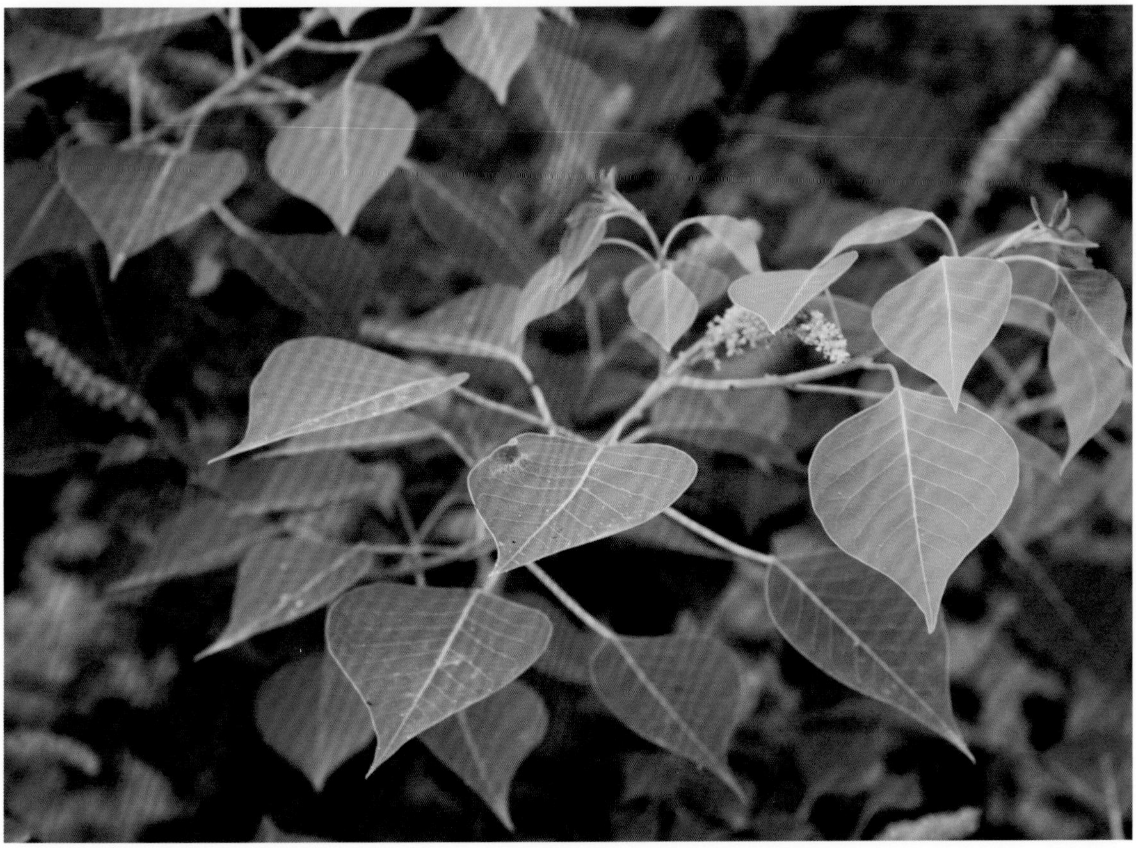

乌桕

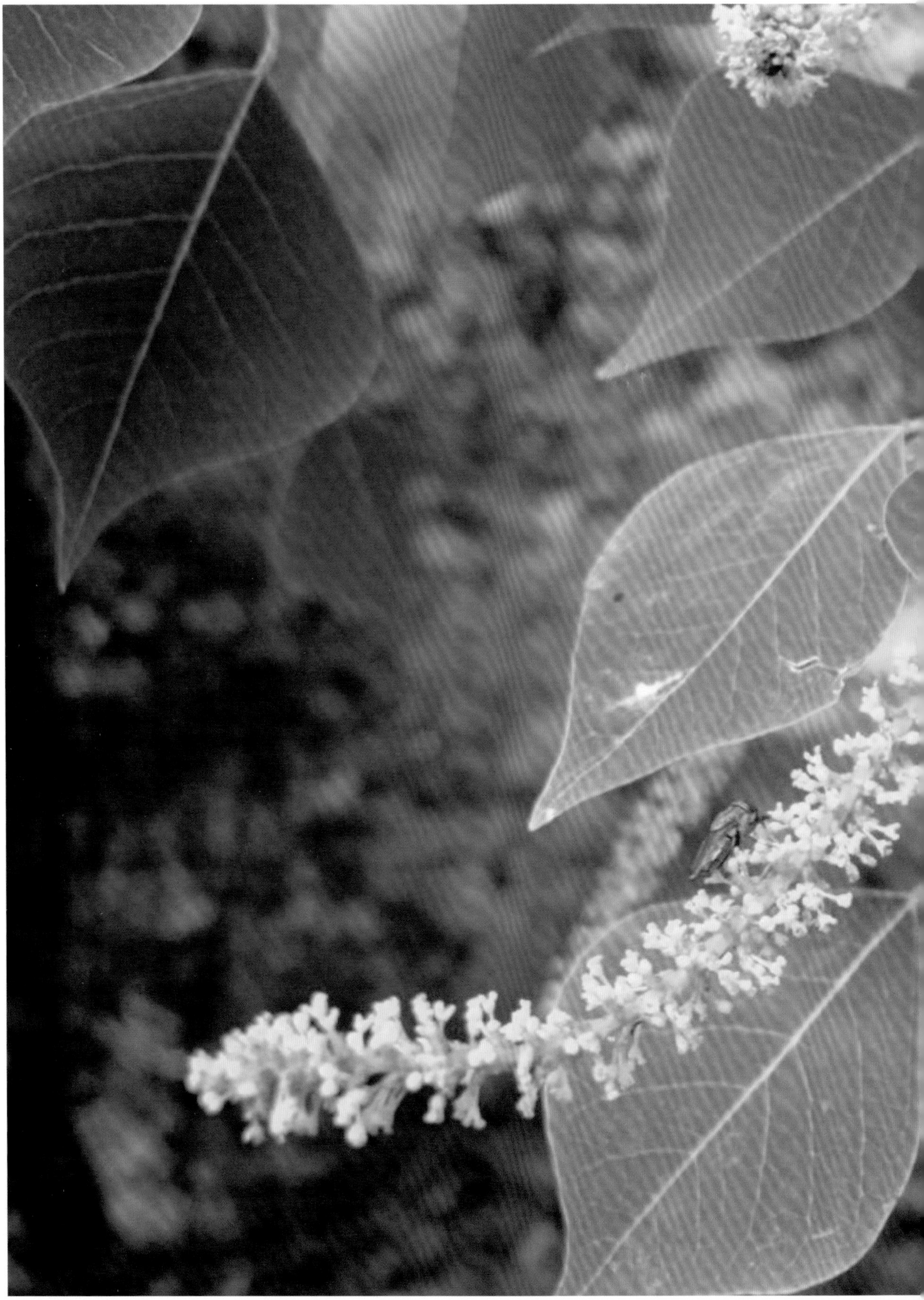

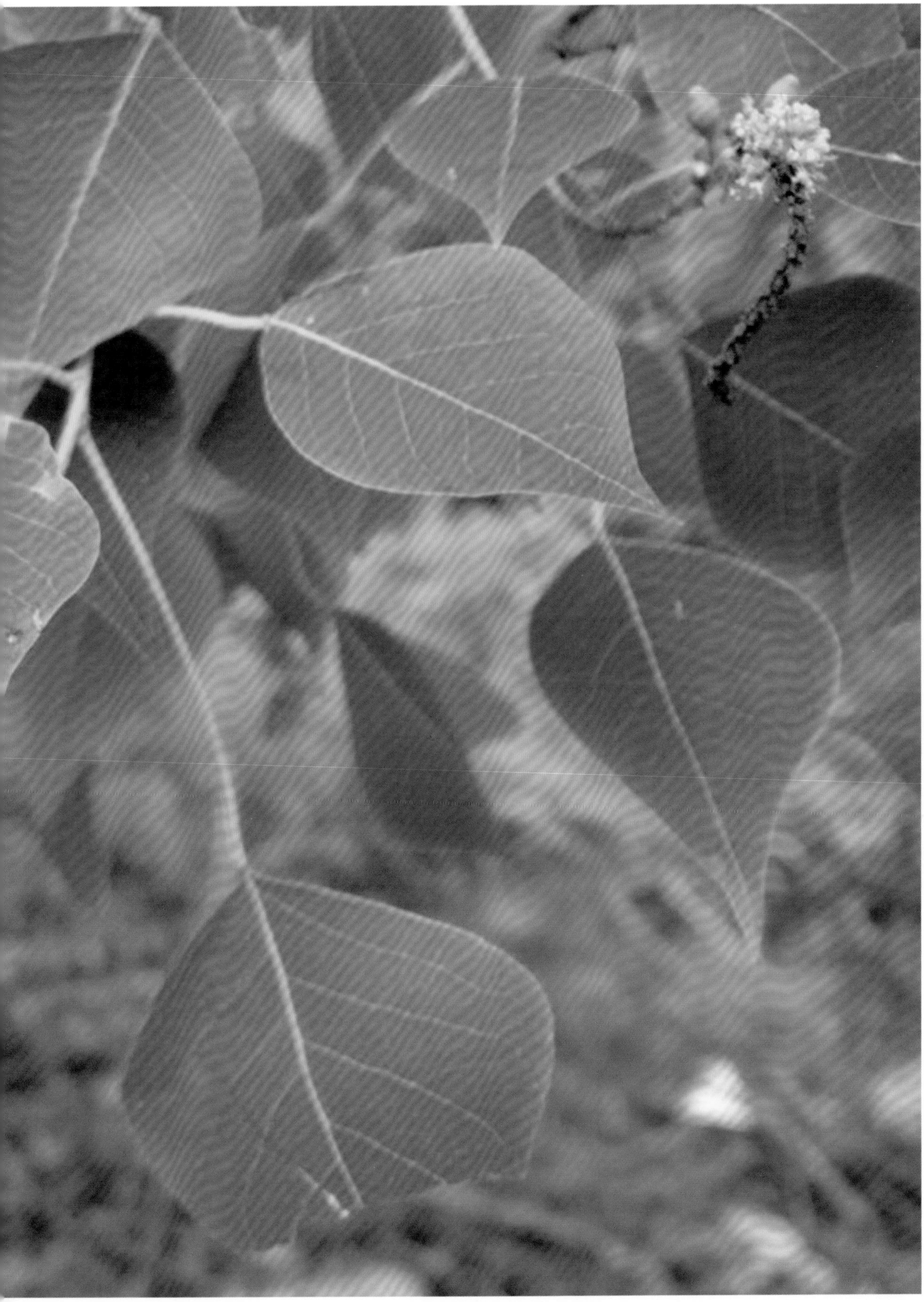

乌桕

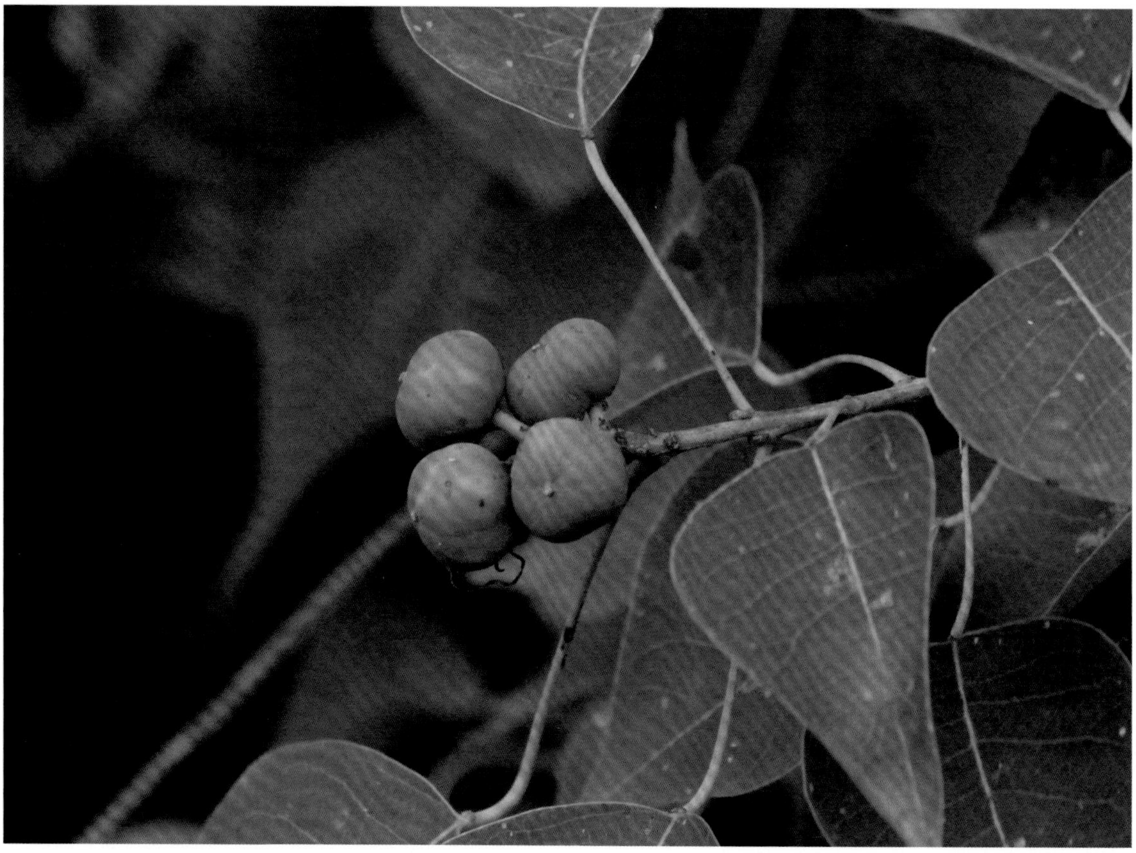

乌桕

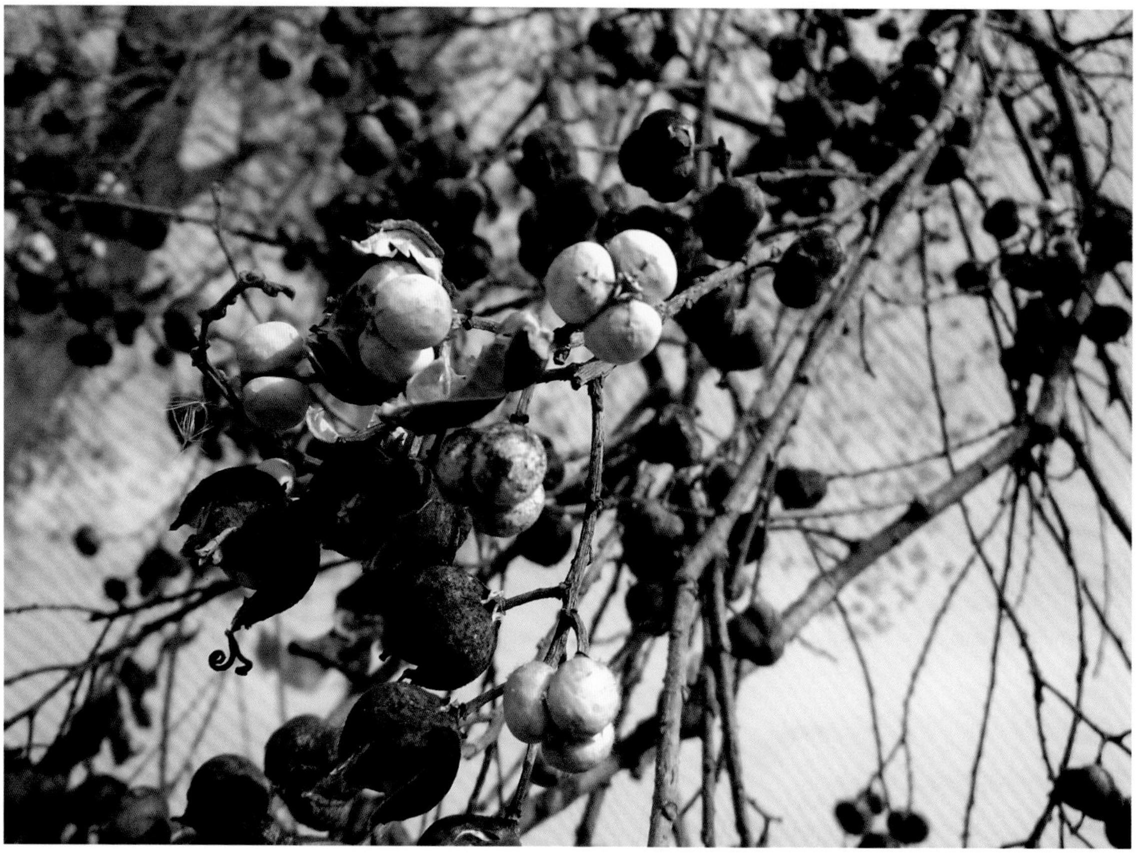

乌桕

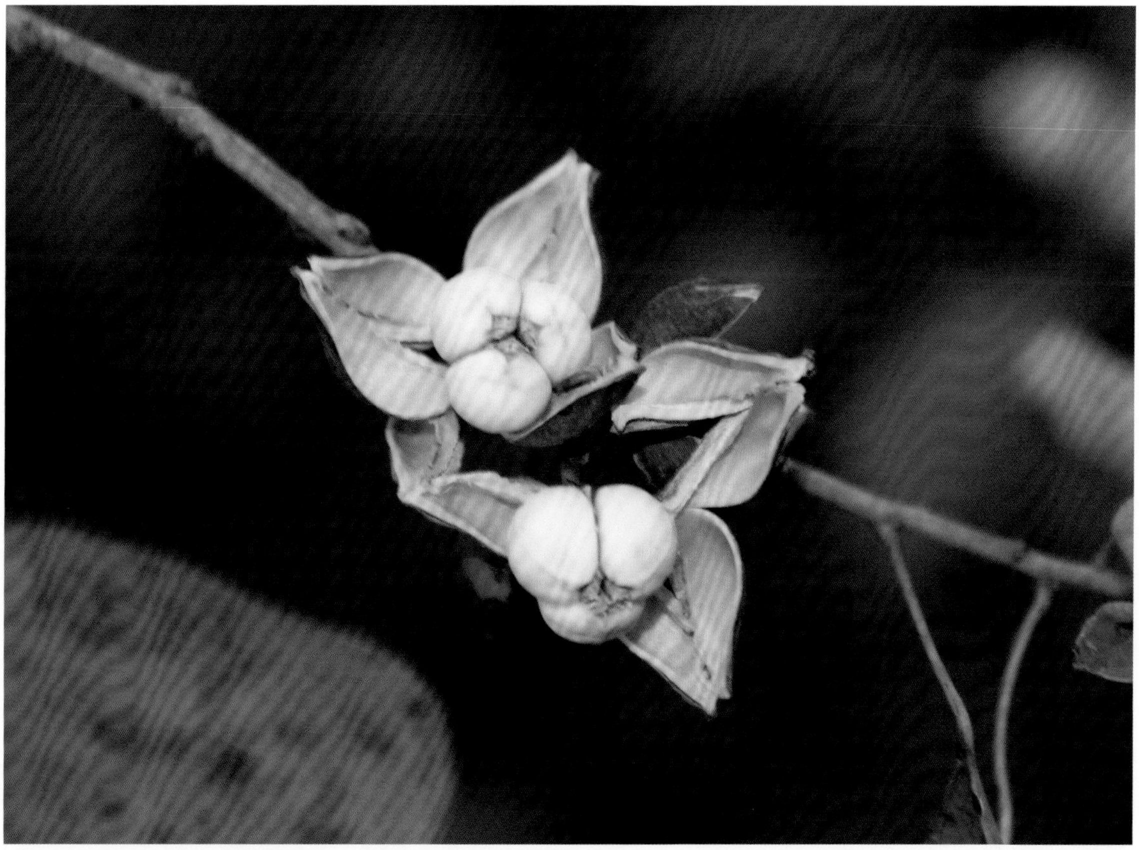

乌桕

## 药材鉴别

根皮：外表面浅黄棕色，有细纵皱纹，栓皮薄，易剥落；内表面黄白色或浅黄棕色，具细密纵直纹理；切面显纤维性。质硬而韧。气微，味微苦、涩。

## 功效主治

泻下逐水，消肿散结，解蛇虫毒。主治水肿，臌胀，大、小便不通，湿疹，毒蛇咬伤。

## 用法用量

内服：9 ~ 12 g，煎汤；或入丸、散服。外用：适量，煎水洗或研末调敷。

## 民族药方

**1．脚气湿疮或风疹**　乌桕根皮适量。研为细末，煎水洗。

**2．脂溢性皮炎**　鲜乌桕嫩芽 60 g，明矾 9 g。煎水洗患处；或取干乌桕嫩叶 30 克，明矾 9 克，共研末，布包浸米醋，外擦患处。

**3．阴囊湿疹**　鲜乌桕枝、叶各适量。煎水熏洗，每日或隔日 1 次。

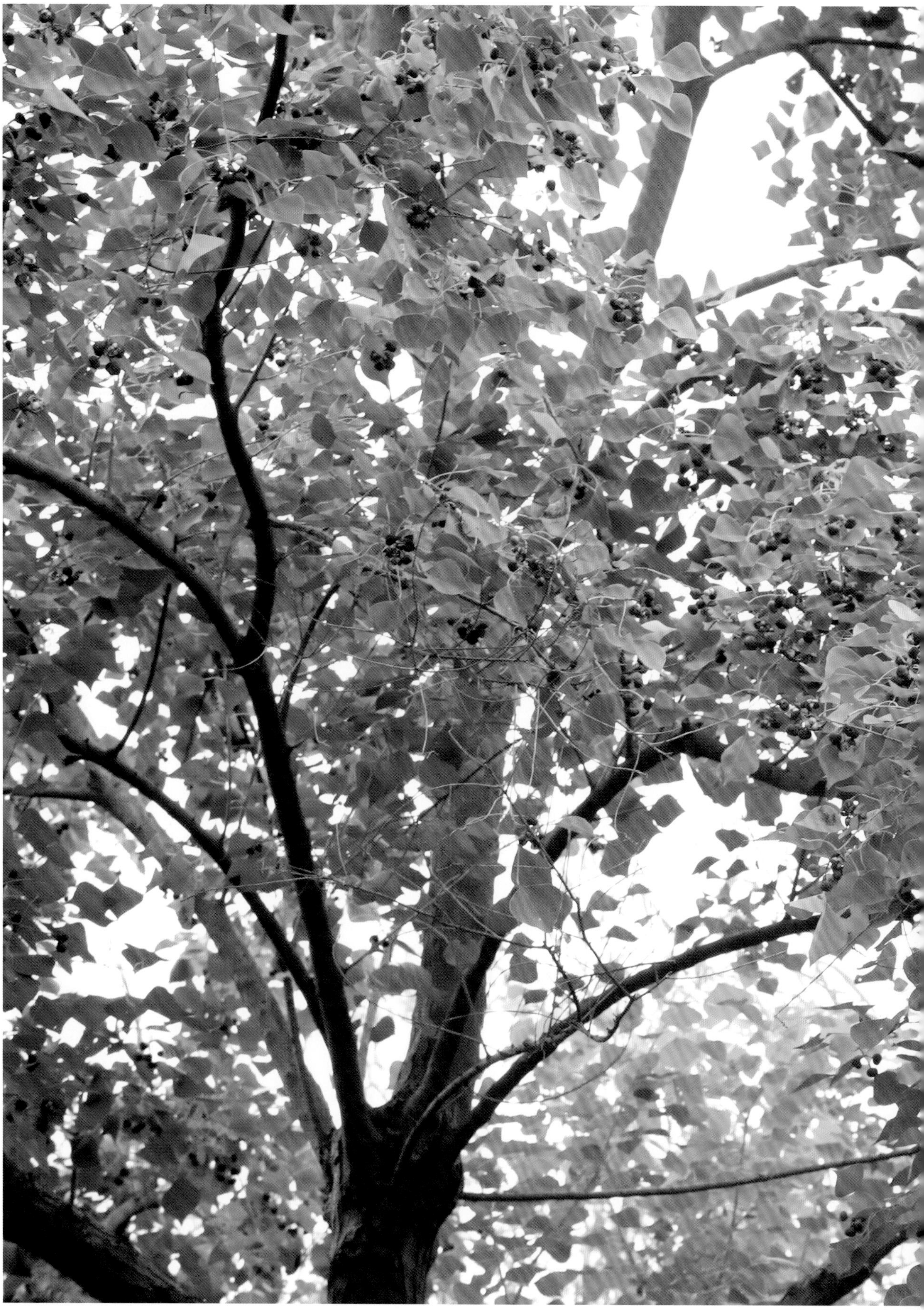

# 乌桕

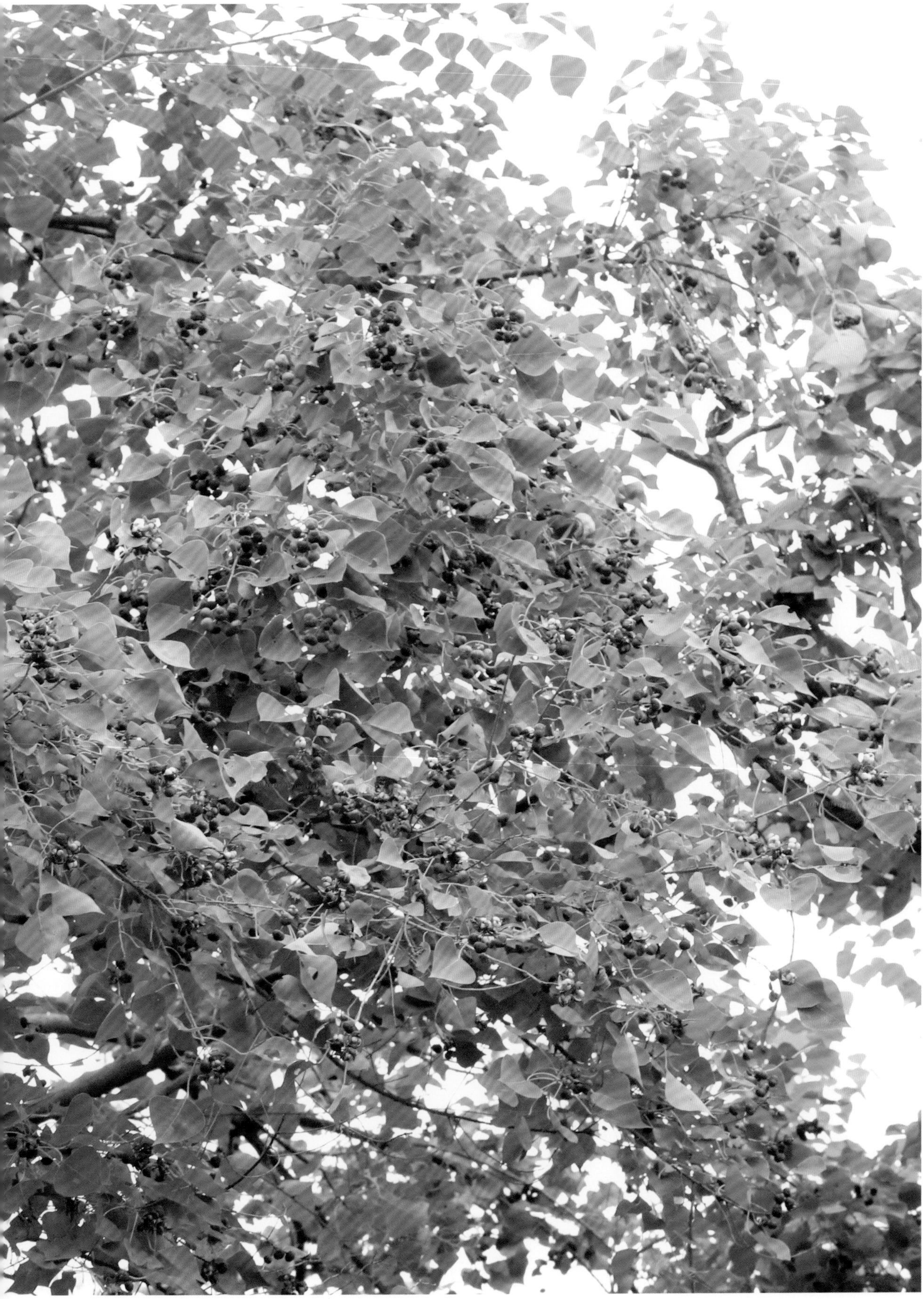

乌桕

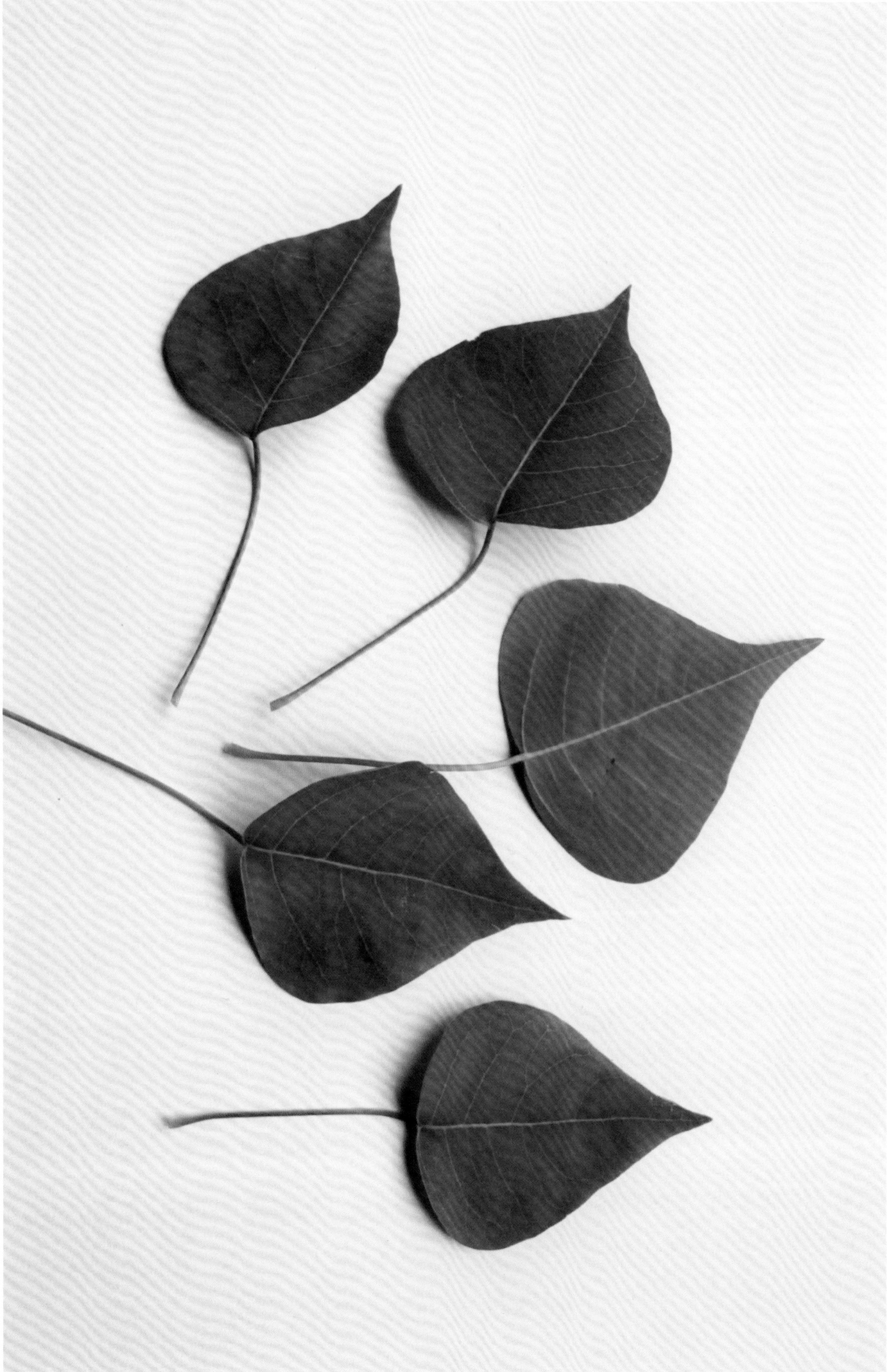

乌桕叶药材

**4．热经引起的便秘**　乌柏种子 3 ~ 6 粒。捣烂内服。

**5．水气臌胀**　乌柏根 15 g，桑白皮 30 g。水煎服。

**6．脚气湿疹**　乌柏根适量。煎水外洗。

**7．妇女阴痒**　鲜乌柏枝叶 150 g。煎水熏洗患处，孕妇忌用。

**8．癥瘕积聚，黄肿**　乌柏根皮（二层皮）10 g。水煎服。

**9．大、小便不通**　乌柏根皮（二层皮）、黑白丑各等份。共研细粉，开水送服，每次 6 g，每日 3 次。

**10．真菌性阴道炎**　乌柏枝叶 500 g。加水煎成 500 ml，冲洗阴道，每日 1 次。并将乌柏叶粉装好的胶囊于睡前塞入阴道内，6 次为 1 个疗程。

**11．跌打损伤**　乌柏根皮（二层皮）15 g。酒适量炖服。另取鲜乌柏叶捣烂敷患处。

## 使用注意

溃疡病患者忌服。

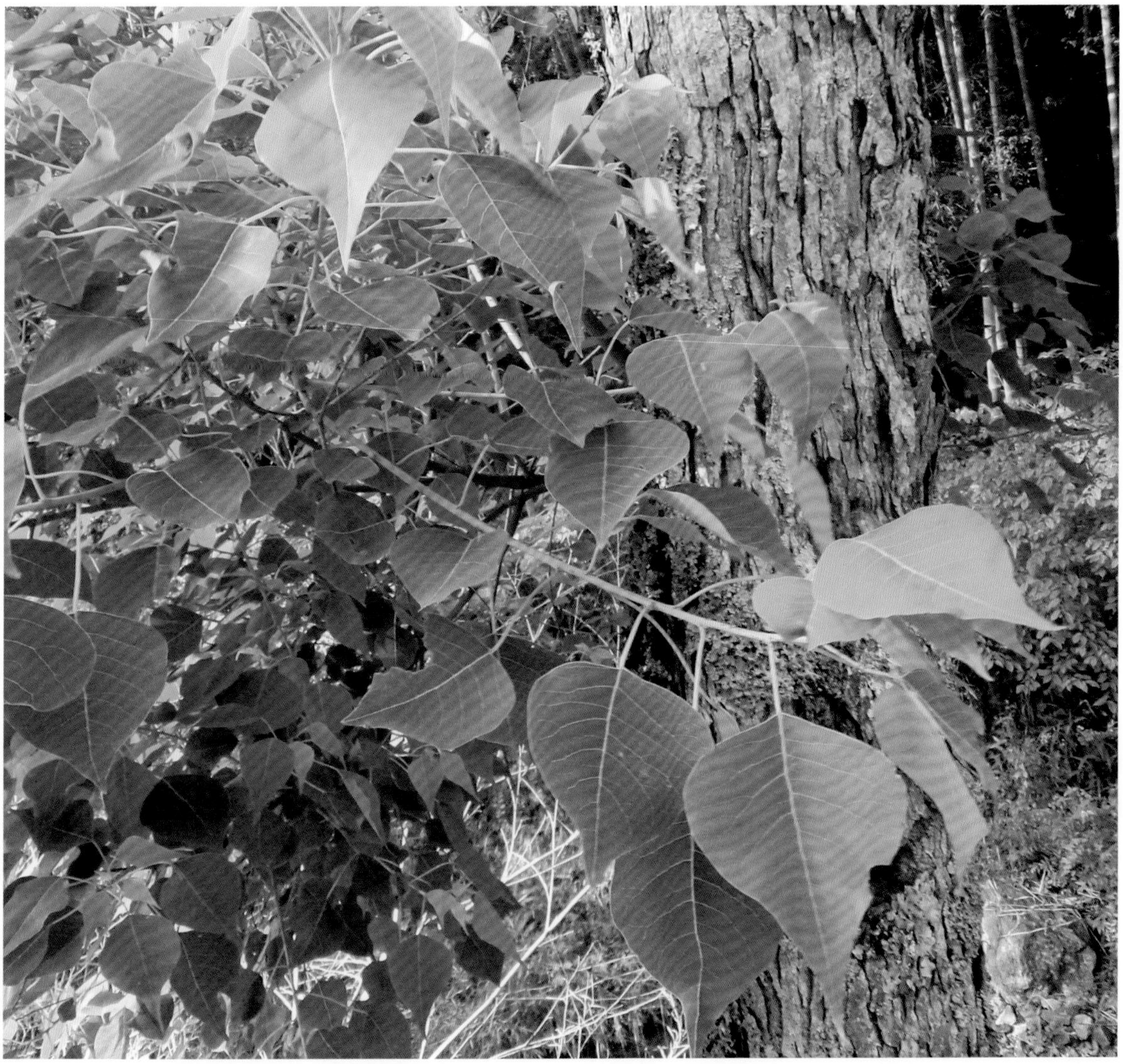

乌柏

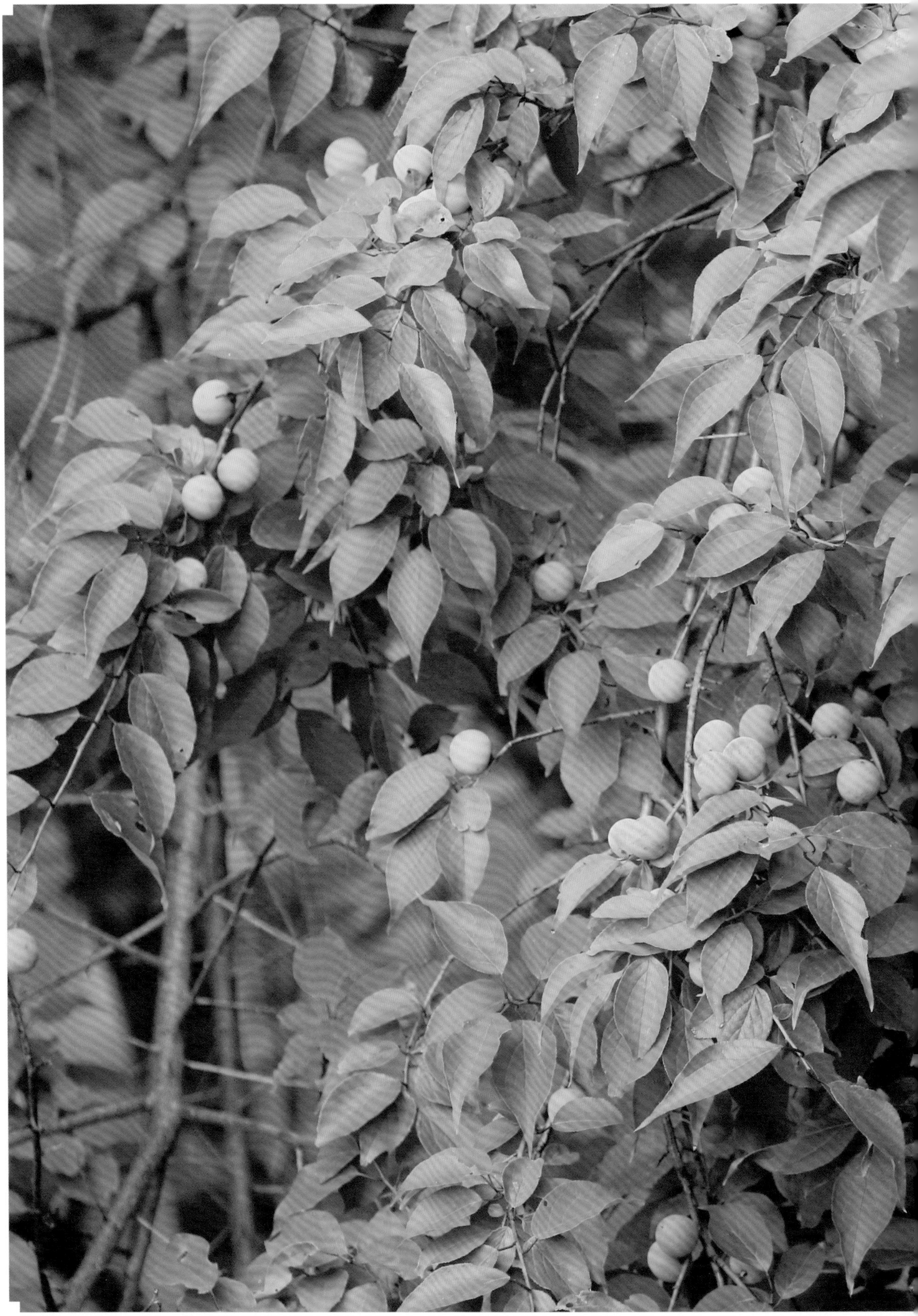

# 乌梅

**【壮药名】**污美。

**【别　名】**酸梅、梅实、熏梅、杏梅、合汉梅、干枝梅。

**【来　源】**本品为蔷薇科植物梅 *Prunus mume*（Sieb.）Sieb. et Zucc. 的干燥近成熟果实。

**【性味归经】**酸、涩，平。归肝、脾、肺、大肠经。

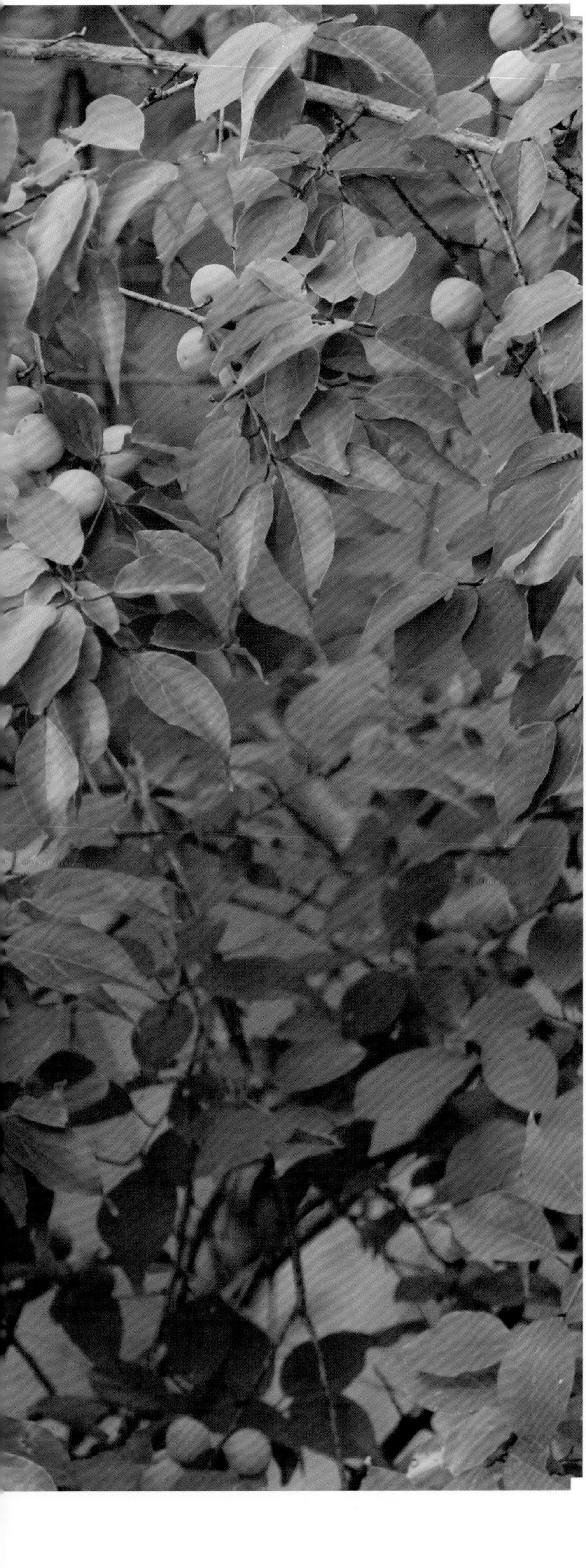

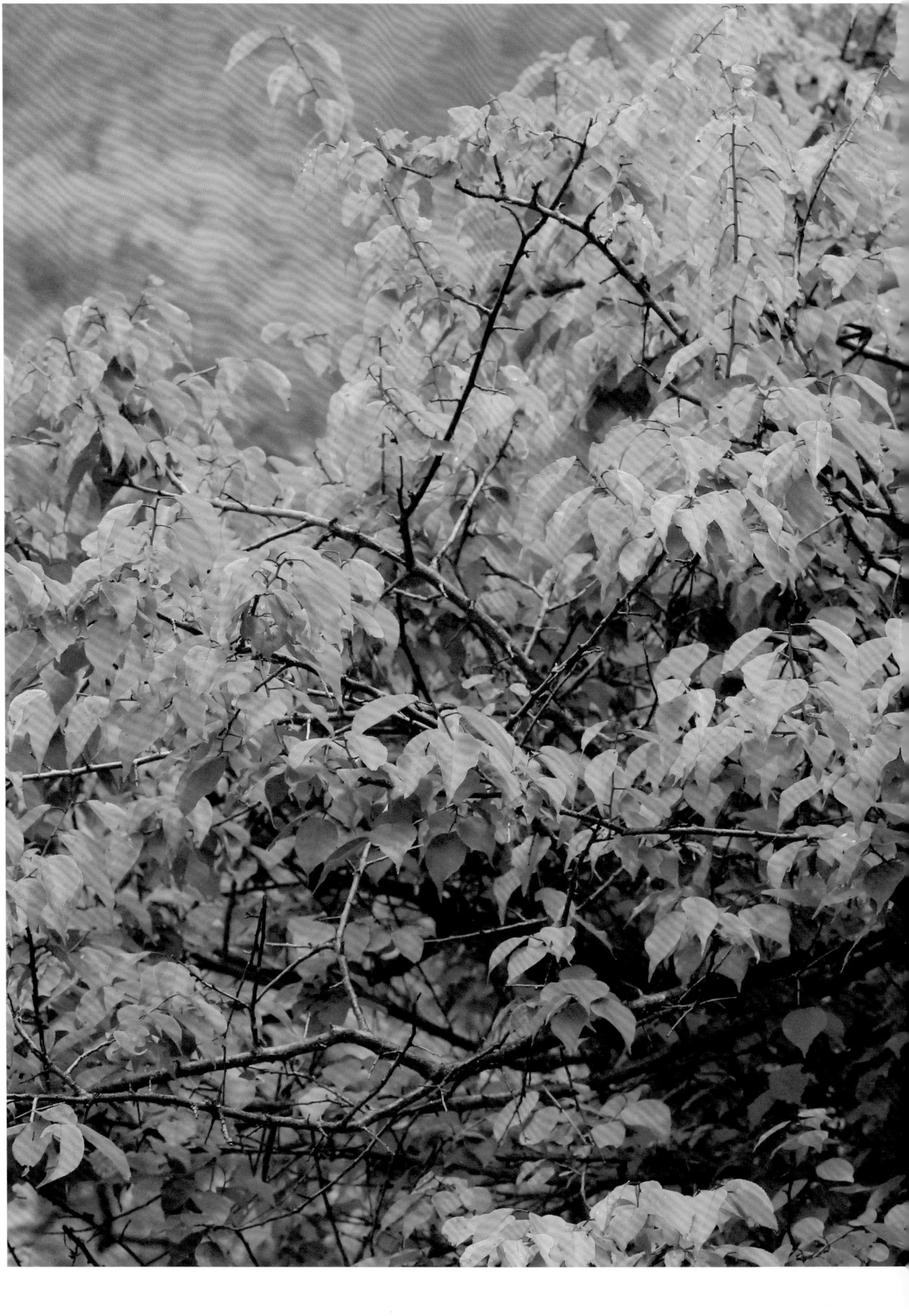

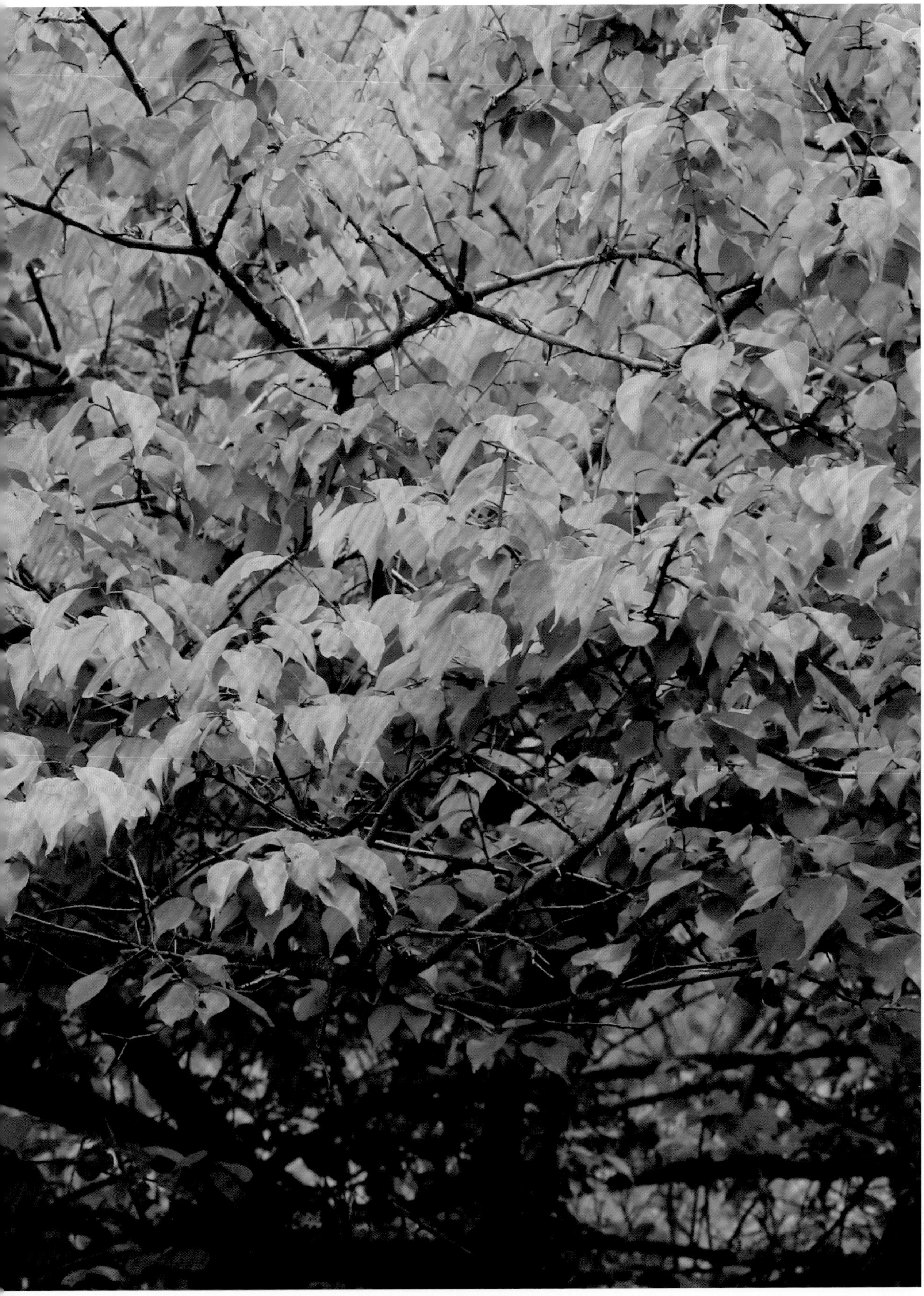

乌梅

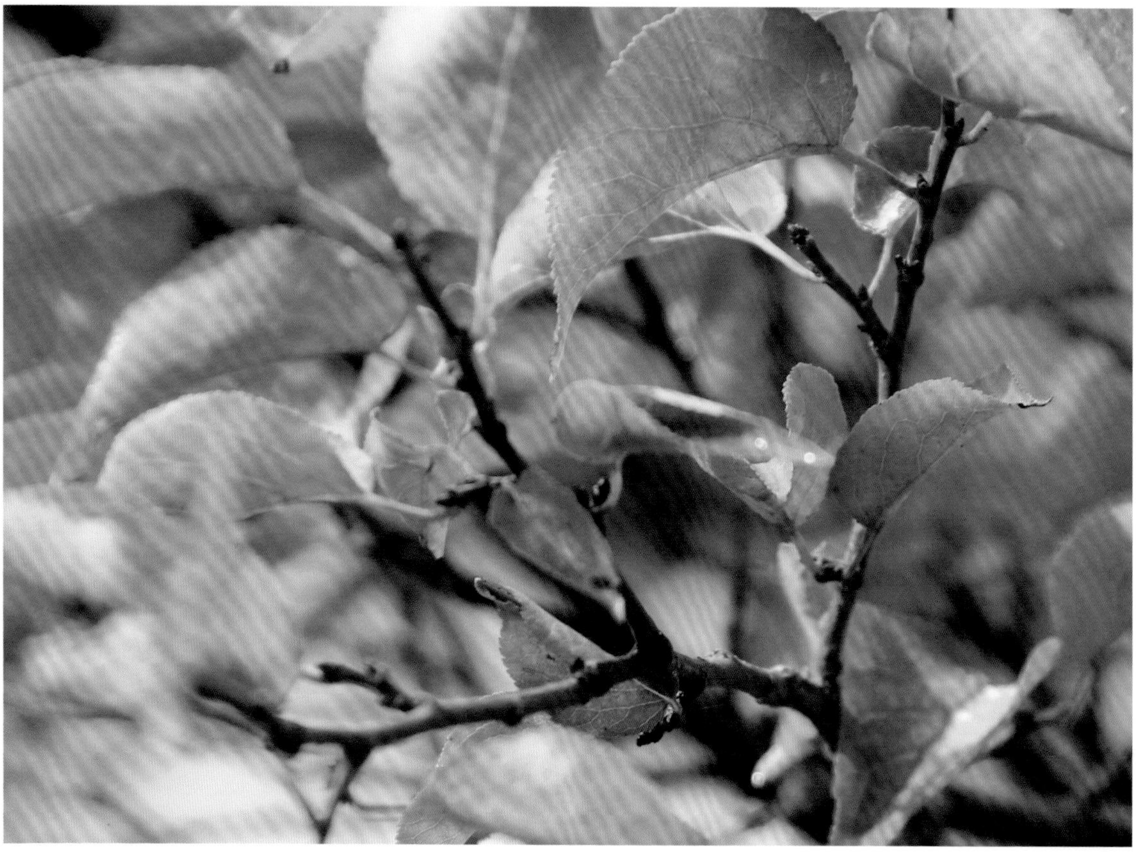

乌梅

## 识别特征

落叶乔木，树皮淡灰色或淡绿色，多分枝。单叶互生；有叶柄，通常有腺体；嫩枝叶柄基部有线形托叶 2 片，托叶边缘具不整齐细锐锯齿；叶片卵形至长圆状卵形，先端长尾尖，基部阔楔形，边缘具细锐锯状齿，沿脉背呈褐黄色。花单生或 2 朵簇生，白色或粉红色，芳香，通常先叶开放，有短梗；苞片鳞片状，褐色；萼筒钟状，裂片 5，基部与花托合生；花瓣单瓣或重瓣，通常 5 片，阔倒卵形；雄蕊多数，生于花托边缘；雌蕊 1，子房密被毛，花柱细长，弯曲。核果球形，一侧有浅槽，被毛，绿色，熟时黄色，核硬，有槽纹。花期 1—2 月，果期 5—6 月。

## 生境分布

喜温暖湿润气候，全国各地均有栽培。分布于浙江、福建、云南等省区。

## 采收加工

夏季果实近成熟时采收，低温烘干后闷至皱皮，色变黑时即成。去核生用或炒炭用。

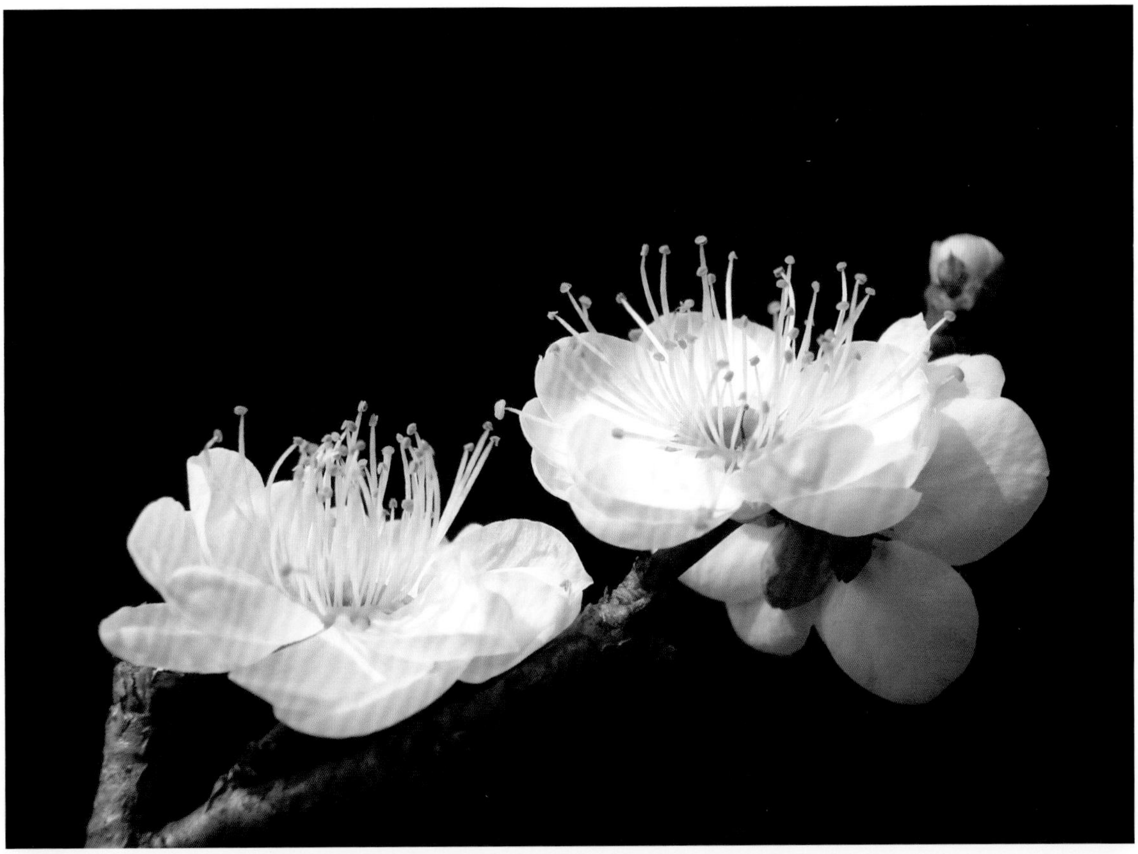
乌梅

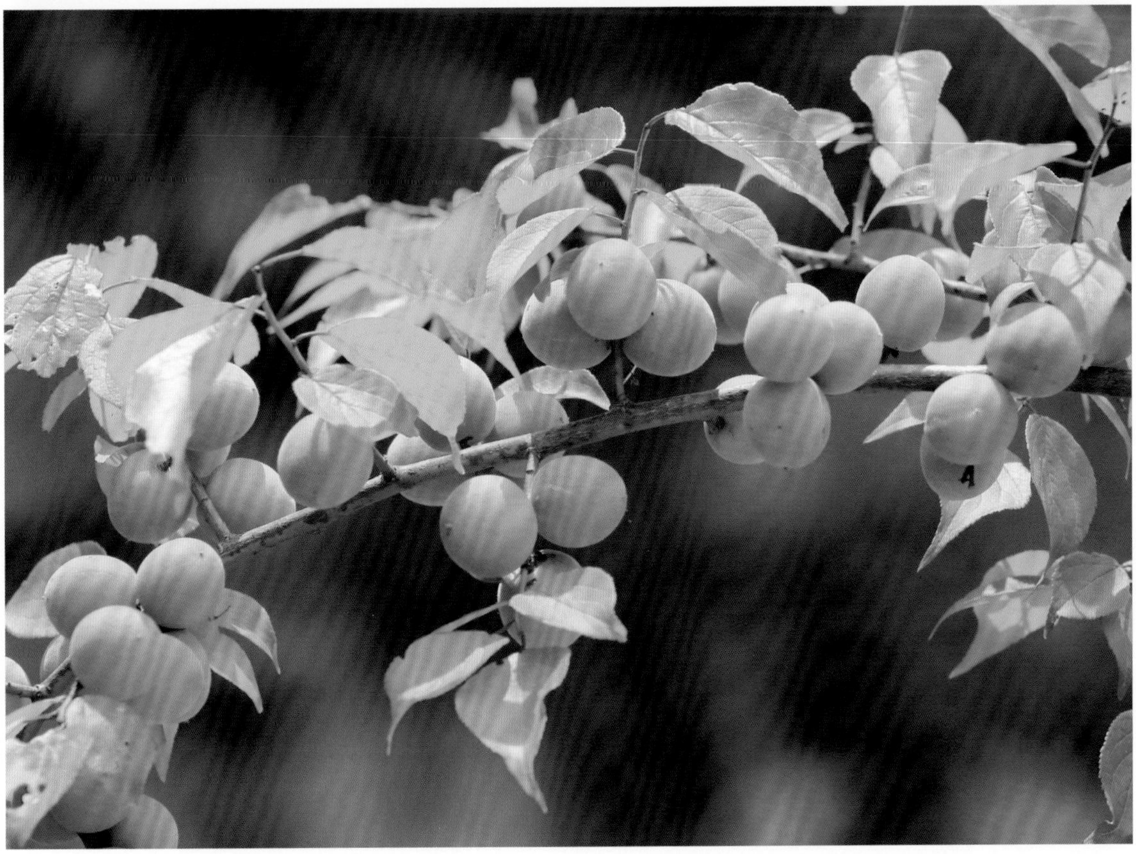
乌梅

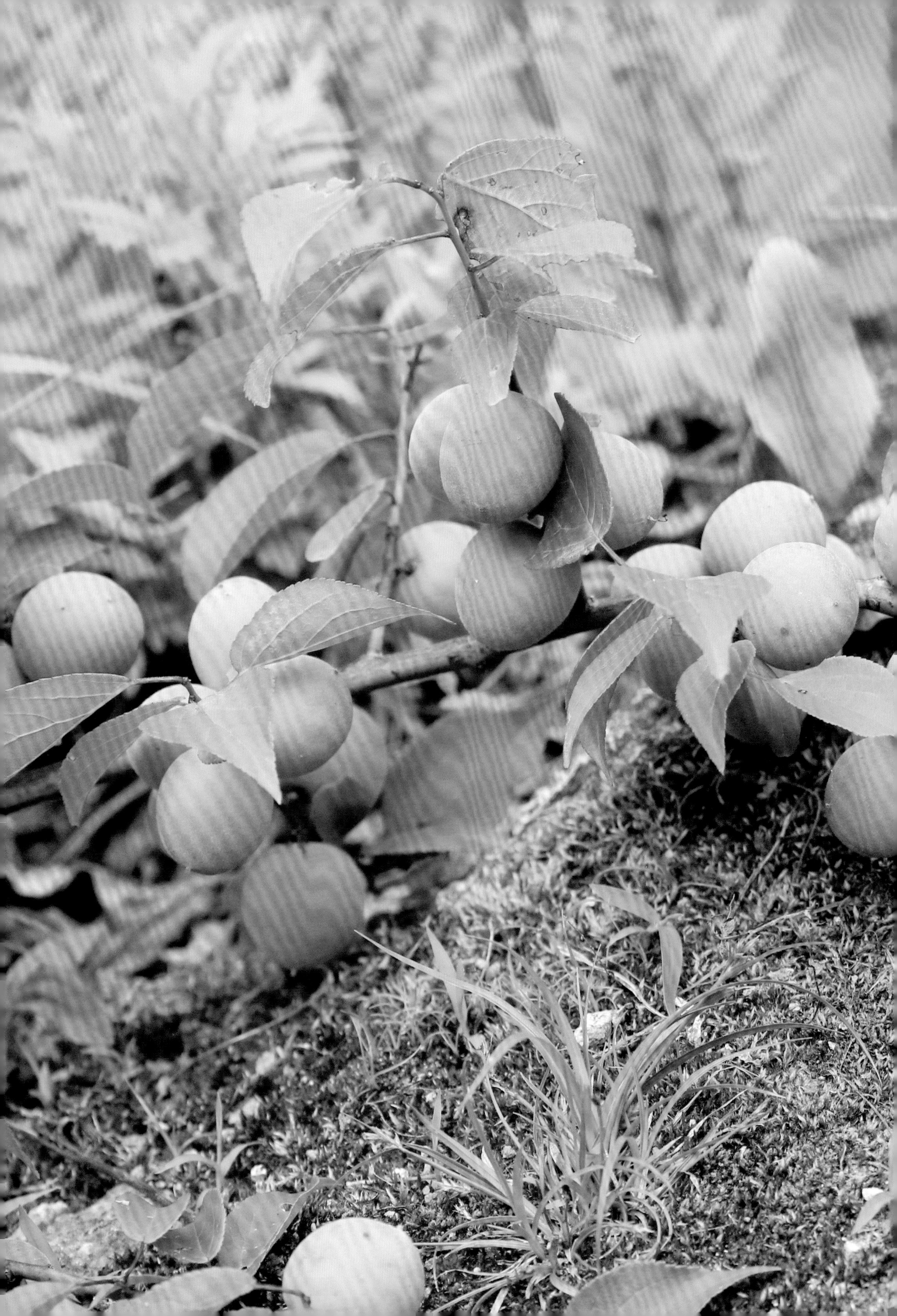

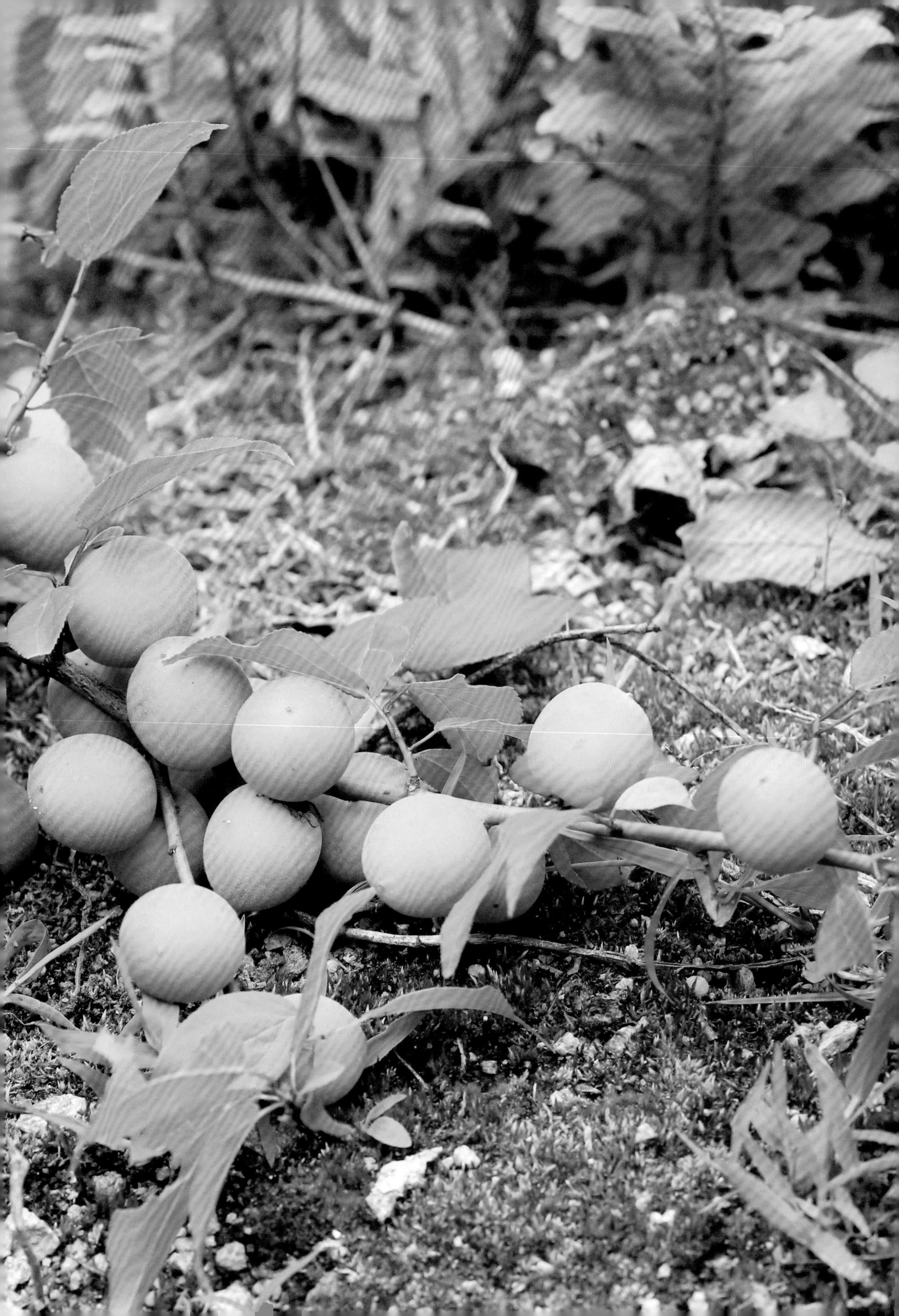

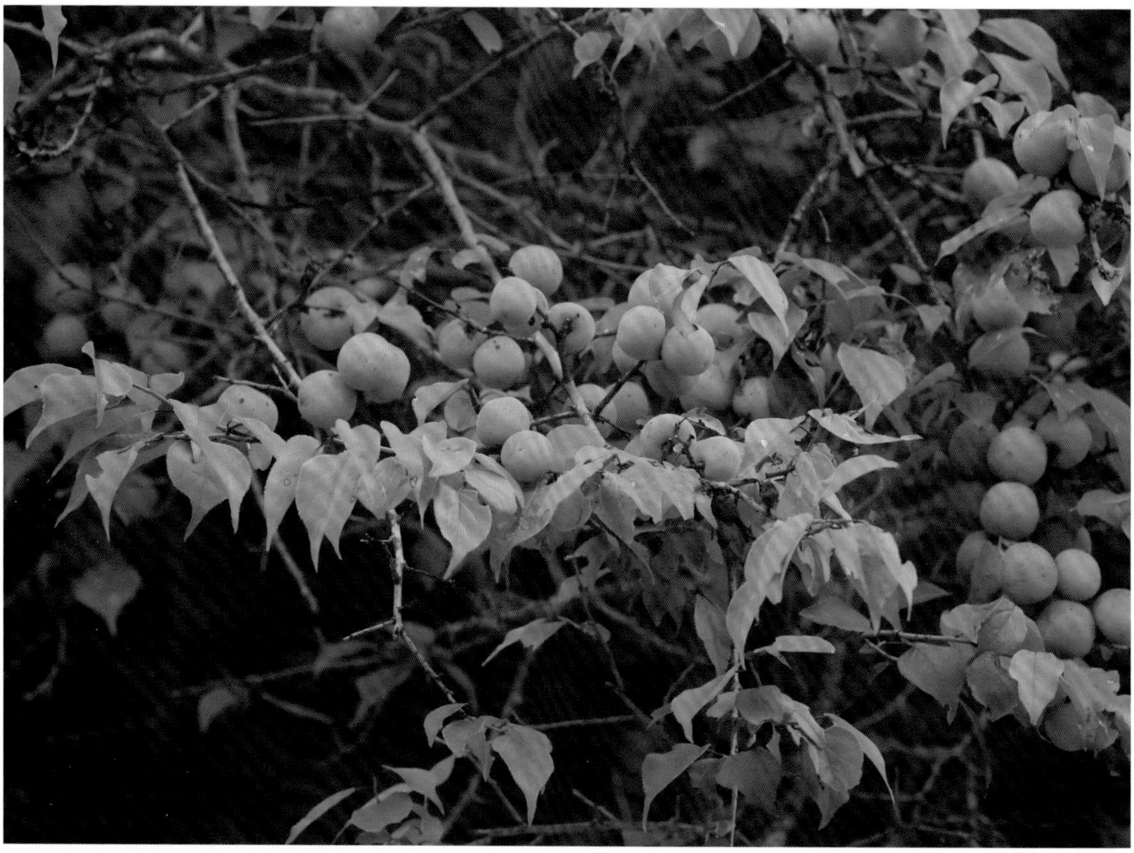

乌梅

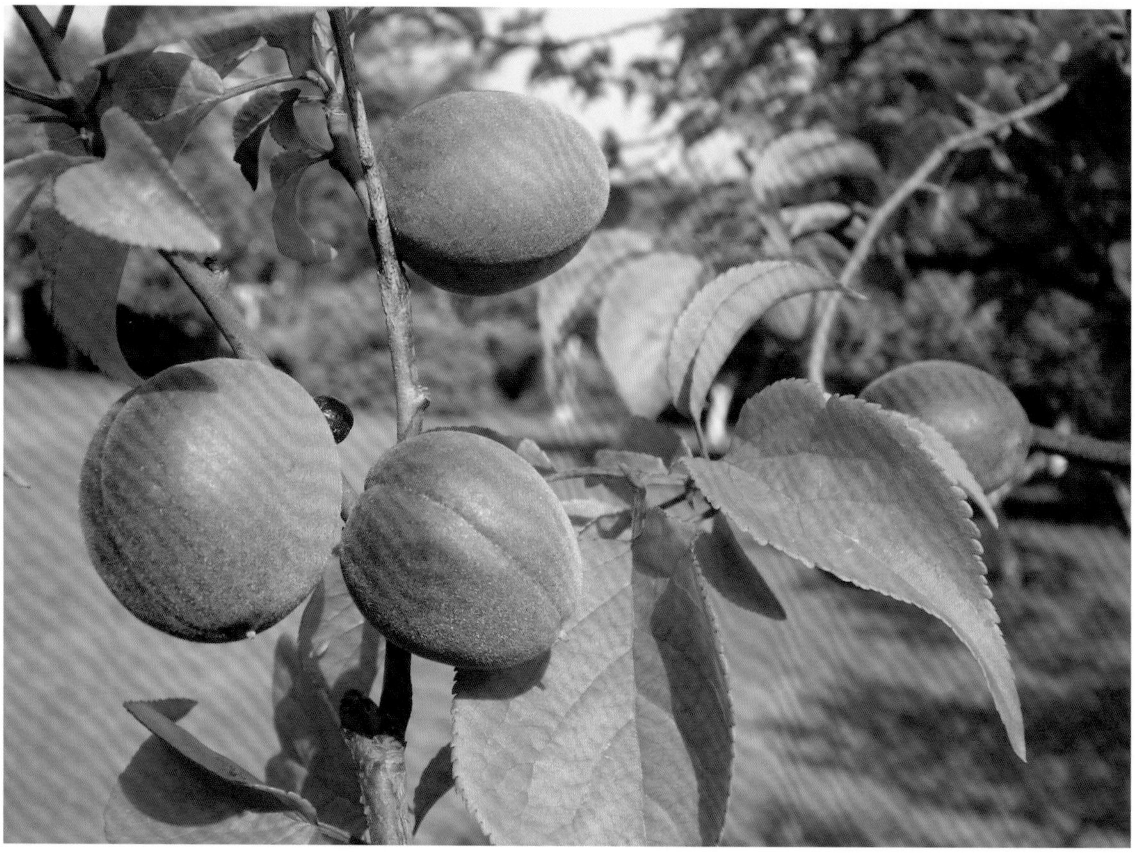

乌梅

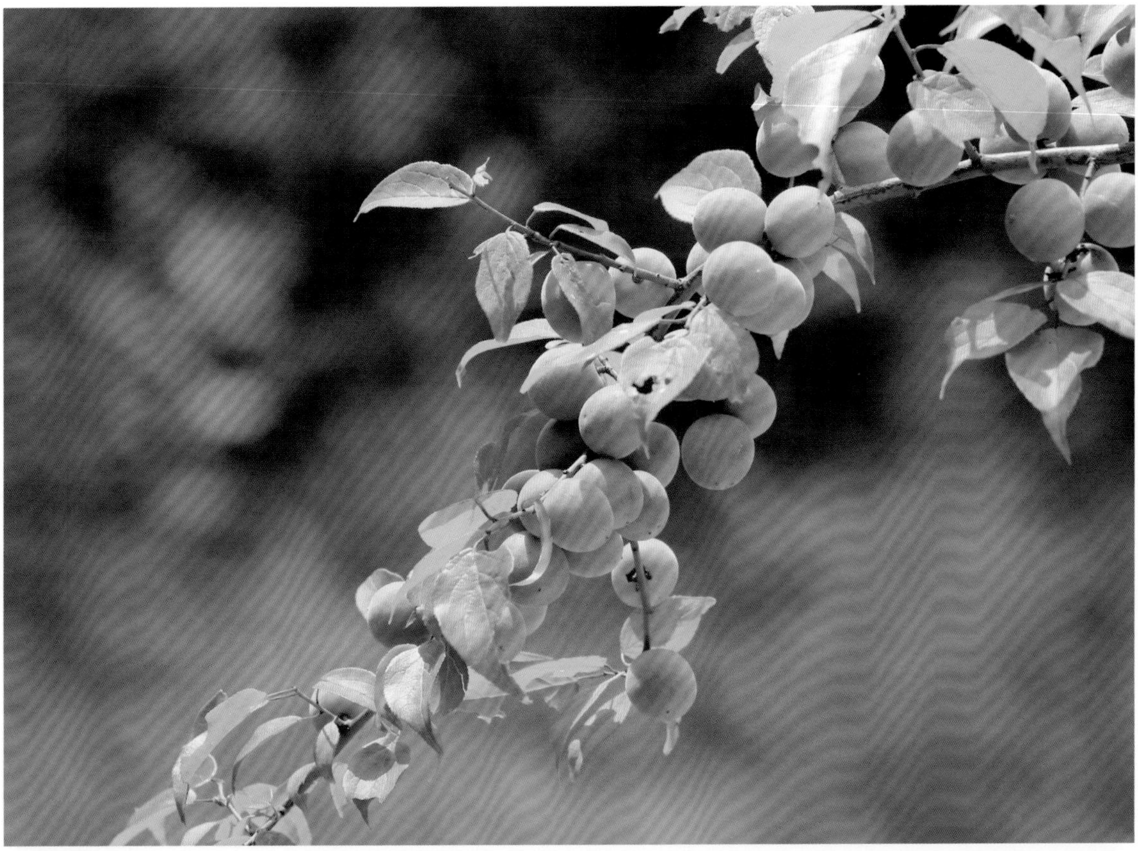

乌梅

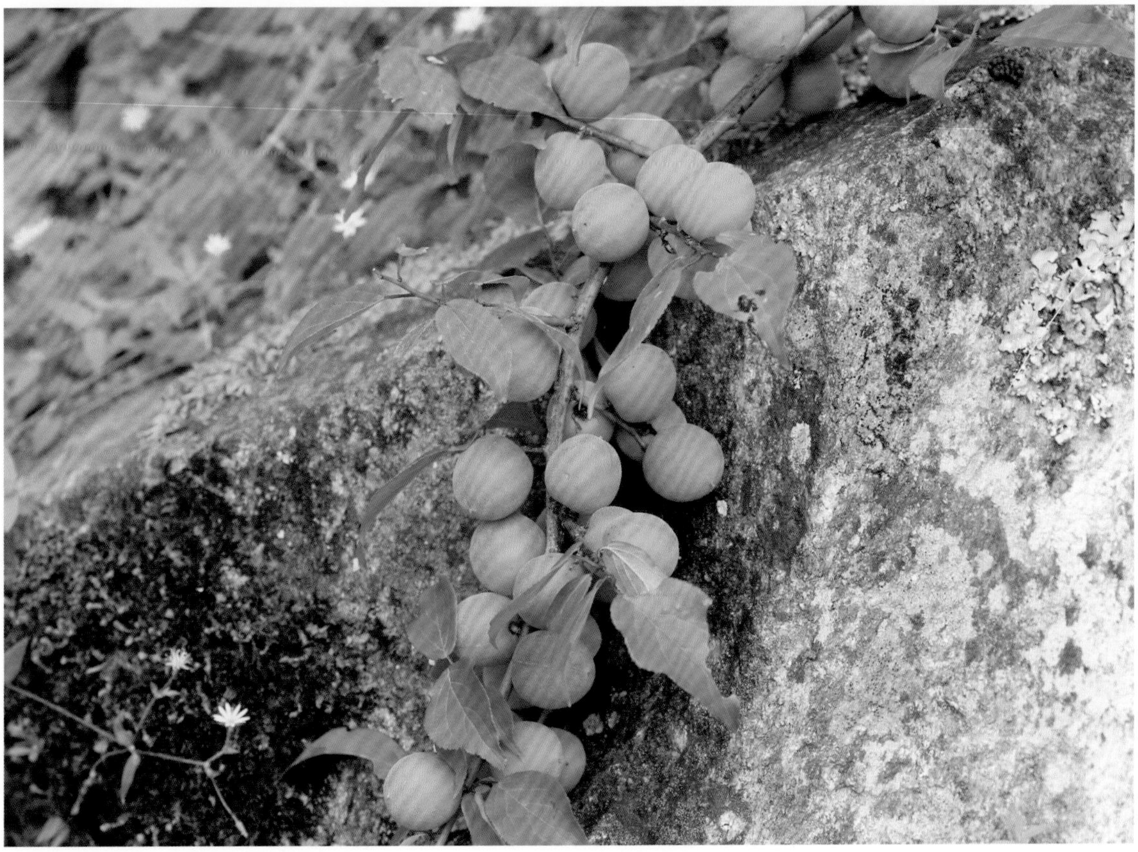

乌梅

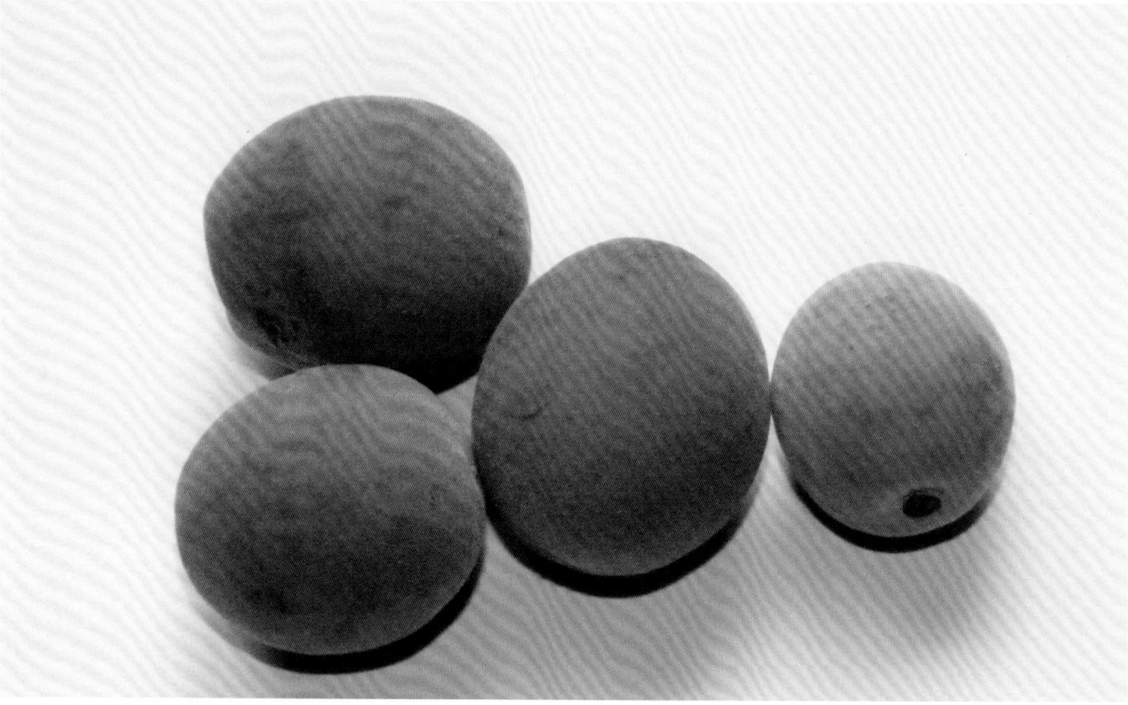

乌梅药材

## 药材鉴别

本品干燥果实呈扁圆形或不规则球形，直径 1.5 ~ 3 cm。表面棕黑色至乌黑色，皱缩、凹凸不平。有的外皮已破碎，核露于外。果实一端有明显的凹陷（即果柄脱落处），果肉质柔软。核坚硬，棕黄色，内含淡黄色种仁 1 粒，形状及气味极似杏仁。气特异，味极酸。以个大、肉厚、核小、外皮乌黑色、不破裂露核、柔润、味极酸者为佳。

## 功效主治

敛肺，涩肠，生津，安蛔。主治肺虚久咳，久泻久痢，虚热消渴，蛔厥呕吐腹痛，胆道蛔虫病。

## 药理作用

本品水煎剂在体外对多种致病性细菌及皮肤真菌有抑制作用；能抑制离体兔肠管的运动；有轻度收缩胆囊作用，能促进胆汁分泌；在体外对蛔虫的活动有抑制作用；对豚鼠的蛋白质过敏性休克及组胺性休克有对抗作用，但对组胺性哮喘无对抗作用；能增强机体免疫功能。

## 用法用量

内服：6 ~ 12 g。大剂量可用至 30 g，煎服。外用：适量，捣烂或炒炭研末外敷。止泻止血宜炒炭用。

## 民族药方

**1．小儿腹泻** 乌梅、山楂各 15 g。先用水浸泡 1 小时，煎 3 次，每次煎 1 小时，合并 3 次煎液，加糖适量，分 3 次服。

**2．白癜风** 乌梅 60 g，骨碎补 10 g，补骨脂 30 g，85% 乙醇 300 ml。将药物置乙醇内浸泡 15 日，过滤，取药液涂患处，每次 1 ~ 5 分钟。次数不限。

**3．鸡眼** 乌梅肉适量。捣烂，加少许醋调成糊状，外敷鸡眼上，以胶布固定。

**4．胆道蛔虫病** 干乌梅 50 g，醋 100 ml。将乌梅浸泡于醋内 24 小时，每次服 10 ~ 20 ml，每日 3 次。

**5．化脓性指头炎** 乌梅肉适量。加适量食醋捣烂如泥；或用乌梅 2 份，凡士林 1 份，制成乌梅软膏，外搽患处，每日换 1 次。

**6．虚火上炎所致失音** 乌梅 5 个。沸水冲泡，含咽。

**7．毛细血管瘤** 乌梅数枚。烧炭存性，研细末，冷开水调敷患处。

**8．咽喉肿痛** 乌梅 30 g，金银花 60 g，雄黄 12 g。共研为细末，蜜丸，每丸 3 g，每次含化 1 丸，徐徐咽下，每日 3 次。

**9．诸疮水毒肿痛** 乌梅、皂荚子各等份。各烧存性研匀，贴疮上，毒汁即出。

## 使用注意

外有表邪或内有实热积滞者均不宜服。

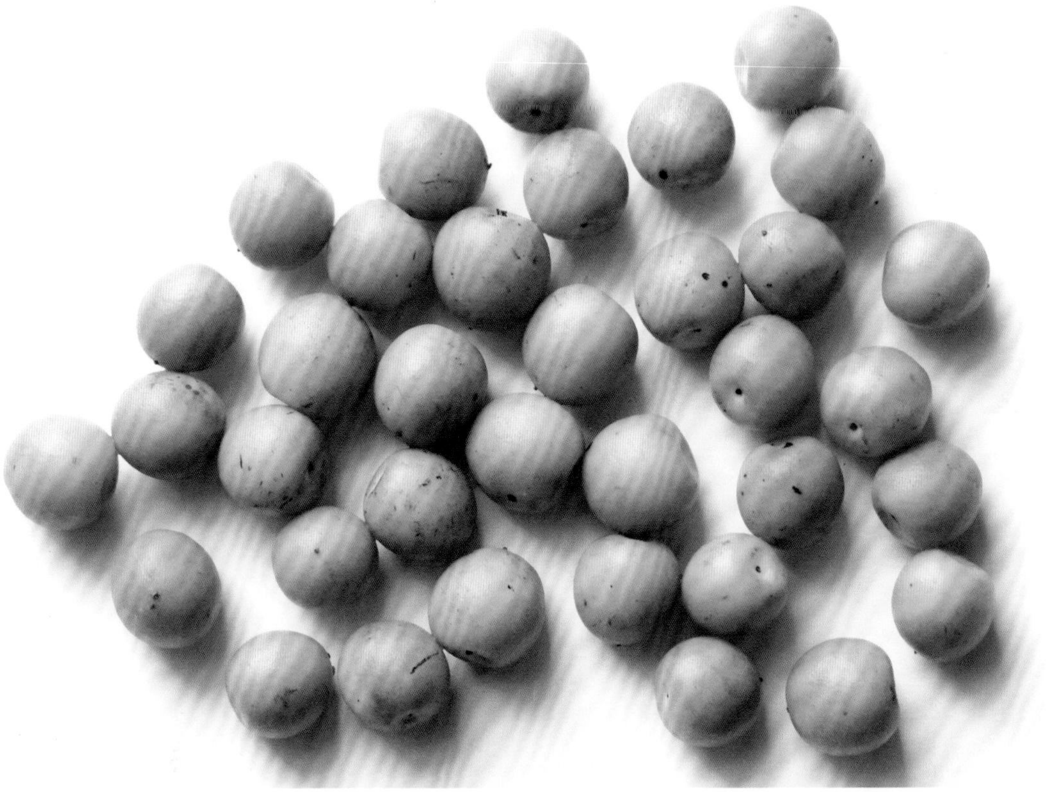

乌梅药材

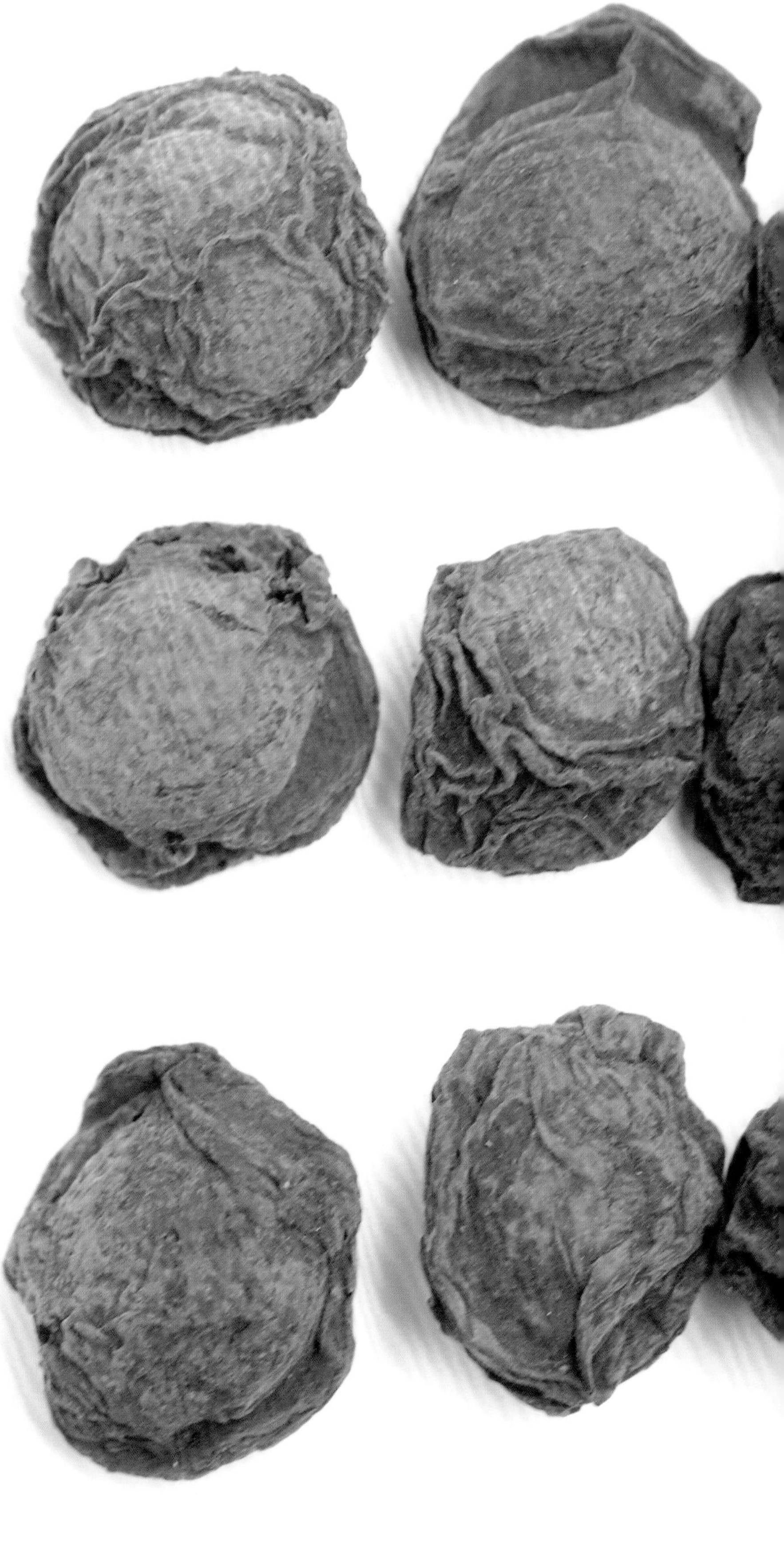

# 乌梅

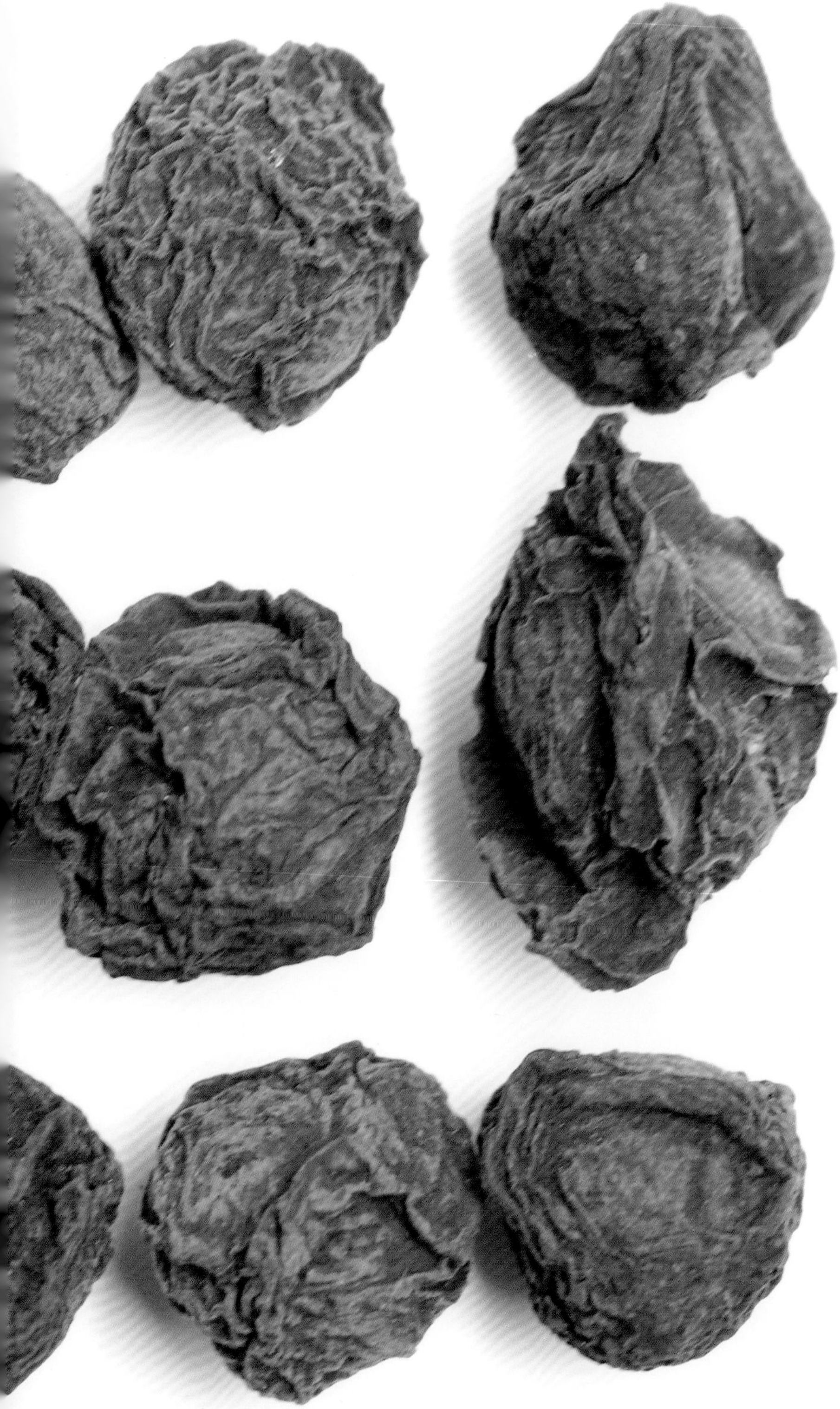

乌梅饮片

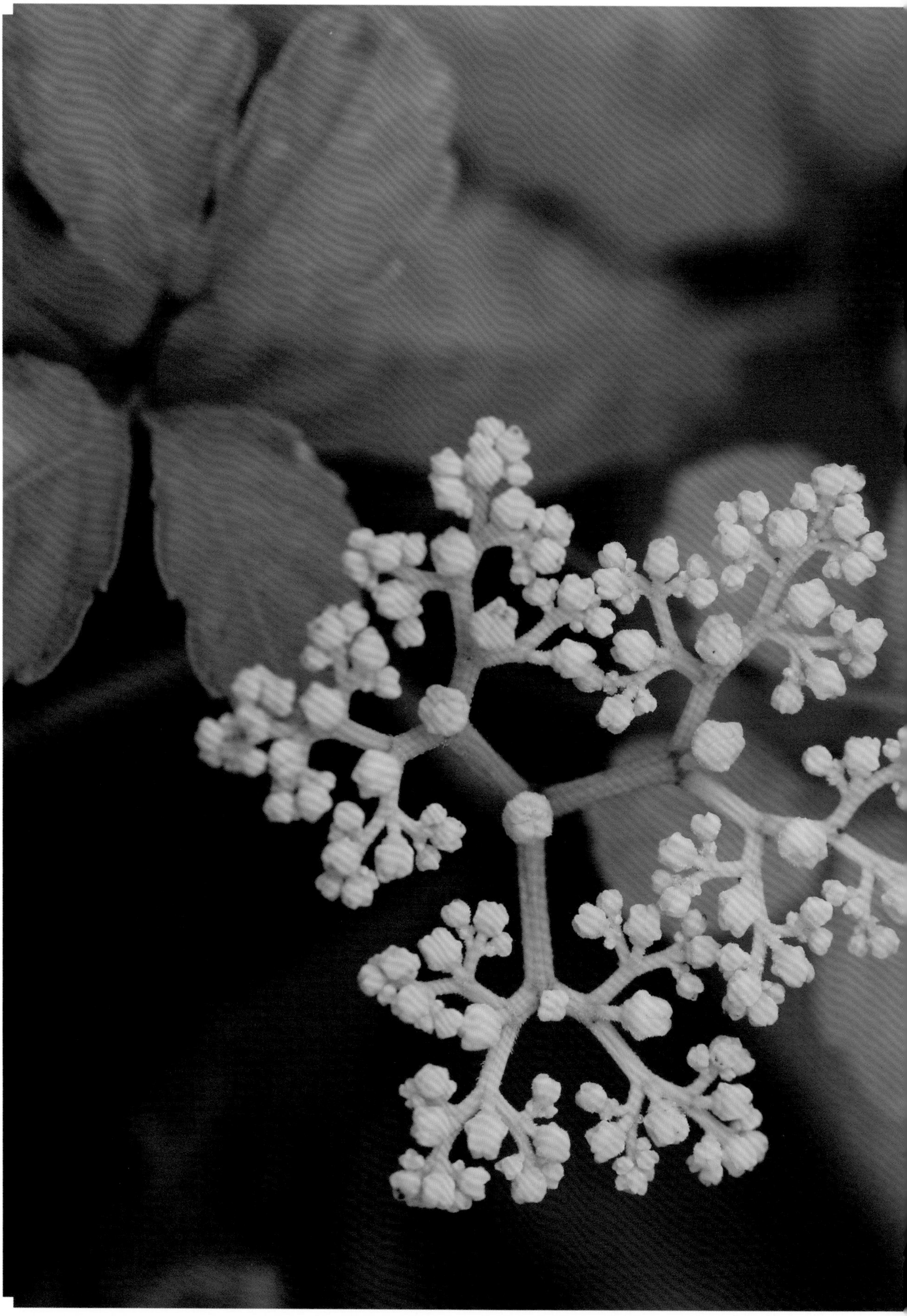

# 乌蔹莓

【壮药名】勾谋灭。

【别　名】母猪藤、五叶藤、五龙草、五爪藤、五爪金龙、小母猪藤、地老鼠、酸甲藤。

【来　源】本品为葡萄科多年生蔓生草本植物乌蔹莓 *Cayratia japonica*（Thunb.）Gagnep. 的全草、根及叶。

【性味归经】味酸、苦，性寒。归肝、脾、膀胱经。

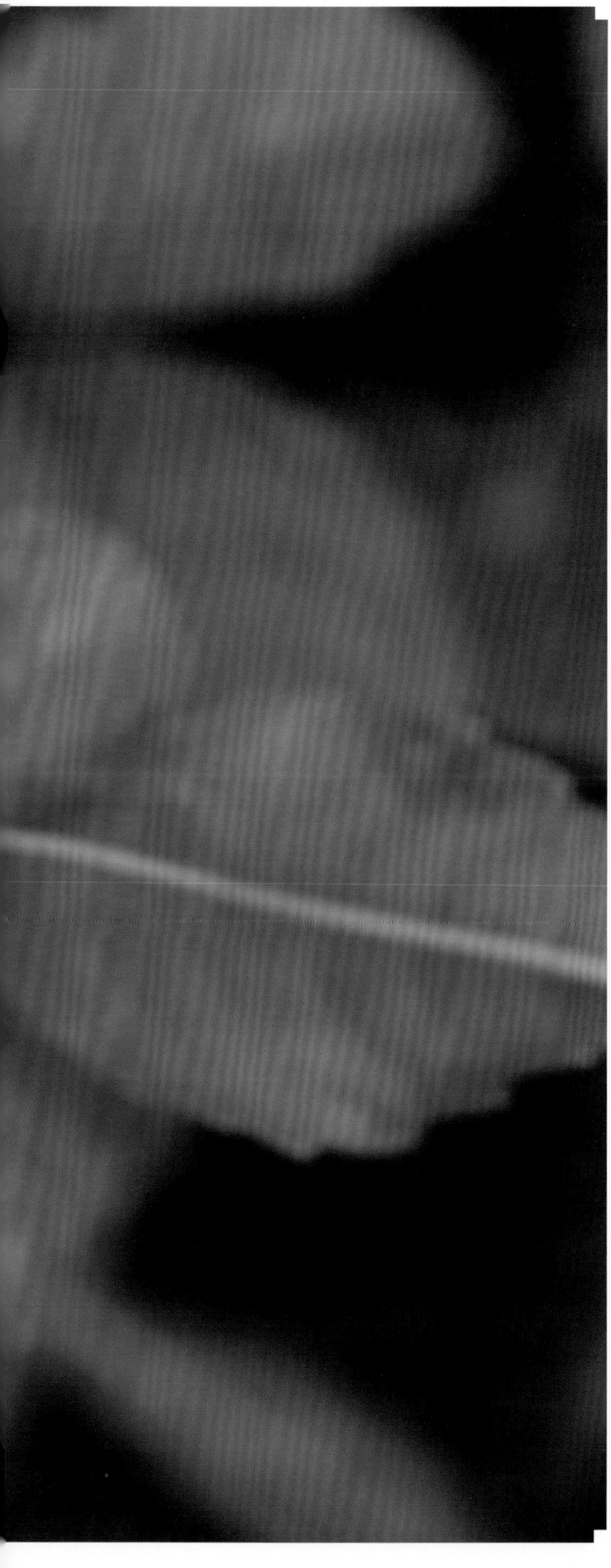

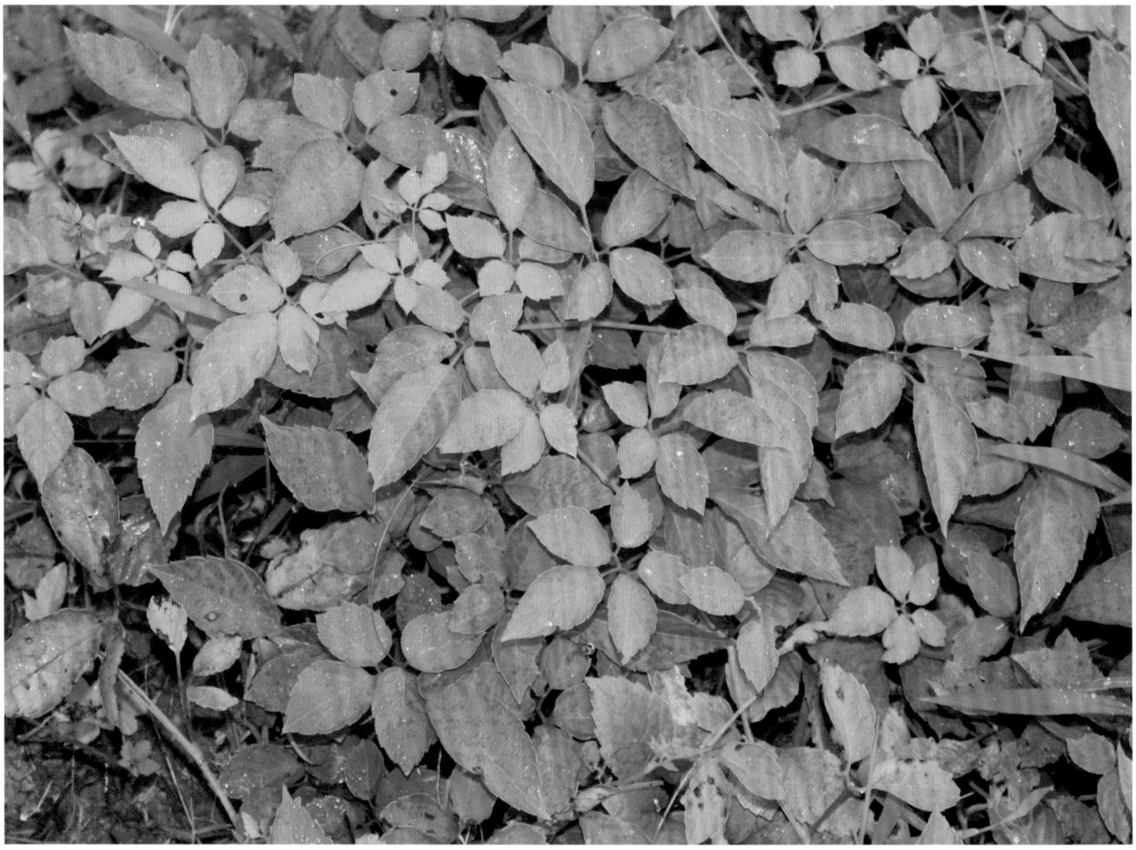

乌蔹莓

## 识别特征

多年生蔓生草本，茎紫绿色，有纵棱，具卷须，幼枝有柔毛，后变光滑。叶为掌状复叶，具小叶5枚，排列成鸟爪状，中间小叶椭圆状卵形长4～6 cm，宽2.5～3 cm，小叶柄长2～3 cm，先端短尖，基部楔形或圆形，两侧的4枚小叶渐小，成对着生于同一小叶柄上，但又各具小分叶柄，幼苗时边缘具较均匀的圆钝锯齿，总叶柄长3～5 cm。聚伞花序腋生，横径6～15 cm，花序梗长3～12 cm；花小，黄绿色，具短梗；萼杯状；花瓣4，卵状三角形；雄蕊4，与花瓣对生，花药长椭圆形；雌蕊1，子房上位，2室。浆果倒圆卵形，横径约7毫米，成熟时黑色。种子2～4粒。花期6月，果期8—9月。

## 生境分布

生长于旷野、山谷或林下。分布于华东、中南及西南各地区。

## 采收加工

夏、秋二季割取藤茎或挖出根部，除去杂质，洗净，切段，晒干或鲜用。

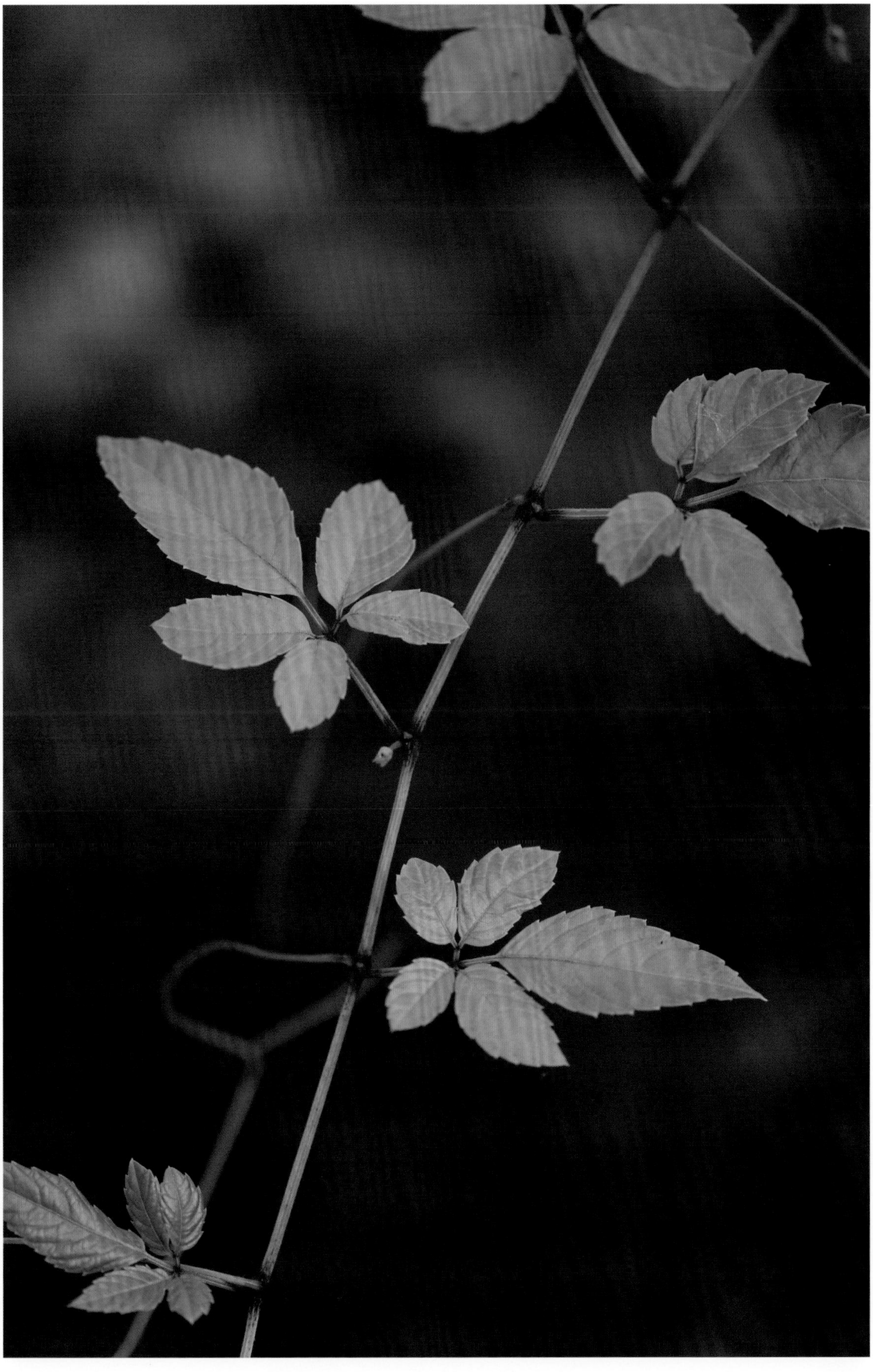

乌蔹莓

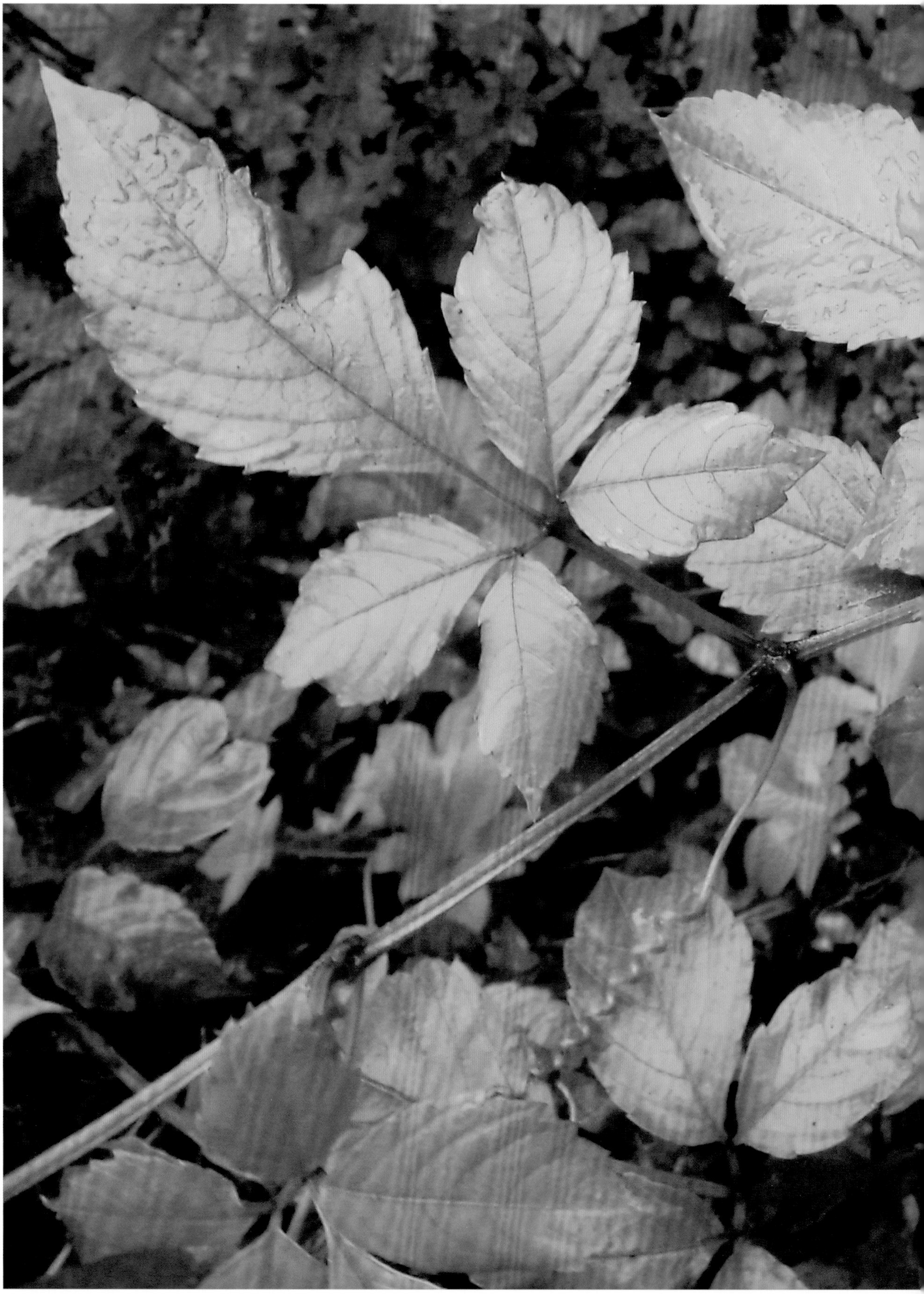

乌蔹莓

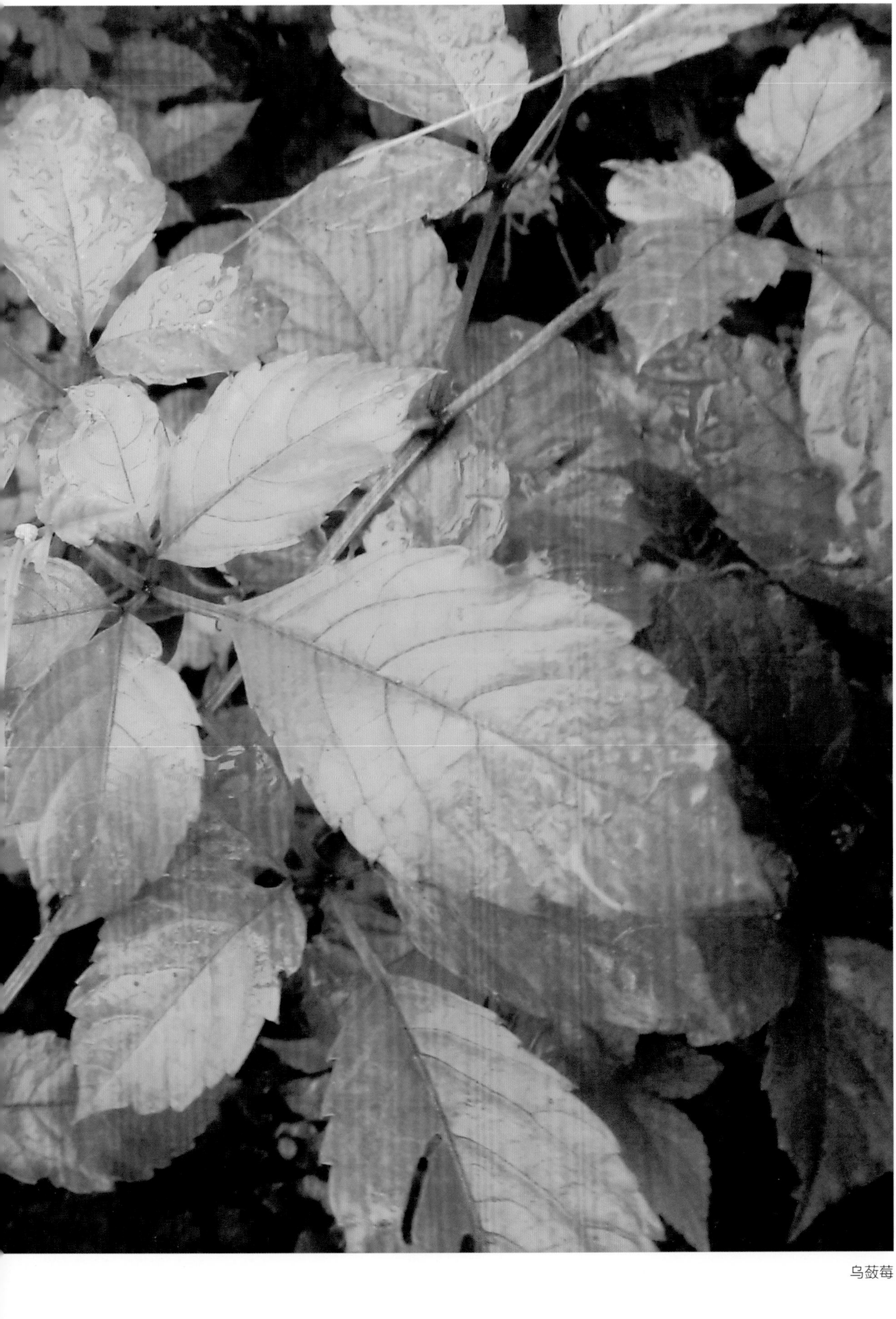

乌蔹莓

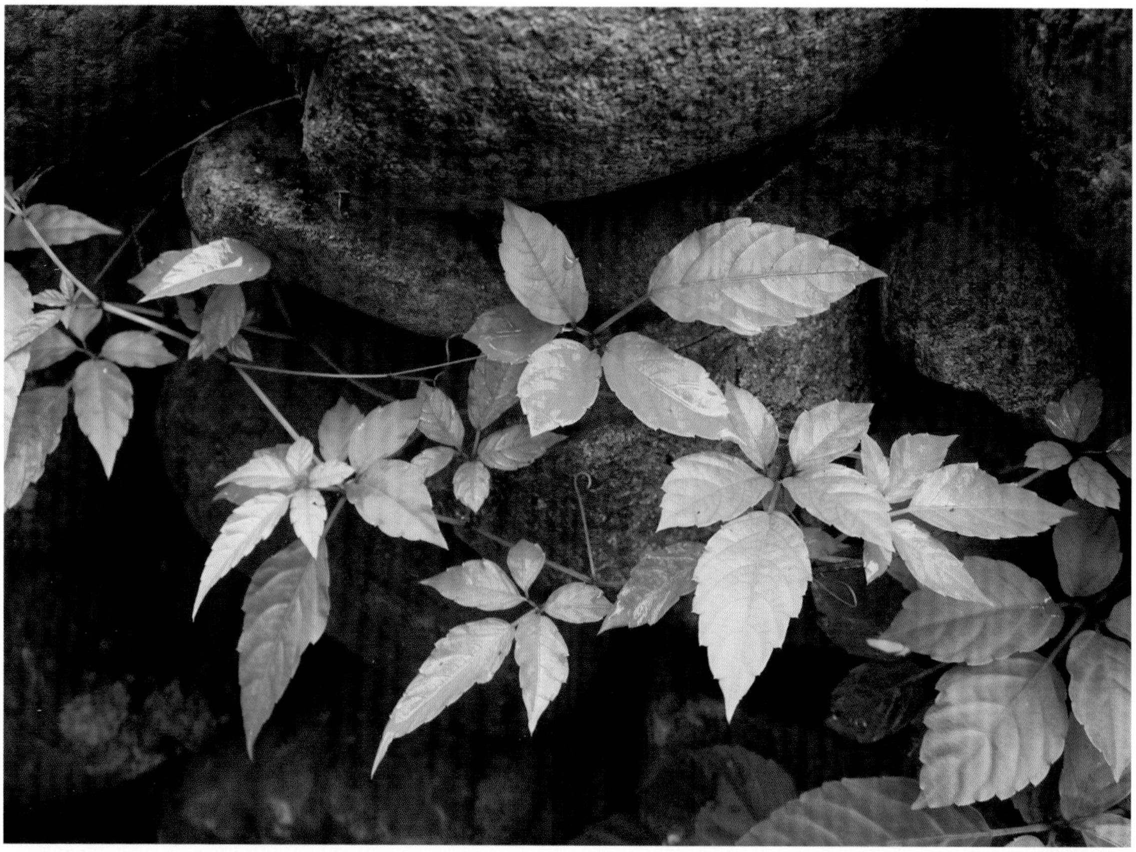

乌蔹莓

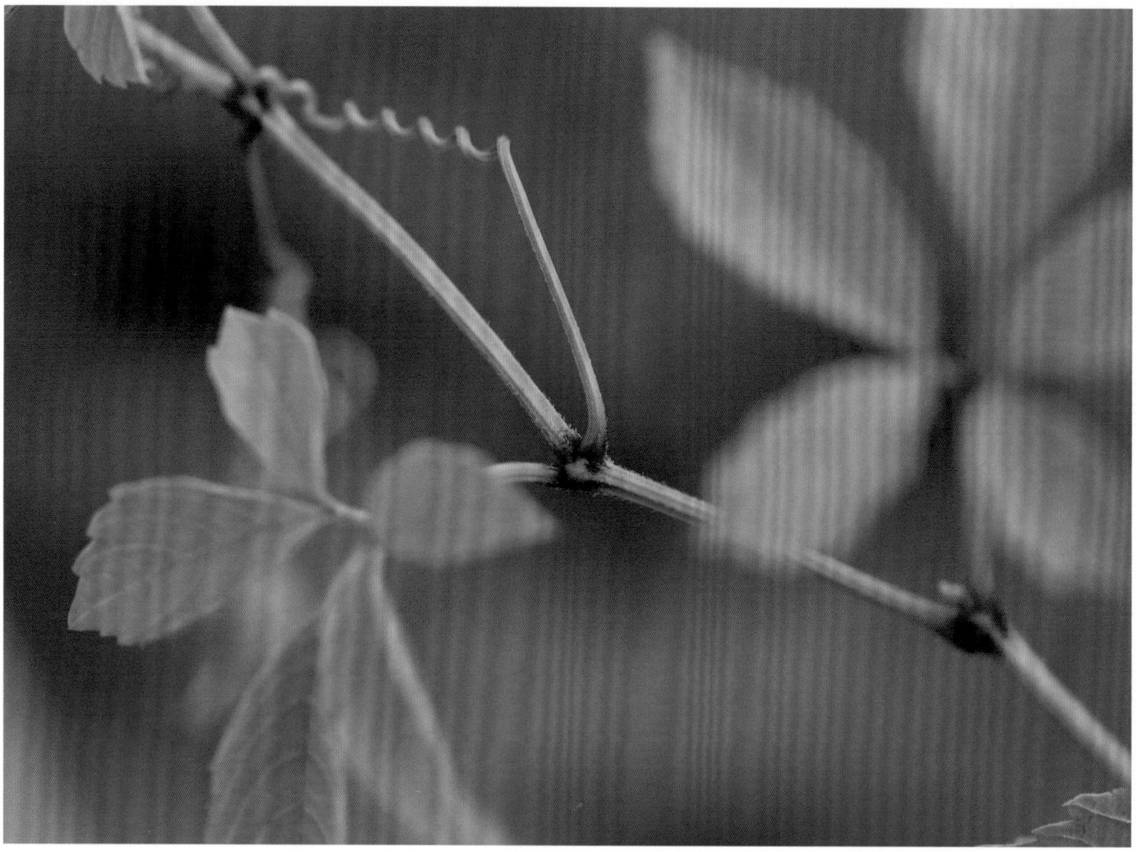

乌蔹莓

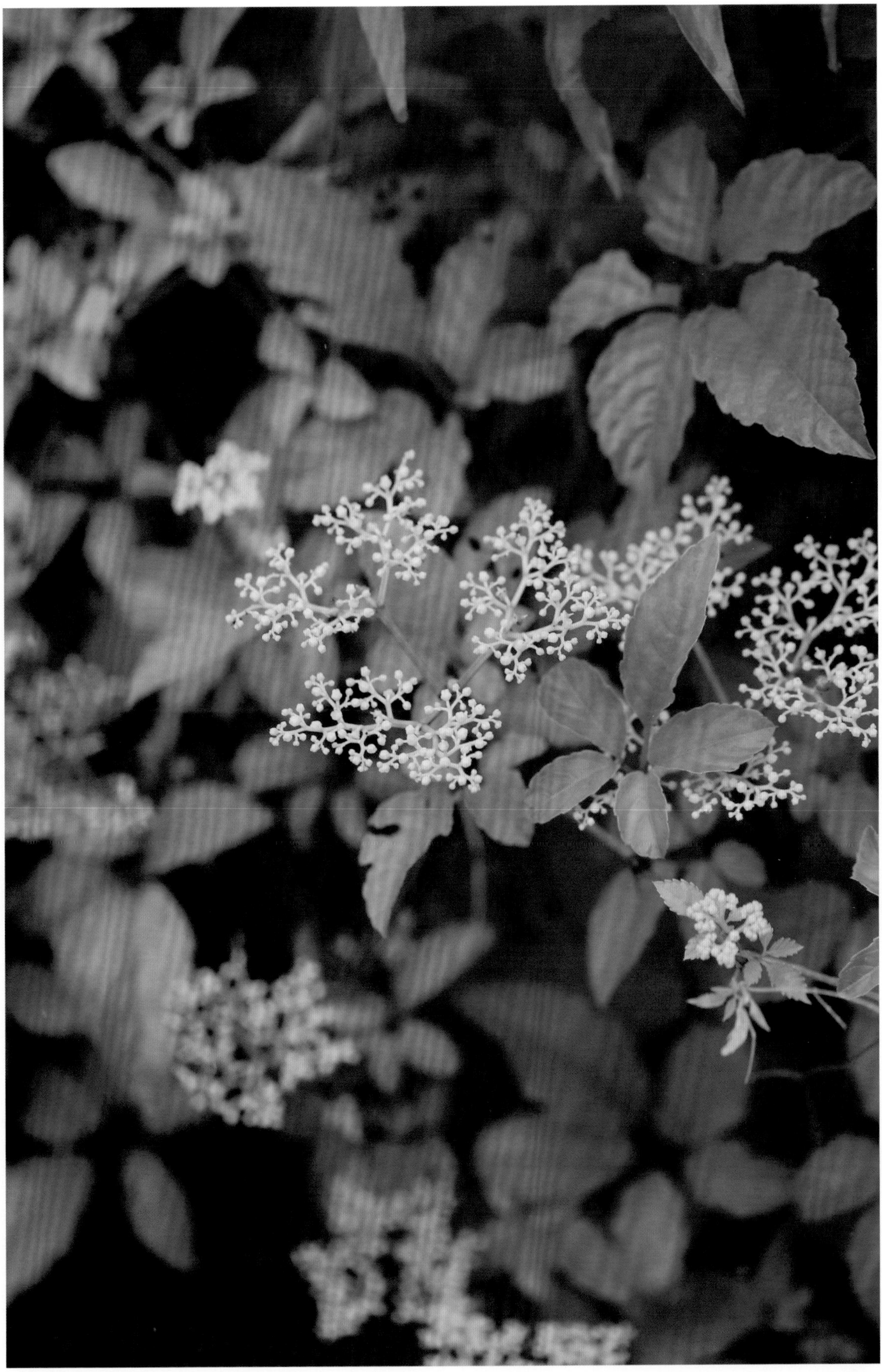

乌蔹莓

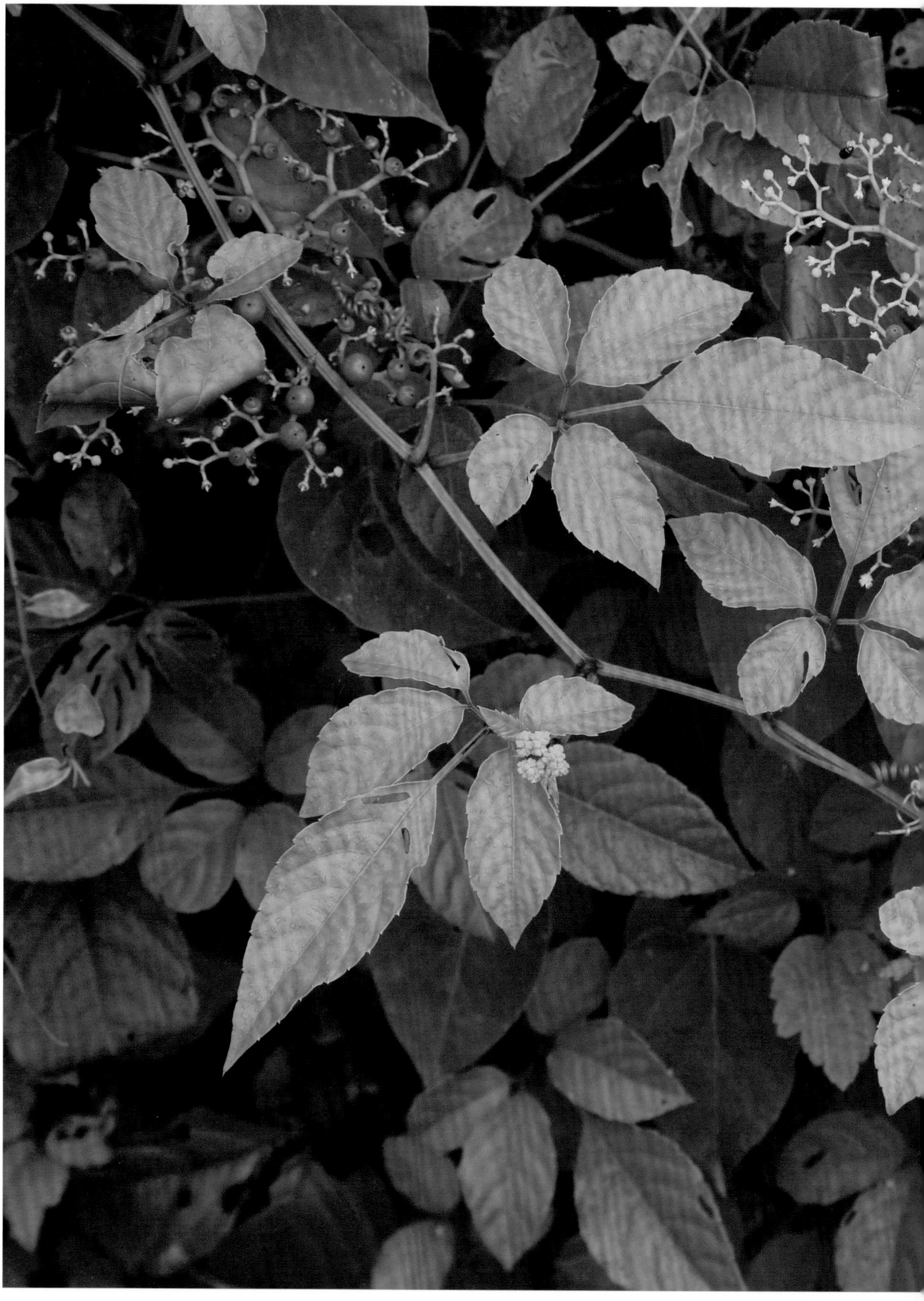

乌蔹莓

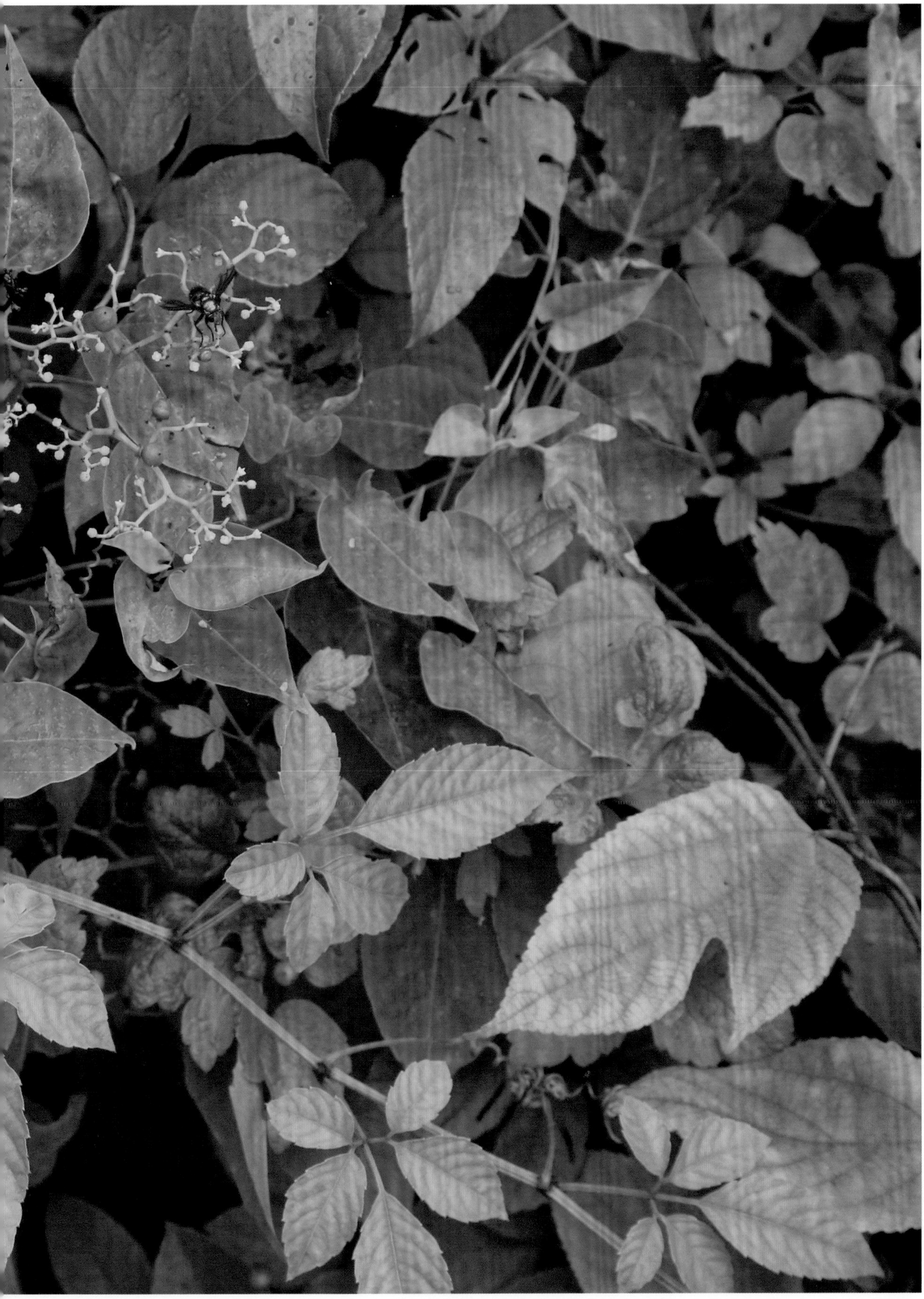

乌蔹莓

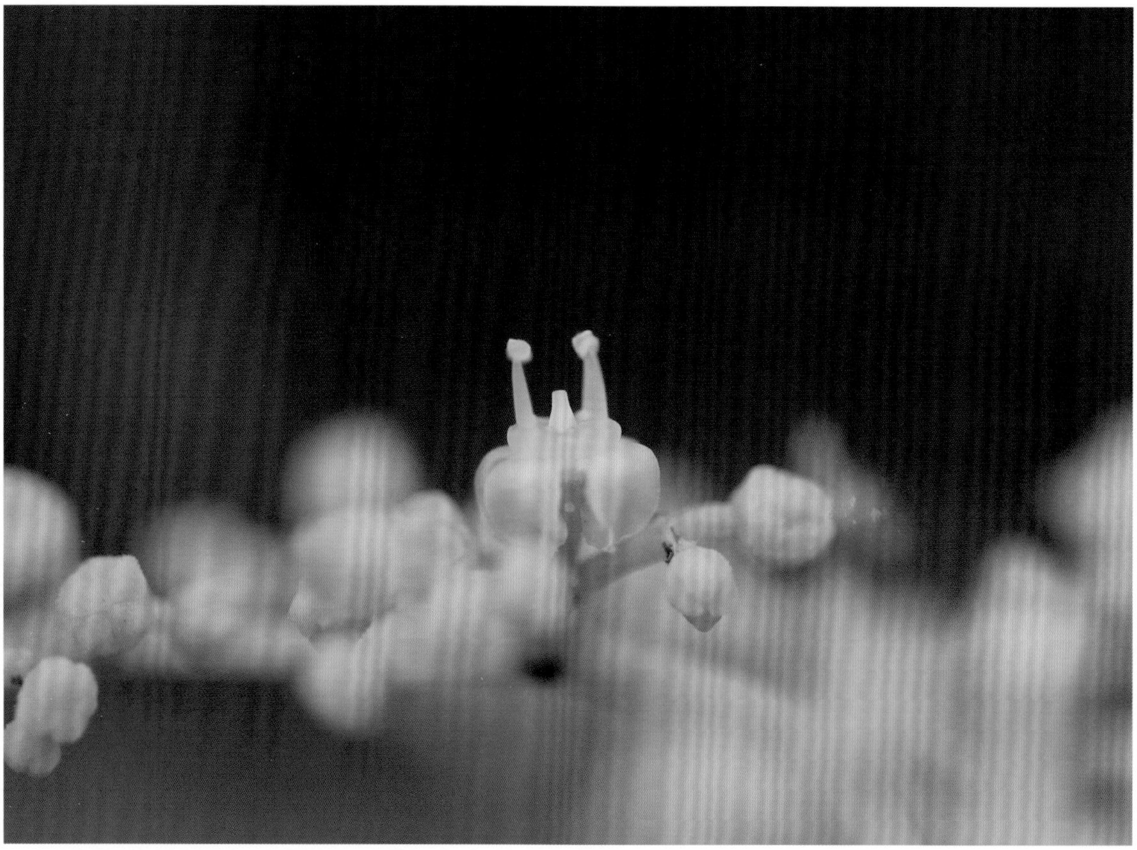

乌蔹莓

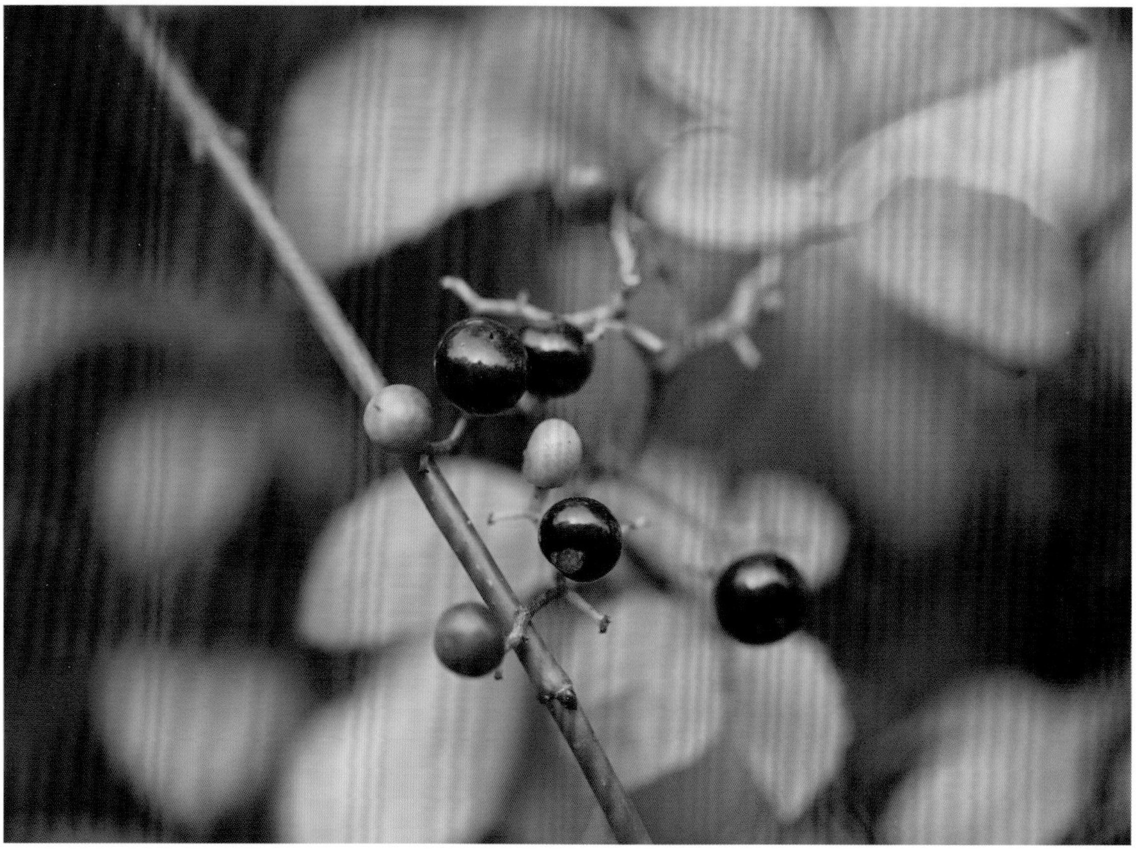

乌蔹莓

## 药材鉴别

本品茎圆柱形，扭曲，有纵棱，多分枝，带紫红色；卷须二歧分叉，与叶对生。叶皱缩；展平后为鸟足状复叶，小叶 5，椭圆形、椭圆状卵形至狭卵形，边缘具疏锯齿，两面中脉有毛茸或近无毛，中间小叶较大，有长柄，侧生小叶较小；叶柄长可达 4 cm 以上。浆果卵圆形，成熟时黑色。气微，味苦、涩。

## 功效主治

清热解毒，凉血消肿，利尿。主治痈肿，疔疮，痄腮，丹毒，风湿痛，黄疸，痢疾，尿血，白浊。

## 用法用量

内服：15 ~ 30 g，鲜者加倍，煎服。外用：适量。

## 民族药方

**1．牙痛**　鲜乌蔹莓根适量。捣烂，酌加白酒调匀，含敷痛处。

**2．咽喉肿痛**　乌蔹莓、金银花、野菊花各 20 g，连翘、牛蒡子、麦冬各 10 g，薄荷、甘草各 6 g。水煎服，每日 1 剂，早、晚 2 次分服。

**3．流行性腮腺炎**　鲜乌蔹莓适量。将鲜茎叶洗净，捣烂，外敷患处。每日换 1 次。

**4．湿热黄疸**　乌蔹莓、茵陈各 30 g，栀子、黄芩各 10 g，大黄、甘草各 6 g。水煎服，每日 1 剂，早、晚 2 次分服。

**5．带状疱疹**　乌蔹莓、马齿苋各 30 g，板蓝根、苦参、野菊花、土茯苓各 20 g，连翘、黄柏、栀子各 10 g，甘草 6 g。水煎服，每日 1 剂，早、晚 2 次分服。

**6．风湿性关节疼痛**　乌蔹莓根 50 g。泡酒服。

**7．湿热痢疾**　乌蔹莓、金银花、马齿苋各 30 g，白头翁、黄连、黄柏、秦皮、赤芍、牡丹皮、木香各 10 g，甘草 6 g。水煎服，每日 1 剂，早、晚 2 次分服。

**8．跌打损伤**　鲜乌莓根适量。捣取汁 60 ml，热酒冲服。

**9．白浊，利小便**　乌蔹莓根适量。捣汁饮。

**10．尿血**　鲜乌蔹莓 20 ~ 30 g，白茅根 30 g，金银花叶 15 g。水煎服。

**11．毒蛇咬伤，眼前发黑，视物不清**　鲜乌蔹莓全草适量。捣烂绞取汁 100 ml，米酒适量冲服。外用鲜全草捣烂敷伤处。

**12．跌打接骨**　乌蔹莓适量。晒干研细，用开水调红糖包患处。

**13．小便尿血**　乌蔹莓适量。研为细末，开水送服，每次 10 g。

**14．急性乳腺炎，蜂窝织炎，化脓性淋巴结炎**　鲜乌蔹莓叶 60 g。水煎服。

## 使用注意

脾胃虚弱者、孕妇禁用。

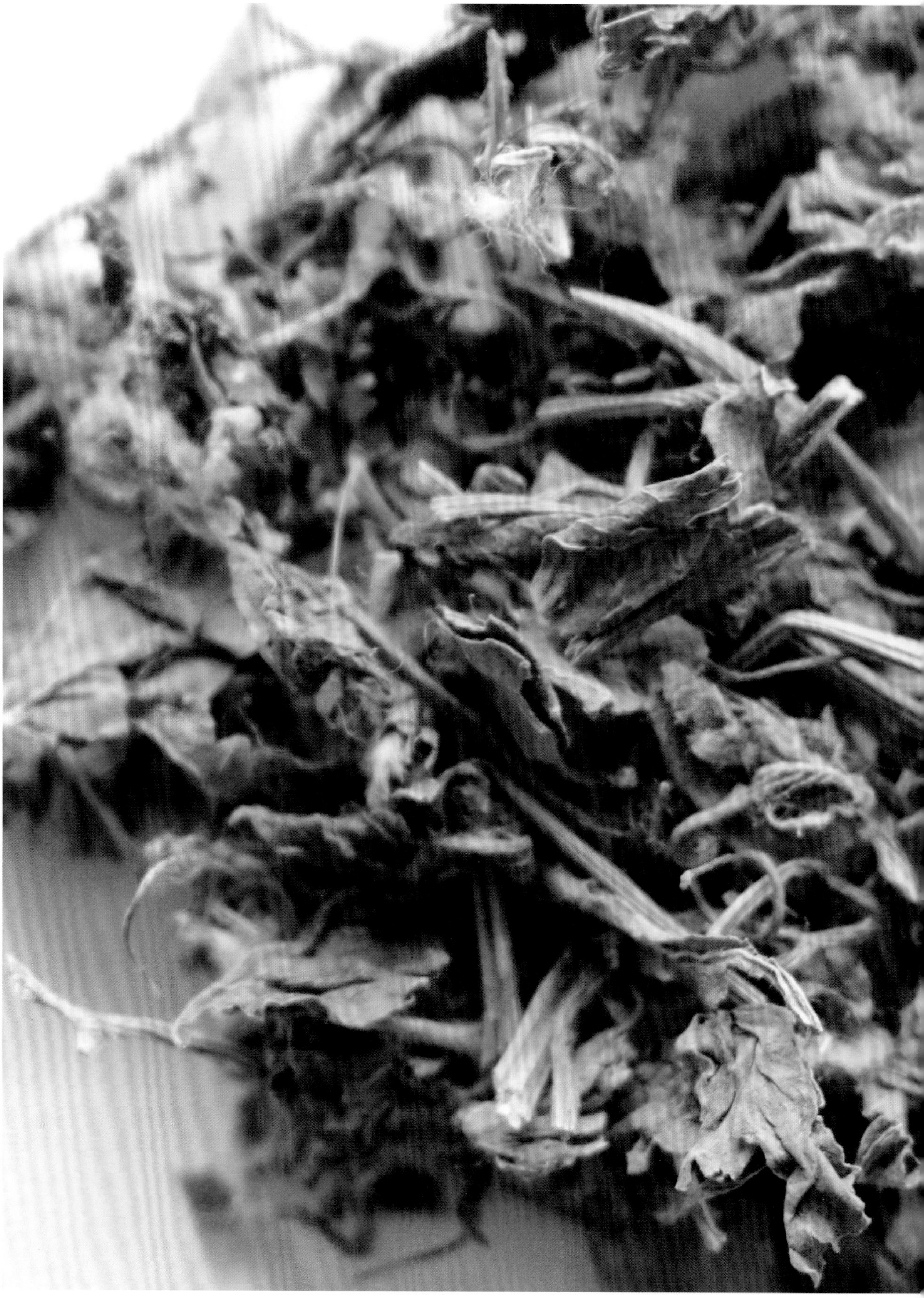

# 乌蔹莓

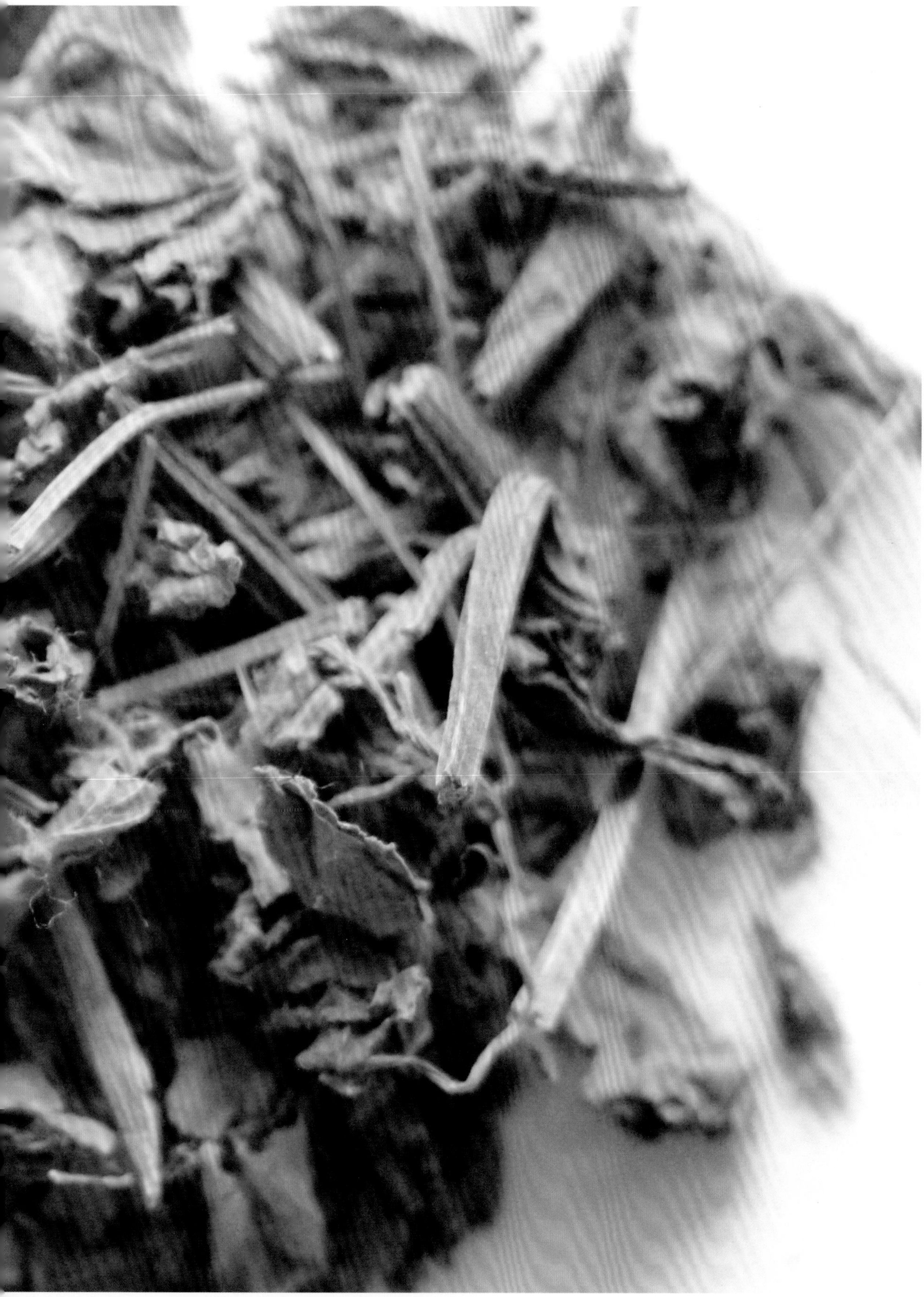

乌蔹莓饮片

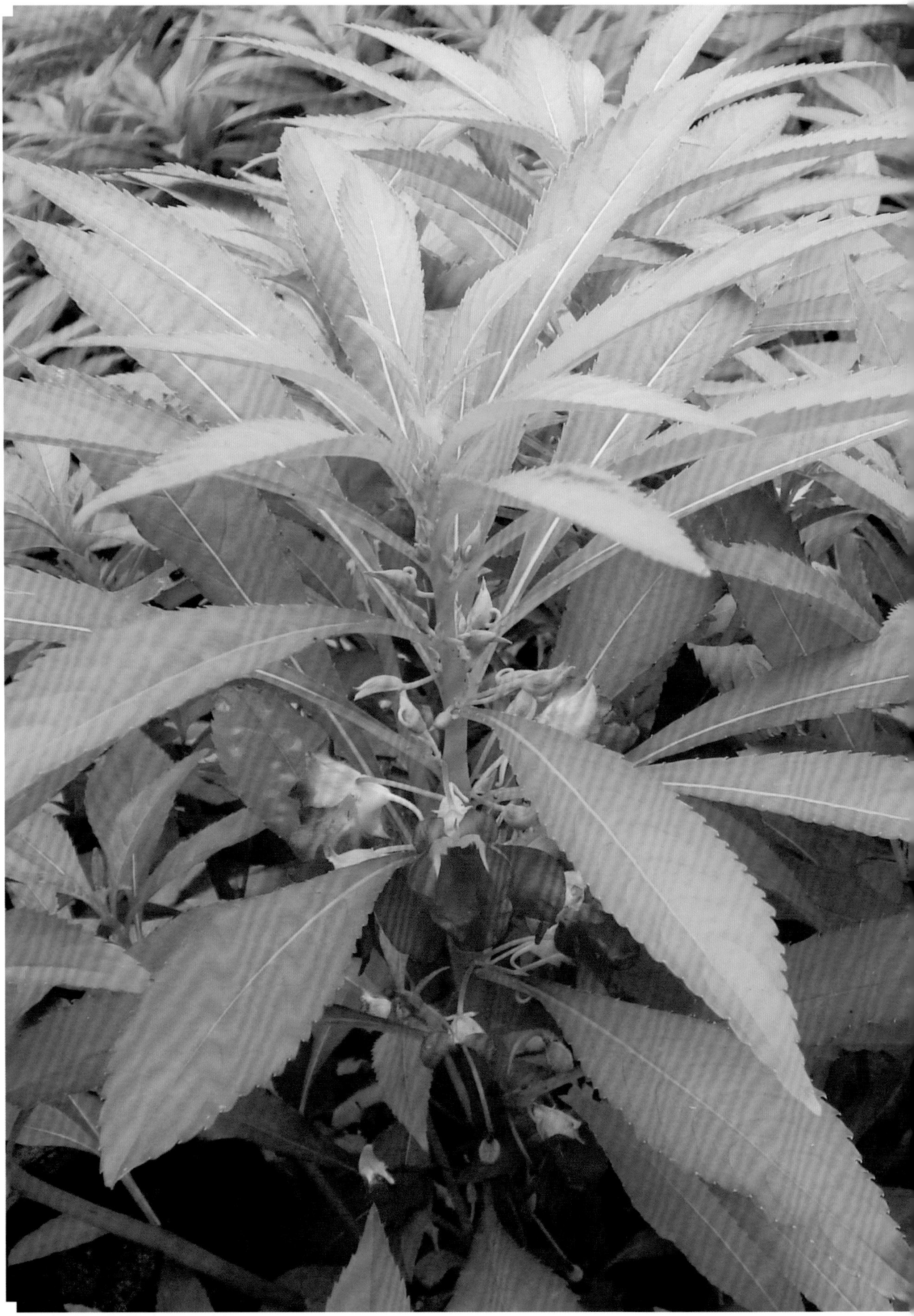

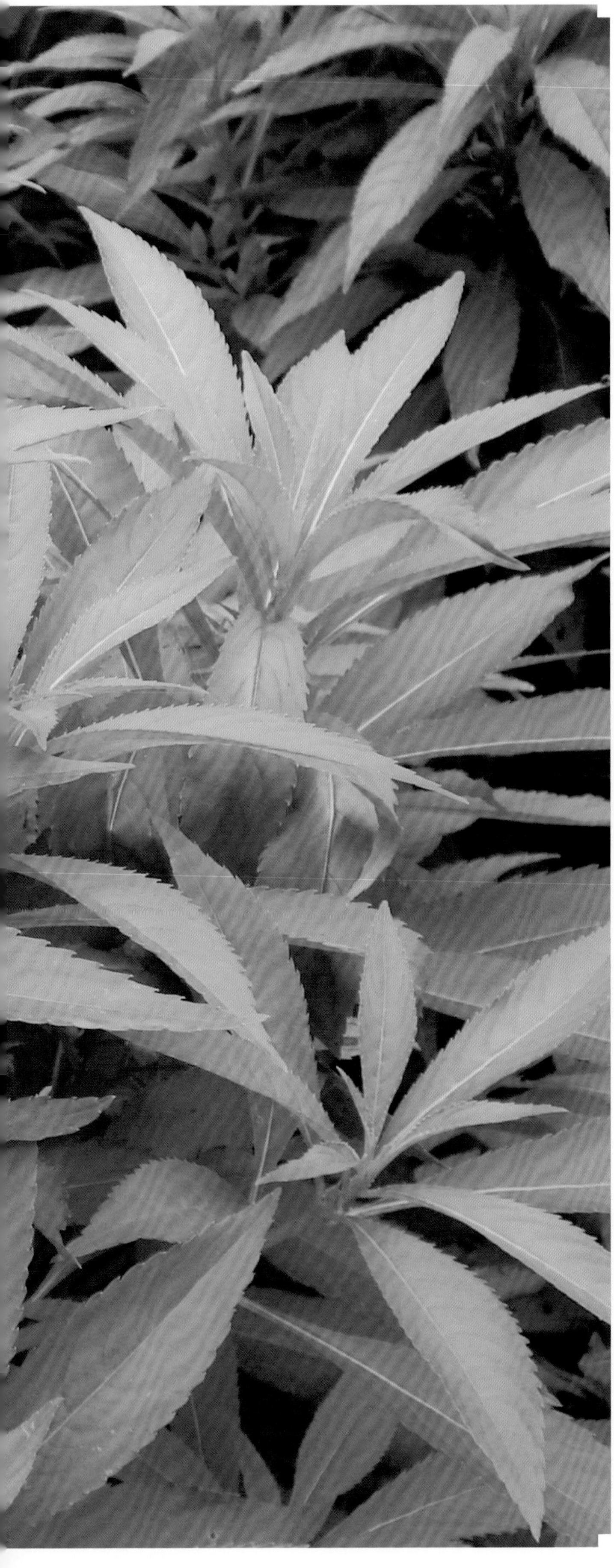

# 凤仙花

【壮药名】底奉。

【别　名】金凤花、灯盏花、指甲花、指甲桃花、竹盏花。

【来　源】本品为凤仙花科植物凤仙花 *Impatiens balsamina* L. 的花及全草。

【性味归经】味甘、微苦，温。归肝经。

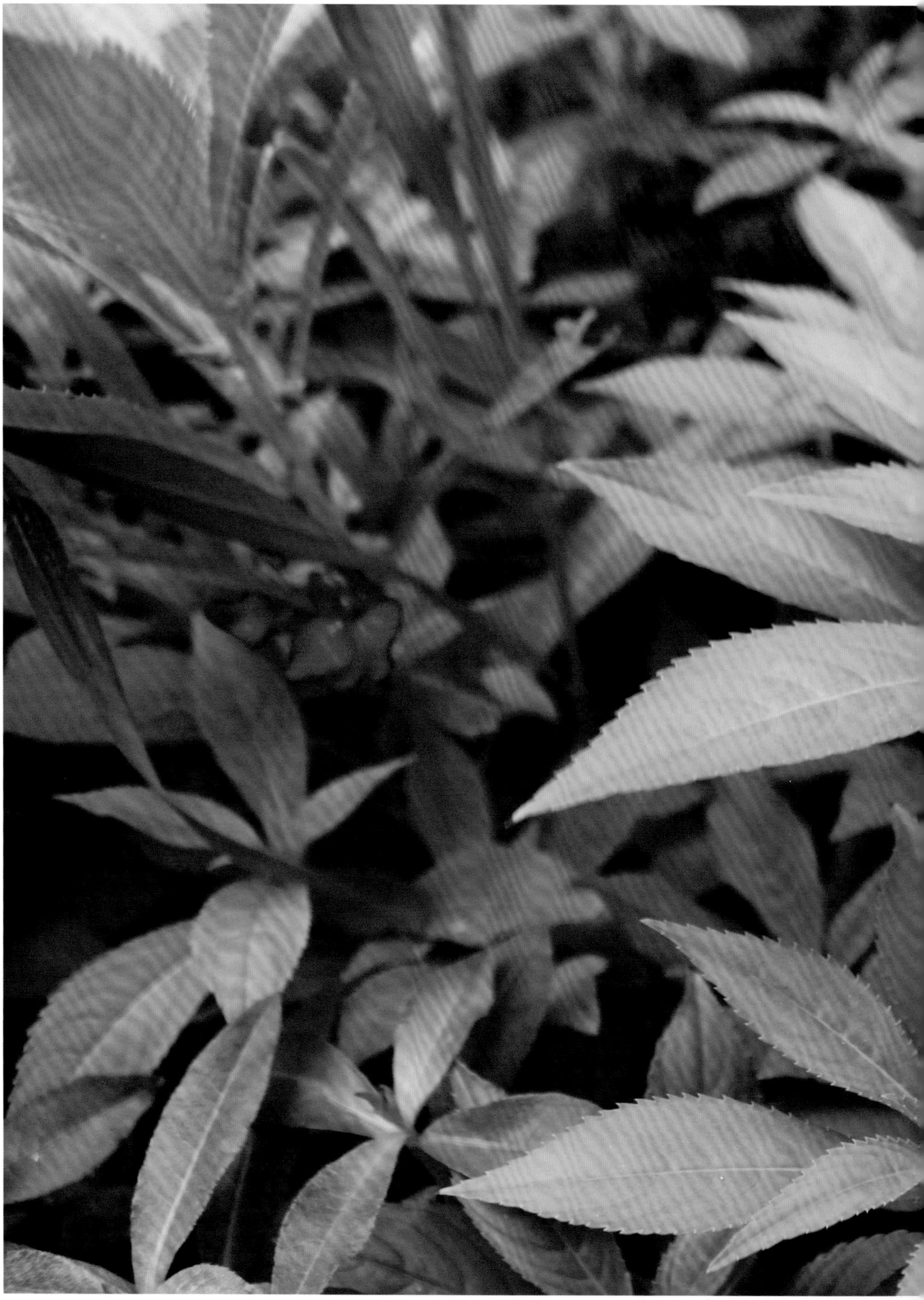

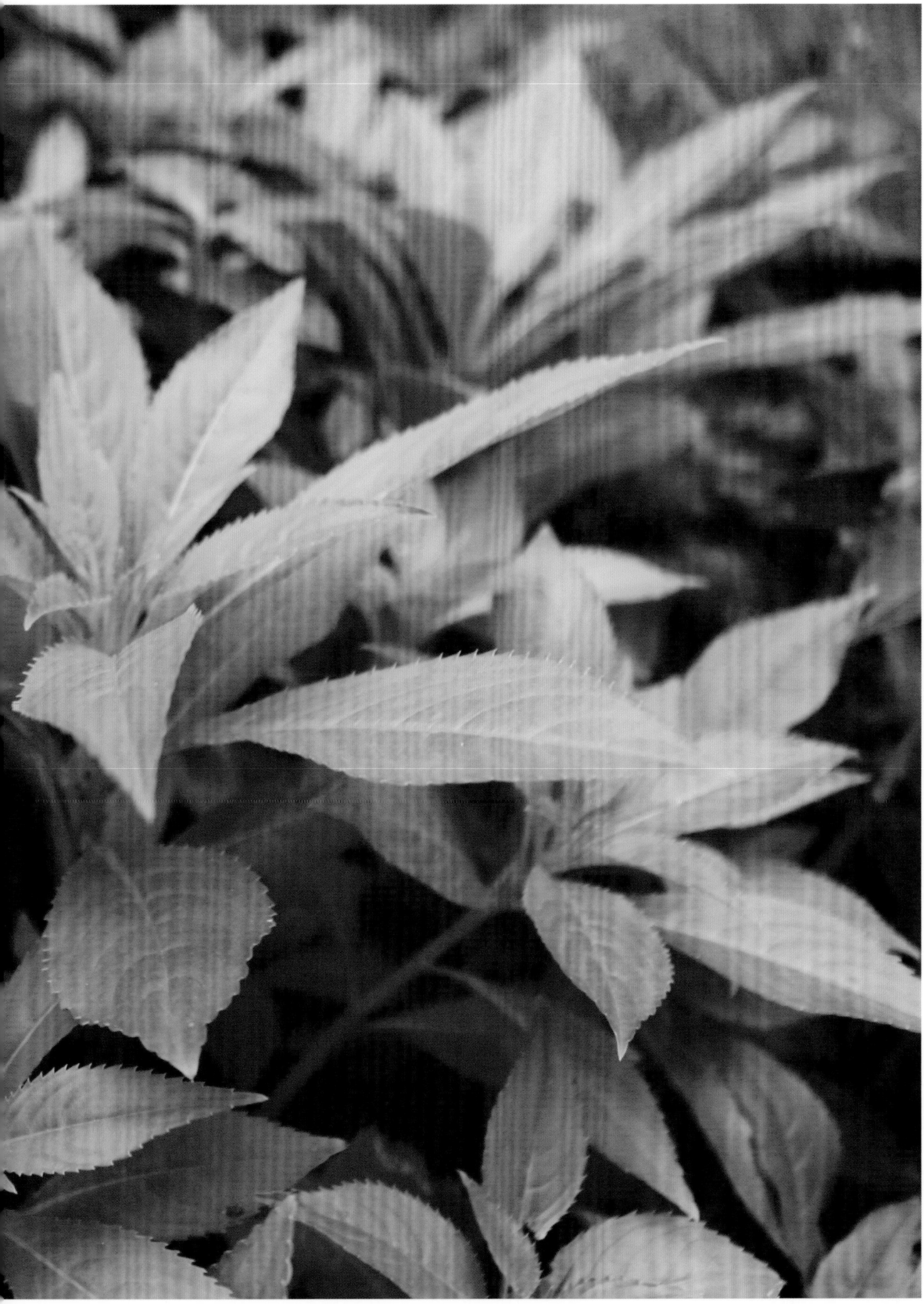

凤仙花

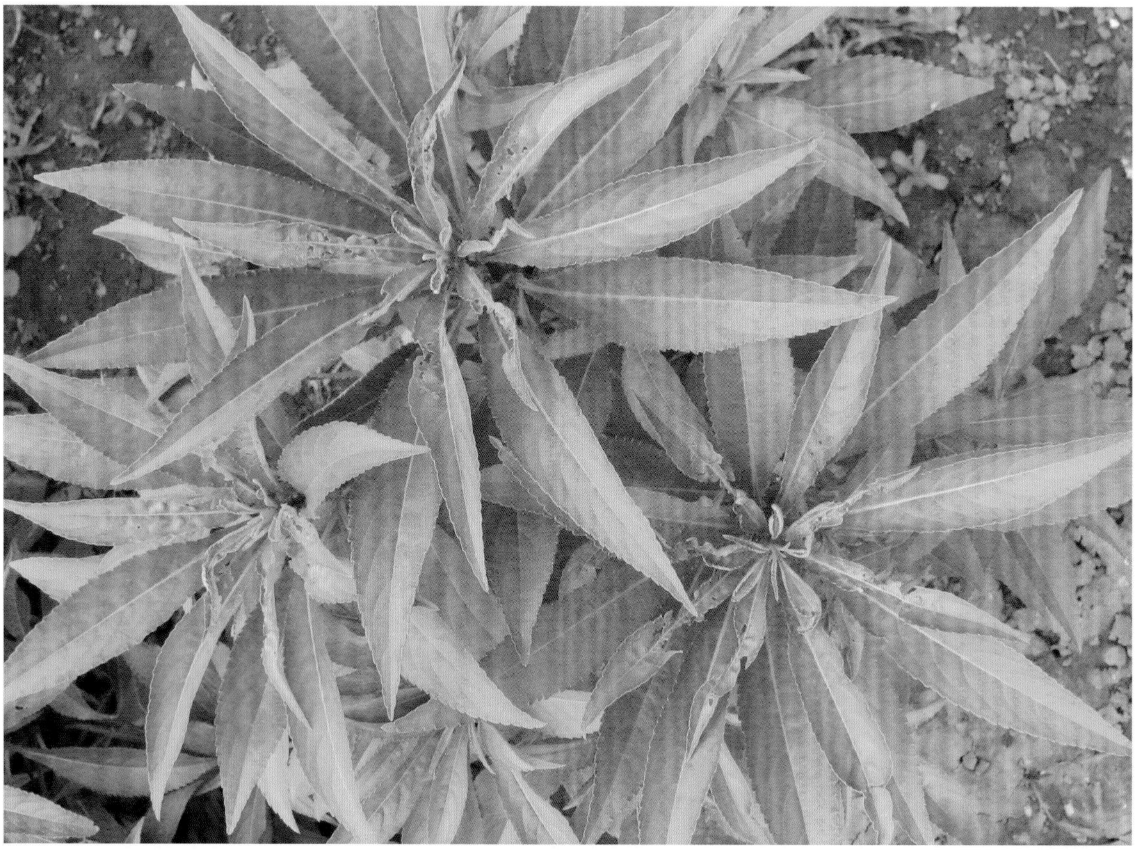

凤仙花

## 识别特征

一年生草本植物，高约 80 cm。茎粗壮，肉质，直立。叶互生，披针形，长 4 ~ 6 cm，宽 3 ~ 4 cm，先端长渐尖，基部渐狭，边缘有锐锯齿，侧脉 5 ~ 9 对；叶柄长 1 ~ 3 cm，两侧有数个腺体。花单生或数枚簇生叶腋，密生短柔毛；花大，粉红色或杂色，单瓣或重瓣；萼片 2，宽卵形，有疏短柔毛；旗瓣圆，先端凹，有小尖头，背面中肋有龙膏荚；翼瓣宽大，有短柄，2 裂，基部裂片近圆形，上部裂片宽斧形，先端 2 浅裂；唇瓣舟形，被疏短柔毛，基部突然延长成细而内弯的距；花药钝。蒴果椭圆形，熟时一触即裂，密被粗毛。种子多数，球形，黑色。花期 7—10 月，果期 8—9 月。

## 生境分布

生长于荒地、路边、宅旁菜园。全国各地均有栽培。

## 采收加工

花：夏、秋二季开花盛期，下午采摘，拣去杂质，鲜用或阴干。全草：夏、秋二季割取地上部分，去掉花果，洗净，晒干。

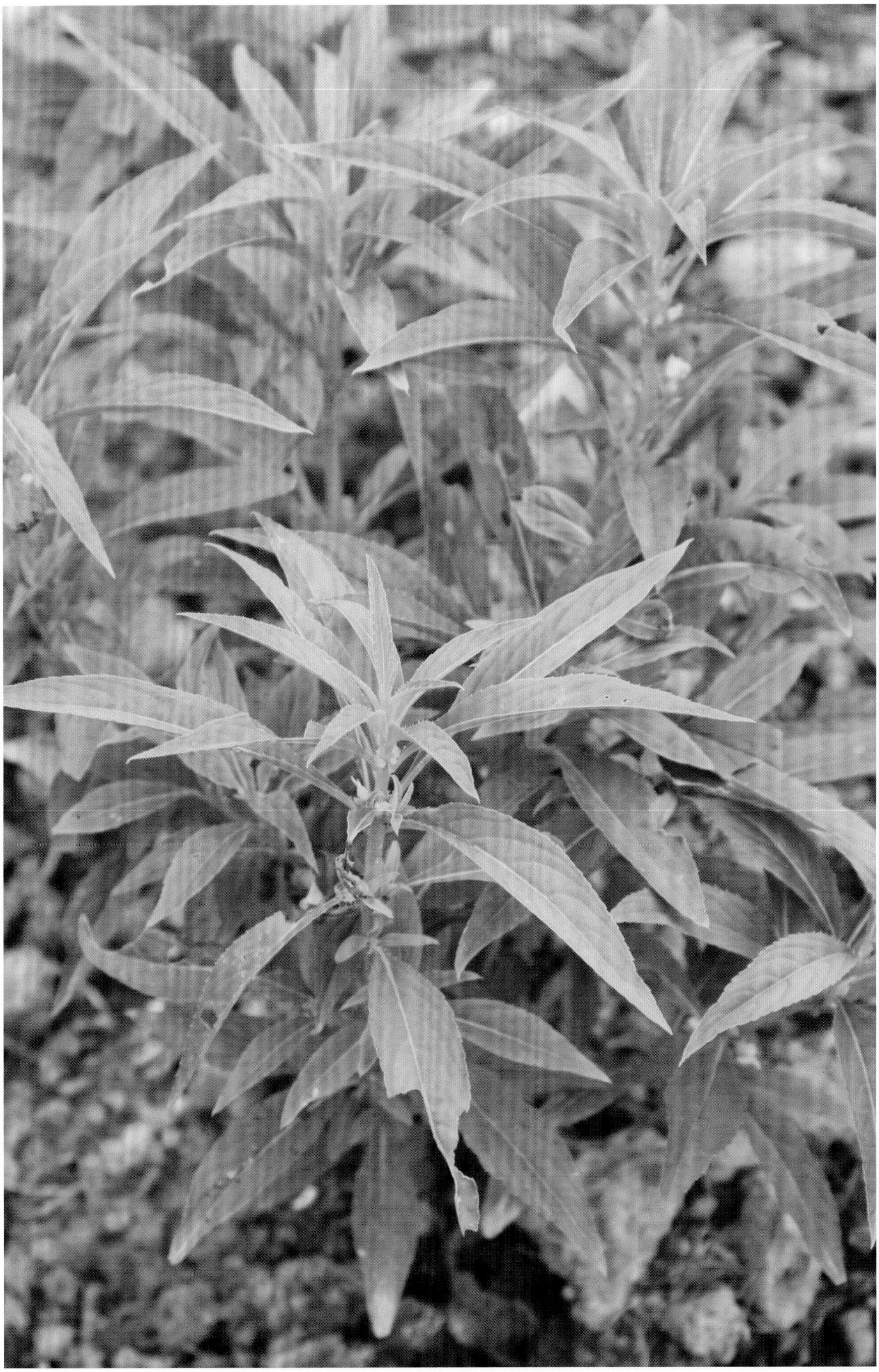

凤仙花

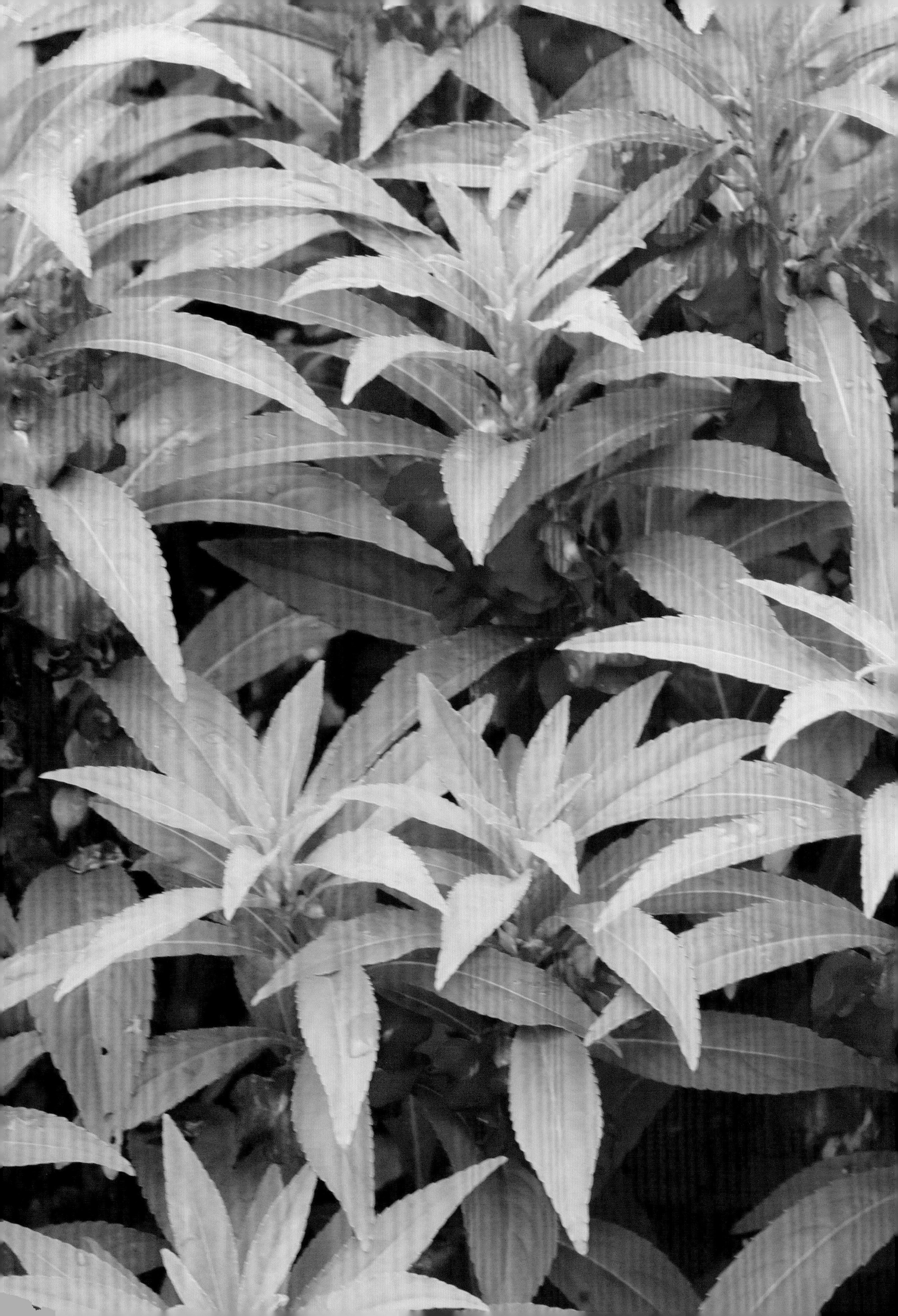

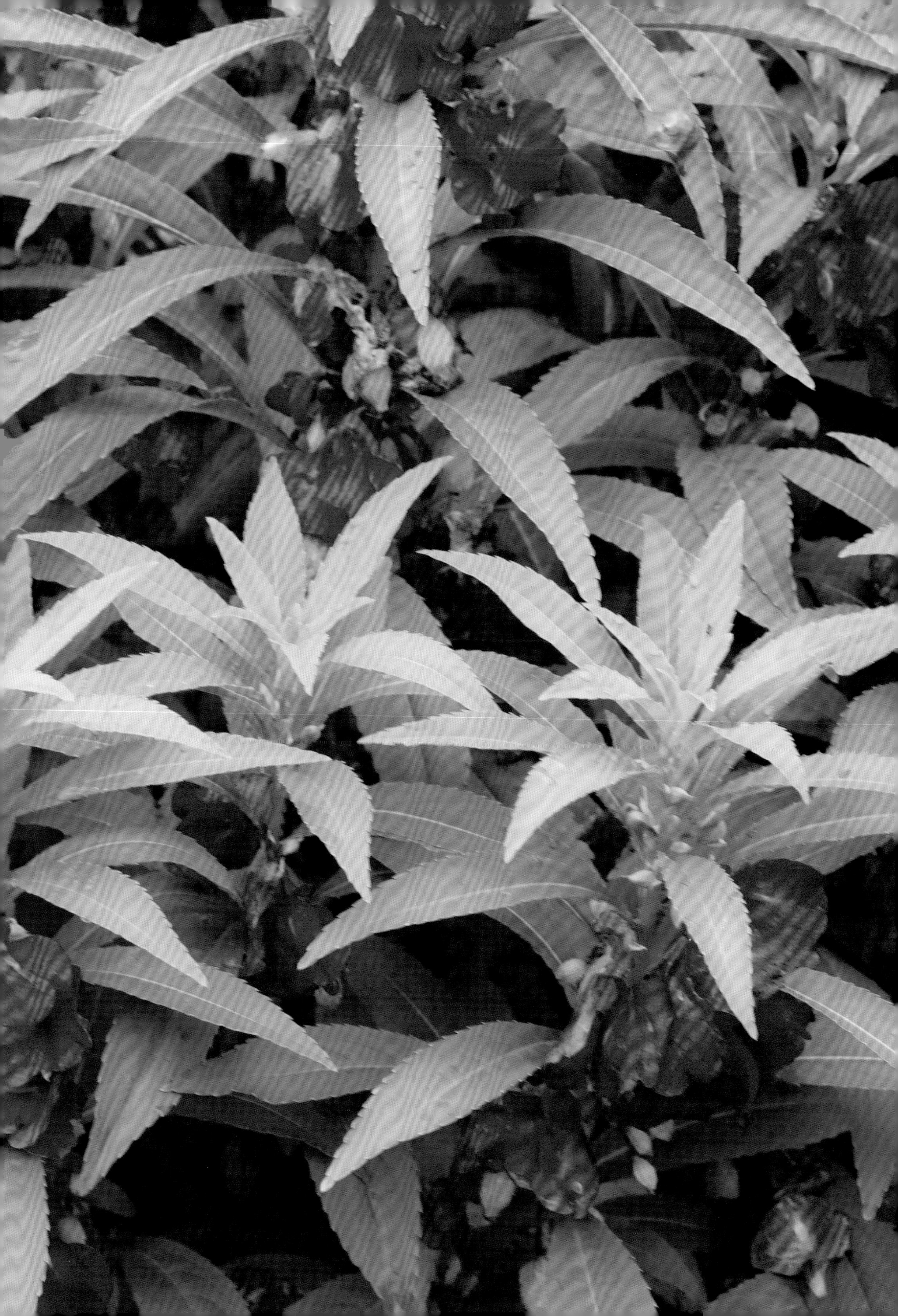

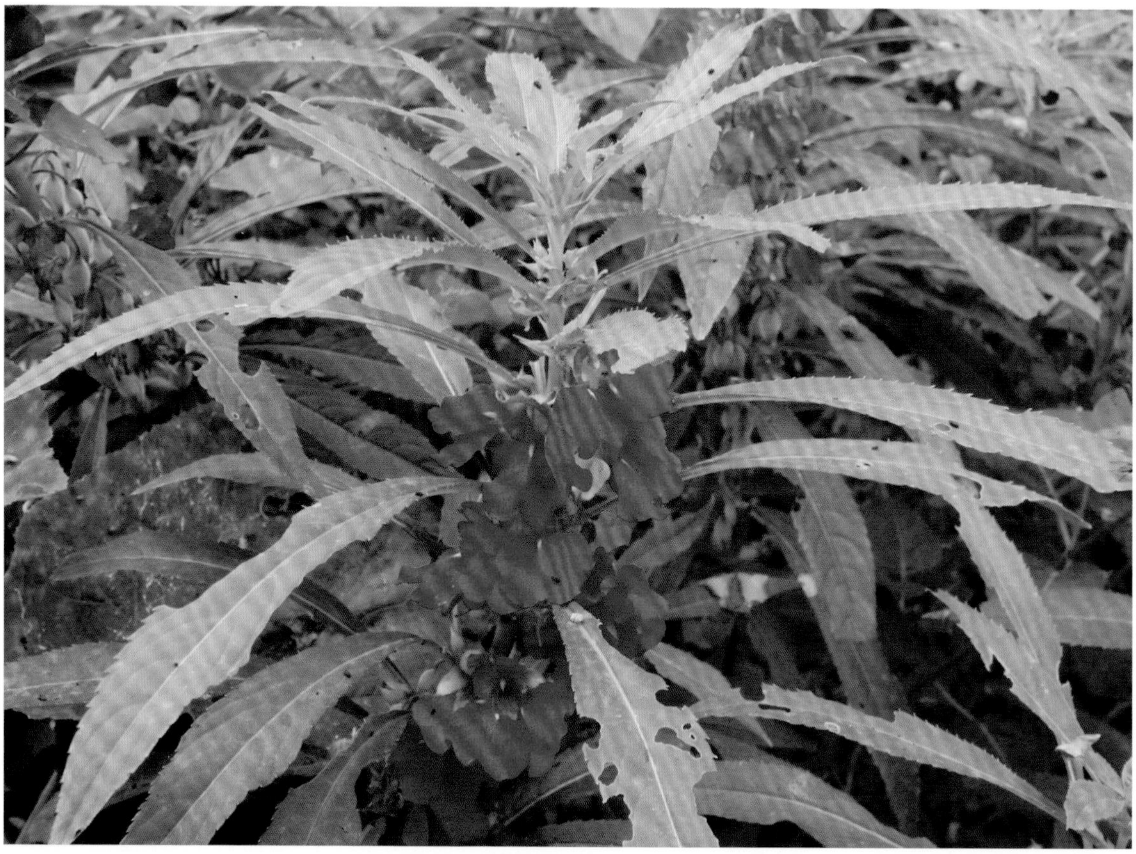

凤仙花

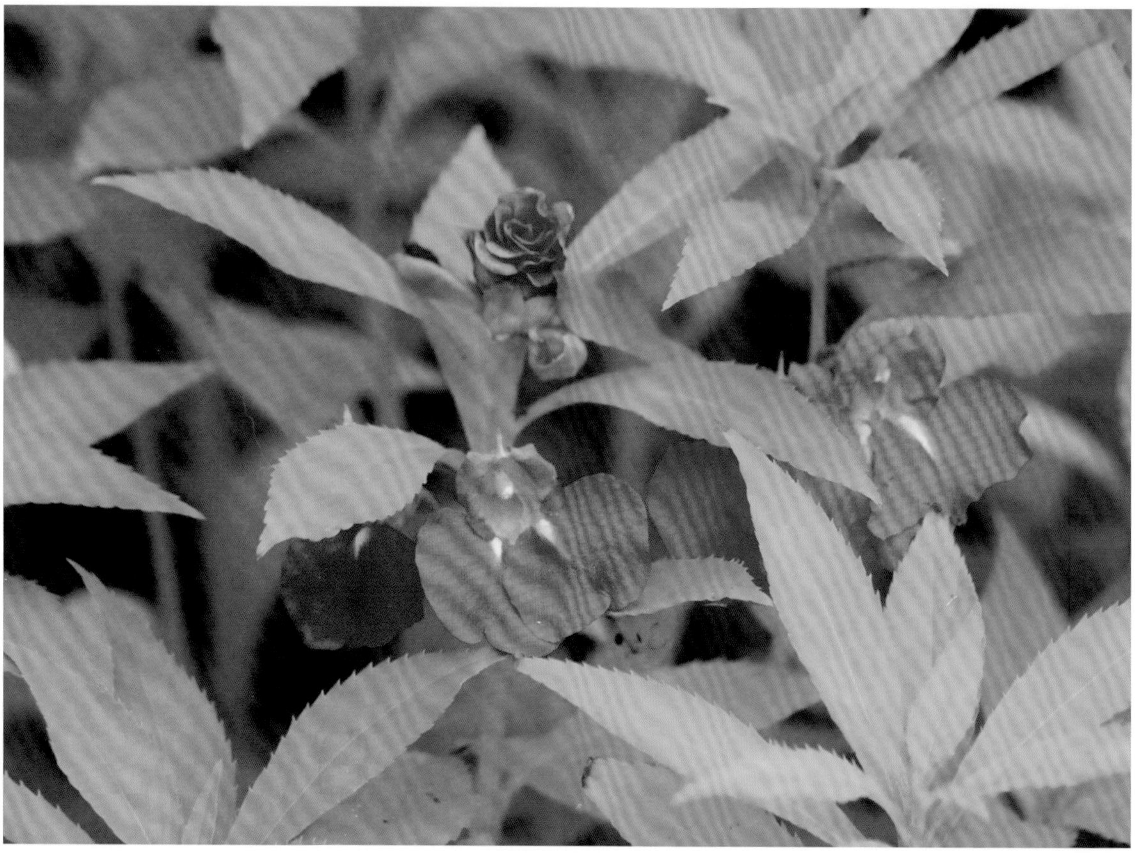

凤仙花

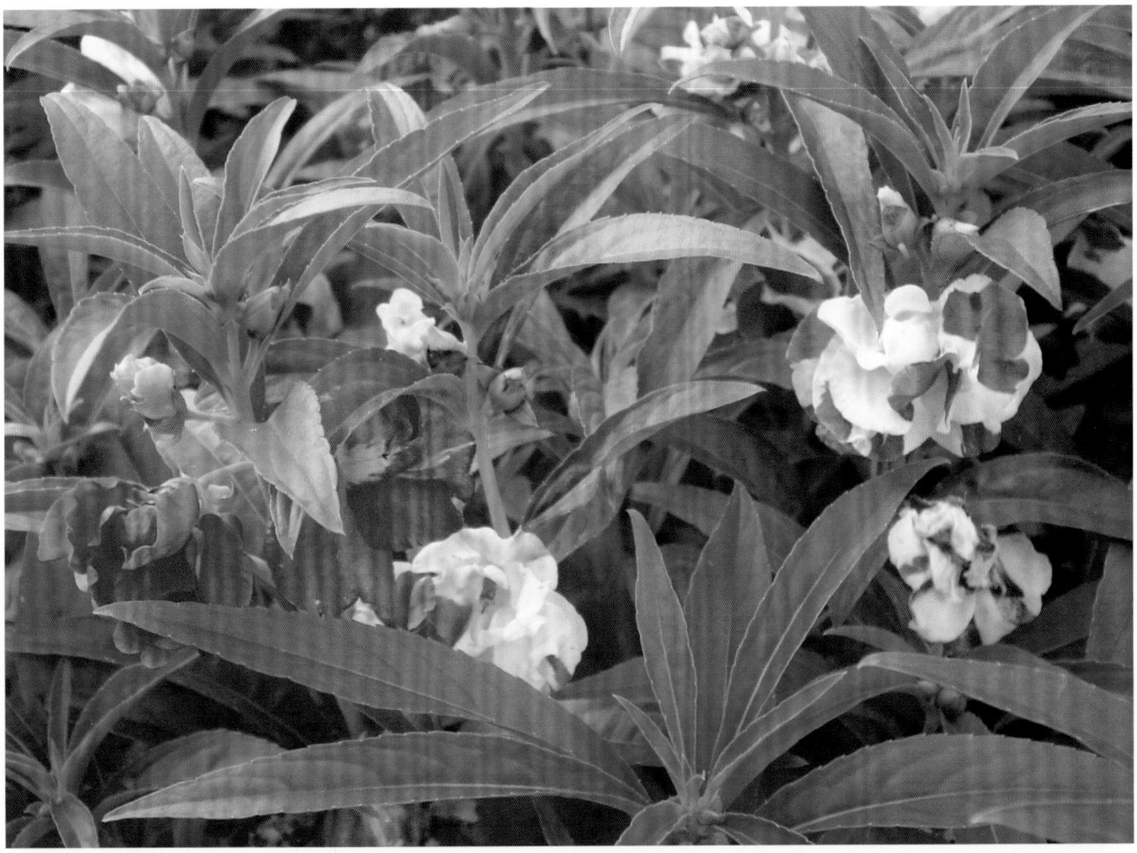

凤仙花

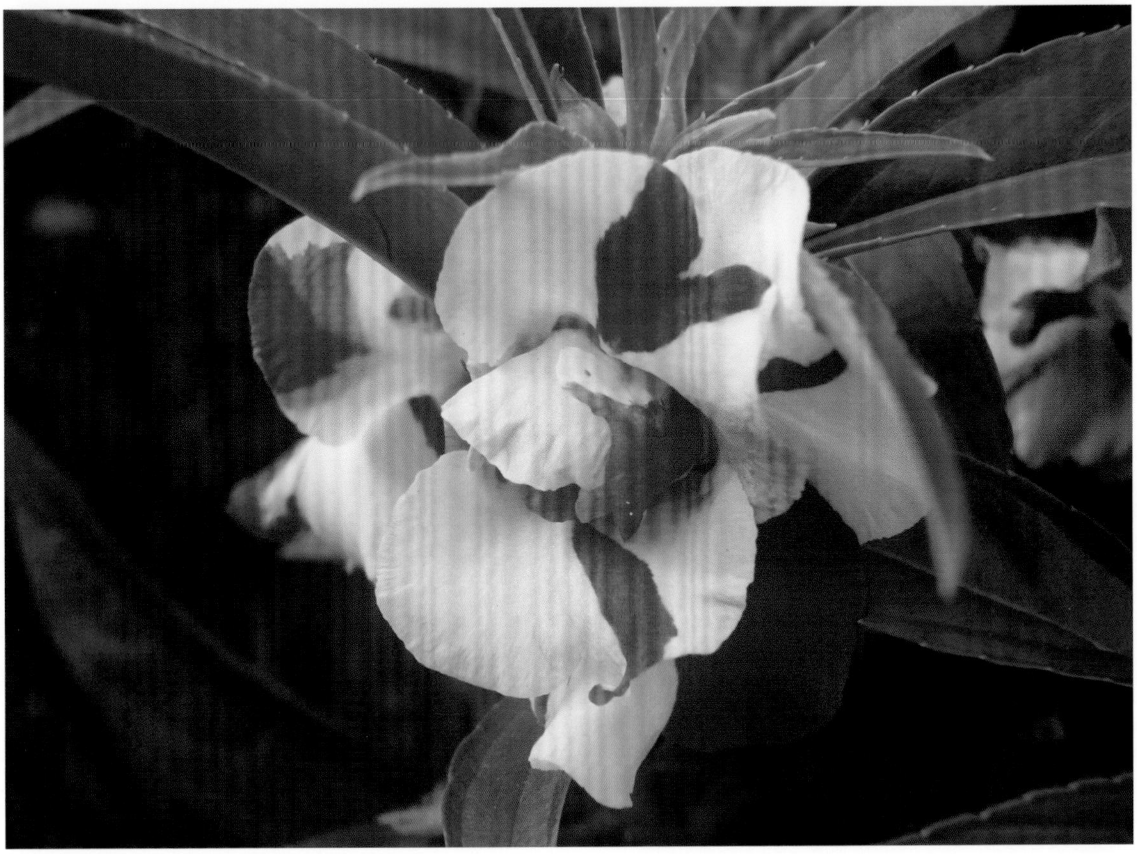

凤仙花

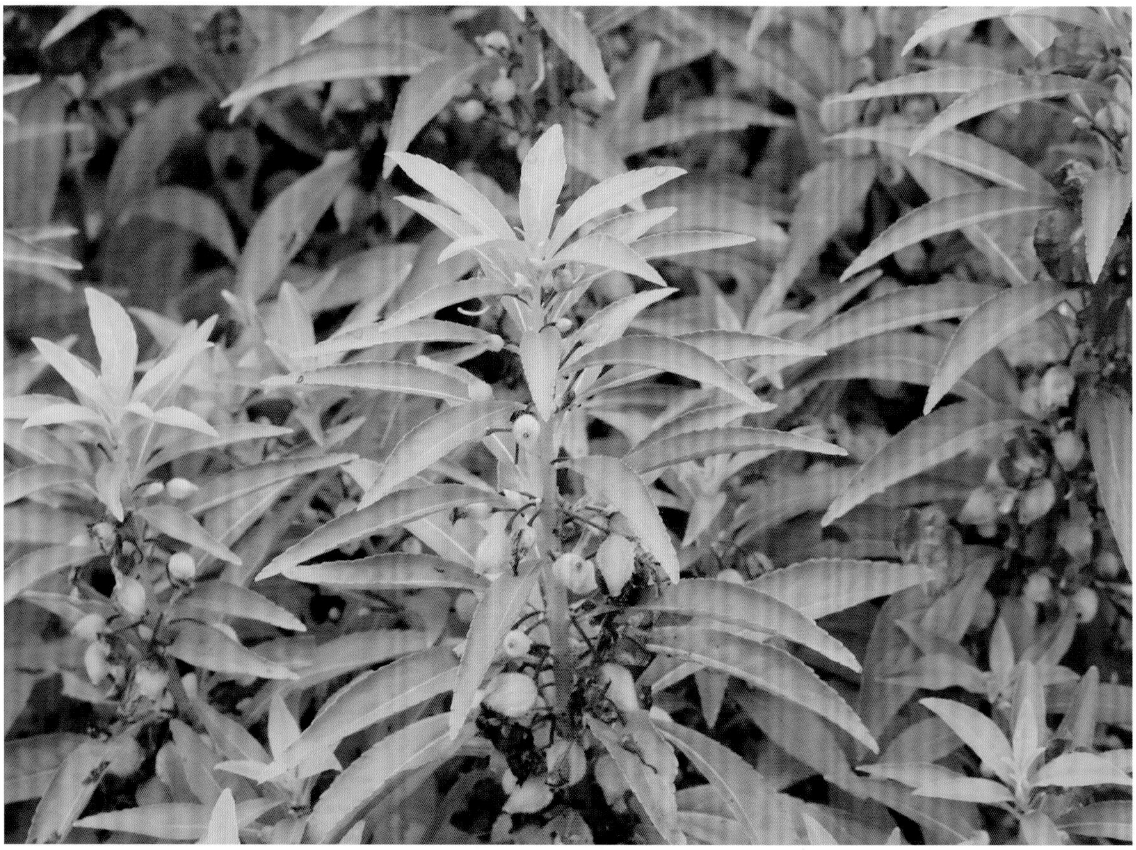

凤仙花

## 药材鉴别

花：干燥皱缩，顶端卷曲，表面红色或白色，单瓣或重瓣。花萼 3，1 枚形大如花瓣，2 枚侧生，较小；花瓣 5 枚，旗瓣圆形，先端凹入而有小尖锐；翼瓣各在一侧合生成 2 片。雄蕊 5，雌蕊柱形，先端 5 裂。气似烟草而微香，味微酸苦。茎呈长圆柱形，稍弯曲，多分枝，长 30 ~ 60 cm，直径 1 ~ 2 cm。表面黄棕色至红棕色，具纵沟纹，节膨大，有深棕色的叶痕。体轻，质脆，易折断，断面中空或有髓。气微，味微酸。

## 功效主治

祛风除湿，活血通经，接骨。主治风湿偏废，腰胁疼痛，妇女经闭腹痛、产后瘀血未尽，跌打损伤，痈疽，疔疮，鹅掌风，灰指甲。

## 用法用量

内服：10 ~ 50 g，煎汤。外用：适量，鲜品捣烂涂；或煎水洗。

## 民族药方

**1．灰指甲**　凤仙花适量。捣烂外敷。

**2．风湿疼痛，跌打损伤**　鲜凤仙花适量。泡酒服或捣烂加醋外包。

**3．骨折**　凤仙花茎、岩豇豆叶、水冬瓜根各等份。捣烂外包。

**4．骨折疼痛异常，不能手术接骨（可先服本药酒止痛）**　干凤仙花 3 g（鲜者 9 g）。泡酒，内服 1 小时后，患处麻木，便可接骨。

**5．闭经**　凤仙花 3 ~ 9 g。煎水内服。

**6．跌打损伤**　鲜凤仙花适量。加醋捣烂包患处。

**7．蛇咬伤**　鲜凤仙花叶适量。捣烂敷患处，内服其汁。

**8．月经不调**　凤仙花 15 g，益母草、菟丝子各 30 g。煨水服。

**9．手癣（鹅掌风）**　鲜凤仙花适量。捣烂外敷患部，范围稍大于患面，厚度约 0.5 cm，外用油皮纸包裹，每周换药 1 次。

**10．顽固性足癣伴灰指（趾）甲**　凤仙花适量。浸入米醋内备用。用药时将米醋处理过的白凤仙花外敷，并加塑料薄膜包裹灰指（趾）甲。

**11．白带**　凤仙花 25 g，墨鱼 50 g。水煎服，每日 1 剂。

**12．甲癣**　凤仙花全草、大蒜、白矾各适量。将三药捣成糊状，睡前包甲，次晨取下。

**13．甲沟炎**　凤仙花适量。加盐捣烂如泥，外科常规换药，贴敷于患处，包扎，每日 1 次。

**14．百日咳，呕血，咯血**　鲜凤仙花 7 ~ 15 朵。水煎服。或和冰糖少许炖服。

## 使用注意

孕妇忌服。

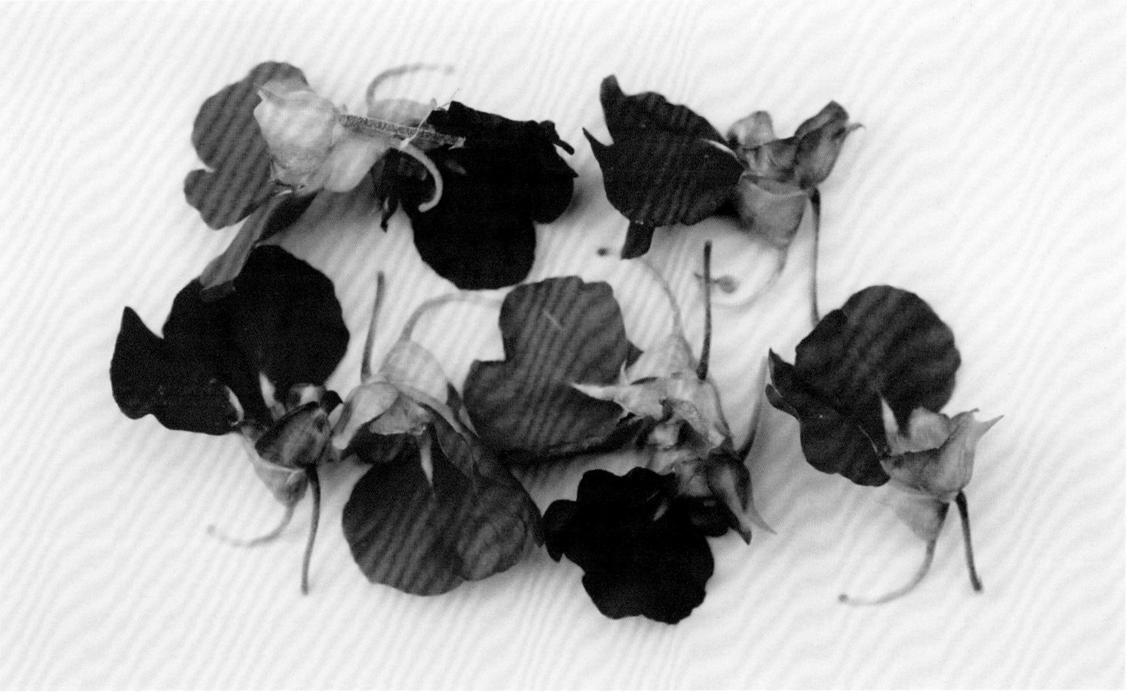

凤仙花药材

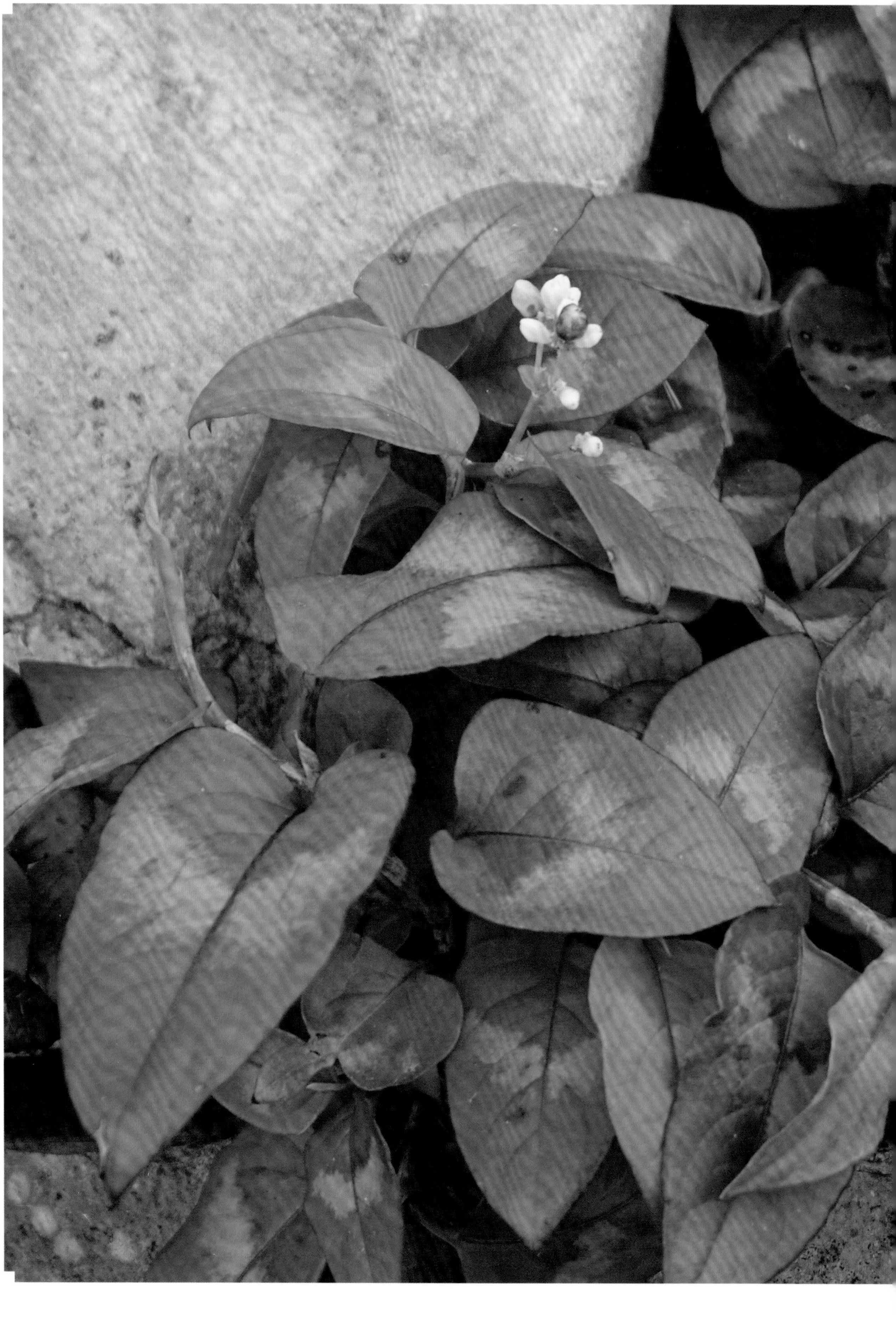

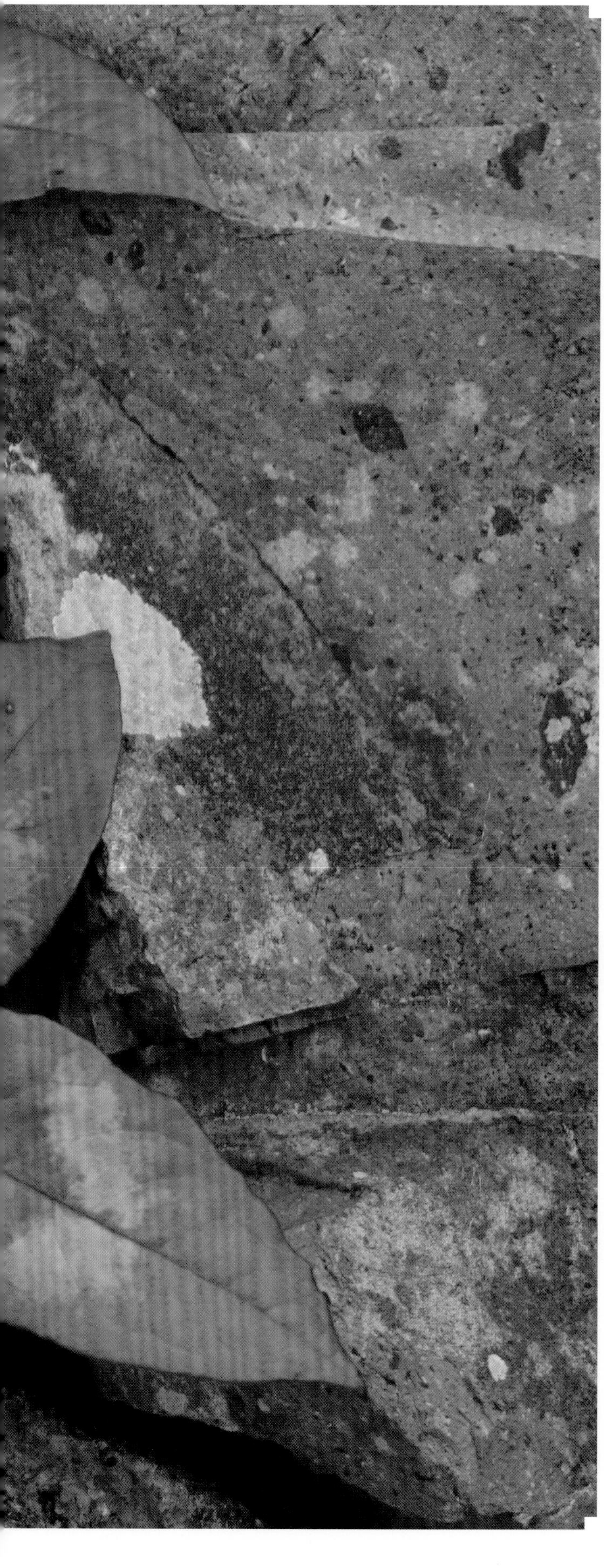

# 火炭母

【壮药名】勾玟。

【别　名】白饭草、翅地利、鹊糖梅、火炭星、白饭藤、火炭藤、信饭藤、火炭星。

【来　源】本品为蓼科植物火炭母草 *Polygonum chinense* L. 的干燥全草。

【性味归经】味酸、甘，性凉。归心、肝、肺经。

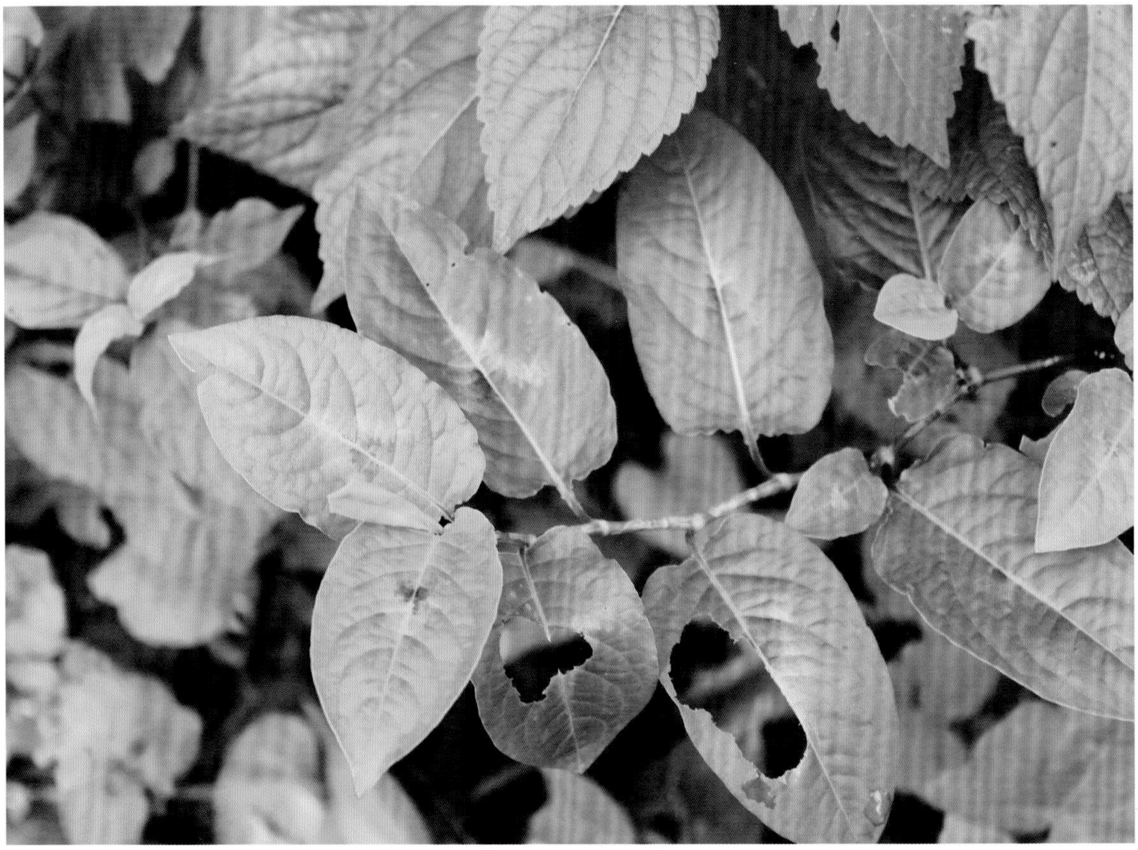

火炭母

## 识别特征

多年生草本，长达 1 m，茎近直立或蜿蜒，无毛。叶互生，有柄，叶柄基部两侧常各有一耳垂形的小裂片，垂片通常早落；托叶鞘通常膜质，斜截形；叶片卵形或长圆状卵形，长 5 ~ 10 cm，宽 3 ~ 6 cm，先端渐尖，基部截形，全缘，两面均无毛，有时下面沿脉有毛，下面有褐色小点。头状花序排成伞房花序或圆锥花序；花序轴密生腺毛；苞片膜质，卵形，无毛；花白色或淡红色；花被 5 裂，裂片果时增大；雄蕊 8，花柱 3。瘦果卵形，有 3 棱，黑色，光亮。花期 7—9 月，果期 8—10 月。

## 生境分布

生长于丘陵地带向阳草坡、林边、路旁。分布于台湾、福建、江西、广东、贵州、云南、四川和广西等省区。

## 采收加工

夏、秋二季采收，晒干，切段。

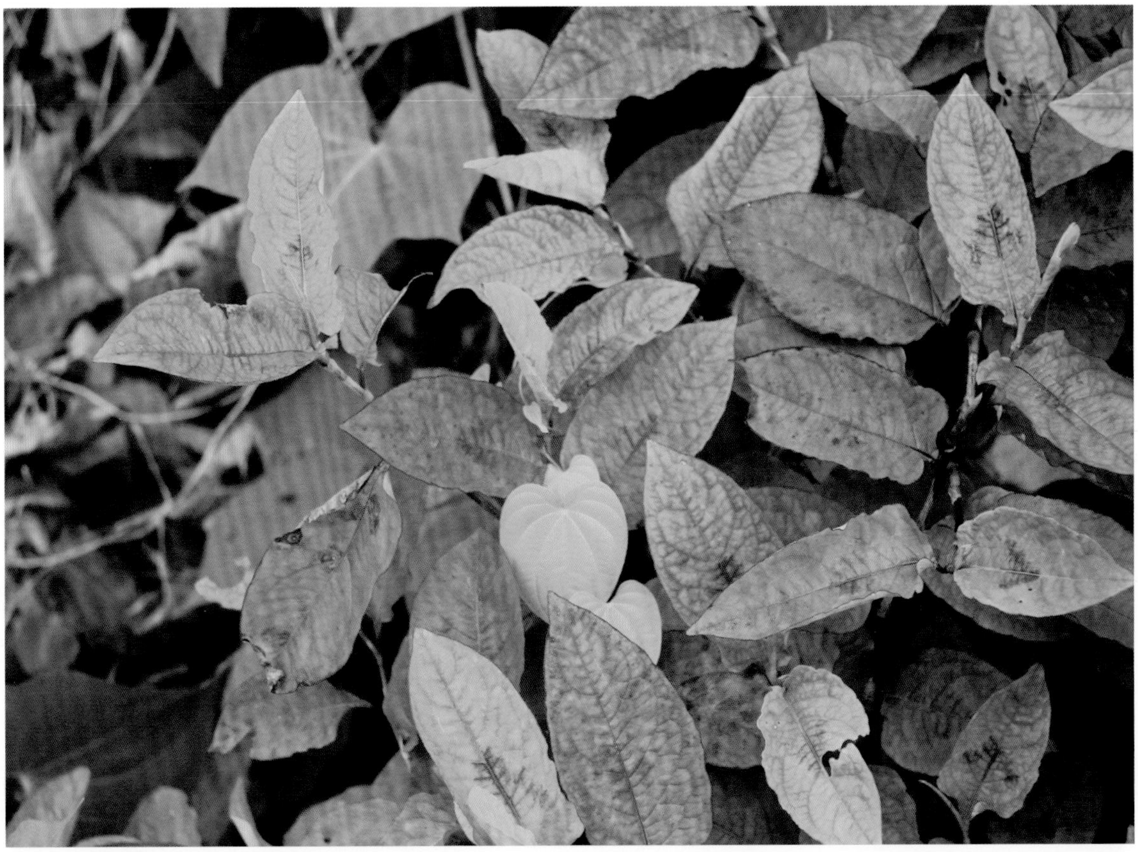

火炭母

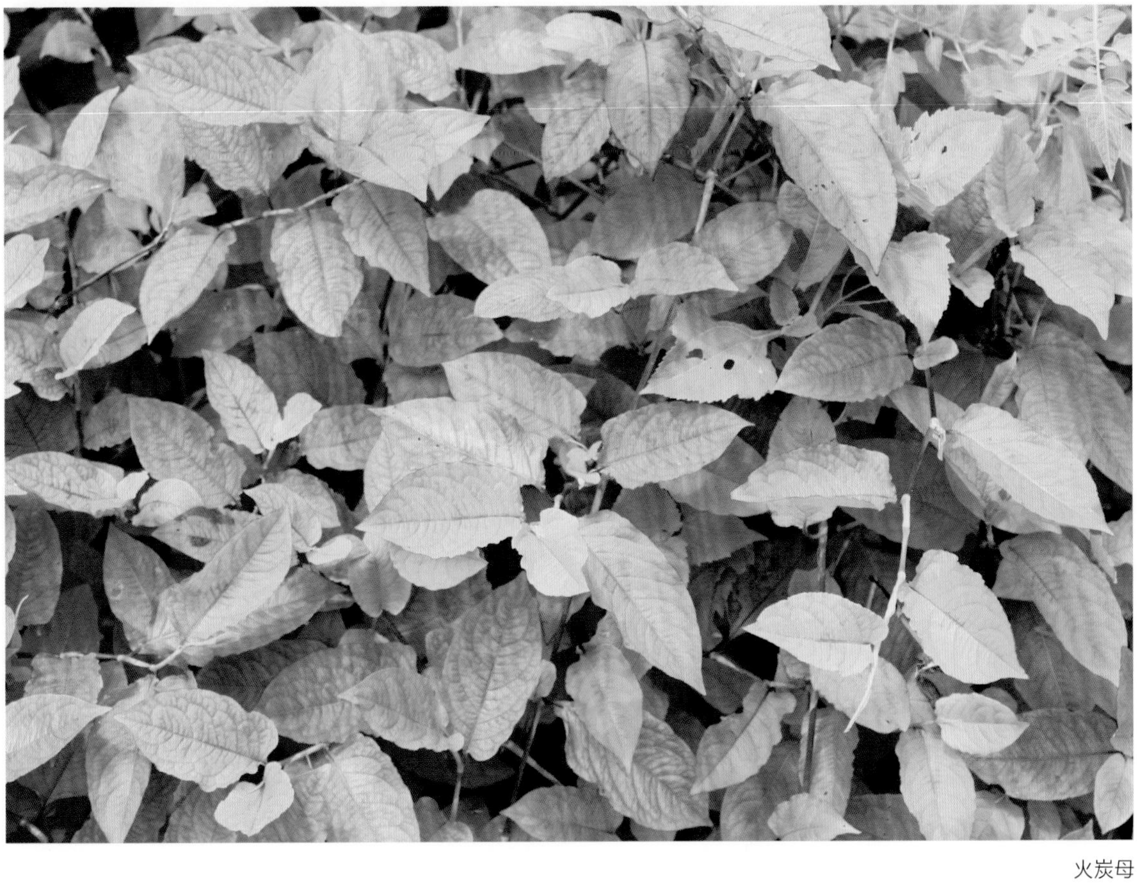

火炭母

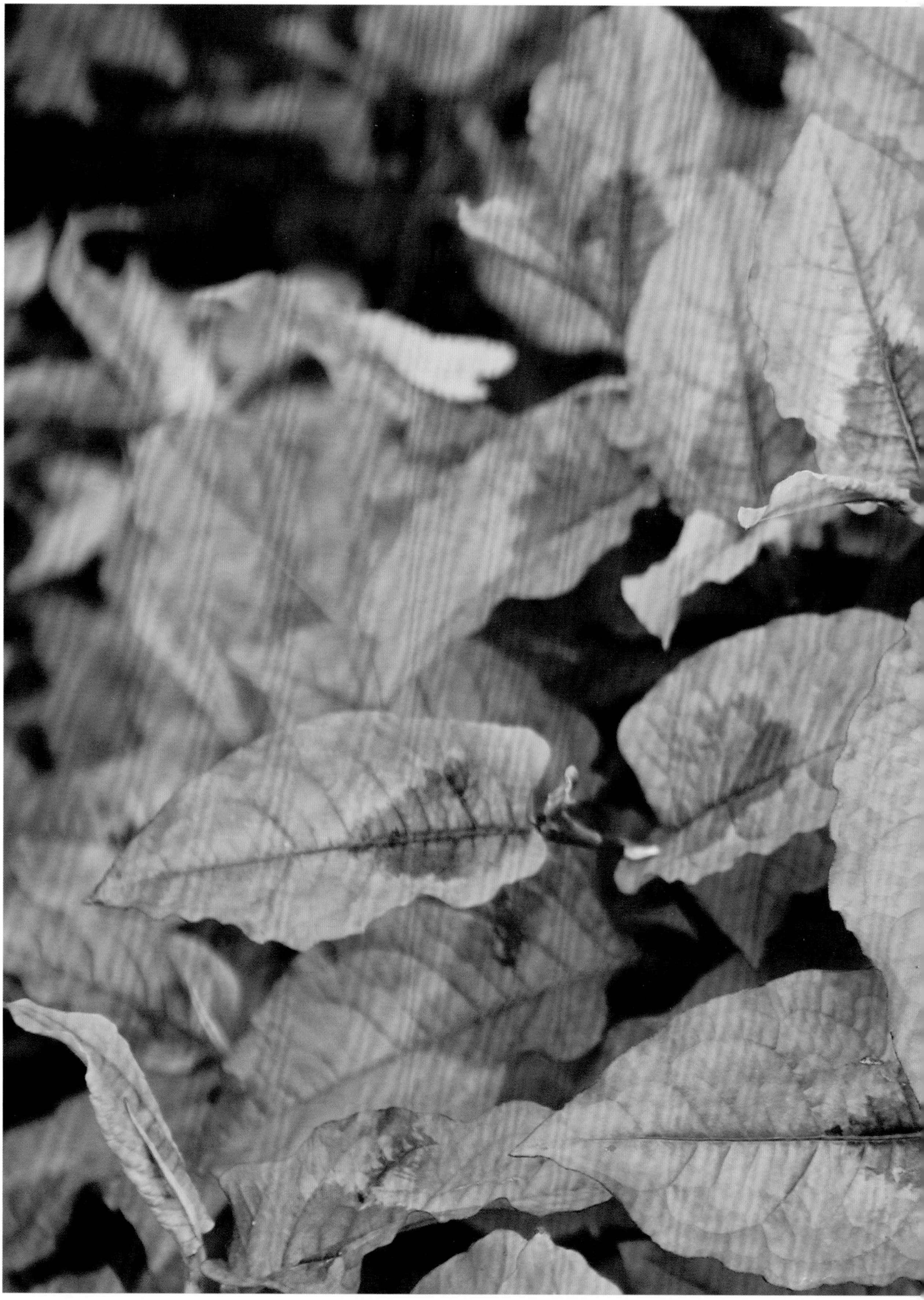

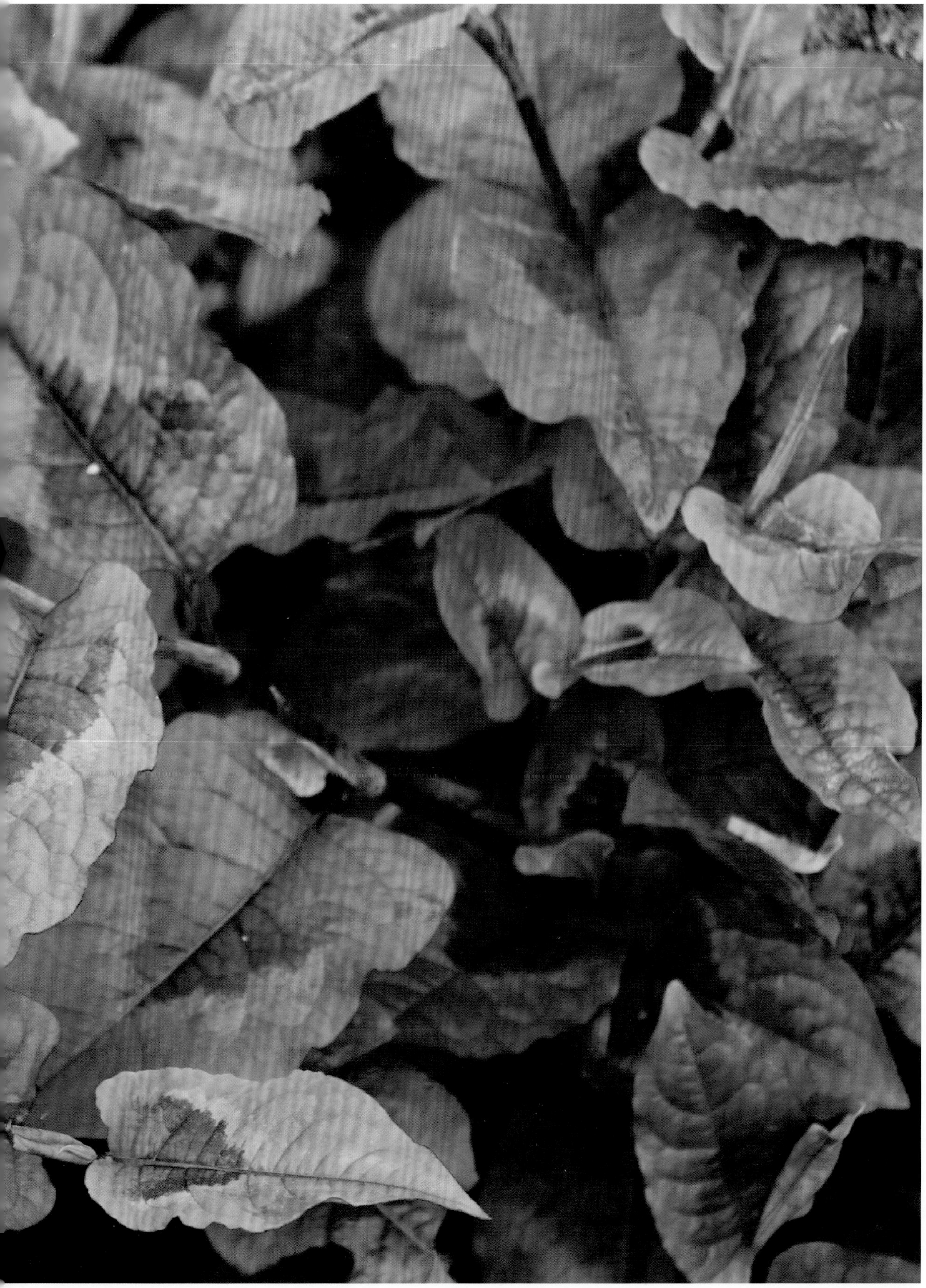

火炭母

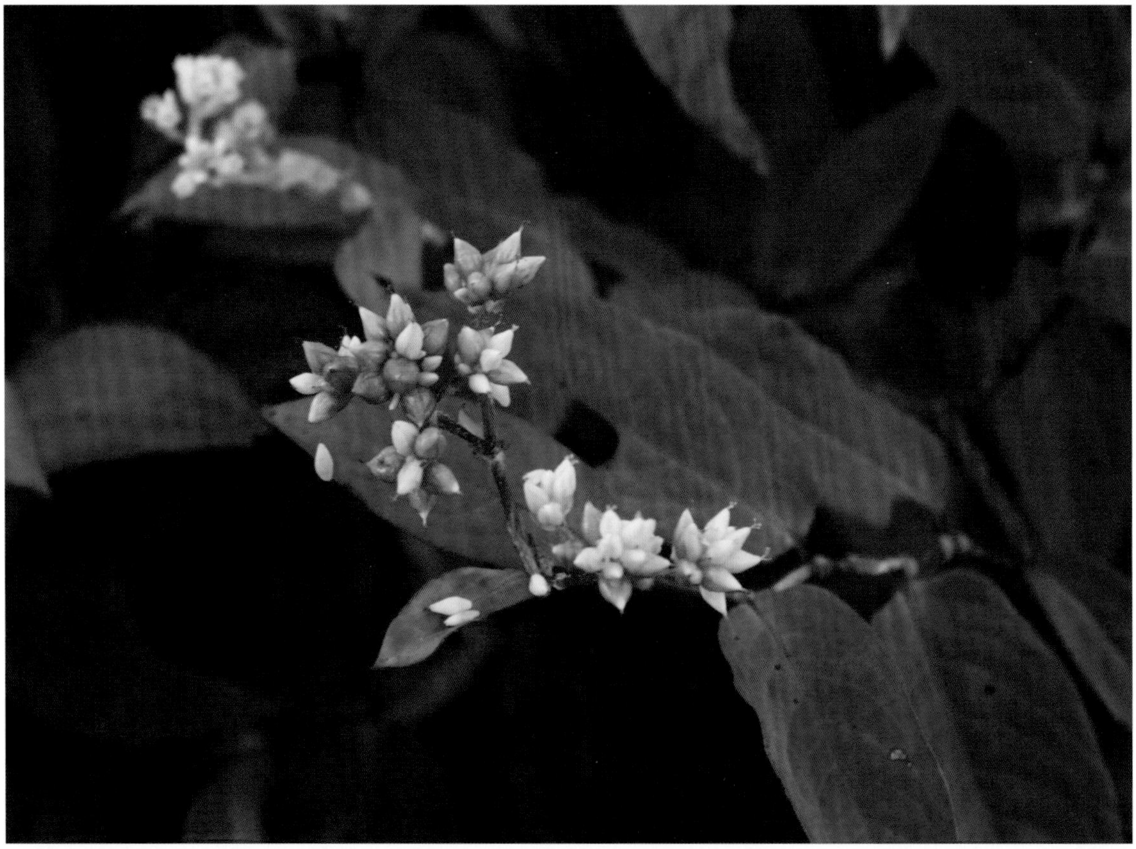

火炭母

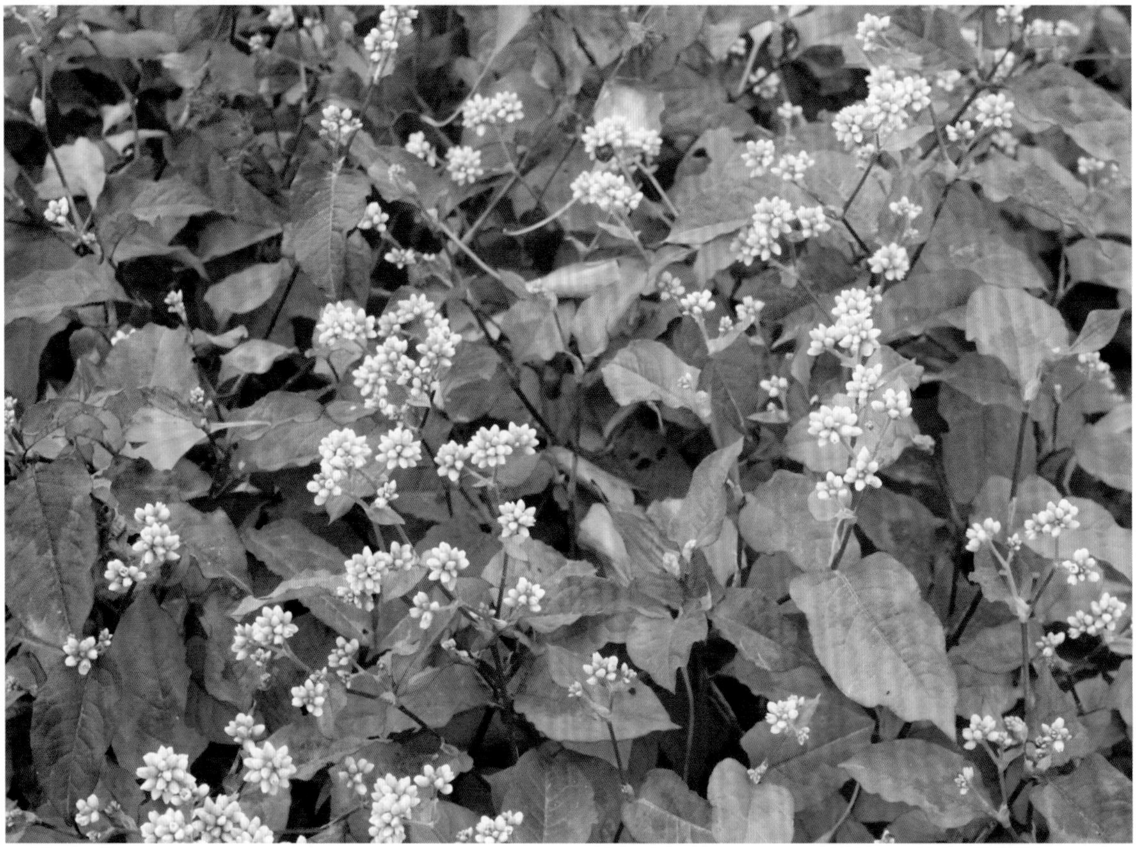

火炭母

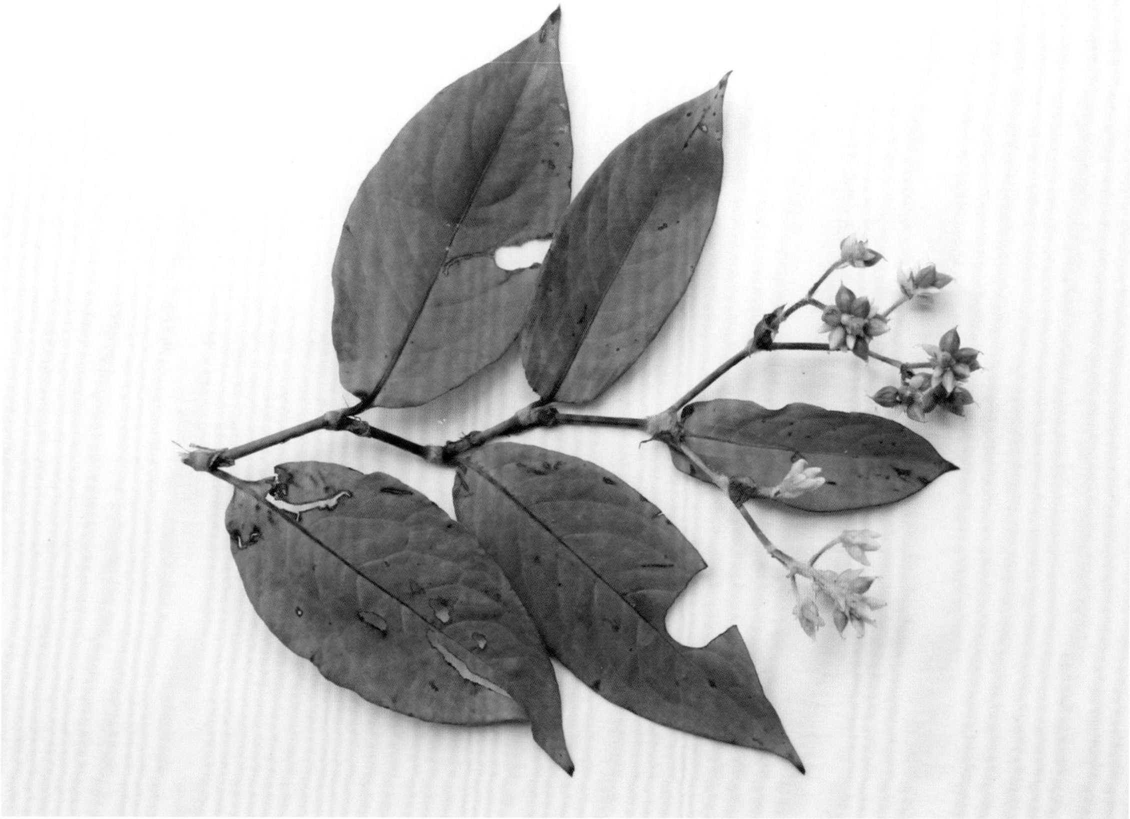

火炭母药材

## 药材鉴别

本品茎扁圆柱形，有分枝，长 30 ~ 100 cm，节稍膨大，下部节上有须根；表面淡绿色或紫褐色，无毛，有细棱；质脆，易折断，断面灰黄色，多中空。叶互生，多卷缩、破碎，叶片展平后呈卵状长圆形，长 5 ~ 10 cm，宽 2 ~ 4.5 cm，先端短尖，基部截形或稍圆，全缘，上表面暗绿色，下表面色较浅，两面近无毛；托叶鞘筒状，膜质，先端偏斜。气微，味酸、微涩。以叶多、色绿者为佳。

## 功效主治

清热利湿，凉血解毒，明目退翳。主治泄泻，痢疾，黄疸，风热咽疼，虚弱头昏，小儿疰夏，惊搐，妇女白带，痈肿湿疮，跌打损伤。

## 药理作用

本品煎剂对离体大鼠子宫有抑制作用。水提物对离体豚鼠回肠有收缩作用，另有降压、轻度延长环己巴比妥钠的睡眠时间等作用。

## 用法用量

内服：15 ~ 30 g，鲜品 30 ~ 60 g，煎服。外用：捣敷或煎水洗。

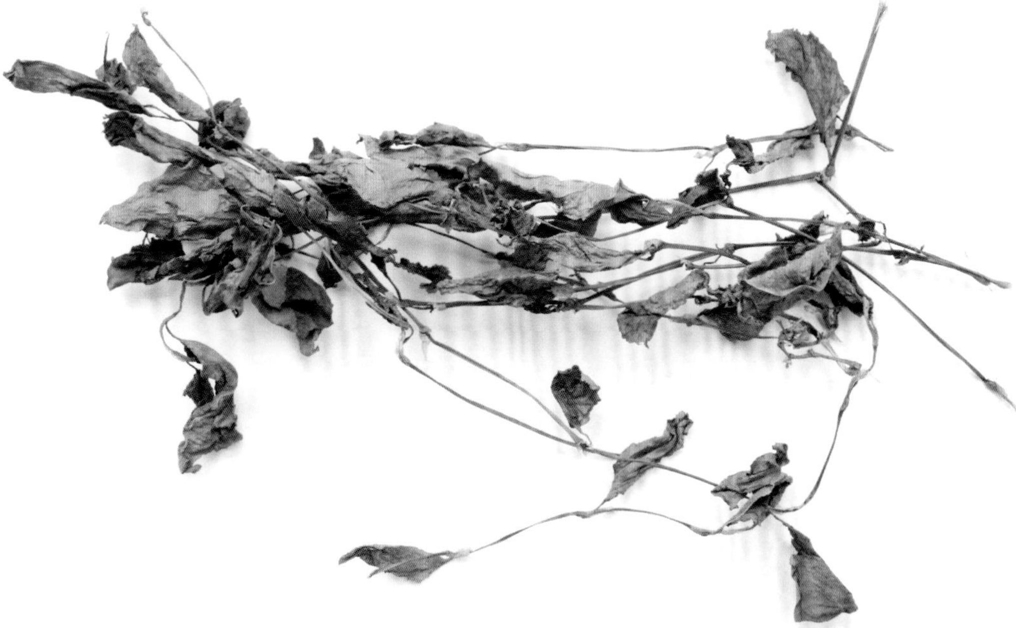

火炭母药材

## 民族药方

**1. 湿热黄疸** 火炭母、鸡骨草各 30 g。水煎服。

**2. 痢疾，肠炎，消化不良** 火炭母、小凤尾、布渣叶各 30 g。水煎服。

**3. 湿疹** 鲜火炭母草 50 ~ 100 g。水煎服。另取鲜全草水煎洗。

**4. 急、慢性细菌性痢疾** 火炭母、野牡丹各 60 g。水煎服，分 3 次服，每日 1 剂。

**5. 臌胀** 火炭母草适量。煎水熏洗及捣敷。

**6. 流行性腮腺炎** 鲜火炭母、鲜半枝莲各等份。捣烂敷患处，干则更换。

**7. 痈肿** 鲜火炭母草 50 g。水煎调酒服。另渣调蜜或糯米饭捣烂，敷患处。

**8. 乳痈** 鲜火炭母适量。捣烂外敷，干则更换。另取火炭母、蒲公英各 30 g，水煎服。

**9. 赤白痢** 火炭母草、海金沙各等份。捣烂取汁，冲沸水，加少许糖服。

**10. 妇女带下** 鲜火炭母草 30 ~ 90 g，白鸡蛋花 3 ~ 5 朵。酌加水煎成半碗，饭后服，每日 2 次。

**11. 真菌性阴道炎** 火炭母 30 g。煎水坐浴。或火炭母粉适量。冲洗后局部喷撒。两者交替使用，3 ~ 5 次为 1 个疗程。

**12. 角膜云翳，白斑** 火炭母、十大功劳各 30 g，水 2000 ml。同煎 4 ~ 5 小时，过滤，浓缩至 150 ml，再过滤。药液 pH 值在 5.5 ~ 6，每 2 小时滴眼 1 次，疗程 1 ~ 2 个月，药液 3 ~ 5 日换 1 次。

## 使用注意

脾胃虚寒者忌服，过敏体质慎用。

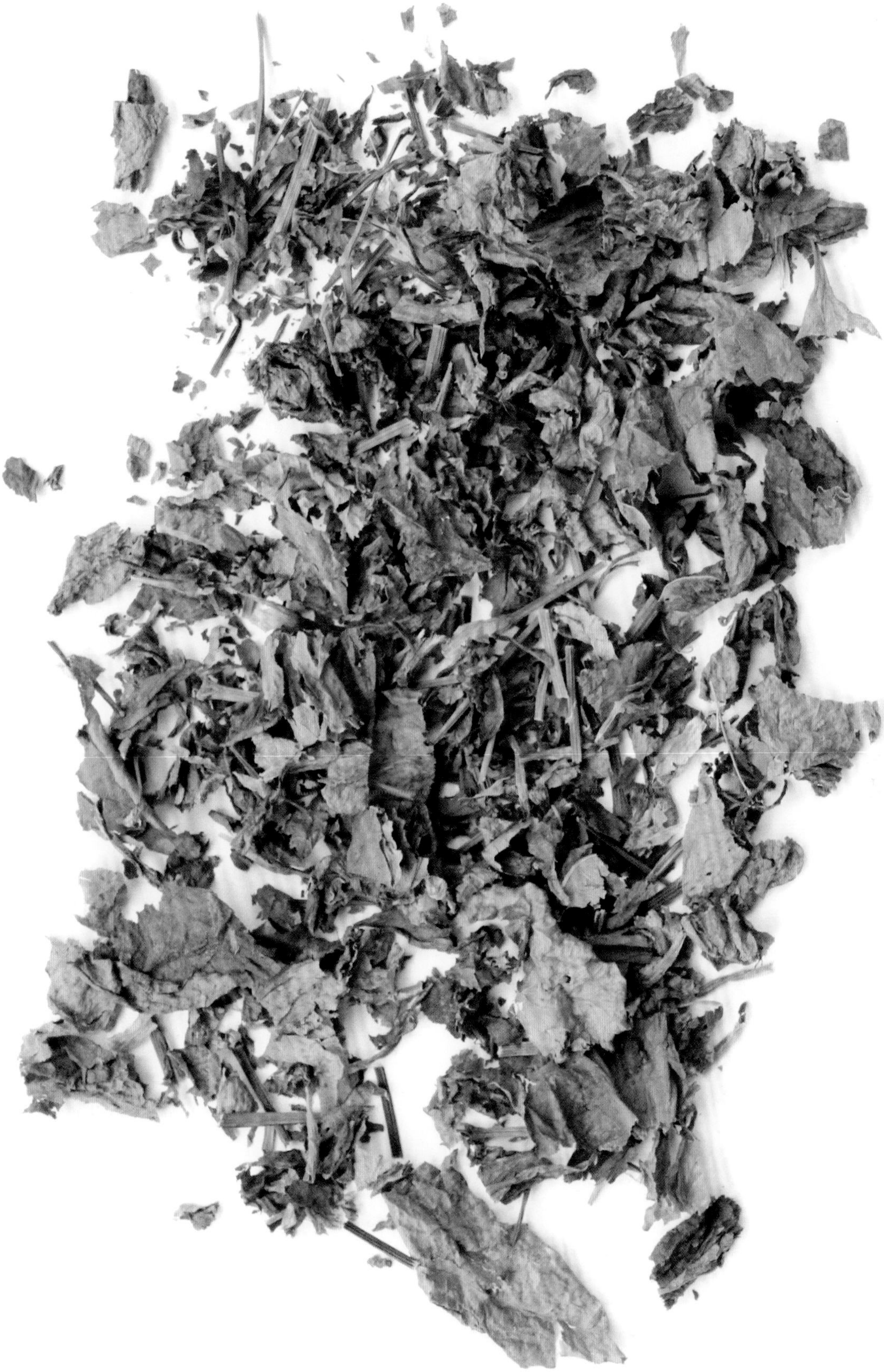

火炭母饮片

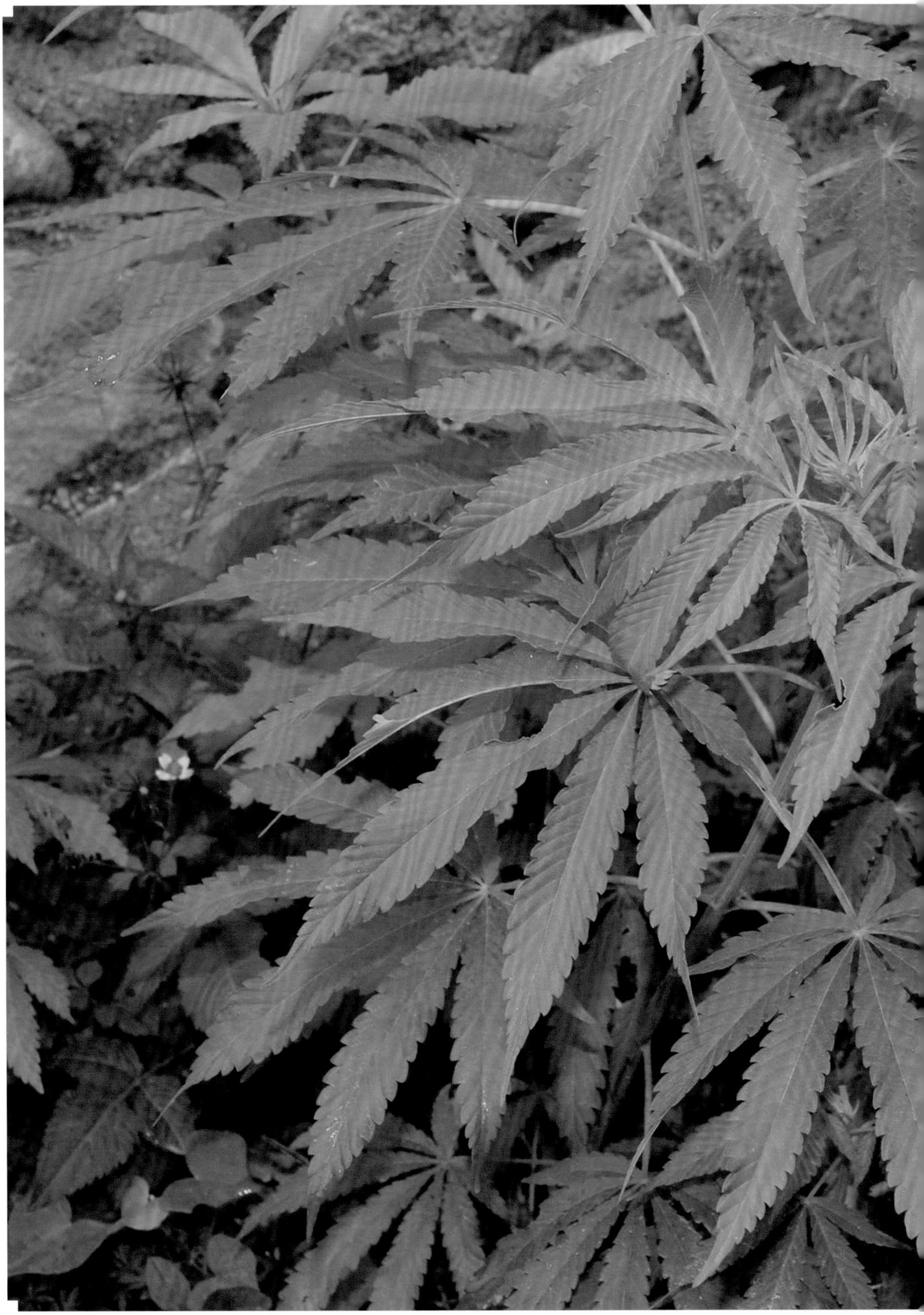

# 火麻仁

【壮药名】冷啦荬。

【别　名】麻仁、麻子、麻子仁、白麻子、大麻仁、大麻子、冬麻子、火麻子。

【来　源】本品为桑科植物大麻 *Cannabis sativa* L. 的干燥成熟果实。

【性味归经】甘，平。归脾、胃、大肠经。

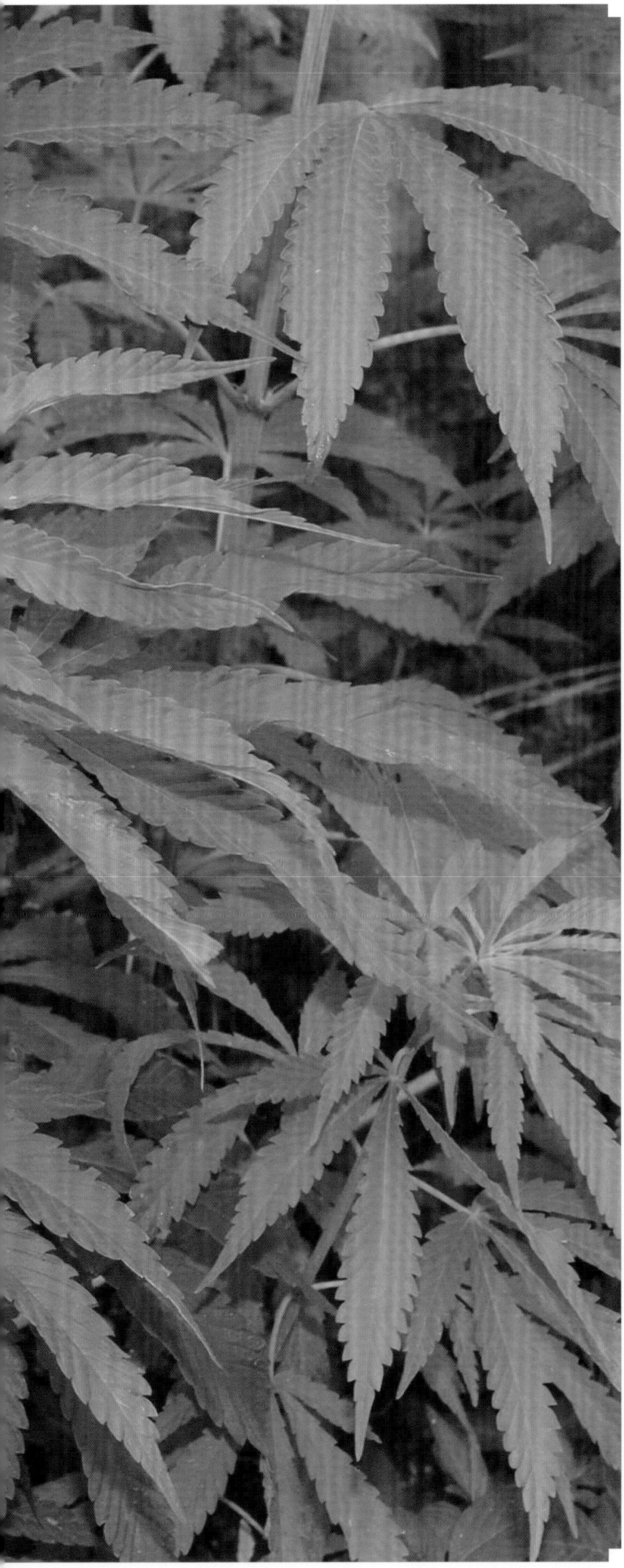

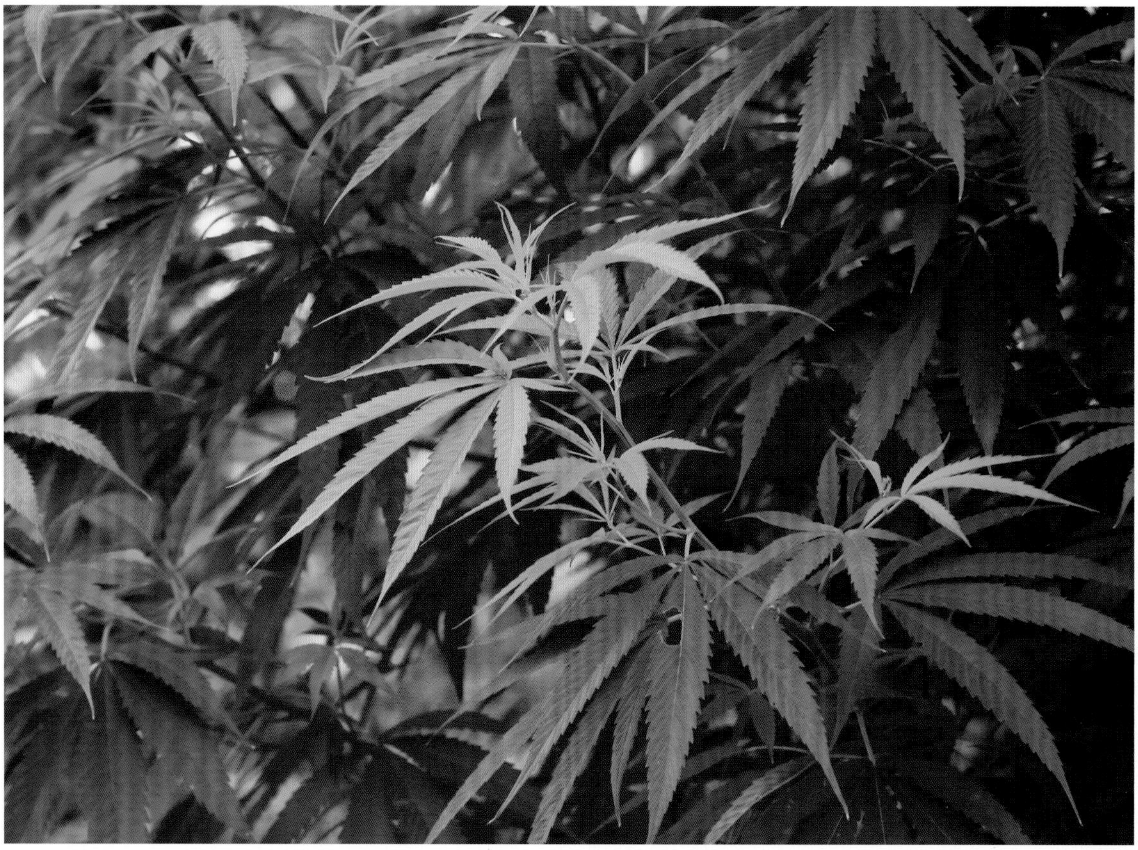

大麻

## 识别特征

一年生直立草本，高 1 ~ 3 m。掌状叶互生或下部对生，全裂，裂片 3 ~ 11 枚，披针形至条状披针形，下面密被灰白色毡毛。花单性，雌雄异株；雄花序为疏散的圆锥花序，黄绿色，花被片 5；雌花簇生于叶腋，绿色，每朵花外面有 1 卵形苞片。瘦果卵圆形，质硬，灰褐色，有细网状纹，为宿存的黄褐色苞所包裹。花期 5—6 月，果期 7—8 月。

## 生境分布

生长于土层深厚、疏松肥沃、排水良好的沙质壤土或黏质壤土中。分布于东北、华北、华东、中南等地区。

## 采收加工

秋、冬二季果实成熟时，割取全株，晒干，打下果实，除去杂质。

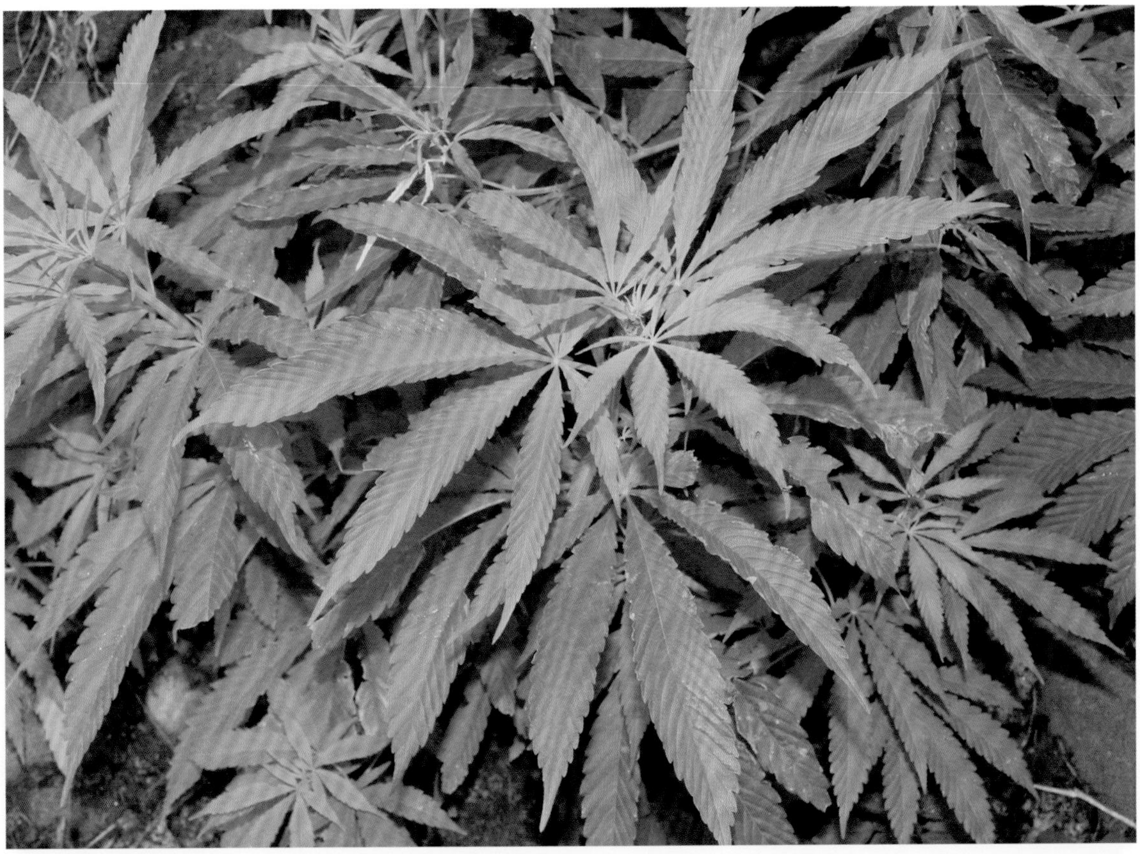

大麻

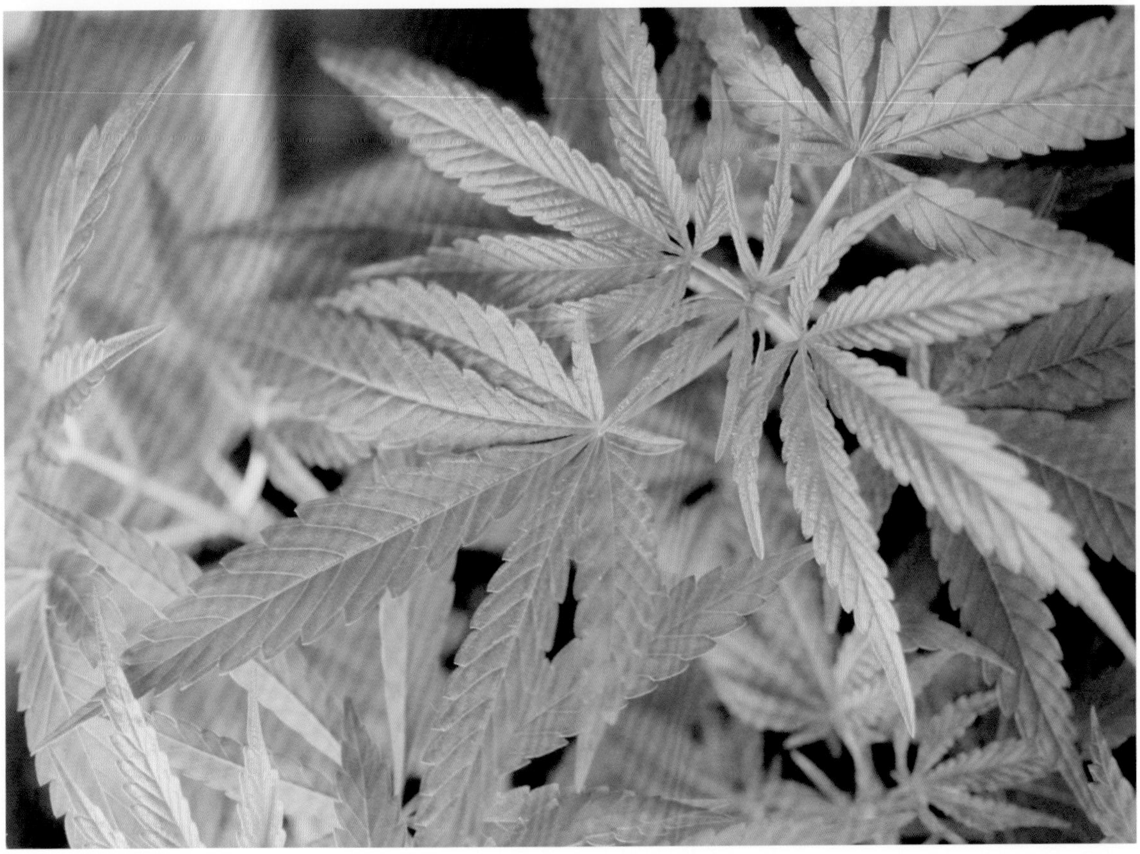

大麻

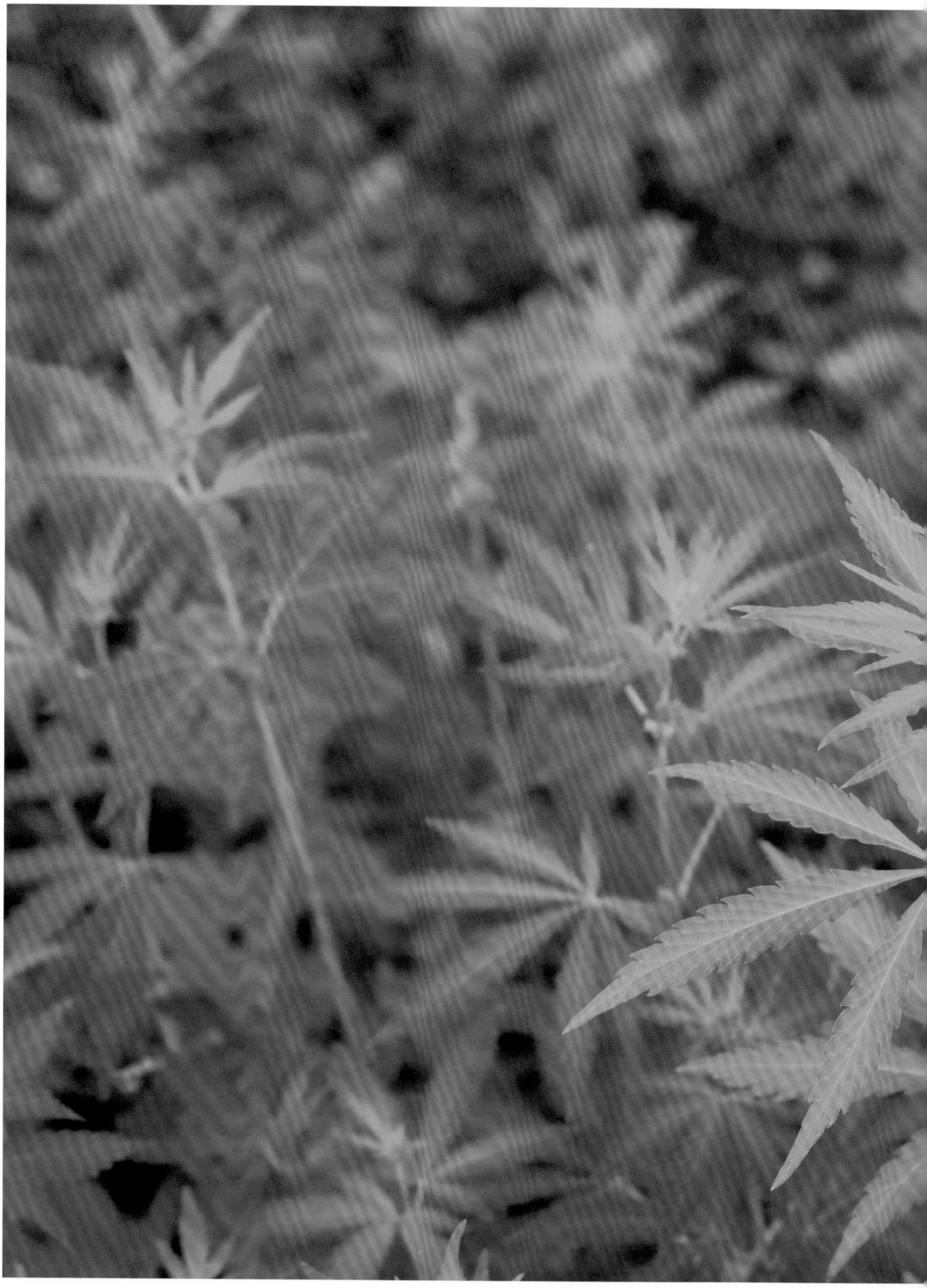

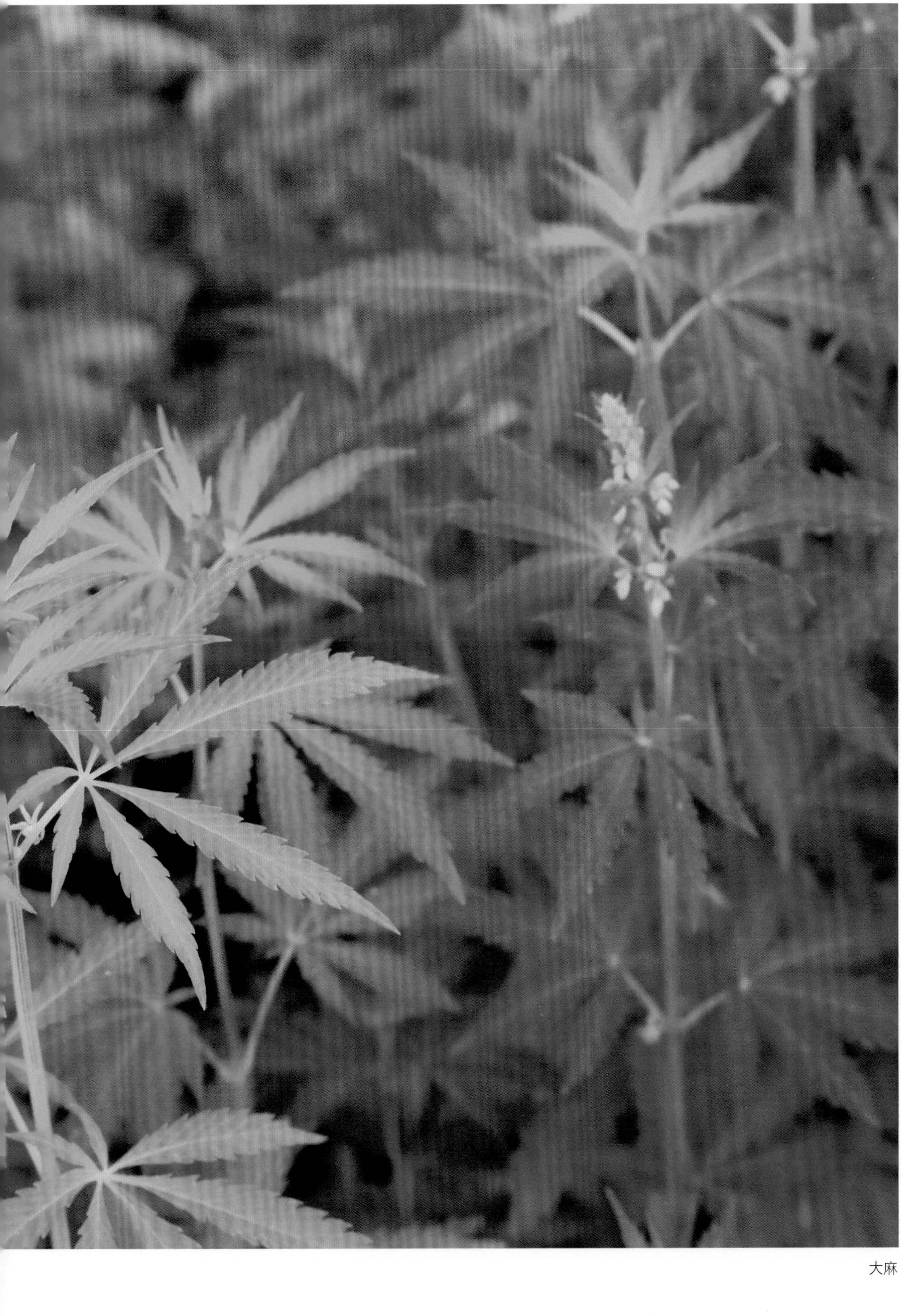

大麻

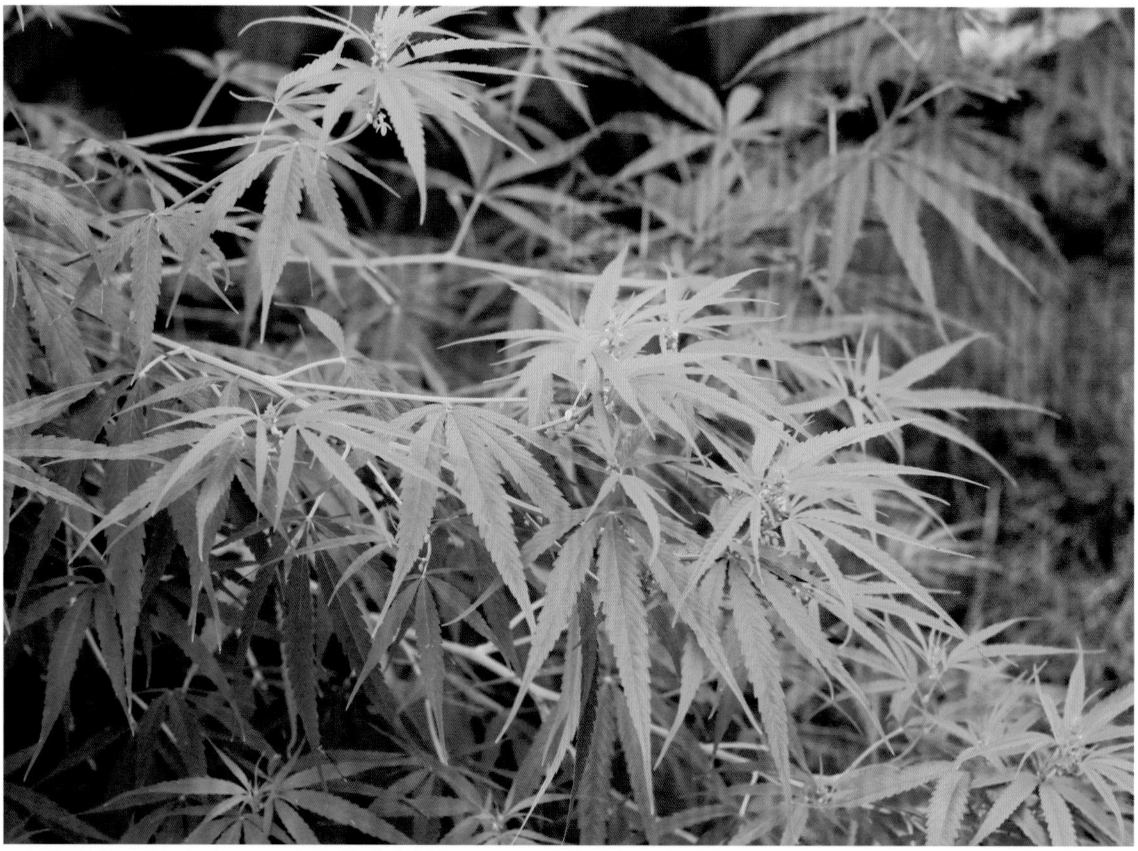

大麻

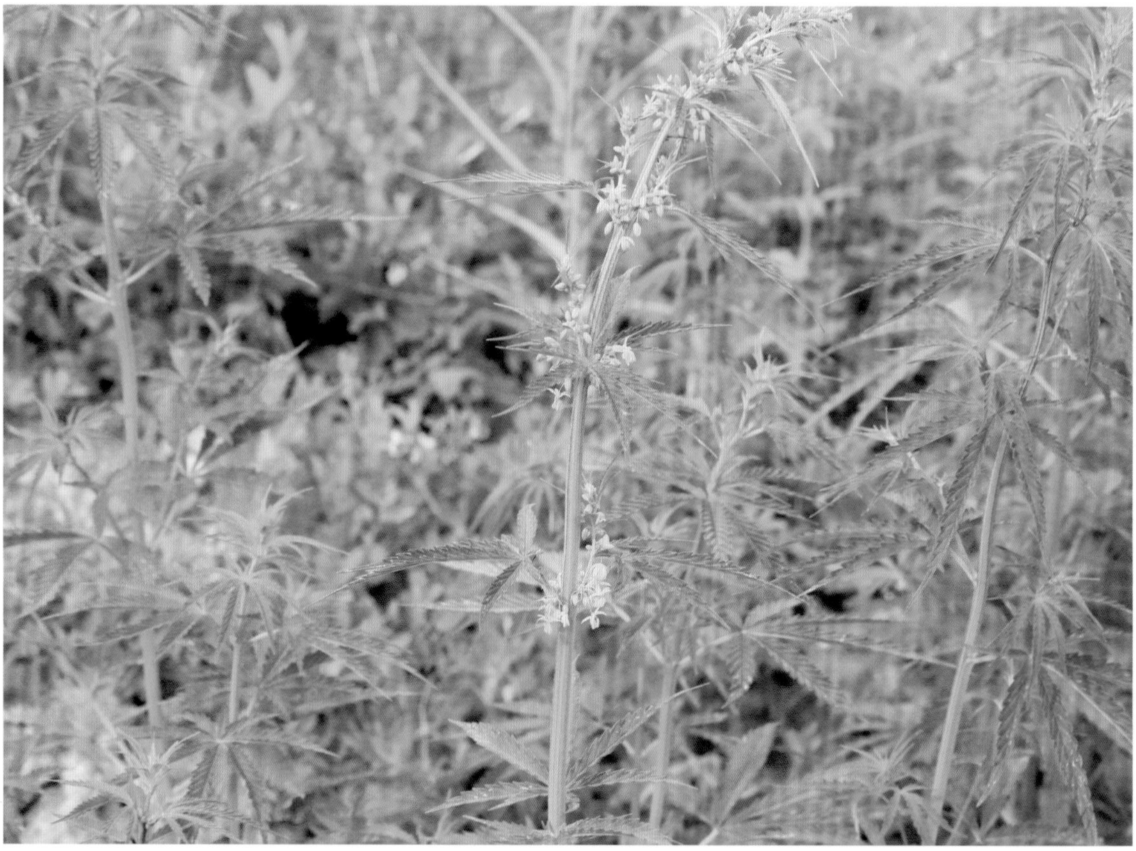

大麻

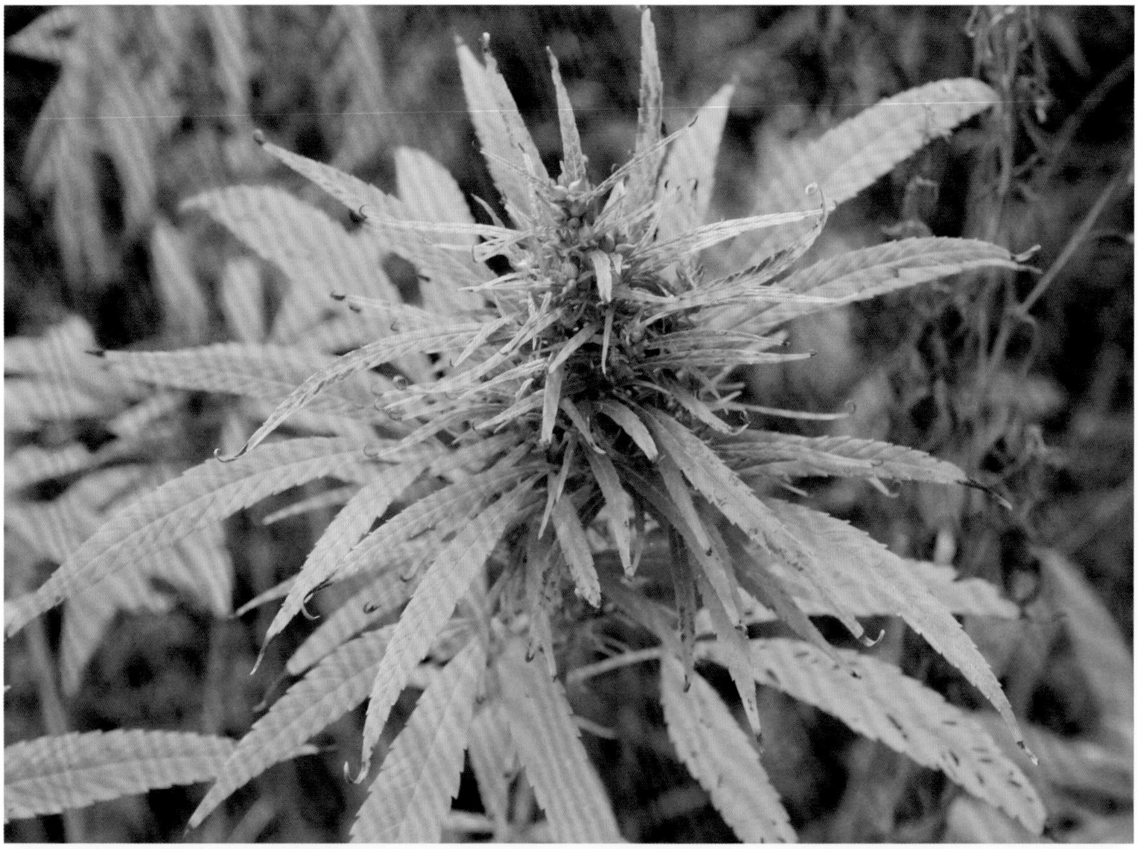

大麻

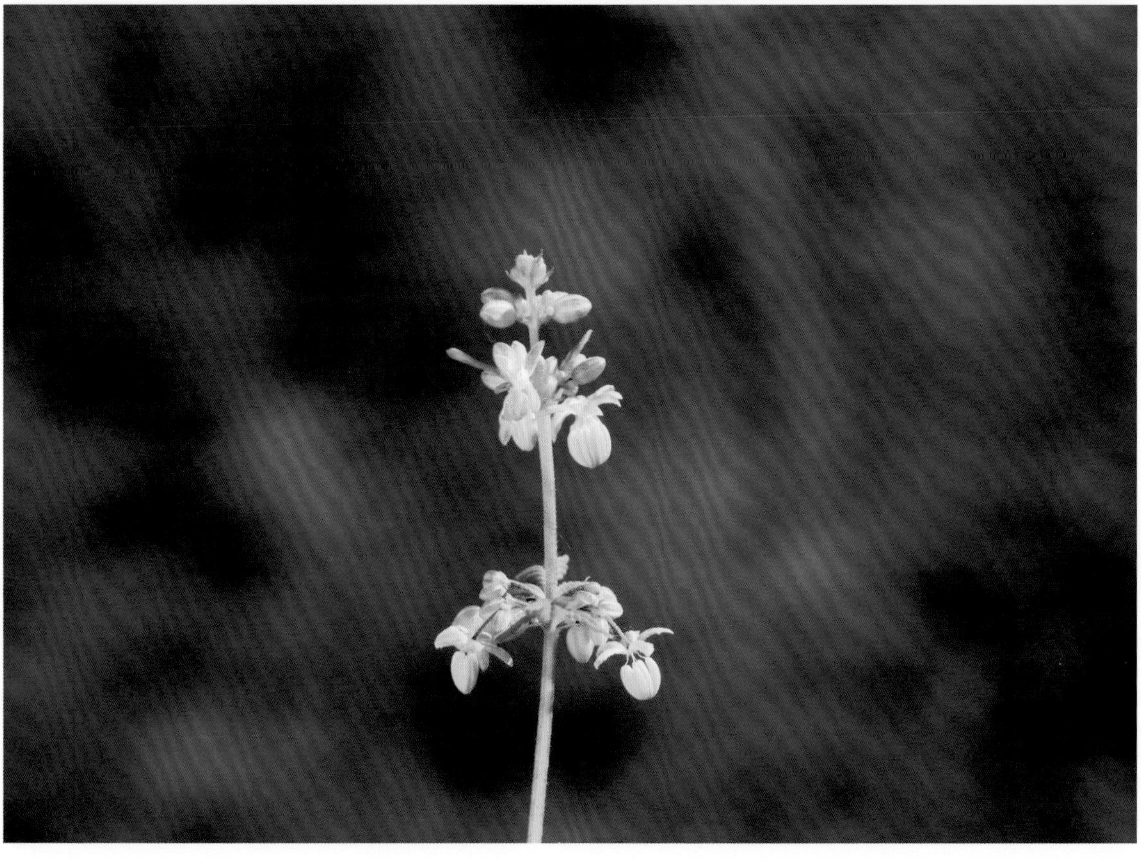

大麻

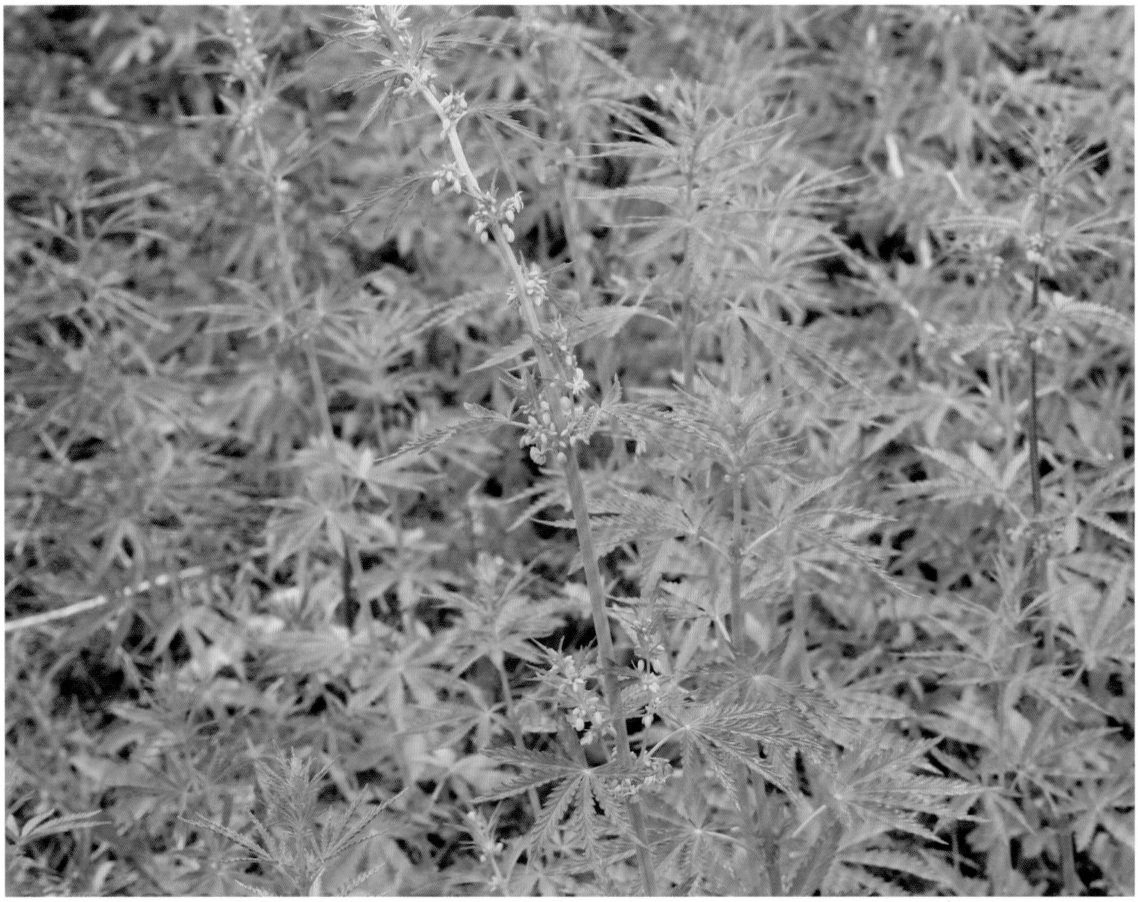

火麻仁

## 药材鉴别

本品干燥果实呈扁卵圆形，长 4 ~ 5 mm，直径 3 ~ 4 mm。表面光滑，灰绿色或灰黄色，有微细的白色、棕色或黑色花纹，两侧各有 1 条浅色棱线。一端钝尖，另端有一果柄脱落的圆形凹点。外果皮菲薄，内果皮坚脆。绿色种皮常黏附在内果皮上，不易分离。胚乳灰白色，菲薄；子叶两片，肥厚，富油性。气微，味淡。以色黄、无皮壳、饱满者佳。

## 功效主治

润燥，滑肠，通淋，活血。主治肠燥便秘，消渴，热淋，风痹，痢疾，月经不调，疥疮，癣癞。

## 药理作用

本品有明显抑止大鼠血清胆固醇升高的作用。火麻仁乙醇提取物 2 g，按 10 g/kg 用量分别给麻醉猫及正常兔灌胃，30 分钟后均出现缓慢降压。本品能刺激肠黏膜，使分泌物增加，蠕动加快，并可减少大肠吸收的水分，故有泻下作用。

## 用法用量

内服：10 ~ 15 g，打碎入煎，或捣取汁煮粥。外用：适量。

## 民族药方

**1．跌打损伤** 火麻仁 200 g。煅炭，兑黄酒服。

**2．烫伤** 火麻仁、黄柏、黄栀子各等份。共研细末，调猪油涂。

**3．大便不通** 火麻仁适量。研细末，同米煮粥食用。

**4．妇女产后头昏、多汗、大便秘结** 火麻仁 15 g，紫苏子 10 g，粳米适量。前两味加水研磨，取汁与粳米煮粥食，每日 2 次。

**5．白痢** 火麻仁汁、绿豆各等份。用火麻仁汁煮绿豆，空腹食。

**6．大便秘结** 火麻仁、大黄、枳实、白芍各50 g，杏仁、厚朴各15 g。共研细粉，炼蜜为丸，每次服 9 g，每日 1 ~ 2 次。

## 使用注意

火麻仁大量食用，可引起中毒。

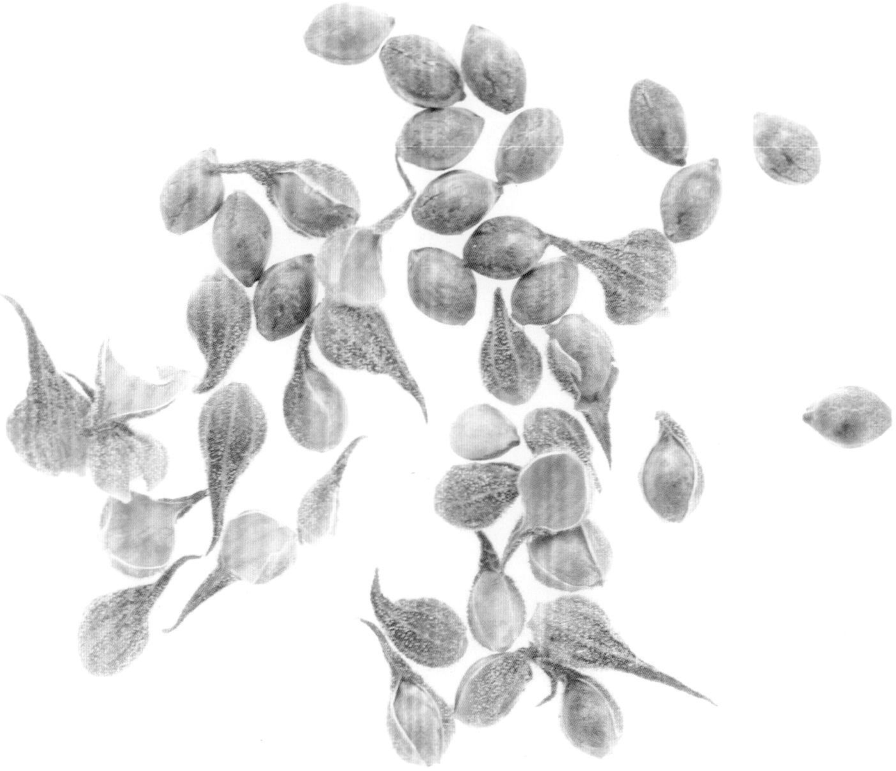

火麻仁药材

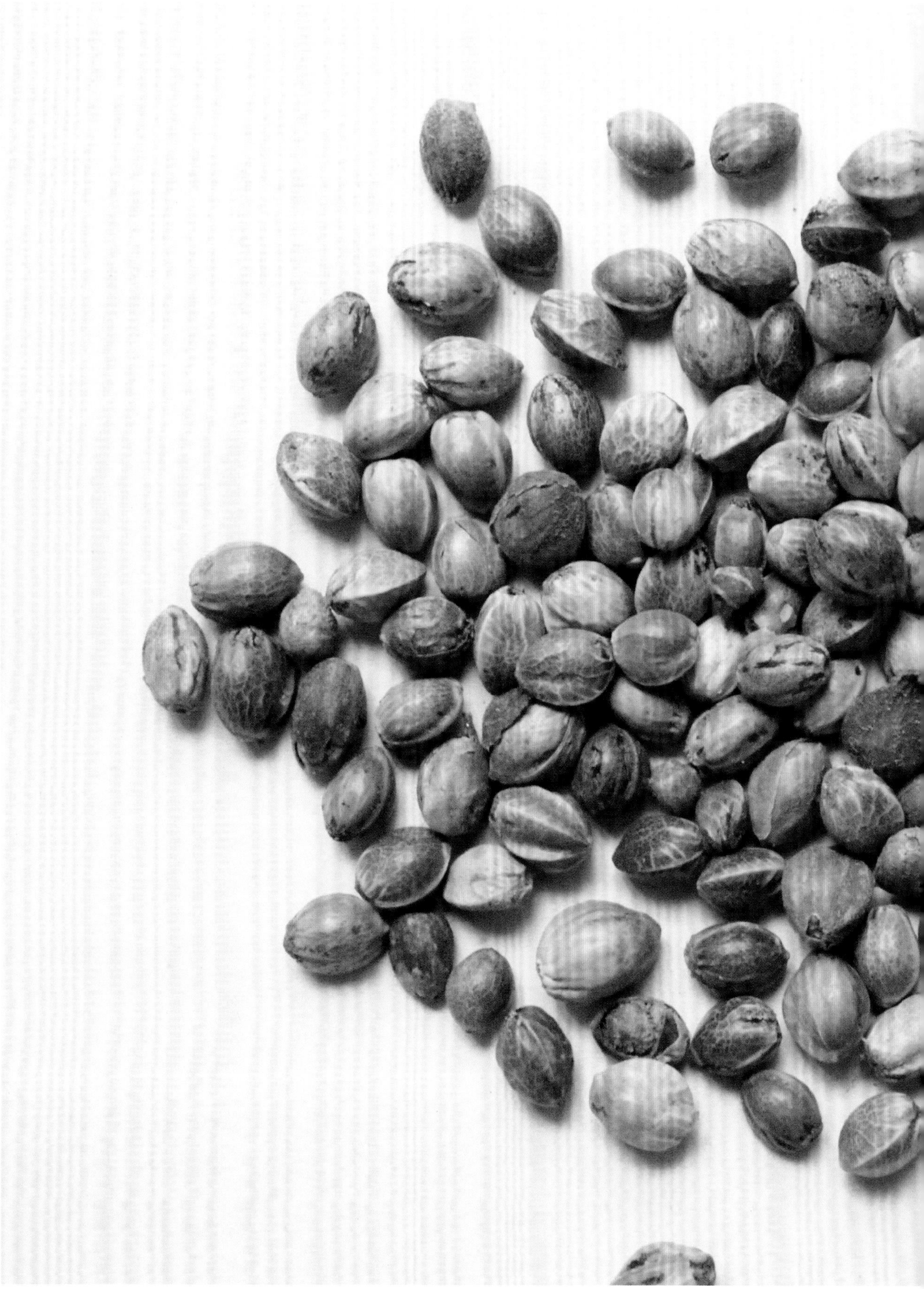

# 火麻仁

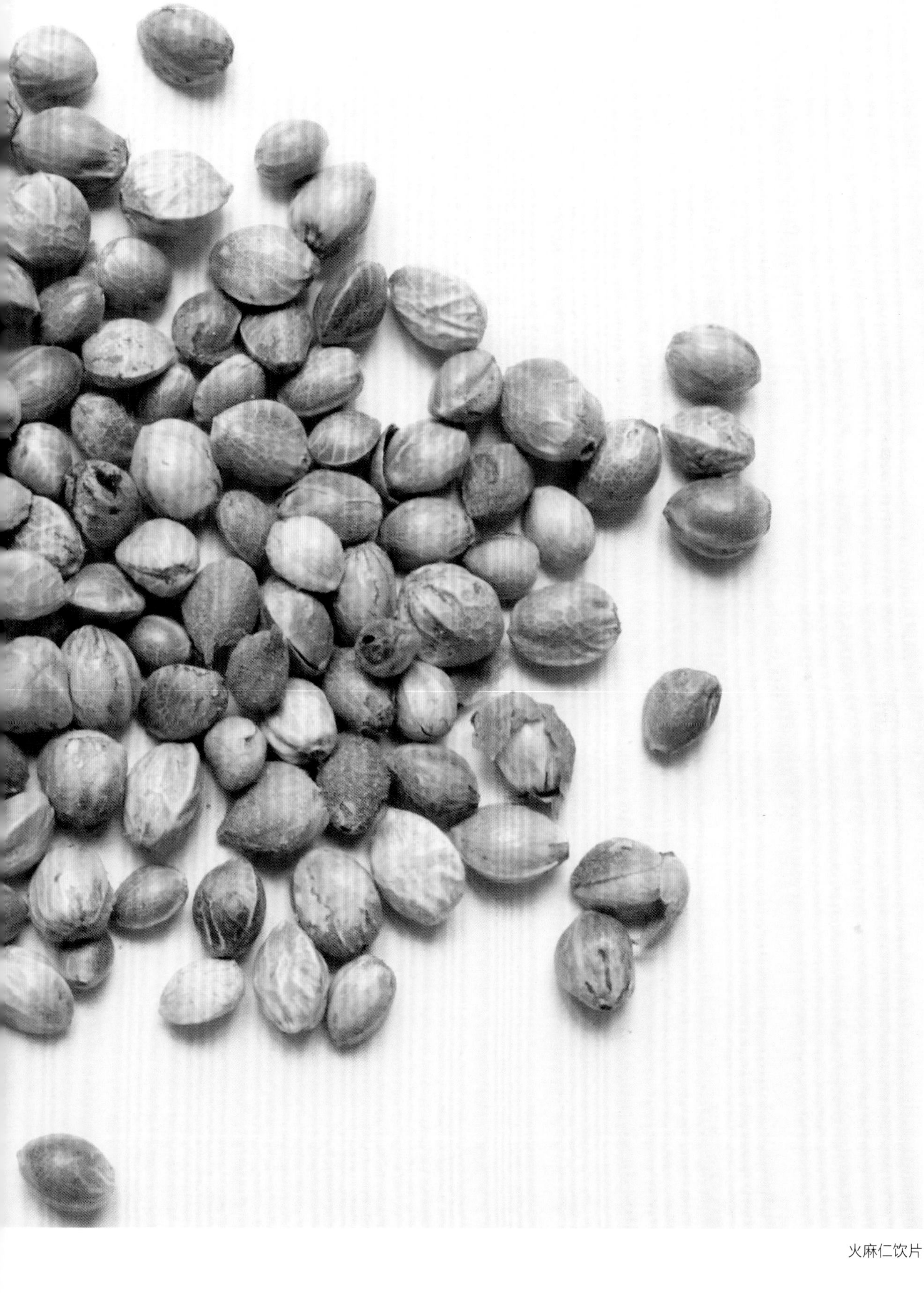

火麻仁饮片

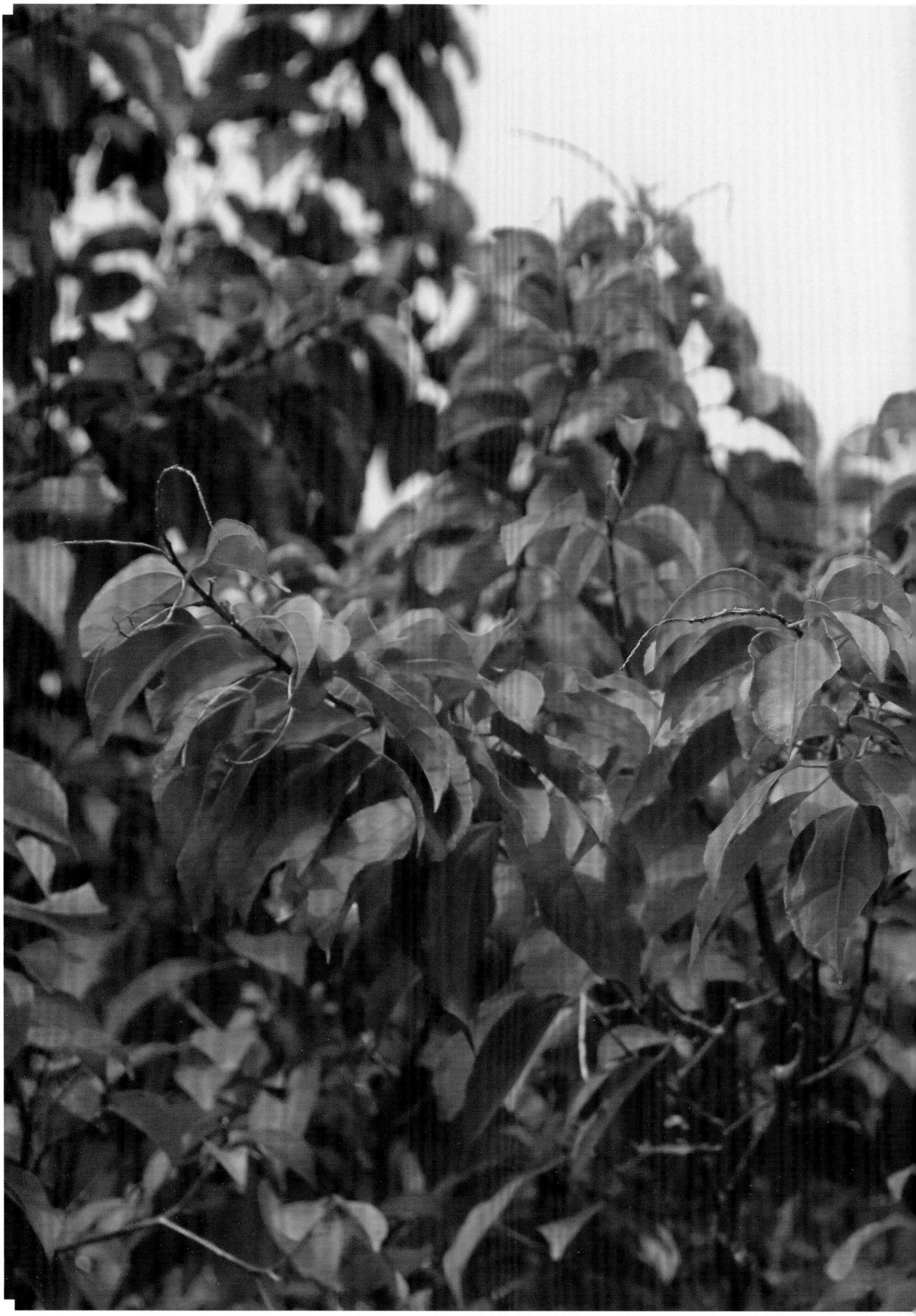

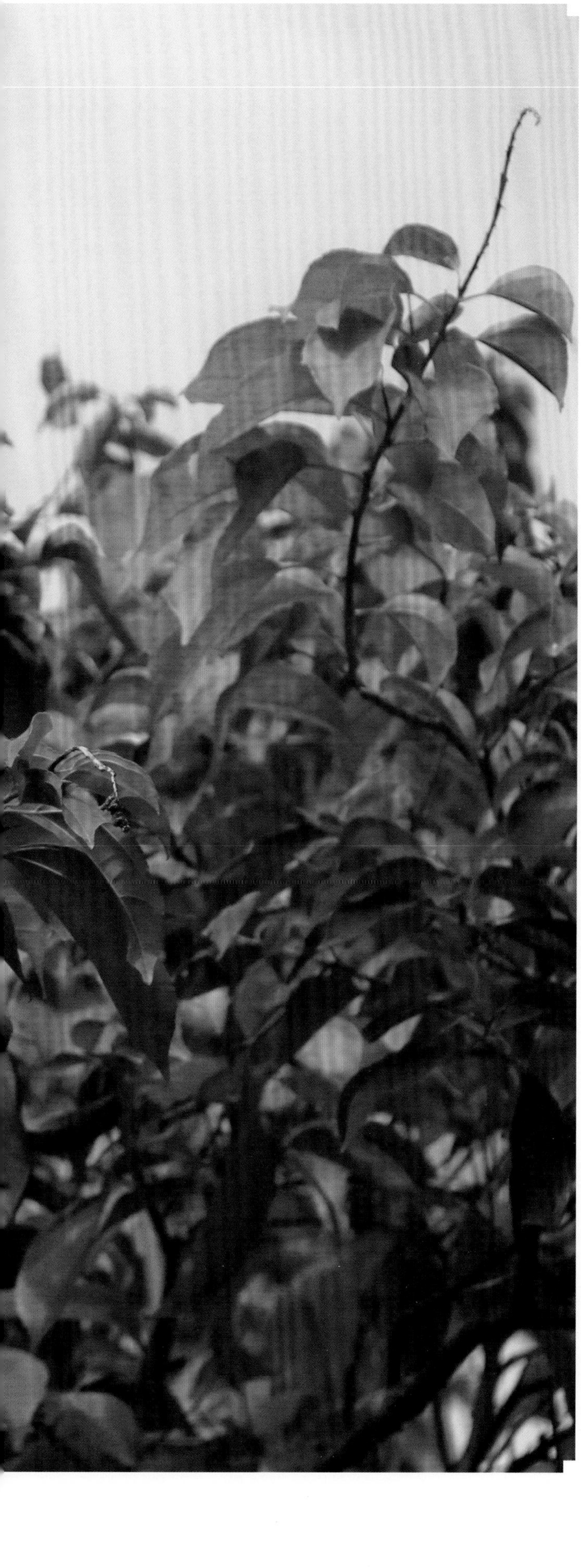

# 巴豆

【壮药名】边邦灵。

【别　名】江子、巴米、豆贡、銮豆、巴果、芒子、猛子树、双眼龙、八百力、大叶双眼龙。

【来　源】本品为大戟科植物巴豆 *Croton tiglium* L. 的干燥成熟果实。

【性味归经】辛，热；有大毒。归胃、大肠经。

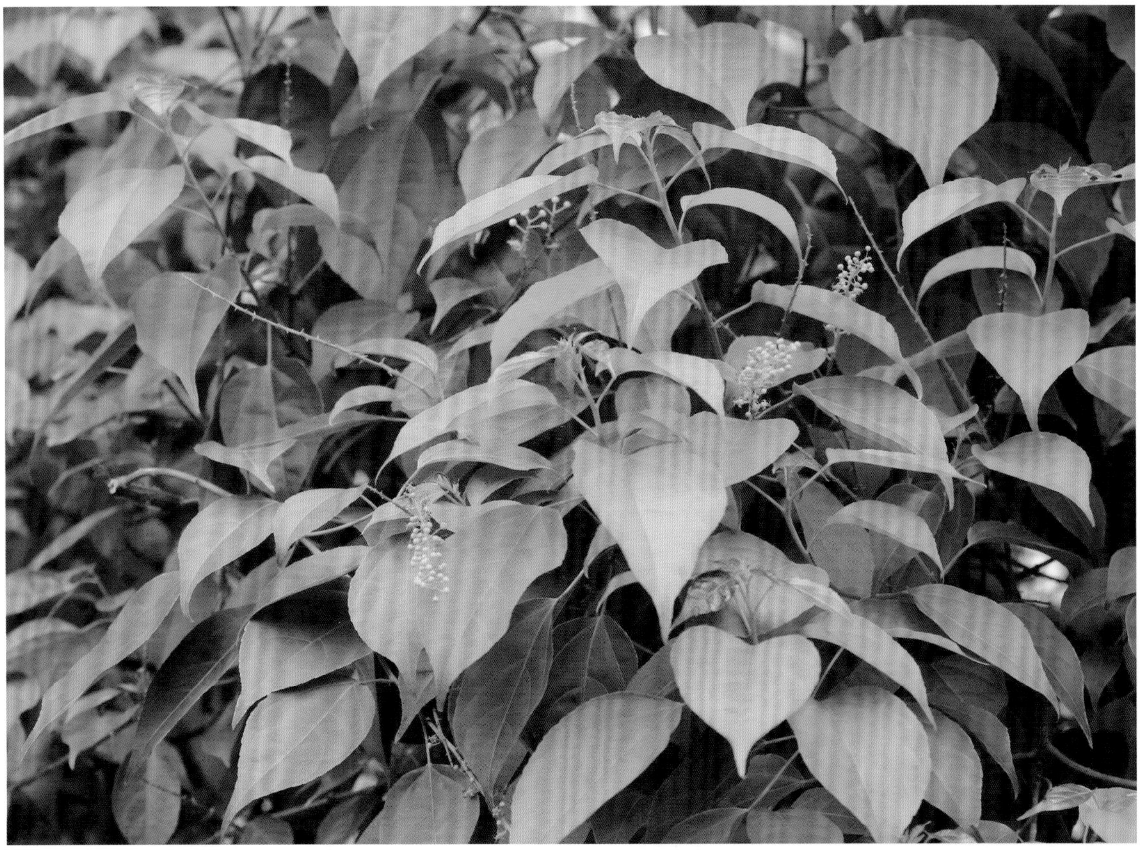

巴豆

## 识别特征

常绿小乔木。叶互生，卵形至矩圆状卵形，顶端渐尖，两面被稀疏的星状毛，近叶柄处有 2 腺体。花小，呈顶生的总状花序，雄花生上，雌花在下；蒴果类圆形，3 室，每室内含 1 粒种子。果实呈卵圆形或类圆形，长 1.5 ~ 2.0 cm，直径 1.4 ~ 1.9 cm，表面黄白色，有 6 条凹陷的纵棱线。去掉果壳有 3 室，每室有 1 枚种子。花期 3—5 月，果期 6—7 月。

## 生境分布

生长于山谷、溪边、旷野，有时也见于密林中。现多为栽培。分布于四川、云南、贵州、广西等省区。

## 采收加工

秋季果实成熟时采收，堆置 2 ~ 3 日，摊开，干燥。

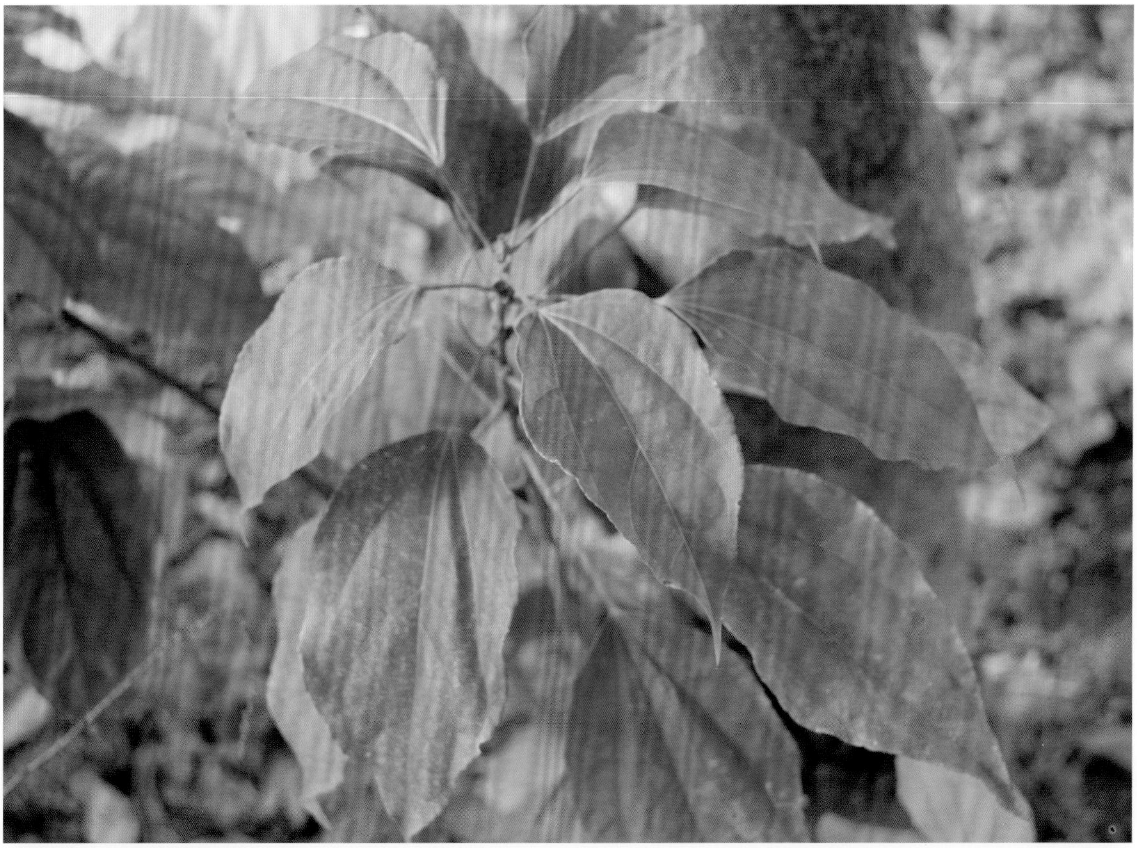

巴豆

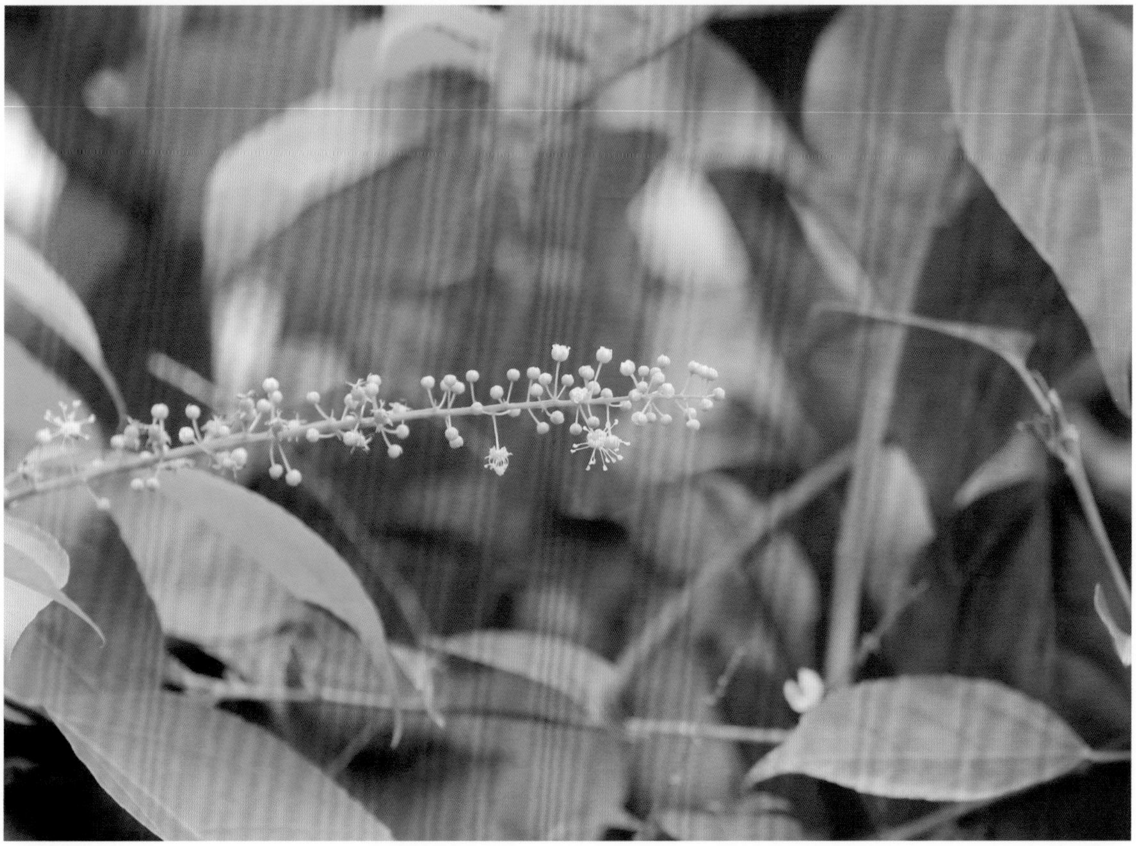

巴豆

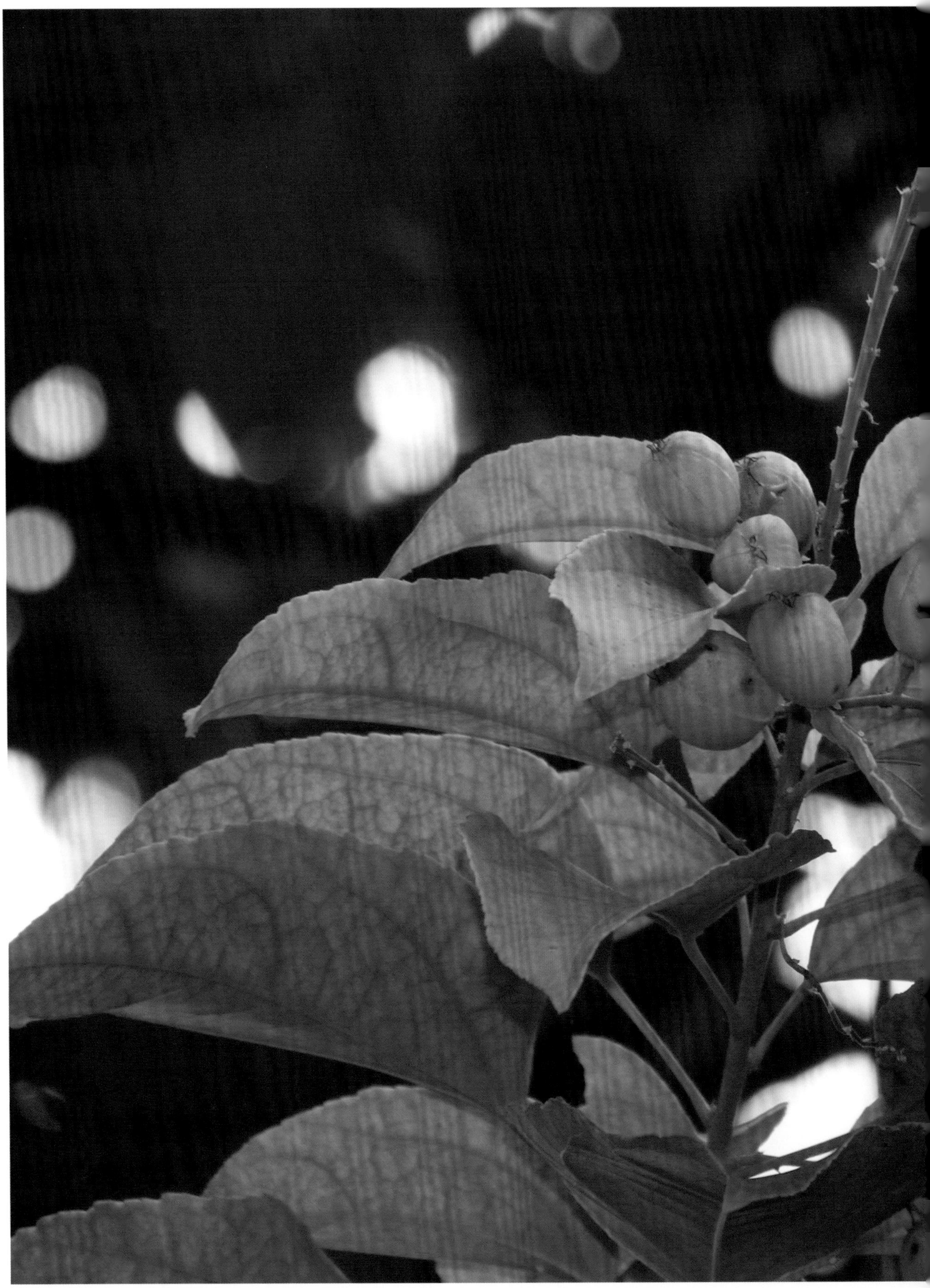

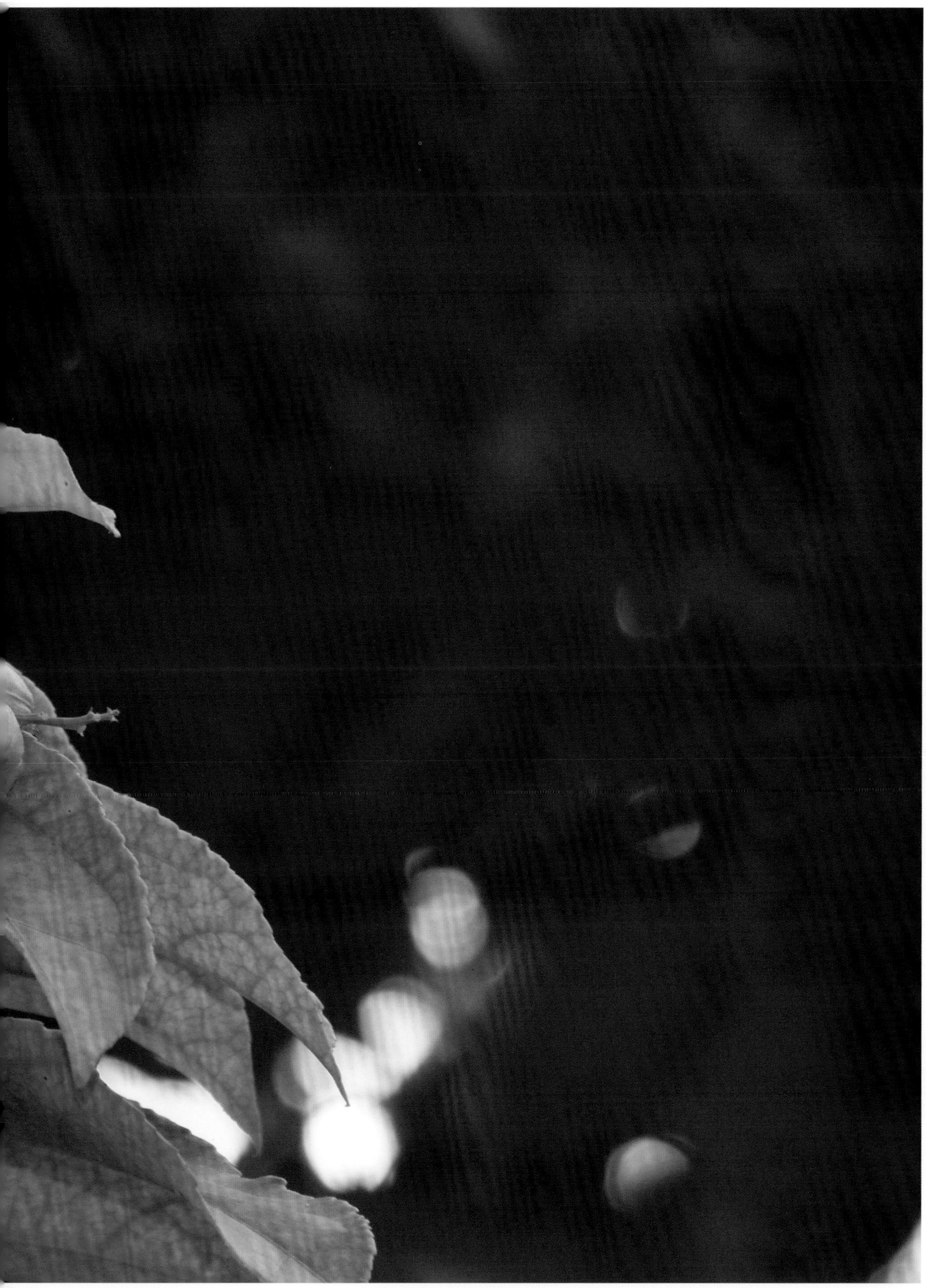

巴豆

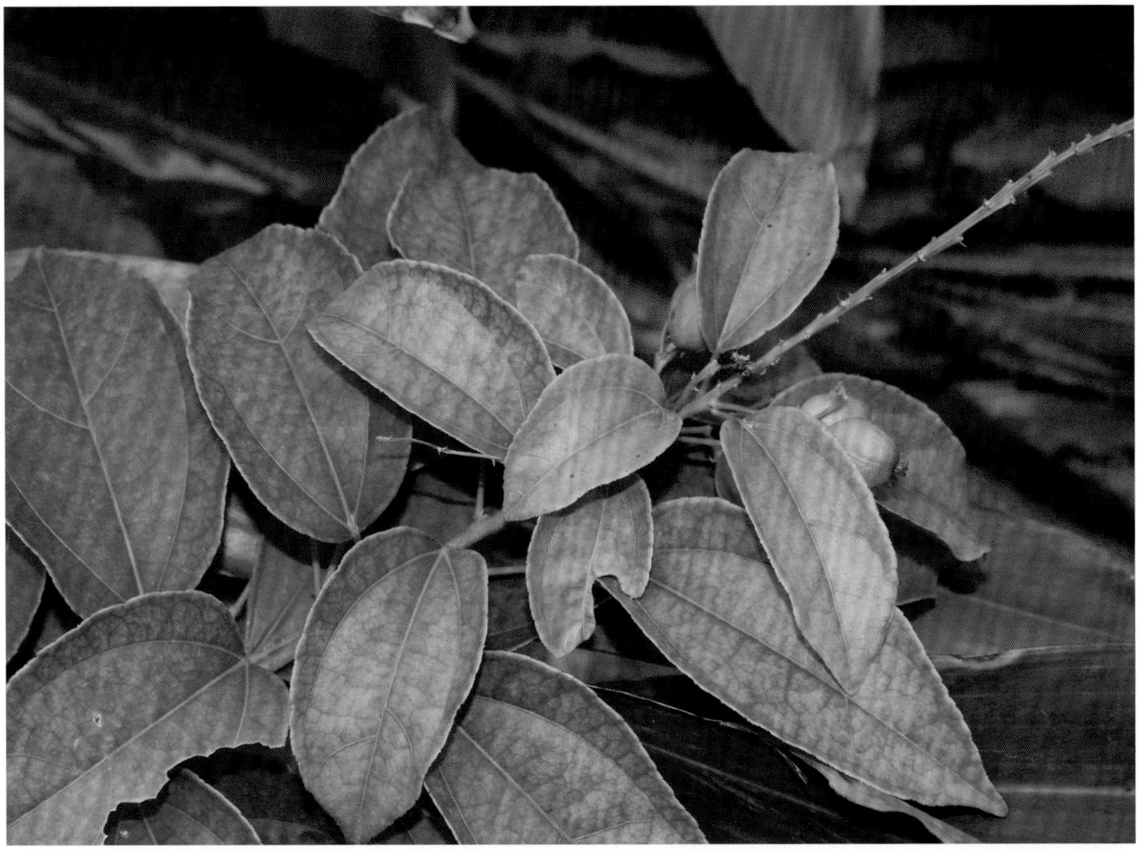

巴豆

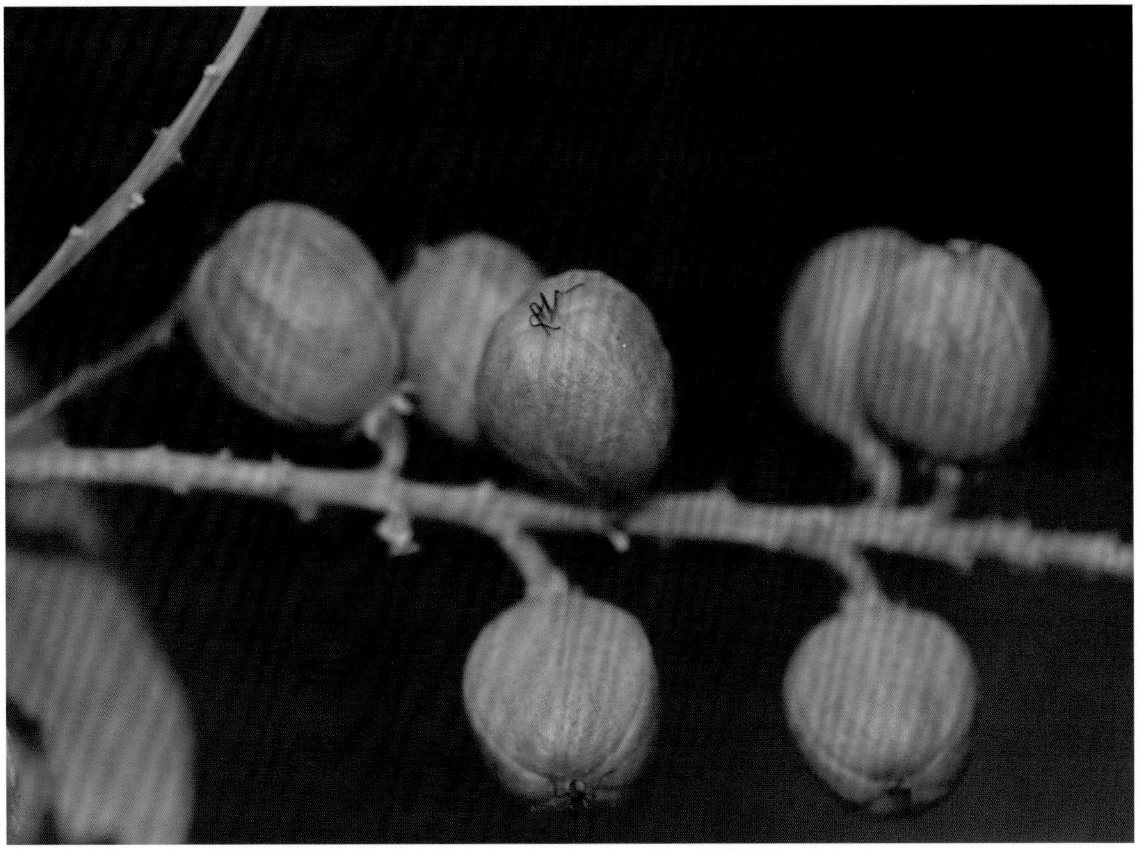

巴豆

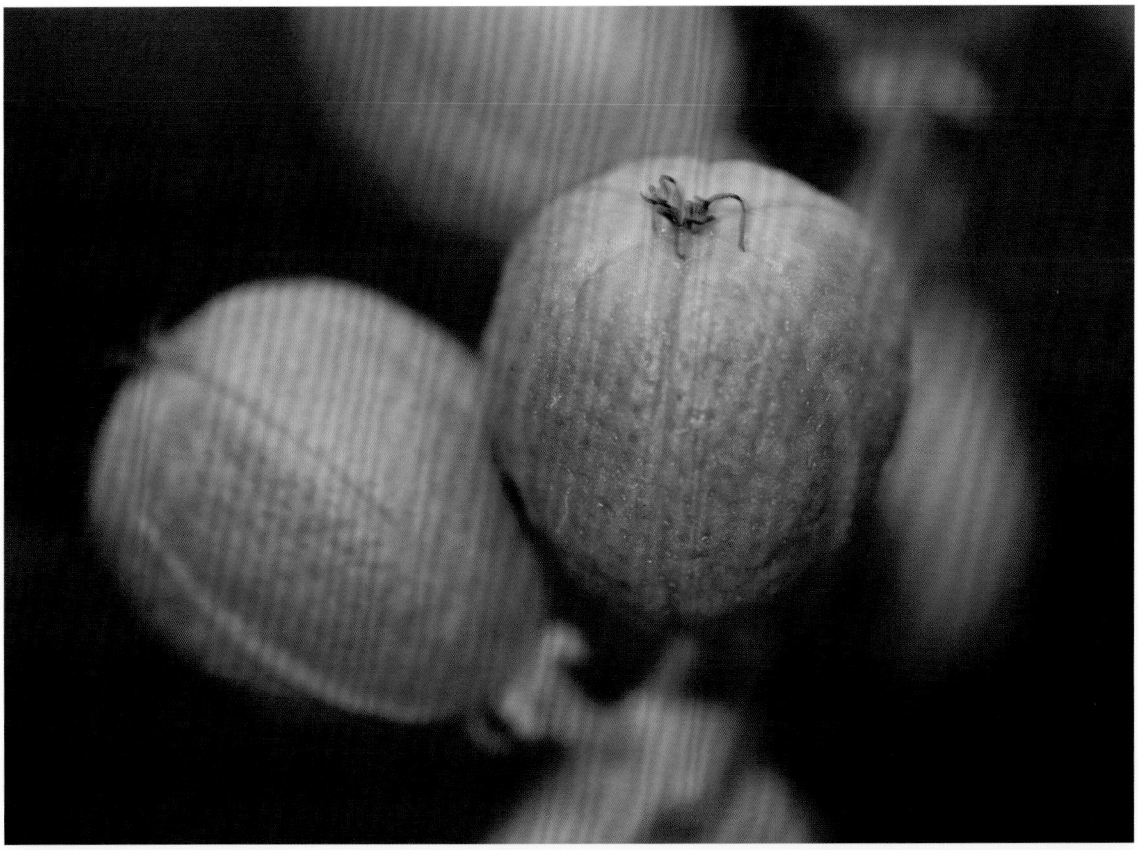

巴豆

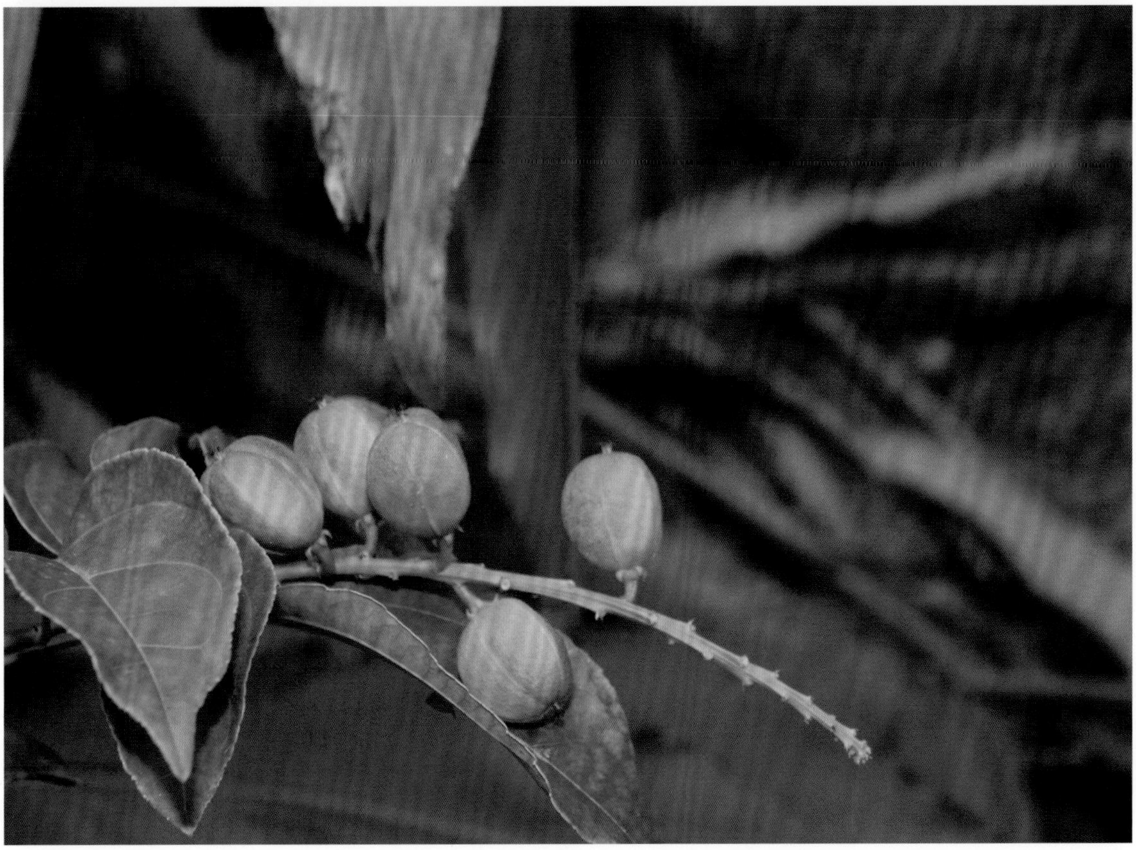

巴豆

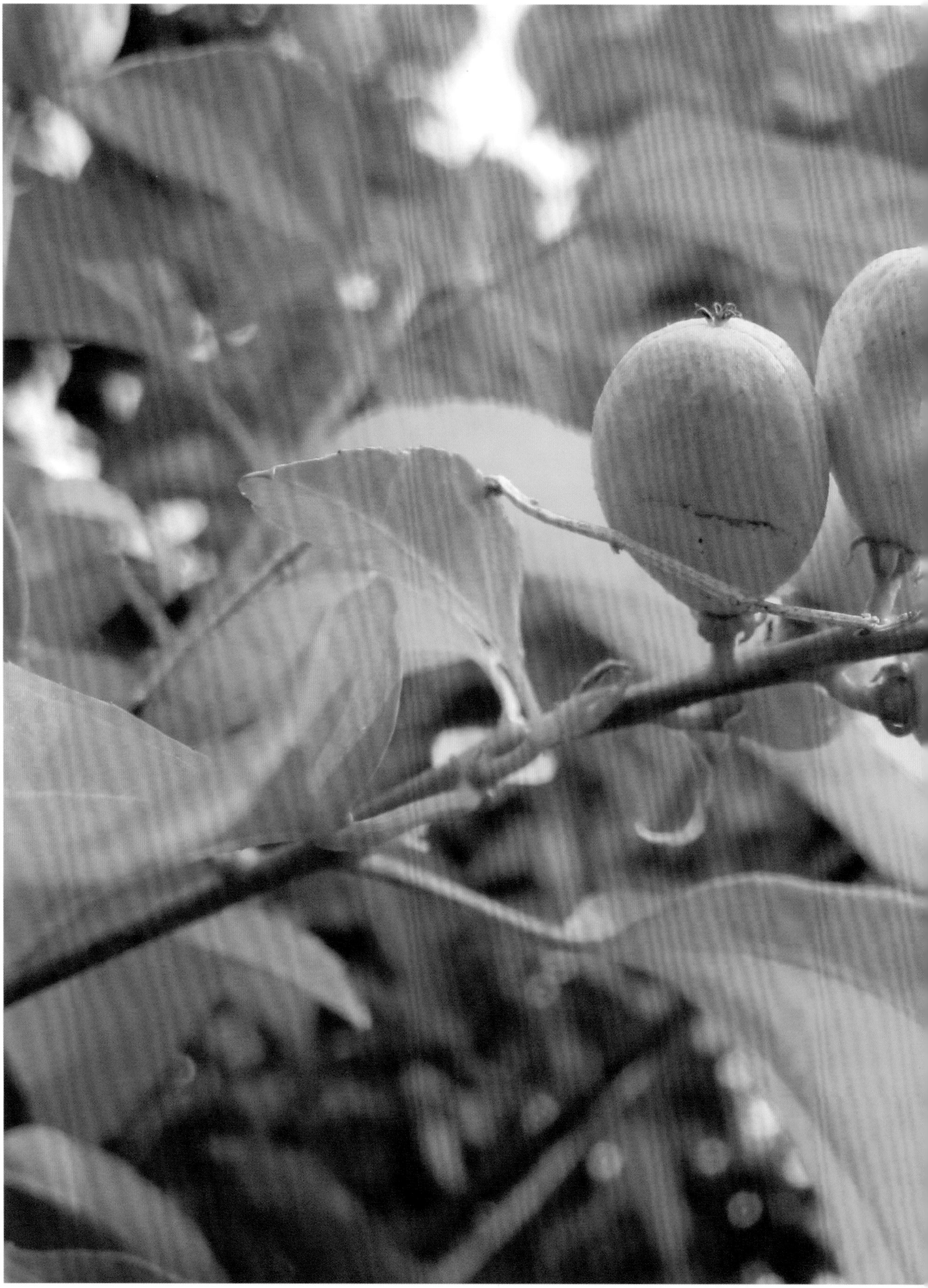

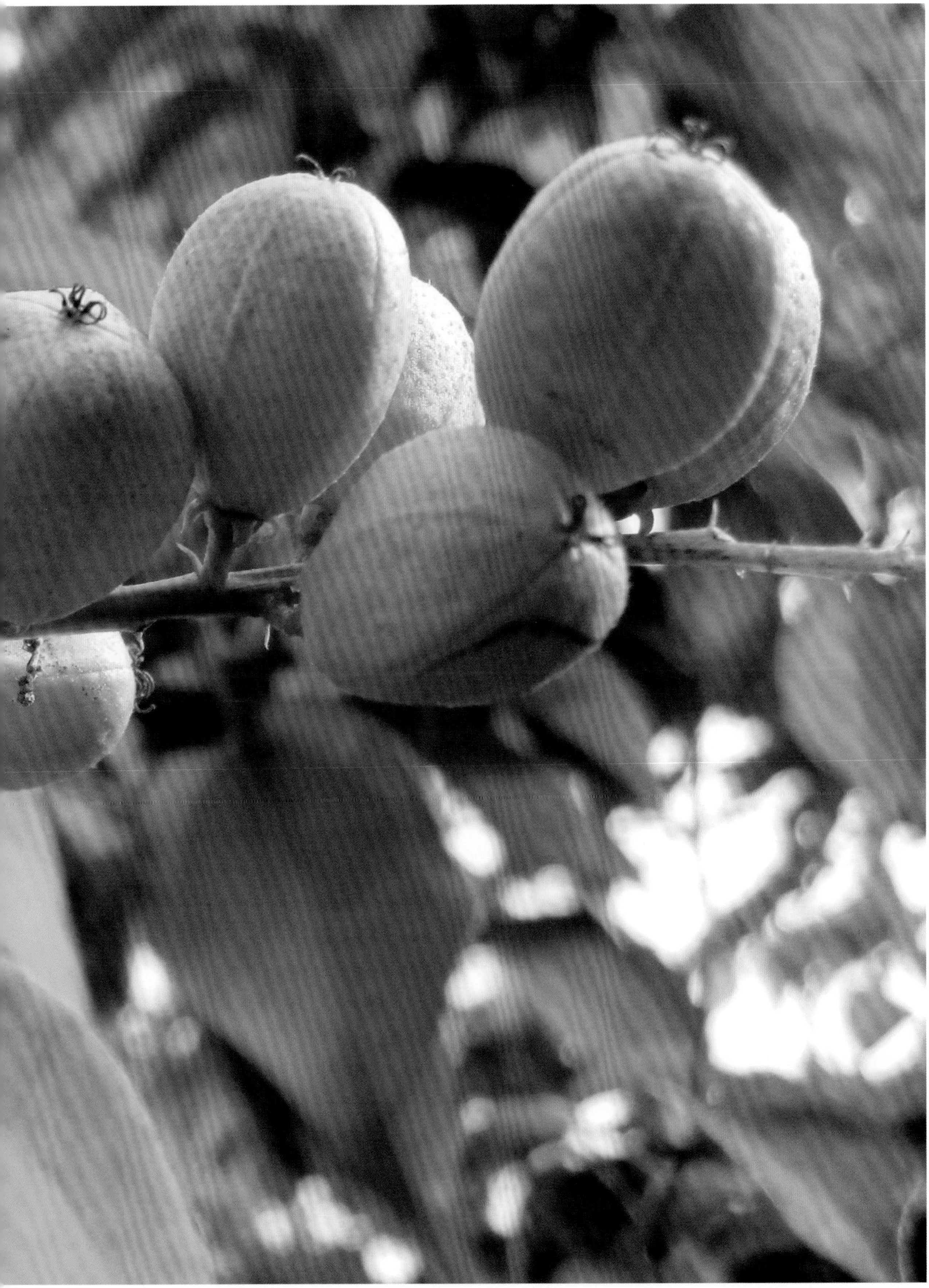

巴豆

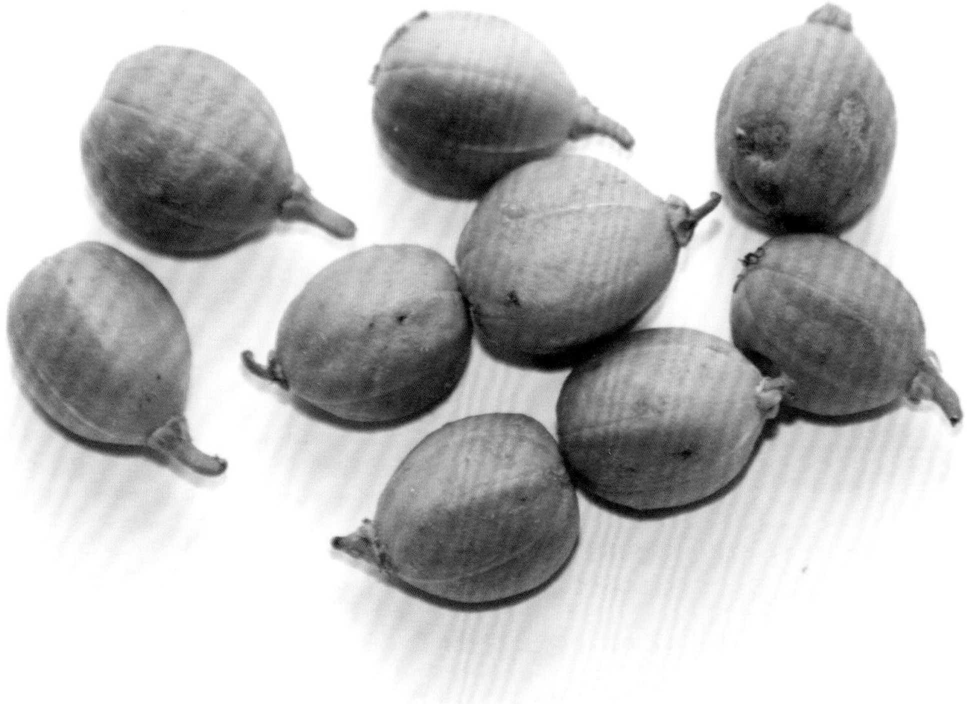

巴豆药材

## 药材鉴别

本品干燥种子呈椭圆形或卵形，略扁，长 1 ~ 1.5 cm，直径 6 ~ 9 mm，厚 4 ~ 7 mm，表面灰棕色至棕色，平滑而少光泽。种阜在种脐的一端，为一细小突起，易脱落。合点在另一端，合点与种阜间有种脊，为一略隆起的纵棱线。横断面略呈方形，种皮薄而坚脆，剥去后，可见种仁，外包膜状银白色的外胚乳。内胚乳肥厚，淡黄色，油质。中央有菲薄的子叶 2 枚。胚根细小，朝向种阜的一端。气无，味微涩，而后有持久辛辣感。以个大、饱满、种仁色白者佳。粒较空、种仁泛油变色者质次。

## 功效主治

泻寒积，通关窍，逐痰，行水，杀虫。主治冷积凝滞，胸腹胀满急痛，血瘕，痰癖，泻痢，水肿，外用治喉风，喉痹，恶疮疥癣。

## 用法用量

内服：0.1 ~ 0.3 g。大多制成巴豆霜入丸、散服。外用：适量。

## 民族药方

**1. 神经性皮炎**　巴豆（去壳）30 g，雄黄 5 g。磨碎后用 3 ~ 4 层纱布包裹，每日擦患处 3 ~ 4 次，每次 1 ~ 2 分钟，直至痒感消失，皮损消退为止。

**2. 泻痢** 巴豆（炒焦研泥）6 g，蜂蜡等量。共同熔化约制80丸，每丸重0.15 g(内含巴豆0.075 g）。成人每次服4丸，每日3次，空腹服；8 ~ 15岁每次服2丸，每日2次；5 ~ 7岁每次服1丸，每日2次；1 ~ 4岁每次服半丸，每日2次；6个月以上每次服1/3丸，每日2次；6个月以下每次服1/4丸，每日2次；未满1个月忌服。

**3. 肝硬化腹水** 巴豆霜3 g，轻粉0.5 g。共研细粉后放于4 ~ 5层纱布上，贴在肚脐上，表面再盖2层纱布。经1 ~ 2小时后感到刺痒时即可取下，待水泻，若不泻则再敷。

**4. 骨髓炎，骨结核，多发性脓肿** 巴豆（纱布包好）60 g，猪蹄1对。置大瓦钵内，加水3000 ml，炖至猪蹄熟烂，去巴豆仁和骨，不加盐，每日分2次空腹服。如未愈，每隔1周可再服1剂，可连服10 ~ 20剂。

**5. 胆绞痛** 巴豆适量。切碎置胶囊内，每次服100 mg，小儿酌减，每3 ~ 4小时用药1次，至畅泻为度，每24小时不超过400 mg。以服巴豆通下后，胆绞痛减轻为有效。

**6. 急性梗阻性化脓性胆管炎** 巴豆（切成米粒的1/3 ~ 1/2大小颗粒）适量。不去油，备用。每次用温开水送服150 ~ 200 mg，可在12小时内给药3 ~ 4次，次日酌情用1 ~ 2次。

## 使用注意

无寒实积滞、孕妇及体弱者忌服。

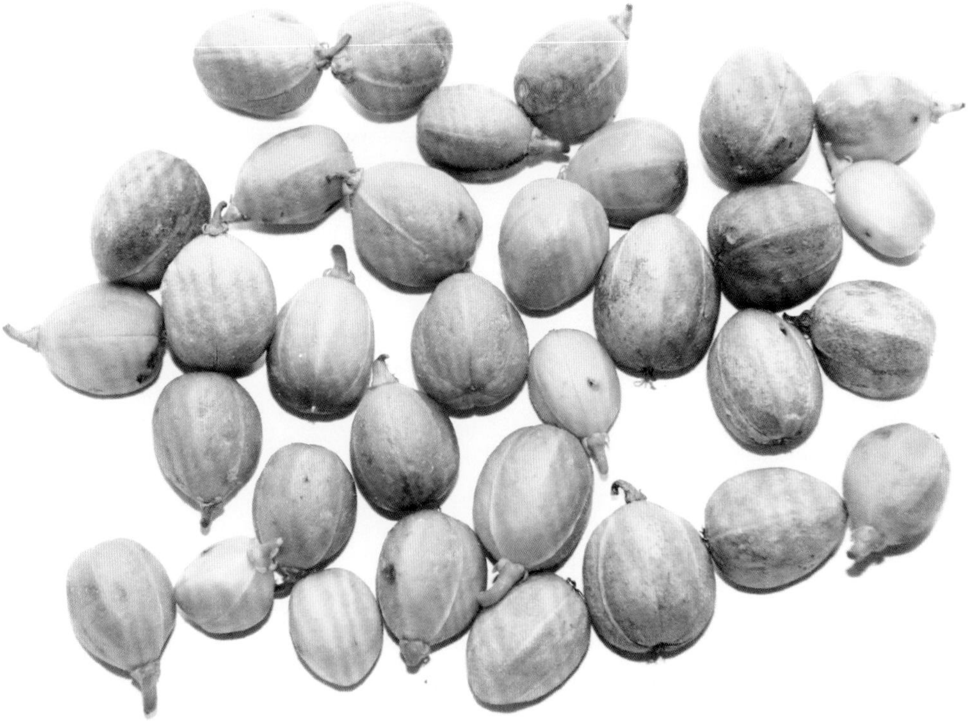

巴豆药材

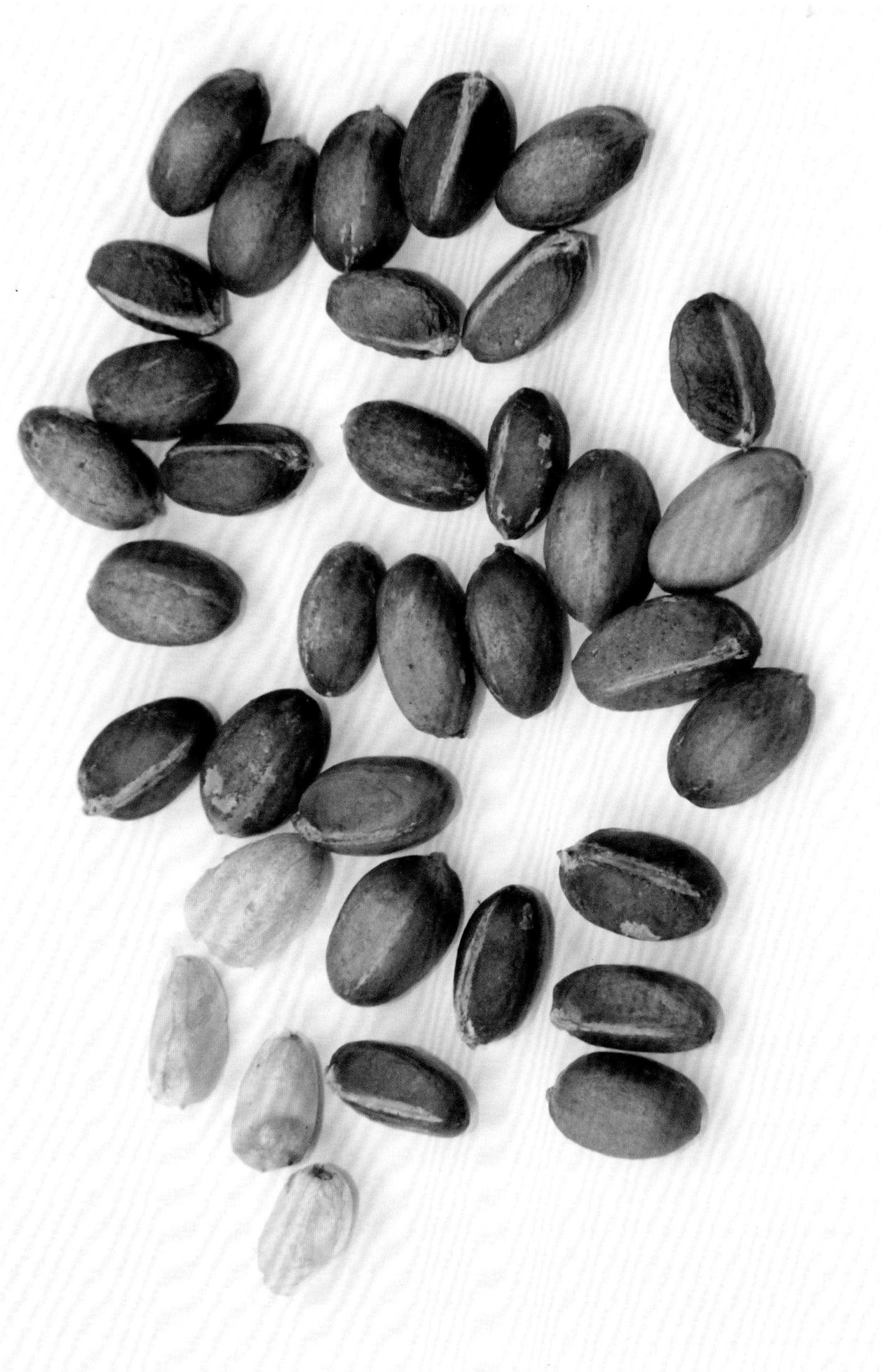

巴豆饮片

图书在版编目（CIP）数据

中国民族药用植物图典. 壮族卷 / 肖培根，诸国本总主编. — 长沙 ：湖南科学技术出版社，2023.10
ISBN 978-7-5710-2532-8

Ⅰ. ①中… Ⅱ. ①肖… ②诸… Ⅲ. ①民族地区－药用植物－中国－图集②壮族－中草药－图集 Ⅳ. ①R282.71-64

中国国家版本馆CIP数据核字(2023)第196870号

“十四五”时期国家重点出版物出版专项规划项目
ZHONGGUO MINZU YAOYONG ZHIWU TUDIAN ZHUANGZUJUAN DI-ER CE
中国民族药用植物图典 壮族卷 第二册
总 主 编：肖培根　诸国本
主　　编：彭　勇　谢　宇　李海霞
出 版 人：潘晓山
责任编辑：李　忠　杨　颖
出版发行：湖南科学技术出版社
社　　址：长沙市芙蓉中路一段416号泊富国际金融中心
网　　址：http://www.hnstp.com
湖南科学技术出版社天猫旗舰店网址：
http://hnkjcbs.tmall.com
邮购联系：0731-84375808
印　　刷：长沙新湘诚印刷有限公司
（印装质量问题请直接与本厂联系）
厂　　址：长沙市开福区伍家岭街道新码头路9号
邮　　编：410008
版　　次：2023年10月第1版
印　　次：2023年10月第1次印刷
开　　本：889mm×1194mm　1/16
印　　张：23.25
字　　数：407千字
书　　号：ISBN 978-7-5710-2532-8
定　　价：1980.00元(共八册)